Das Elektrokardiogramm

des gesunden und kranken Menschen

von

Prof. Dr. Friedrich Kraus und **Prof. Dr. Georg Nicolai**
Direktor Assistent
der II. medizinischen Klinik (Berlin)

Mit zahlreichen zum Teil mehrfarbigen Figuren

Leipzig
Verlag von Veit & Comp.
1910

Druck von Metzger & Wittig in Leipzig.

ZUR ERÖFFNUNG DES NEUBAUES DER II. MEDIZINISCHEN KLINIK

Vorbemerkung

Mit diesem Buch verfolgen wir einen doppelten Zweck. Es soll einmal in vollständigerer Weise als bisher unsere eigenen Versuchsergebnisse an Tieren und unsere klinischen Beobachtungen, sowie die von uns daraus gezogenen Schlüsse zur Darstellung bringen.

Daneben aber haben wir versucht, die wissenschaftlichen Grundlagen und die Technik des elektrokardiographischen Verfahrens auch unter Berücksichtigung der gesamten vorliegenden Literatur in solcher Ausführlichkeit darzulegen, daß es jedem möglich wird, sich in der relativ verwickelten Materie zurechtzufinden und auch selbständig mit der neuen Methode, welche wir besonders auch für klinisch-diagnostische Zwecke empfehlen möchten, zu arbeiten.

Wir betrachten unsere Arbeit, die natürlich noch in vieler Richtung fortzusetzen ist und fortgesetzt wird, als eine durchaus gemeinsame. Doch ist es nur natürlich, daß der erste (theoretische) Teil im wesentlichen von NICOLAI, der zweite (klinische) im wesentlichen von KRAUS niedergeschrieben wurde.

Die dieser Veröffentlichung zugrunde liegenden Versuche sind teilweise durch Mittel der „Gräfin-BOSE-Stiftung“ ermöglicht worden, wofür wir dem Kuratorium unseren besten Dank sagen.

Berlin, Anfang 1910.

Die Verfasser.

Inhalt

Erster Teil.

Das Elektrokardiogramm und seine Deutung.

Zweiter Teil.

Klinik des Elektrokardiogramms.

Zitierte Literatur[1]

ADER (1897): Sur un nouvel appareil enregistreur pour câbles sousmarins. Compt. rend. T. CXXIV. p. 1440. Ausführliche Beschreibung siehe auch bei ROSSEL 1897, L'éclairage électrique 1897. p. 295.

ALBRECHT, E. (1903): Der Herzmuskel und seine Bedeutung für Physiologie, Pathologie und Klinik des Herzens. Berlin 1903. Springer.

ASCHOFF (1906): Einleitung zu TAWARAS Monographie (siehe diese).

BATELLI (1900): Les tremulations fibrillaires du coeur chez les différentes espèces animales. Travaux du laborat. de physiol. Genève T. II, p. 22.

BAYLISS und STARLING (1892): On the Electromotive Phenomena of the Mammalian Heart. Intern. Monatsschrift f. Anat. u. Physiol. Bd. IX. Heft 7 und Proc. Roy. Soc. London. Vol. L, p. 211.

—— (1892): On some points in the innervation of the Mammalian Heart. Journ. of Physiol. Vol. XIII. p. 407.

BERNSTEIN (1868): Über den zeitlichen Verlauf der negativen Schwankung des Nervenstroms. PFLÜGERS Arch. d. ges. Phys. Bd. I. S. 173.

—— (1871): Untersuchungen über den Erregungsvorgang im Nerven- und Muskelsystem. Heidelberg 1871.

—— (1888): Neue Theorie der Erregungsvorgänge und elektrischen Erscheinungen an der Nerven- und Muskelfaser. Unters. Physiol. Institut Halle (1888). S. 27.

—— (1897): Zur Theorie der negativen Schwankung. PFLÜGERS Arch. d. g. Physiol. Bd. LXVII. S. 349.

—— (1902): Unters. zur Thermodynamik der bioelektrischen Ströme. I. PFLÜGERS Arch. Bd. XCII. S. 521.

BERNSTEIN und TSCHERMAK (1902): Über die Beziehung der negativen Schwankung des Muskelstromes zur Arbeitsleistung des Muskels. PFLÜGERS Arch. f. d. ges. Phys. Bd. LXXXIX. S. 289.

—— (1906): Unters. z. Thermodynamik der biologischen Ströme. II. PFLÜGERS Arch. Bd. CXII. S. 439.

BETHE, ALBRECHT (1903): Allgemeine Anatomie und Physiologie des Nervensystems. Leipzig 1903. Thieme.

---

[1] Einige neueste Arbeiten, die hier angeführt sind, konnten im Text nicht mehr berücksichtigt werden. Insonderheit einige Arbeiten von SAMOJLOFF und KAHN. — Die Literaturangaben über die rein physikalischen Fragen sind nicht erschöpfend.

Biedermann (1895): Elektrophysiologie. Jena 1895. Fischer.

—— (1909): Vergleichende Physiologie der irritablen Substanzen. Ergebnisse der Physiologie. Bd. VIII. S. 26.

du Bois-Reymond, Emil (1848—1849): Untersuchungen über tierische Elektrizität. Berlin 1848 und 1849.

—— (1867): Widerlegung der von L. Hermann kürzlich veröffentlichten Theorie der elektromotorischen Erscheinungen der Muskeln und Nerven. Monatsber. der kgl. Akad. Berlin 1867. S. 597.

—— (1873): Über die negative Schwankung des Muskelstromes bei der Zusammenziehung. Arch. f. Anat., Physiol. u. w. M. 1873. S. 581.

du Bois und Rubens (1893): Modifiziertes astatisches Galvanometer. Poggendorffs Annal. der Physik. Bd. XLVIII. S. 236.

—— (1900): Panzergalvanometer. Zeitschr. f. Instrumentenkunde. Bd. XX. S. 65.

Boekelman (1894): Het pantokymographion en eenige daarmede verrichte physiologische proeven. Utrecht.

Boruttau (1904): Zur Geschichte und Kritik der neueren bioelektrischen Theorien. Pflügers Arch. f. d. ges. Phys. Bd. CV. S. 427.

—— (1906): Die Leitungsprobleme in der Nervenphysiologie. Biophysikal. Zentralbl. Bd. I.

—— (1906): Elektrizität in Medizin und Biologie. Wiesbaden 1906.

—— (1908): Wesen und Bedeutung der Aktionsströme. Internat. Kongr. f. med. Elektrologie. Amsterdam.

—— (1909): Wesen und Bedeutung der pathologischen Elektrophysiologie. Deutsche med. Wochenschr. Nr. 3.

—— (1909): Handbuch der gesamten medizinischen Anwendungen der Elektrizität. Leipzig. S. 348.

Braun (1898): Über Herzbewegung und Herzstoß. Jena 1898. Fischer.

Bräuning (1904): Muskulöse Verbindung zwischen Vorkammer und Kammer verschiedener Wirbeltierherzen. Arch. f. (Anat. u.) Physiol. 1904.

Brünings (1903): Beiträge zur Elektrophysiologie. Pflügers Arch. Bd. IIC. S. 241 und Bd. C. S. 367 und Zentralbl. f. Physiol. Bd. XVII. S. 621.

Burch (1887): Two capillary electrometers of great sensibility and of great quickness of reaction. Proc. Phys. Soc. 2. Juli 1887. Journ. of Physiol. Vol. VIII. p. 29.

—— (1890): On a method of determining the value of rapid variations of a difference of potential by means of the Capillary Electrometer. Proc. Roy. Soc. London. Vol. XLVIII. 292, p. 89.

—— (1893): On the Time Relations of the excursions of the Capillary Electrometer. Philos. Transact. 183 A. p. 82.

—— (1896): The Capillary Electrometer in Theory and Practice. London 1896.

—— (1896): On the Calibration of the Capillary Electrometer. Proc. Roy. Soc. London. Vol. LIX. p. 18.

Burdon-Sanderson (1882): Die elektrischen Erscheinungen am Dionäeablatt. Biolog. Zentralblatt 15. X. 1882.

—— (1895 und 1898): The electrical response to stimulation of muscle. Journ. of Physiol. Vol. XVIII p. 117 and Vol. XXIII p. 326.

BURDON-SANDERSON and PAGE (1880): On the Time-Relations of the Excitatory Process in the Ventricle of the Heart of the Frog. Journ. of Physiol. Vol. II. p. 384.

—— (1883): On the electrical Phenomena of the excitatory process in the heart of the Frog and the Tortoise as investigated photographically. Journ. of Physiol. Vol. IV. p. 327.

BÜRKER, K. (1907): Experimentelle Untersuchungen zur Thermodynamik der Muskeln. V. PFLÜGERS Arch. f. d. ges. Physiol. Bd. CXVI. S. 1.

CARLSON (1909): Vergleichende Physiologie der Herznerven und der Herzganglien bei den Wirbellosen. Ergebnisse der Physiologie. Bd. VIII. S. 377.

CHAUVEAU et MAREY (1861): Détermination graphique des rapports du choc du coeur avec les mouvements des oreillettes et des ventricules. Compt. r. LIII, p. 622, LIV, p. 32; vgl. auch Mém. Soc. Biol. III. p. 3.

—— (1862): De la force déployée des différentes cavités du coeur. Mem. Soc. Biol. IV. p. 151.

—— (1863): Appareils et expériences cardiographiques: démonstration nouvelle du mécanisme des mouvements du coeur par l'emploi des instruments enregistreurs à indications continues. Mém. Acad. Méd. XXVI. p. 268—319.

—— (1875): Traveaux du laborat. de MAREY. II.

CREMER (1905): Über die galvanometrische Beobachtung und Registrierung der Aktionsströme im offenen Kreise. Sitzber. d. Ges. f. Morphol. u. Phys. München 7. II. 1905.

—— (1905): Das Saitengalvanometer von EINTHOVEN und seine Leistungen. Ebenda 7. II. 1905.

—— (1905): Eine photographische Registriervorrichtung. Ebenda 7. II. 1905.

—— (1906): Das Elektrokardiogramm der Medusen. Ebenda 30. I. 1906.

—— (1906): Demonstration der Aktionsströme des menschlichen Herzens. Verhandl. des Kongr. f. innere Med. München.

—— (1906): Über die Transformierung der Aktionsströme als Prinzip einer neuen elektro-physiologischen Untersuchungsmethode. Zeitschr. f. Biol. Bd. XLVII. S. 137 und 562.

—— (1906): Über die direkte Ableitung der Aktionsströme des menschlichen Herzens vom Ösophagus, und über das Elektrokardiogramm des Fötus. Münch. med. Wochenschr. 1906. Nr. 17. Vgl. Verhandl. d. Kongresses f. innere Med. 1906.

—— (1906): Über die Ursache der elektromotorischen Eigenschaften der Gewebe, zugleich ein Beitrag zur Lehre von den polyphasischen Elektrolythellen. Zeitschr. f. Biol. Bd. LXXVII. S. 562.

—— (1907): Über das Saitengalvanometer und seine Anwendung in der Elektrophysiologie. Münch. med. Wochenschr. Nr. 11. 1907.

—— (1907): Über die Registrierung mechanischer Vorgänge auf elektrischem Wege, speziell mit Hilfe des Saitengalvanometers. Ebenda Nr. 33.

CYBULSKI (1898): Über Konzentrationsströme bei semipermeablen Membranen (künstlicher Nerv) und bei asymmetrischer Ableitung. Vortrag auf dem internat. Physiologenkongresse zu Brüssel (1904). Vgl. auch Zentralblatt f. Phys. Bd. XVIII. S. 823.

DONDERS (1872): Rustende spierstroom en secundaire contractie uitgaande van het hart. Onderz. physiol. Laborat. Utrecht. Derde reeks. Vol. I. p. 256.

—— (1872): De secundaire contracties onder den invloed der systolen van het hart. Ebenda p. 246.

EBERTH (1866): Die Elemente der quergestreiften Muskeln. VIRCHOWS Arch. Bd. XXXVII. S. 100.

v. EBNER (1900): Über die Kittlinien der Herzmuskelfasern. Sitzber. d. Wien. Akad. III. Abt. S. 700.

EINTHOVEN (1894): LIPPMANNS Kapillarelektrometer zur Messung schnell wechselnder Potentialunterschiede. PFLÜGERS Arch. f. d. ges. Phys. Bd. LVI. S. 528.

—— (1895): Über die Form des menschlichen Elektrokardiogramms. PFLÜGERS Arch. Bd. 60. S. 101.

—— (1895): Über den Einfluß des Leitungswiderstandes auf die Geschwindigkeit der Quecksilberbewegungen in LIPPMANNS Kapillarelektrometer. Ebenda Bd. LX. S. 91 u. 101.

—— (1900) (EINTHOVEN und LINT): Über das normale menschl. Elektrokardiogramm. PFLÜGERS Arch. Bd. LXXX. S. 140.

—— (1903): Ein neues Galvanometer. Ann. d. Physik. 4. Folge. Bd. XII. S. 1059.

—— (1903): Die galvanometrische Registrierung des menschl. Elektrokardiogramms, zugleich eine Beurteilung der Anwendung des Kapillarelektrometers in der Physiologie. PFLÜGERS Arch. Bd. IC. S. 472.

—— (1904): Enrégistrement galvanométrique de l'éctrocardiogramme humain et contrôle des résultats obtenus par l'emploi de l'électrométre capillaire en physiologie. Arch. Néerland. de science physiol. et nat. T. IX. p. 202—209.

—— (1904): Über einige Anwendungen des Saitengalvanometers. Ann. d. Physik. 4. Folge. Bd. XIV. S. 182.

—— (1905): Über eine neue Methode zur Dämpfung oszillierender Galvanometerausschläge. Ann. d. Physik. Bd. XVI. S. 20—31.

—— (1905): Sur le galvanomètre à Chorde. III. Arch. Néerland. de science phys. et nat. T. X. p. 414.

—— (1906): Über eine neue Methode zur Dämpfung oszillierender Galvanometerausschläge. Ann. der Physik. 4. Folge. Bd. XVI. 1906.

—— (1906): Weitere Mitteilungen über das Saitengalvanometer: Analyse der Saitengalvanometerkurven. Masse und Spannung des Quarzfadens und Widerstand gegen die Fadenbewegung. Ann. d. Physik. 4. Folge. Bd. XXI. S. 483 und 665.

—— (1906): Le Télécardiogramme. Arch. internat. de Phys. T. IV. p. 132.

—— (1908) (EINTHOVEN und VAANDRAGER): Weiteres über das Elektrokardiogramm. PFLÜGERS Arch. Bd. CXXII. S. 517.

—— (1908): Über das Elektrokardiogramm. Verhandlungen der Gesellschaft Deutscher Naturforscher und Ärzte zu Cöln. S. 239.

ENGELMANN (1873): Over de electromotorische Verschynselen der spierzelfstandigkeid van het hart. Proc. verb. v. d. gew. vergad. d. Afdeel. Natuurkunde v.d.K.Akad.v.Wetenschapp. Amsterdam. 28.Juni 1873.

—— (1875): De electromorische Verschynselen usw. Onderz. Physiol. Labor. Utrecht. Derde reeks. II. p. 101.

—— (1875): Über die Leitung der Erregung im Herzmuskel. PFLÜGERS Arch. Bd. XI. S. 480.

—— (1877): Proc. verb. v. d. gew. vergad. d. Afdeel. Natuurkunde v. d. K. Akad. v. Wetenschapp. Amsterdam. 24. Nov. 1877.

—— (1877): Vergleichende Untersuchungen zur Lehre von der Muskel- und Nervenelektrizität. PFLÜGERS Arch. Bd. XV. S. 116.

—— (1878): Über das Verhalten des tätigen Herzens. PFLÜGERS Arch. Bd. XVII. S. 68.

EPPINGER und ROTHBERGER (1909): Zur Analyse des Elektrokardiogramms. Wiener klin. Wochenschr. Bd. XXII. Nr. 31.

FAHR (1907): Muskulöse Verbindungen zwischen Vorhof und Ventrikel. VIRCHOWS Arch. Bd. CXLVIII. II. 3.

FANO (1908): A propos d'un mémoire de M. Dr. J. DE MEYER. Annal. d. sciences médic. et naturelles de Bruxelles. T. LXIX. p. 121.

FANO et FAYOD (1888): De quelques rapports entre les propriétés contractiles et les propriétés électriques du coeur. Arch. ital. de Biol. T. IX.

FAUCONIER (1907): Sur l'onde de contraction de la systole ventriculaire. Arch. internat. de Physiol. Bd. V. p. 122.

FENWICK and OVEREND (1891): The contraction of the papillary muscles and its relations to the production of certain abnormal cardiac sounds. Brit. med. Journ. 1891. S. 1117.

FRÉDÉRICQ (1887): Sur les phénomènes électriques de la systole ventriculaire chez le chien. Bull. de l'Acad. de Belgique (7 sér.) T. I. H. 5—6.

—— (1906): La pulsation du coeur du chien. Arch. internat. de Physiol. T. IV. p. 56.

FUNARO und NICOLAI (1908): Das Elektrokardiogramm des Säuglings. Verhandl. d. Phys. Ges. Berlin. Zentralbl. f. Phys. Bd. XXII. Nr. 2.

GARTEN (1901): Über rhythmische elektrische Vorgänge im quergestreiften Skelettmuskel. Abh. d. Kgl. sächs. Gesellschaft d. Wissensch. Math.-phys. Kl. Bd. XXVI. S. 331.

—— (1902): Über ein einfaches Verfahren zur Ausmessung der Kapillarelektrometerkurven. PFLÜGERS Arch. Bd. LXXXIX. S. 613.

—— (1903): Beiträge zur Physiologie der marklosen Nerven. Jena 1903. Fischer.

—— (1908): Elektrophysiologie im Handbuch der physiologischen Methodik. Bd. II. 3. Abt. S. 317.

GASKELL (1883): On the innervation of the heart a. s. f. of the tortoise. Journ. of Physiol. Vol. IV. p. 43.

GOTCH (1902). Derselbe (1907): Capillary Electrometer Records of the Electrical Changes during the natural Beat of the Frog's Heart. Preliminary Comm. Proc. Roy. Soc. Vol. LXXIX. p. 323; s. a. Dtsch. med. Wochenschr. Bd. XXXIII. p. 1567 und Zentralbl. f. Physiol. Bd. XXI. p. 482.

GOTCH and BURDON-SANDERSON (1887): Inhibition of tortoise heart. Proc. Physiol. Soc. 2. Juli 1887. Journ. of Physiol. Vol. VIII. p. 26.

GRAU (1909): Die Bedeutung äußerer Momente für die Form der elektrokardiographischen Kurve. Zentralbl. f. Physiol. Bd. XXIII. Nr. 14.

—— (1909): Einfluß der Herzlage auf die Form des Elektrokardiogramms. Zeitschr. f. klinische Medizin. Bd. LXIX. S. 281

GRÖDEL, F. M. (1909): Röntgenkinematographie und ihre Bedeutung für die innere Medizin. Deutsche med. Wochenschr. Bd. XXXV. Nr. 15; vgl. auch ebenda S. 434.

GRÜNHAGEN (1864): Über ein neues Schema des Nerven- und Muskelstromes. Königsberger med. Jahrb. IV. p. 481.

—— (1867): Über das Wesen und die Bedeutung der elektromotorischen Eigenschaften der Muskeln und Nerven. Zeitschr. f. rationelle Medizin. XXXI. p. 46 und XXXVI. p. 132.

—— (1873): Die elektromotorischen Wirkungen der Gewebe. Berlin 1873.

HANDWERCK (1909): ADAM STOKESscher Symptomenkomplex: Gumma des Vorhofseptums. Münch. med. Wochenschr. Nr. 18.

HARVEY (1628): Exercitatio anatomica de motu cordis et sanguinis in animalibus. Frankfurt.

HAYCRAFT, J. B., and D. R. PATERSON (1896): The time of contraction of the papillary muscles. Journ. of Physiol. Vol. XIX. p. 262.

HEIDENHAIN (1902): Die Struktur des menschlichen Herzmuskels. Anat. Anz. 20. p. 49.

HEINZ (1905): Handbuch der experimentellen Pathologie und Pharmakologie. Bd. I, zweite Hälfte. Jena 1905. Fischer.

HELMHOLTZ (1852): Über einige Gesetze der Verteilung elektrischer Ströme in körperlichen Leitern mit Anwendung auf die tierisch-elektrischen Versuche. POGGENDORFFS Annalen der Physik und Chemie. Bd. LXXXIX. S. 211.

HENLE (1876): Handbuch der systemat. Anatomie Bd. III, zitiert nach 2. Aufl. 1876.

HERING, H. E. (1903): Experimentelle Analyse und Unregelmäßigkeiten des Herzschlages. PFLÜGERS Arch. Bd. LXXXII. 22. Vgl. auch Prag. med. Wochenschr. v. 28. Juli.

—— (1906): Die Unregelmäßigkeiten des Herzens. Verh. d. Kongr. f. innere Med. in München.

—— (1907): Die Automatie des Säugetierherzens. PFLÜGERS Arch. Bd. CXVI.

—— (1908): Über zeitweilige partielle Hyposystolie der Kammern des Säugetierherzens. Deutsche med. Wochenschr. Nr. 15. S. 638.

—— (1908): Das Elektrokardiogramm des pulsus irregularis perpetuus. Dtsch. Arch. f. klin. Mediz. Bd. XCIV. S. 185.

—— (1908): Das Wesen des Herzalternans. Münch. med. Wochenschr. Nr. 27.

—— (1909): Über den Beginn der Papillarmuskelkontraktion und seine Beziehung zum Atrioventrikularbündel. PFLÜGERS Arch. Bd. CXXVI. S. 225. Vgl. auch Zentralbl. f. Physiol. Bd. XXI. Nr. 22. S. 719.

HERING (1909): Über das Elektrokardiogramm. Verh. d. Kongr. f. innere Med. S. 612.

—— (1909): Das Fehlen der Vorhofzacke beim Irregularis perpetuus Münch. med. Wochenschr. Nr. 18.

—— (1909): Elektrische Kräfte des Herzens im Dienste der Medizin. Deutsche Revue. Januar.

—— (1909): Myoeretische Unregelmäßigkeiten des Herzens. Prag. med. Wochenschr. 26. Nr. 1.

—— (1909): Klinische Bedeutung des Elektrokardiogramms. Deutsche med. Wochenschr. Nr. 1. S. 7 und Nr. 9.

—— (1909): Experimentelle Studien an Säugetieren über das Elektrokardiogramm. PFLÜGERS Arch. Bd. CXXVII. S. 155. II. Mitteil. Zeitschr. f. experim. Pathol. u. Therap. Bd. VII. Dezember.

HERMANN, L. (1870): Weitere Untersuchungen über die Ursache der elektromotorischen Erscheinungen an Muskeln und Nerven. PFLÜGERS Arch. Bd. III, S. 15.

—— (1871): Weitere Untersuchungen über die Ursache der elektromotorischen Erscheinungen an Muskeln und Nerven (Fortsetzung). PFLÜGERS Arch. Bd. IV. S. 148.

—— (1874): Zur Aufklärung und Abwehr. PFLÜGERS Arch. Bd. IX. S. 28. (contra BERNSTEIN) Bd. VIII. S. 519 und GRÜNHAGEN Bd. VIII. S. 519.

—— (1877): Untersuchungen über die Entwickelung des Muskelstromes. PFLÜGERS Arch. Bd. XV. S. 191.

—— (1877): Untersuchungen über die Entwickelung des Muskelstromes. PFLÜGERS Arch. Bd. XV. S. 191—225.

—— (1877): Versuche mit dem Fallrheotom über die Erregungsschwankung des Muskels. PFLÜGERS Arch. Bd. XV. S. 233.

—— (1878): Untersuchungen über die Aktionsströme des Muskels. PFLÜGERS Arch. Bd. XVI. S. 191.

—— (1879): Handbuch der Physiologie. I. Bewegungsapparate. (Leipzig, Vogel 1879.)

—— (1883): Eine modifizierte Konstruktion des Differentialrheotoms. PFLÜGERS Arch. Bd. XXXI. S. 600. Vgl. auch (1877) ebd. Bd. XVI. S. 441. (1882) Bd. XXVII. S. 289, sowie auch MATTHIAS (1893) ebd. Bd. LIII. S. 70.

HERMANN u. GILDEMEISTER (1900): Untersuchungen über die Eigenschaften und die Theorie des Galvanometers. PFLÜGERS Arch. Bd. LXXXI. S. 491.

HERZEN (1900): Une question préjudicielle d'électro-physiologie nerveuse. Revue scientifique, 13. Janvier 1900.

HESSE (1880): Beiträge zur Mechanik der Herzbewegungen. Arch. f. Anat. (u. Physiol.)

HIS, W. (sen.) (1880): Anatomie menschlicher Embryonen und Beiträge zur Anatomie des menschlichen Herzens. Leipzig, Vogel.

HIS, W. (jun.) (1890): Tätigkeit des embryonalen Herzens und seine Bedeutung für die Herzbewegung beim Erwachsenen. Abhandl. d. sächs. Gesellschaft d. Wissensch. Math.-phys. Kl. Bd. XIX. S. 1.

HIS u. ROMBERG (1890): Verhandl. d. IX. Kongr. f. innere Medizin.

HOFMANN, F. B. (1895): Über die Funktion des Scheidewandnerven des Froschherzens. PFLÜGERS Arch. Bd. LX. S. 139.

—— (1898): Beiträge zu der Lehre von der Herzinnervation. PFLÜGERS Arch. Bd. LXXII. S. 409.

—— (1905): Allgemeine Physiologie des Herzens. NAGELS Handbuch d. Physiol. Bd. I. S. 223.

HOFFMANN (1908): Diskussion zu EINTHOVENS Vortrag. Verh. deutsch. Naturforscher u. Ärzte Cöln S. 245.

—— (1909): Die Kritik des Elektrokardiogramms. Verh. d. Kongr. f. innere Mediz. 1909. S. 614.

—— (1909): Arrhythmie des Herzens im Elektrokardiogramm. Münch. med. Wochenschr. Nr. 41.

HUMBLET (1904): Le faisceau inter-aurico-ventriculaire etc. Arch. internat. de Physiol. I. p. 278.

JOACHIM (1909): Vier Fälle von Störung der Reizleitung im Herzmuskel. Deutsch. Arch. für klin. Med. Bd. LXXXV. S. 373.

KAHN, R. H. (1909): Beiträge zur Kenntnis des Elektrokardiogramms. PFLÜGERS Arch. Bd. CXXVI. S. 197 und ebenda Bd. CXXIX. S. 291.

—— (1909): Über das Elektrokardiogramm künstlich ausgelöster Herzkammerschläge. Zentralbl. f. Physiol. Bd. XXIII. Nr. 14.

—— (1909): Die Störungen der Herztätigkeit durch Adrenalin im Elektrokardiogramm. PFLÜGERS Arch. Bd. CXXIX. S. 379.

KAISER (1895): Untersuchungen über die Ursache der Rhythmizität der Herzbewegungen. Zeitschr. f. Biol. Bd. XXXII. S. 1.

KENT, STANLEY (1893): Researches of the structure and function of the mammalian heart. Journ. of Physiol. Vol. XIV. p. 233.

KEITH, A. (1902): Anatomy of the valvular mechanism. round the renous orifices. Journ. of Anatand Physiol. Vol. XXXVII.

—— (1904): Evolution and action of certain muscular structures of the heart. Lancet 1904.

KÖLLIKER (1850): Zeitschr. f. wissenschaftl. Zoologie. p. 275.

KÖLLIKER u. H. MÜLLER (1856): Nachweis der negativen Schwankung am natürlich sich kontrahierenden Muskel. Verh. d. physikal.-med. Gesell. Würzburg. Bd. VI. S. 528.

KRAUS u. NICOLAI (1907): Über das Elektrokardiogramm unter normalen und pathologischen Verhältnissen. Sitz. d. med. Ges. 29. Mai 1907. Berl. klin. Wochenschr. 1907 Nr. 25 u. 26.

—— (1908): Über die funktionelle Solidarität der beiden Herzhälften. Deutsche med. Wochenschr. Nr. 1. S. 1.

—— (1908): Ablauf der Erregungsleitung im Säugetierherzen. Sitzber. d. Phys. Ges. Berl. Zentralbl. f. Phys. Bd. XXI. Nr. 20.

KREHL (1890): Zur Kenntnis der Füllung und Entleerung des Herzens. Abhand. d. sächs. Akad. Mathem.-phys. Kl. Bd. XVII.

KRONECKER (1897): Über Störungen in der Koordination der Herzkammerschlages. Zeitschr. f. Biol. Bd. XXXIV.

KRONECKER u. SPALITTA (1905): La conduction de l'inhibition à travers le coeur du chien. Arch. intern. d. Phys. T. II. p. 223.

Langendorff (1884): Studien über Rhythmik und Automatie des Froschherzens. Arch. f. (Anat. u.) Physiol. Suppl. p. 1.

—— (1895): Untersuchungen am überlebenden Säugetierherzen. Pflügers Arch. Bd. LXI. S. 291.

—— (1899): Eine neue Vorrichtung zur Speisung des überlebenden Säugetierherzens. Sitzber. d. Naturforscher-Ges. zu Rostock. Nr. 6.

—— (1901): Eine neue Methode zur Messung der Fortpflanzungsgeschwindigkeit der Erregung im Herzmuskel. Ebd. 1901. Nr. 1.

Leewenhoek, Arcana naturae Leidener Gesamtausgabe von 1722.

Lint, K. de (1896): Leidener Dissertation 1896.

Lippmann (1873): Beziehungen zwischen den kapillaren und elektrischen Erscheinungen. Poggendorffs Annalen. Bd. CXLIX. 546. Vgl. auch (1875): Annal. de chim. et de phys. 5. Ser. T. V. p. 532.

Lohmann (1904): Zur Anatomie der Brückenfasern und der Ventrikel des Herzens. Arch. f. (Anat. u.) Phys. S. 431. Zweite Mitteilung. Ebd. Suppl. S. 265.

Lomakina, N. (1848): Nervöse Verbindungen auf den Herzen der Hunde und Pferde. Arch. f. (Anat. u.) Physiol. S. 531.

—— (1899): Verlauf und Bedeutung der Herznerven. Zeitschr. f. Biol. Bd. XXXIX. S. 377.

Ludwig (1849): Über den Bau und die Bewegung der Herzventrikel. Zeitschr. f. rat. Med. Bd. VII. S. 190.

Macdonald (1900): The injury current of nerve. Proc. Roy. Soc. LXVII. S. 310.

Mac William (1887): Fibrillar contractions of the heart. Journ. of Phys. VIII. p. 296.

Makenzie (1902): The study of the pulse. Übers. von Deutsch. Frankfurt a. M. 1904.

—— (1905): New methods of studing affections of the heart. Brit. med. Journ. March. April.

—— (1906): Clinical Method for recognizing heartblock. Ebenda. 20. X.

—— (1908): Diseases of the Heart. — London.

Marchand (1877): Beiträge zur Kenntnis der Reizwelle und Kontraktionswelle des Herzmuskels. Pflügers Arch. Bd. XV. S. 511.

—— (1878): Der Verlauf der Reizwelle des Ventrikels bei Erregung derselben vom Vorhof aus, und die Bahn, auf der die Erregung zum Ventrikel gelangt. Pflügers Arch. Bd. XVII. S. 137.

Marey (1863): Physiologie médicale de la circulation du sang. Paris 1863.

—— (1866): Nature de la systole des ventricules du coeur considérée comme acte musculaire. Compt. rend. d. l'Acad. T. LXIII. p. 41.

—— (1875): La pulsation du coeur. Trav. du laborat. T. I. p. 19. (Die elektrische Schwankung des Herzens auf S. 47.)

—— (1876): Inscription photographique des indications de l'électromètre de Lippmann. Compt. rend. LXXXIII. p. 278.

—— (1881): La circulation du sang à l'état physiologique et dans les maladies. Paris.

Matteucci (1843): Sur le courant électrique des muscles des animaux vivants ou récemment tués. Compt. rend. 23. I. 43. T. XVI. p. 197 und l'Institut. T. XI. Nr. 475. p. 36.

MATTEUCCI (1844): Traité des phénomènes électrophysiologiques des animaux. Paris 1844.

MEISSNER und COHN (1862): Über das elektrische Verhalten des tätigen Muskels. Zeitschr. f. rationelle Med.

MEYER, ID. (1907): Sur de nouveaux courants d'action du coeur et sur les variations de l'oscillation négative. Arch. internat. de Phys. T. V. p. 76.

MÜLLER und NICOLAI (1908): Über den Einfluß der Arbeit auf das Elektrokardiogramm des Menschen. Sitzber. der Phys. Ges. Berlin und Centralbl. f. Phys. Bd. XXII. Nr. 2.

MUNK, H. (1876): Zur Mechanik der Herztätigkeit. Berl. Physiol. Ges. 25. II. 1876.

NICOLAI, G. F. (1901): Über die Leitungsgeschwindigkeit im Riechnerven des Hechtes. PFLÜGERS Arch. Bd. LXXXV. S. 65.

—— (1905): Über Ungleichförmigkeiten in der Fortpflanzungsgeschwindigkeit des Nervenprinzips. Arch. f. (Anat. u.) Physiol. 1905. S. 341.

—— (1907): Ablauf der Erregungsleitung im Säugetierherzen. Zentralbl. f. Physiol. Bd. XXI. Nr. 20.

—— (1908): Diskussion zu EINTHOVENS Vortrag. Verhandl. der Naturforscher und Ärzte zu Cöln S. 242.

—— (1909): Die Mechanik des Kreislaufs in NAGELS Handbuch der Physiologie. Bd. I. S. 661. Braunschweig, Vieweg 1909.

—— (1909): Die tatsächlichen Grundlagen einer myogenen Theorie des Herzschlages. Arch. f. (Anat. u.) Physiol. Suppl. S. 1.

—— und REHFISCH (1908): Über das Elektrokardiogramm des Hundeherzens bei Reizung des linken und rechten Ventrikels. Sitzber. d. Phys. Ges. Berlin und Zentralbl. f. Phys. Bd. XXII. Nr. 2.

—— und SIMONS (1909): Zur Klinik des Elektrokardiogramms. I (Die Zacken F und J_p). Med. Klinik 1909 Nr. 5 S. 160.

NUËL (1875): Note sur les phénomènes éléctriques du coeur. Bullet. de l'Acad. de Belgiques 2. Ser. T. XXXVI. p. 335.

OKER-BLOM (1901): Die elektromotorischen Erscheinungen am ruhenden Froschmuskel. PFLÜGERS Arch. Bd. LXXXIV. S. 191.

OSTWALD (1890): Elektrische Eigenschaften halbdurchlässiger Scheidewände. Zeitschr. f. physik. Chemie Bd. VI. S. 71.

PŘIBRAM (1909): Über das Elektrokardiogramm bei Aortenaneurysmen. Prag. Med. Wochenschr. Bd. XXXIV. S. 413.

PRZEWORSKY (1893): Du mode de réunion des cellules myocardes chez l'homme adulte. Arch. des sciences biolog. St. Petersbourg. II. p. 287.

RAUTENBERG (1909): Die Vorhofpulsationen beim Menschen, ihre Registrierung und die bisherigen Resultate ihrer Erforschung. Sammlung klin. Vorträge N. F. 557 u. 558. Innere Med. Nr. 171/72.

REHFISCH (1907): Über die Ursprungsstelle der Ventrikelkontraktionen. Berl. klin. Wochenschr. 1907. Nr. 34.

REMAK (1850): Über den Bau des Herzens. MÜLLERS Archiv Bd. L. p. 76 u. 88.

RETZER (1904): Muskulöse Verbindungen zwischen Vorhof und Ventrikel des Säugetierherzens. Arch. f. Anat. (u. Physiol.) 1904 Suppl.

RIEHL (1909): Klin. Beiträge zur Kenntnis der Überleitungsstörungen von der Bildungsstätte der Ursprungsreize zum Vorhofe. Dtsch. Arch. f. klin. Med. Bd. XCIV. S. 286.

—— (1909): Venenpuls. Zeitschr. f. experimentelle Pathol.

RITTER (1801): GILBERTS Annal. der Physik. Bd. VII. S. 482.

—— (1804): Ebenda Bd. XIV. S. 329.

ROSENTHAL (1899): Allgemeine Physiologie der Muskeln und Nerven. Leipzig 1899.

ROY and ADAMI (1890): Heart-Beat and Pulse-Wave. The practitioner. Vol. XLIV. January to July.

RÜHMKORFF (1837): Compt. rend. T. XXIII. p. 417 u. 538.

SAMOJLOFF (1906): Beiträge zur Elektrophysiologie des Herzens. Arch. f. (Anat. u.) Phys. 1906. Suppl. S. 207.

—— (1908): Elektrokardiogrammstudien. Beitr. z. Physiol. u. Pathol. Festschr. f. HERMANN S. 171.

—— (1909): Elektrokardiogramme. Jena, Fischer.

SCHENK (1896): Über den Einfluß der Spannung auf die negative Schwankung des Muskelstromes. PFLÜGERS Arch. Bd. LXIII. S. 317.

SCHLÜTER (1902): Die Reizleitung im Säugetierherzen. PFLÜGERS Arch. Bd. LXXXIX. S. 87.

SCHMIDT-NIELSON (1907): Du prétendu synchronisme de la systole des deux oreillettes. Arch. internat. de Physiol. T. IV. p. 417.

STASSEN (1907): De l'ordre de succession des différentes phases de la pulsation cardiaque chez le chien. Arch. internat. de Physiol. T. V. p. 60.

STRUBELL (1908): Über funktionelle Diagnostik u. Therapie d. Herzkrankheiten. Deutsche med. Wochenschr. Nr. 42. 1908.

—— (1908): Diskussion zu EINTHOVENS Vortrag. Verhandlungen der Gesellschaft Deutscher Naturforscher und Ärzte. Münch. med. Wochenschrift Nr. 45. 1908.

—— (1909): Zur Klinik des Elektrokardiogramms. Verhand. d. Kongr. f. innere Med. S. 623.

TAWARA (1906): Das Reizleitungssystem des Säugetierherzens. Jena 1906, Fischer.

TCHIRIEV (1906): L'électromètre capillaire de M. LIPPMANN. Journ. de Phys. et de Pathol. gén. T. 8 p. 837.

THOREL (1909): Vorläufige Mitteilung über eine besondere Muskelverbindung zwischen der Cava superior und dem HIS schen Bündel. Münch. med. Wochenschr. Bd. LVI. S. 2159.

TSCHAGOWITZ (1896): Anwendung der Dissoziationstheorie von Arrhenius auf die elektromotorischen Erscheinungen an lebenden Geweben. Ber. d. Russ. Physikochemischen Ges. Bd. XXVIII. S. 657.

—— (1903): Über die Rolle der semipermeablen Membranen bei Entstehung elektrischer Ströme im lebenden Gewebe. Zeitschr. f. Biol. Bd. L. S. 247

TSCHERMAK, A. v. (1909): Über den Begriff der tonischen Innervation. Folia neurobiologica. p. 30.

—— (1909): Physiologische Untersuchungen am embryonalen Fischherzen. Sitzungsber. der Kais. Akad. d. Wiss. Wien. Mathem. naturw. Kl. CXVIII. Abt. III.

VAANDRANGER (1907): Verdere onderzoekingen over het elektrocardiogramm. Leidener Dissertation 1907.

VOGEL, DE (1896): Bijdrage tot de kennis der elektrische verschijnselen van het hart. Akad. pröfschr. Leyden (s. a. Onderzoeking physiol. Labor. Leiden. 2. Reeks I.)

WALLER, A. (1887): A demonstration on Man of electromotive changes accompanyings the heart's beat. Journ. of Phys. VIII. p. 229.

—— u. E. H. REID (1888): On the action of the excised mammalian heart. Philos. Transactions. London. Vol. 178 B. p. 215.

—— (1889): On the electromotive changes connected with the beat of the Mammalian Heart and of the Human Heart in perticular. Philos. transaction. Roy. Soc. Lohdon. Vol. CLXXX. p. 169.

—— (1898): Tierische Elektrizität. Übersetzt v. DU BOIS-REYMOND. Leipzig 1899. Veit & Comp.

—— (1903): Die Kennzeichen des Lebens. Übersetzt v. DU BOIS-REYMOND. Berlin 1905. Hischwald.

WEISS, O. (1909): Phonokardiogramme. Jena 1909 (s. dort weitere Literatur dieses Autors).

WENCKEBACH (1896—1901): Analyse des unregelmäßigen Pulses. Zeitschr. f. klin. Mediz. Bd. XXXVI. XXXVII. IXXXX. XLVI.

—— (1900): Physiologische Erklärung der Arrhythmien des Herzens. Verhandl. d. 18. Kongr. f. innere Med.

—— (1903): Die Arrhythmien als Ausdruck bestimmter Funktionsstörungen des Herzens. Leipzig 1903.

—— (1906): Zur Kenntnis der menschlichen Herztätigkeit. Arch. f. (Anat. u.) Physiol. S. 297.

WERTHEIM-SALOMONSON (1908): Anfertigung und Gebrauch dünner versilberter Quarzfäden. Zeitschr. f. biol. Technik u. Methodik. Bd. I. S. 35.

WESTERLAND, A. (1909): Über einige Beobachtungen mit einem von EDELMANN gelieferten kleinen Modell des EINTHOVEN schen Saitengalvanometers. Skandin. Arch. f. Physiol. Bd. XXII. S. 281.

Erster Teil.

Das Elektrokardiogramm und seine Deutung.

Erstes Kapitel.

Entstehung und Bedeutung des Elektrokardiogramms.

§ 1. Der Wert der Elektrophysiologie.

Bei der Tätigkeit (Aktion) des Muskels werden, abgesehen von den rein chemischen Energieumsetzungen, drei verschiedene Formen von Energie gebildet: Bewegung, Wärme und Elektrizität.

Wenn auch für die rein theoretische Betrachtung kaum eine dieser Erscheinungen wesentlicher genannt werden kann, als die anderen (bilden sie doch gerade in ihrer Gesamtheit jene durchaus einheitliche[1] Erscheinung, die wir als „Muskelaktion" bezeichnen), so überwiegt doch in praktischer Beziehung die Be-

[1] Für den Beweis, daß die drei genannten Erscheinungen (mechanische Aktion, Aktionsstrom und Wärmebildung) wirklich untrennbar miteinander verbunden sind, ist jüngst von Bürker (1907) der Schlußstein geliefert. Daß mechanische und elektrische Aktion parallel gehen, und nicht gesondert auftreten können, wird heute wohl von niemand bezweifelt, und wird in § 3 des genaueren auseinandergesetzt werden. Daß eine mechanische Aktion ohne gleichzeitige Wärmebildung schlechterdings unmöglich ist, folgt aus der Natur der Sache. Es wäre aber eine Tätigkeit des Muskels denkbar, bei welcher Wärme entwickelt, aber keine mechanische Arbeit geleistet würde. Natürlich ist es möglich, daß ein Muskel unter Umständen deshalb keine äußere mechanische Arbeit leistet, weil er durch unüberwindliche äußere Widerstände daran gehindert wird; aber abgesehen hiervon gelang es Bürker in speziell darauf gerichteten Versuchen nicht, eine derartige nur Wärme produzierende Tätigkeit des Muskels zu erzwingen.

deutsamkeit der mechanischen Bewegung bei weitem. Denn die Hervorbringung einer Bewegung ist die spezifische und vor allem die für die Gesamtheit des Lebens nützlichste Funktion der Muskelfasern, und derjenige Muskel muß als am besten angepaßt bezeichnet werden, der so arbeitet, daß möglichst viel von der umgesetzten chemischen Energie der Bewegung zugute kommt. Nun ist zwar der Prozentsatz der gebildeten Wärme nicht unbeträchtlich (etwa das Doppelte der mechanischen Energie), und wir wissen, einen wie großen Anteil die Muskelwärme an der gesamten Wärmebilanz des Körpers hat. Aber ein Vergleich des Muskels mit anderen, von Menschen konstruierten Maschinen zeigt, daß immerhin die Wärmeproduktion relativ gering ist, und vollends die elektrischen Erscheinungen treten in bezug auf ihren Energieanteil vollkommen in den Hintergrund.

Trotzdem hat sich das physiologische Interesse in der Mitte des letzten Jahrhunderts in so ausschließlichem Maße auf die elektrischen Erscheinungen konzentriert. Es geschah dies wohl hauptsächlich unter dem Einfluß der sich mächtig entwickelnden elektrischen Technik und Wissenschaft. Die Elektrizitätslehre war in den Mittelpunkt gerückt, und man versuchte, das Leben durch elektrische Vorgänge zu erklären, ebenso wie man glaubte, das gesamte physikalische Geschehen auf elektrische Erscheinungen zurückführen zu können. Wenn auch letzteres heute immer mehr zu glücken scheint, so hat doch die Elektrophysiologie die auf sie gesetzten übertriebenen Erwartungen nicht erfüllt, was nicht weiter wundernehmen darf, wenn wir bedenken, daß die Lebensprozesse viel zu kompliziert sind, als daß wir sie heute schon auf die wirklich zugrunde liegenden Vorgänge zurückführen können.

Trotz des Mißlingens aller bisherigen diesbezüglichen Versuche ist es also doch nicht ausgeschlossen, daß die Grundphänomene des Lebens elektrische Vorgänge seien. Aber auch ganz abgesehen von solchem etwaigen Endziel, gibt es praktische und theoretische Aufgaben genug, die vorläufig am besten auf Grund des Studiums der elektrischen Erscheinungen in Angriff genommen werden müssen. Eine dieser Aufgaben scheint uns das Problem der Herzbewegung.

Wenn also auch heute von den berufensten Vertretern der Elektrophysiologie das Fiasko derselben in bezug auf die Erklärung des Lebens mehr oder weniger offen zugegeben wird, wenn

z. B. Biedermann (1895, S. 293)[1] „leider bekennen zu müssen" glaubt, daß in der Elektrophysiologie „ein sehr auffälliger Widerspruch zwischen der Summe von Kenntnissen und Erfahrungen im einzelnen und der fast gänzlichen Unkenntnis ihrer Bedeutung für die Funktion der betreffenden Gewebe hervortritt", und wenn Boruttau (1904, S. 443) sogar im Unmut über die „Stagnation und die unfruchtbare Polemik seine Mitarbeit an der Ergründung des Wesens der bioelektrischen Erscheinungen aufgibt", so sind dies keine Argumente gegen die wirklich vorhandene Bedeutsamkeit der Elektrophysiologie, sondern nur die kluge Resignation gegenüber einer vorschnellen Fragestellung.

Diese Vorbemerkung erscheint bei dem heutigen ablehnenden Standpunkt gegenüber der Elektrophysiologie, der in weiteren Kreisen des ärztlichen Publikums, und selbst unter den Physiologen zu bemerken ist, nicht unnötig zu sein, wenn man es unternimmt, die Wichtigkeit einer bioelektrischen Erscheinung — und zwar speziell des Elektrokardiogramms — hervorzuheben.

§ 2. Das Elektrokardiogramm als Indikator der mechanischen Herztätigkeit.

Man darf jedoch nicht vergessen, daß wir das Elektrokardiogramm im folgenden nicht um seiner selbst willen studieren wollen. Wir wollen nicht am Elektrokardiogramm Lebensprobleme lösen, wir wollen auch nicht, wie es seinerzeit Engelmann (1878) getan hat, die elektrischen Erscheinungen am Herzen dazu benutzen, um Aufschluß zu erhalten über das Wesen der bioelektrischen Erscheinungen überhaupt; wir können überhaupt darauf verzichten, uns für eine der zahlreichen Theorien über die elektromotorische Wirksamkeit der Muskeln und Nerven zu entscheiden. Wir halten zwar persönlich die seinerzeit von Emil du Bois-Reymond (1848, S. 553ff.) aufgestellte, von Bernstein (1888) modifizierte und heute wohl nur noch von Rosenthal (1899, S. 238f.) aufrecht erhaltene Molekulartheorie für erledigt, meinen, daß die Art und Weise, wie Grünhagen (1873) die Kapillarströme

[1] Die genauen Zitate der angezogenen Autoren finden sich in dem auf Seite XI—XXII alphabetisch geordneten Literaturverzeichnis. Wenn im Text den eingeklammerten Jahreszahlen noch eine Seitenzahl hinzugefügt ist, so bedeutet dies, daß dort die betreffende Stelle der zitierten Abhandlung stehe. In dem Literaturverzeichnis sind immer nur die Seitenzahlen angegeben, auf denen die Arbeit beginnt.

mit elektrischen Erscheinungen in Verbindung gebracht hat, ebenfalls wenig Erfolg verspricht, und sind überzeugt, daß die alte HERMANNsche Alterationstheorie, besonders in Verbindung mit modernen Anschauungen über Konzentrationsketten, die von OSTWALD (1890), TSCHAGOWETZ (1896 und 1903), CYBULSKY (1898), NERNST (1899), MACDONALD (1900), OKER-BLOM (1901), BERNSTEIN (1902), BRÜNINGS (1903) und BERNSTEIN und F. TSCHERMAK (1906), CREMER (1906) u. a. auf die bioelektrischen Ströme angewandt worden sind, augenblicklich die größte Bedeutung besitzt[1]. Doch ist dieser theoretische Standpunkt für das Folgende ziemlich belanglos.

Denn wir benutzen die elektrische Erscheinung nur als Indikator, wir wollen die mechanischen Vorgänge am Herzen studieren und werden versuchen, ob es möglich ist, diese mechanischen Erscheinungen aus den elektrischen zu erschließen.

Der direkten mechanischen Erforschung des Herzens stellen sich ungemein große Schwierigkeiten in den Weg. Wenn man am unverletzten Menschen- oder Tierkörper untersucht, dann kann man zwar den Spitzenstoß fühlen bzw. registrieren, man kann auskultieren und perkutieren, den Puls tasten oder schreiben, man kann sich vieler Spezialmethoden bedienen: der Venenpulsschreibung (WENCKEBACH, MACKENZIE und HERING), der ösophagealen Kardiographie (MINKOWSKI und RAUTENBERG), der röntgenologischen Untersuchung usw. — aber all diese Methoden fördern uns zu unserem Zwecke gar nicht. Im zweiten Teil (§ 60 auf S. 197) sollen diese klinischen Methoden genauestens mit der elektrokardiographischen Methodik in bezug auf ihre klinische Brauchbarkeit verglichen werden; hier genügt es hervorzuheben, daß alle die genannten Methoden uns nur etwas darüber sagen können, ob das Herz sich vielleicht anders zusammenzieht als in der Norm, wie es sich aber in der Norm zusammenzieht, darüber sagen uns alle diese Methoden nur sehr wenig und gar über die Muskelmechanik des Herzens — also über die Grundlage alles Geschehens — erfahren wir nichts.

Die nicht klinischen, also experimentellen Methoden, haben zwar weit mehr geleistet, sind aber in ihrer Anwendbarkeit seit langem ziemlich erschöpft. Die HAYKRAFTsche Methode der Kardiopunktur, bei der man Nadeln durch den Thorax in das Herz sticht, kann noch halb als Methode am unverletzten Körper betrachtet werden und hat keine nennenswerten Resultate ergeben. Viel wichtiger sind die eigentlich

---

[1] Eine gute Übersicht der hierher gehörigen Literatur, besonders auch der rein physikalischen Arbeiten findet sich in der zitierten Arbeit von CREMER, Zeitschr. f. Biol. 47, 562.

vivisektorischen Methoden unter Eröffnung des Thorax. Aber auch sie sind nur erfolgreich, wenn — wenigstens nachträglich — dieselbe Methodik am unverletzten Tier vergleichsweise angewendet werden kann. Denn bei der Herzfreilegung setzt man schwere Schädigungen, und auch abgesehen davon erscheint es ausgeschlossen, ein freiliegendes Herz mit dem unter negativem Thoraxdruck befindlichen zu vergleichen. Dementsprechend sind die Resultate in bezug auf das Studium der eigentlichen Herzaktion durchaus unbefriedigend, und fünfzigjährige Bemühungen mit Fühlhebeln, mit Blutdruckmessungen, mit der Suspensionsmethode, mit Photographie und mit Kinematographik. die seit den ersten Versuchen von Ludwig im Jahre 1847 unternommen sind, haben uns nicht einmal Auskunft darüber gegeben, ob die Zusammenziehung des Herzmuskels an der Basis oder an der Spitze beginnt. Es hängt diese Schwierigkeit mit dem mechanisch so außerordentlich schwer entwirrbaren Bau der Kammerwandungen zusammen (vgl. weiter unten S. 109, sowie die zusammenfassende Darstellung von Nicolai in Nagels Handbuch der Physiologie Bd. I § 78—80 und § 86—88 S. 814 ff.).

Angesichts dieser Sachlage erhebt sich die Frage, ob es möglich ist, mit Hilfe des Elektrokardiogramms einen genaueren Aufschluß über die intimeren Vorgänge bei der Herzsystole zu gewinnen.

§ 3. Der relative Parallelismus zwischen dem idealen Kardiogramm und dem Elektrokardiogramm.

Die Möglichkeit, den mechanischen Vorgang im Herzen aus dem Elektrokardiogramm zu erschließen, hat zur Voraussetzung, daß mechanische und elektrische Wirkung in einem bestimmbaren funktionalen Verhältnis zueinander stehen. Es ist also zu untersuchen, ob insonderheit mit einer größeren oder geringeren mechanischen Tätigkeit eine größere oder geringere elektrische Tätigkeit Hand in Hand geht, und ob bei langsamerem Ablauf der mechanischen Kontraktion auch eine gedehntere elektrische Kurve vorhanden ist. Am Elektrokardiogramm allein läßt sich diese Frage nicht entscheiden, aus Gründen, die in §§ 17, 22 und 43 auseinandergesetzt werden sollen; es sind also zunächst unsere allgemeinen Kenntnisse in der Elektrophysiologie heranzuziehen.

Von dem großen englischen Elektrophysiologen Waller wird Proportionalität zwischen elektrischer und mechanischer Tätigkeit behauptet. Er führt (1898, S. 12—17) aus, daß ein deutlicher Parallelismus zwischen den mechanischen Kennzeichen des Lebens (der Kontraktion) und dem elektrischen Kennzeichen (der negativen Schwankung) vorhanden ist. Und er hält es für bewiesen, „daß wir in der Tat an den elektrischen Veränderungen ein Maß für die physiologische Tätigkeit besitzen".

Zwar führt er (1903, S. 13) dann weiter aus, daß die Kurve der mechanischen Reaktion kein ganz genaues Abbild von der elektrischen sei, fügt aber hinzu, daß seiner Meinung nach die elektrische Aufzeichnung die zugrunde liegenden chemischen Veränderungen zuverlässiger wiedergibt, als die mechanische Verzeichnung. Empfindlicher ist sie ohne Zweifel, denn der Aktionsstrom kann noch von ganz beträchtlicher Größe sein, wenn der Muskel bereits so schwach oder so ermüdet ist, daß er sich kaum zusammenzieht und noch weniger imstande ist, einen Hebel merklich zu bewegen. Ein Beispiel hiervon bietet das absterbende Herz. Wenn längst die eigentlichen Systolen, und auch längst die letzten sichtbaren Flimmerbewegungen aufgehört haben, sieht man noch lange Zeit spontan auftretende elektrische Kurven, die durch ihre Form deutlich verraten, daß es sich um typische Kontraktionen einzelner Fibrillen handelt. Die Fig. 44 auf S. 144 gibt ein Beispiel davon.

Daß der Ausdruck „Aktionsstrom ohne Aktion", der von Herzen (1900, S. 19 des Separatabzuges) in die Physiologie eingeführt worden ist, ein „überflüssiger Witz" ist, dürfte sich aus der Polemik, die sich an die Herzensche Arbeit anschloß, mit Sicherheit ergeben haben; aber damit ist nicht gesagt, daß die mechanische Tätigkeit so groß zu sein braucht, daß wir sie mit unseren feinsten Instrumenten wahrzunehmen imstande sind, oder auch nur so groß, daß sie die eigene Masse des Muskels zu bewegen imstande wäre. — Umgekehrt konnte man zu einer Zeit, als es noch keine so empfindlichen und vor allem so schnell reagierenden elektrischen Meßinstrumente gab, als heute, sehr häufig eine mechanische Tätigkeit beobachten, deren elektrisches Äquivalent nicht nachweisbar war.

Wir dürfen daher wohl annehmen, daß die Aktionsströme der lebendigen Substanz mit ihrer Tätigkeit überhaupt untrennbar verbunden sind, insonderheit, daß die Muskelbewegungen bis zu einem gewissen Grade mit der gleichzeitigen elektrischen Schwankung parallel geht. Alle diesbezüglichen Einzeluntersuchungen, die hier nicht alle aufgezählt werden können, haben dies bestätigt; es mag nur erwähnt sein, daß z. B. die Versuche von Garten (1903, S. 40) über die mechanischen und elektrischen Erscheinungen beim Strychnintetanus sehr instruktiv sind. Nur Herzen (1900) und Gotch (1902, S. 32) sind vielleicht heute noch abweichender Meinung. (In bezug auf die Gotchsche Technik vgl. jedoch auch Garten (1903, S. 29 Anm. 2).

Neuerdings haben BERNSTEIN und TSCHERMAK (1902) sehr genaue Untersuchungen über die Beziehung der Schwankung des negativen Muskelstromes zur Arbeitsleistung der Muskeln angestellt und haben (S. 319) dabei allerdings keine völlige Proportionalität zwischen mechanischer und elektrischer Erscheinung, aber doch eine bestimmte Beziehung zwischen beiden Größen finden können. Im übrigen möchten wir auf die Frage nach der Proportionalität keinen Wert legen. Vorläufig kommt es erst einmal darauf an, im gröbsten die mechanischen Erscheinungen aus den elektrischen abzuleiten, und dazu genügt es vollkommen, daß jene annähernde Proportionalität, von welcher WALLER spricht, sichergestellt erscheint (vgl. hierzu übrigens auch weiter unten im 2. Teil unsere eigenen tatsächlichen Angaben über die Proportionalität zwischen Vorhoftätigkeit und A-Zacke, sowie über die Beziehungen zwischen Ventrikelhypertrophie und J-Zacke. Auch die Frage, „ob der Aktionsstrom wesentlich von der Erregungsleitung, weniger und erst im letzten Teile — vom eigentlichen Kontraktionsprozesse herrührend", anzusehen ist (SCHENK 1896, S. 346), oder ob die von BERNSTEIN (1897) vertretene und auch von uns geteilte Anschauung richtig ist, daß die negative Schwankung des Muskelstromes in einer bestimmten Beziehung zu dem im tätigen Muskel stattfindenden Energieumsatz steht, dürfte für die folgende Analyse des Elektrokardiogramms irrelevant sein.

Etwas wesentlich anderes ist die Berücksichtigung des Umstandes, daß in einem Muskel außer der eigentlichen kontraktilen Substanz noch Nerven und Nervenendorgane vorhanden sind. Besonders für das Herz erscheint es auf Grund pharmakologischer Arbeiten sogar nicht unwahrscheinlich, daß mehrere in gewissem Grade voneinander unabhängige Zwischenglieder zwischen Nerv- und Muskelsubstanz existieren. Die Tätigkeit der Nerven muß nun notwendigerweise mit dem Auftreten elektrischer Erscheinungen verknüpft sein, wenn damit auch nicht gesagt ist, daß diese Erscheinungen von einer Größenordnung sind, welche ihren Nachweis gestatten. Aber jedenfalls ist theoretisch die Möglichkeit vorhanden, daß elektrische Erscheinungen auftreten können, ohne daß irgend eine mechanische Reaktion vorhanden ist, nämlich dann, wenn die Übertragung der Erregung von der Nervenfaser auf den Muskel durch Schädigung des Nervenendorganes gelitten hat. Daß beim Herzen dies nicht in Betracht kommt, geht daraus hervor, daß alle Elektrokardiogramme, die wir bis jetzt darzustellen imstande sind, kein Äquivalent für den Leitungsvorgang im HISschen Bündel zeigen (vgl. S. 174).

Zweites Kapitel.

Ältere Untersuchungen über die elektromotorische Wirksamkeit der Herzmuskelsubstanz.

§ 4. Übersicht.

Die hierher gehörigen Untersuchungen kann man — je nach ihrem erstrebten Ziel — in zwei Gruppen einteilen.

Einmal hat man die Ströme, welche die Herzmuskelsubstanz dauernd aussendet, untersucht, wobei man gerade die Versuche am Herzen zur Entscheidung der Frage nach der „Präexistenz" der Muskelströme benutzte, und häufig genug das Herz in einen gewissen Gegensatz zu den Körpermuskeln stellte. Diese Bestrebungen wurden von Matteucci im Jahre 1843 inauguriert und haben ein Menschenalter später einen gewissen Abschluß durch die Untersuchungen Engelmanns (1877) gefunden. Später haben sich damit nur Gotch und Burdon-Sanderson (1887) beschäftigt.

Dann aber hat man die elektrischen Schwankungen, die mit jeder Systole verbunden sind, studiert. Es galt zuerst den Nachweis ihres Vorkommens bei allen Tieren zu erbringen, was für die Wirbeltiere in der Zeit von 1856 bis 1889 (Kölliker und H. Müller bis Waller) geschehen ist. Die Untersuchung der Wirbellosen steht zum großen Teil noch aus. Nur das Elektrokardiogramm der Medusen ist von Cremer (1906) mitgeteilt.[1] Es galt weiter, ihre Form möglichst genau festzustellen, was hauptsächlich seit dem letzten Jahrzehnt des vorigen Jahrhunderts geschehen ist, jedoch auch jetzt noch nicht als abgeschlossen betrachtet werden kann. Auf Grund dieser Erfahrungen kann man dann darangehen, aus der Form des Elektrokardiogramms die Form und den Weg der Kontraktionswelle zu bestimmen. Diesem Zwecke dienen vornehmlich die folgenden Untersuchungen.

Wie immer, knüpfen sich die Fortschritte in der Erkenntnis wesentlich an Fortschritte in der Methode, hier also speziell an

[1] Die elektrischen Schwankungen an dem Herzen von wirbellosen Tieren (Aplysien, Krebsen, Tintenfischen, Salpen u. a.) hat der eine von uns (Nicolai) während seines Aufenthaltes in Neapel photographisch registriert. Prinzipiell unterscheiden sich diese Elektrokardiogramme nicht von denen der Wirbeltiere.

Verbesserungen der elektrischen Meßinstrumente. Aus diesem Grunde waren die du Bois-Reymondsche Bussole, das Bernsteinsche Differentialrheotom, das Lippmannsche Kapillarelektrometer und das Einthovensche Saitengalvanometer epochemachend für die Elektrophysiologie des Herzens. Danach werden wir auch die folgende historische Übersicht einteilen.

§ 5. Die Galvanometerperiode.

(Der Dauerstrom des Herzens.)

Das Verdienst, überhaupt einmal die elektromotorische Wirksamkeit der Herzmuskelsubstanz nachgewiesen zu haben, gebührt Matteucci (1843). Da ihm nur ein verhältnismäßig unempfindlicher stromanzeigender Apparat zur Verfügung stand, gelang ihm dieser Nachweis nur an einer Säule aus querdurchschnittenen Taubenherzen. Er legte immer das Muskelinnere (den künstlichen Querschnitt) des einen Herzens an die Außenfläche eines anderen Herzens; der Querschnitt verhielt sich dann negativ.[1]

Emil du Bois-Reymond hat im Jahre 1849 auf Grund seiner mannigfachen Untersuchungen die Regel aufgestellt (1849 II, 1, S. 198), daß durch die Reihe der zusammenziehungsfähigen Gewebe hindurch das elektromotorische Vermögen gleichen Schritt halte mit der mechanischen Leistungsfähigkeit. Es ist also selbstverständlich, daß er auch dem Herzmuskel elektromotorische Wirksamkeit zuschrieb. Er hat den Matteuccischen Versuch an durchschnittenen Herzen von Fröschen, Molchen, Meerschweinchen und Mäusen angestellt, und hat, entsprechend seinem empfindlichen Galvanometer, auch Ausschläge von einzelnen Herzen erhalten, auch gibt er an (1849 II, 1, S. 199) er habe „lebhafte Ausschläge des Galvanometers auch von unverletzten Herzen erhalten, die er mit der Spitze gegen den einen, mit den fleischigen Seitenwänden gegen den anderen Bausch der von ihm benutzten Elektroden lehnte“; hier stellte, wie er sagt, „die Spitze des Herzens den natürlichen Querschnitt vor“ (d. h. also, sie verhielt sich negativ).

Kölliker und Müller (1856) haben dann als erste das Auftreten eines Aktionsstromes am Herzen mit Hilfe des stromprüfenden Froschschenkels zeigen können, sie sahen auch bereits, daß die Muskelzuckung des Gastrocnemius um ein weniges vor

[1] Über die Berechtigung des Ausdrucks „negativ“ s. § 8—11.

der Herzsystole auftrat, wodurch bewiesen war, daß die Zeit, welche zwischen der elektrischen Erscheinung und der Muskelaktion des Herzens verfließt, größer ist, als die entsprechende Latenzzeit beim Skelettmuskel — eine Beobachtung, welche alle späteren Untersucher bestätigt haben. Weiter beschreiben sie eine nicht konstant auftretende schwächere Zuckung bei Beginn der Diastole. Sie deuteten dies als eine der ersten Schwankung (Initialzacke) entgegengesetzt gerichtete (also nach der damaligen Nomenklatur positive) Schwankung; jetzt wissen wir, daß diese zweite Schwankung (Finalzacke) in der Norm der ersten gleichgerichtet ist. Das inkonstante Auftreten der durch sie hervorgerufenen Muskelzuckung ist verständlich durch die geringere ins Spiel tretende elektromotorische Kraft dieser Zuckung und vor allem durch den weniger steilen Anstieg dieser Schwankung, was beides eine sehr viel geringere Reizenergie bedingt.

Immerhin konnte man die Form des Elektrokardiogramms mit Hilfe des physiologischen Rheoskops lange Zeit genauer bestimmen, als mit irgend einem anderen künstlichen Rheoskop.

Es folgen die Untersuchungen von Donders (1872), der vor allem mit Hilfe graphischer Methoden die zeitlichen Verhältnisse der elektrischen und mechanischen Verhältnisse und ihre Beziehung zueinander bestimmt hat.

Seine vielfachen Beobachtungen über die Ströme des ruhenden Herzens faßt er in die Worte zusammen: „die Oberfläche des unverletzten Herzens zeigt an keiner Stelle elektrische Potentialdifferenzen“, eine Beobachtung, die also im Widerspruch steht zu der oben zitierten Angabe von E. du Bois-Reymond.

Diese Untersuchungen wurden von Engelmann (1873 bis 1877) fortgesetzt und erweitert. Er hat am Herzen der verschiedensten Tiere (Aal, Triton, Frosch, Eidechse, Maus, Ratte, Kaninchen, Taube, Schwan usw.) die Frage nach der zeitlichen Veränderung des Längsquerschnittstromes untersucht (1877, S. 122) und bei allen untersuchten Tieren ein — zwar verschiedenes, aber immer relativ schnelles — Absinken der elektromotorischen Kraft des Herzens gefunden. Durch Anlage eines neuen Querschnittes konnte der Herzstrom dann immer wieder auf die ursprüngliche Höhe gebracht werden. Diese Tatsache ist besonders wichtig für die Frage, ob die alte du Bois-Reymondsche Molekularhypothese oder die L. Hermannsche Ansicht über das Zustandekommen der elektromotorischen Kräfte im Muskel richtig ist. Engelmann

(1877, S. 128) führt das schnelle Absinken der Herzströme auf die Kleinheit der Herzmuskelelemente zurück, im Gegensatz zu den langen mehr oder weniger den ganzen Muskel durchsetzenden Fasern bei den Skelettmuskeln.[1] Eine elektromotorische Kraft entwickelt sich nach ihm nur während der Zeit, in welcher eine Muskelzelle abstirbt; ist sie vollkommen abgestorben, so wirkt sie einfach als unpolarisierbare Elektrode und es kann keine elektromotorische Kraft mehr entstehen. Dieses Absterben erfolgt bei

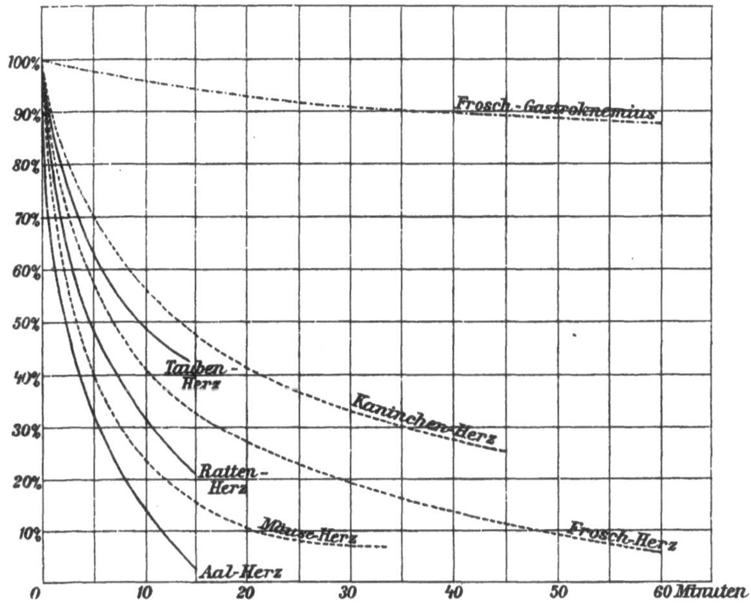

Fig. 1. Abnahme der elektromotorischen Kraft verschiedener Herzen, verglichen mit der Abnahme der elektromotorischen Kraft des Froschmuskels (etwas schematisiert gezeichnet nach den Messungen von Engelmann 1877, S. 120).

den kurzen Herzmuskeln rasch, während bei den langen Fasern der Skelettmuskeln ein größerer Zeitraum dazu nötig ist. Diese Vorstellungen, deren theoretische Begründung jüngst Tschagowetz (1903) in ausgezeichneter und leicht verständlicher Weise durchgeführt hat, erhalten in der Tat eine sehr wesentliche Stütze

---

[1] Diese sehr plausible Erklärung hat Engelmann später, als er Myogenist wurde, stillschweigend aufgegeben, denn dann hielt er die „sogenannten Zellgrenzen für belanglos“ (vgl. S. 142).

durch die ENGELMANNschen Befunde, die wir in der Fig. 1 in Kurvenform wiedergeben. Zum Vergleich ist dabei die Kurve des Gastroknemius gezeichnet, und man sieht in der Tat, wie hier der Muskelstrom außerordentlich viel unveränderlicher ist. Dies hat im übrigen mit der Fähigkeit zu überleben nichts zu tun, denn das unverletzte Herz ist annähernd ebenso überlebungsfähig, als der Skelettmuskel. Nur insofern hängt die Lebenseigenschaft des Herzmuskels nach ENGELMANN mit seinen elektrischen Erscheinungen zusammen, als niemals ein gänzliches Verschwinden des Längsquerschnittstromes auftritt, solange der Muskel noch kontraktionsfähig ist. GOTCH und BURDON-SANDERSON (1887) bestätigen im allgemeinen diese Befunde, nur fanden sie bei der Schildkröte bisweilen im Anfang noch eine geringe Zunahme der Stromstärke. Auch machen sie darauf aufmerksam, daß die Abnahme des Stromes schneller erfolgt, wenn man zwischendurch den Herzmuskel reizt. Während der Vagusreizung beobachteten sie ein Kleinerwerden des Demarkationsstromes.

§ 6. Die Rheotomperiode.

Da ein empfindliches Galvanometer eine Schwingungsdauer von 10 und mehr Sekunden hat, so kann man mit seiner Hilfe die Form einer schnell verlaufenden Stromschwankung nicht ohne weiteres bestimmen. BERNSTEIN (1868) hat zu dem Zwecke auf Grund eines von E. DU BOIS-REYMOND (1849 II, S. 120 ff.) ausgesprochenen Gedankens ein Instrument konstruiert, das den Galvanometerkreis in einem bestimmbaren Moment der elektrischen Schwankung für eine äußerst kurze Zeit schließt. Dadurch erhält die Galvanometernadel einen Stromstoß und bewegt sich um eine Strecke, die der in jener kurzen Zeitspanne durchschnittlich herrschenden elektromotorischen Kraft annähernd proportional ist.

Sei also z. B. in Fig. 2 ABC die Form der wirklich vorhandenen Stromschwankungskurve und der Galvanometerkreis werde während der Zeit T geschlossen, dann erfolgt eine Ablenkung, welche der mittleren Stärke der während dieser Zeit vorhandenen Potentialdifferenz proportional ist (also proportional h). Schließt man den Galvanometerkreis während der Zeit T_1, so ist die Ablenkung größer, und zwar proportional h_1. Wenn man nun systematisch über die ganze Dauer der Stromschwankung den Moment der Schließung des Galvanometerkreises verschiebt, kann man die wirkliche Schwankungskurve konstruieren. Zu erwähnen ist noch, daß bei der Kleinheit physiologischer Ströme ein einziger Stromstoß meist nicht genügt, um der Galvanometernadel eine merkliche Beschleunigung zu erteilen. Die zu untersuchende elektrische Schwankung wird also rhythmisch mehrfach erzeugt, und dabei jedesmal um den gleichen Bruchteil einer Sekunde nach der Reizung für eine kurze und zwar immer gleichlange Zeit abgeleitet. Die Summe dieser unter sich gleichen Stromstöße ergibt dann eine Ablenkung, die ebenfalls jener elektromotorischen Kraft, welche jedesmal den einzelnen Stromstoß hervorruft, proportional ist.

Die Einschränkung, welche hierdurch das Anwendungsbereich des Rheotoms erfährt, hat sich als bedeutungs- und verhängnisvoll für die

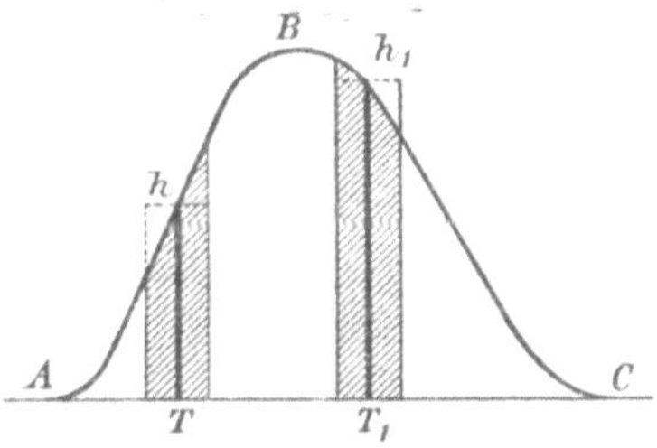

Fig. 2. Schema eines Rheotomversuchs.

Herzphysiologie erwiesen. Der Umstand, daß längere Reihen von elektrischen Schwankungen nötig sind, die in genau gleichem Rhythmus erfolgen, bringt es mit sich, daß der natürliche Herzschlag, dessen aufeinanderfolgende Pausen immer ein wenig untereinander differieren, mit dem Rheotom nicht untersucht werden kann. Man war daher auf künstliche Reizung angewiesen und hat dann lange Zeit die hierbei gewonnenen Resultate auf das normal schlagende Herz übertragen (siehe S. 169 f.).

Das hierzu verwendete Instrument (das Rheotom) ist von Bernstein (1868 und 1871, S. 14 u. 48) beschrieben worden und hat geringfügige Abänderungen du Bois-Reymond (1873) und Engelmann (1878, S. 71), vor allem aber von Hermann (1883) erfahren, der den Apparat so umgestaltete, daß der Moment des Stromschlusses automatisch verschoben wird. Er nennt den so abgeänderten Apparat „Rheotachygraph“. Das Rheotom in der ursprünglichen oder in modifizierter Form war für die Erforschung der Muskelströme überhaupt bahnbrechend.

Am Herzen haben damit vor allem Marchand (1877—1878), Engelmann (1878) und Burdon-Sanderson (1880—1882) gearbeitet. Marchand und Engelmann zeigten, daß bei künstlicher Reizung ein diphasischer Muskelstrom auftritt.

Im einzelnen gibt Engelmann an, daß normalerweise die Erregung an der Basis beginnt und von hier gegen die Spitze zu fortschreitet (1878, S. 74). Reizt man aber das Herz künstlich an irgend einer Stelle, so findet er (1878, S. 73), daß in jedem Falle die näher gelegene Elektrode zuerst negativ wirksam wird, daß aber dann, nach mehr oder weniger langer Zeit auch die andere Elektrode negativ wirksam wird. „Jeder Teil des Kammermuskels wird während der Erregung vorübergehend negativ.“ Er folgert aus diesen Versuchen, daß sich die Negativität und also auch die Kontraktionswelle vom Orte der Reizung nach allen Richtungen hin ausbreitet.

Engelmann hat den diphasischen Muskelstrom auch beim spontan schlagenden Herzen beobachtet. Auf diese letztere Angabe, die sich als falsch herausgestellt hat, kommen wir im § 52 auf S. 169 genauer zurück.

Burdon-Sanderson bestimmte später die Form der normalen Schwankung annähernd richtig, war jedoch noch zu sehr in den Engelmannschen Anschauungen befangen, um zu einer richtigen Deutung zu gelangen (auch hierüber vgl. § 52).

Weiter fand Engelmann, daß auch in elektrischer Beziehung das „alles oder nichts“ Gesetz gilt. Im allgemeinen ist dies zweifellos richtig. Daß jedoch keine vollkommene Parallelität zwischen elektrischer und mechanischer Erscheinung besteht, darüber vgl. weiter unten unsere Ausführungen auf S. 145.

§ 7. Die Periode der schnell registrierenden Apparate.

Engelmann (1878, S. 73) hat sich vergeblich bemüht, auch am Menschen die Aktionsströme des Herzens nachzuweisen und meint, man müsse, um dies tun zu können, auf einen Fall von Ectopia cordis warten. In der Tat ist es mit den Instrumenten, mit welchen Engelmann arbeitete, unmöglich, derartig kurz dauernde und schwache elektrische Schwankungen nachzuweisen. Zwar hatte Lippmann seine ersten Beobachtungen schon im Jahre 1873 publiziert und dem Instrument im Jahre 1875 schon die jetzt noch in der Physiologie gebräuchliche Form gegeben, aber Engelmann scheint die große Bedeutung dieses Instrumentes entgangen zu sein, obgleich doch Marey schon im Jahre 1876 das neue Instrument benutzt hatte, um die elektrischen Begleiterscheinungen der Systole des Frosch- und Schildkrötenherzens zu registieren.

Also auch die Nutzbarmachung dieser Methode für die Physiologie ist dem technischen Genie des großen französischen Forschers zu danken, zumal die Art und Weise der Registrierung bereits vollkommen durchgebildet war und bis heute dieselbe geblieben ist: das Bild der Quecksilberkuppe wurde auf einen Spalt projiziert und auf einer hinter dem Spalt sich mit gleichmäßiger Geschwindigkeit bewegenden lichtempfindlichen Platte photographiert.

Doch blieb dieser Versuch lange unbeachtet, und es folgten in den Jahren 1878—1882 die viel mühseligeren Rheotomversuche, von denen oben gesprochen war, und erst nachdem ein schnelles und empfindliches Kapillarelektrometer durch Burch im Jahre 1887 allgemein bekannt geworden war, erschienen im Jahre 1883 die mit dem Kapillarelektrometer von Burdon-Sanderson und Page aufgenommenen Kurven vom Frosch und von der Schildkröte, welche dazu bestimmt waren, ihre eigenen Rheotomversuche vom Jahre 1880 zu kontrollieren und zu ergänzen.

Es währte noch 6 weitere Jahre, ehe es Waller (1889) gelungen ist — mehr als ein halbes Jahrhundert nach der Entdeckung des Elektrokardiogramms — dasselbe auch beim Menschen nachzuweisen und die bei jedem Herzschlage auftretende elektrische Schwankungen mit Hilfe des Kapillarelektrometers zu registrieren. Er tat dies, indem er entweder von der Vorder- und Rückseite der Brust ableitete, oder indem er die Elektroden an verschiedene Gliedmaßen anlegte, bzw. die eine davon in den Mund einführte, und erhielt dabei Kurven, von denen Fig. 3 *A* ein Beispiel gibt. Es wurde dabei so von den beiden Händen abgeleitet, daß das Quecksilber mit der linken Hand und die Schwefelsäure mit der rechten Hand verbunden war. Die untere Kurve *B* ist die korrigierte Kurve einer einzelnen Systole. Die Buchstabenbezeichnungen entsprechen einander und man erkennt aus beiden Kurven, daß die drei charakteristischen Zacken *A*, *C* und *E* (oder wie wir sagen *A*, *J* und *F*) auch bereits in den Kapillarelektrometerkurven erkennbar waren, wie ein Vergleich mit der beigegebenen Aufnahme mittels des Saitengalvanometers (Kurve *C*) erkennen läßt. Daß die Zacke (*A* bzw.) *J* relativ klein ist, liegt an der Trägheit des Instrumentes, das natürlich schnell verlaufene Schwankungen schlechter wiedergibt, als langsamere.

Das folgende Jahrzehnt war im wesentlichen der Aufgabe gewidmet, die Form der Kurven zu analysieren und aus der Form der Kapillarelektrometerkurve den wirklichen elektrischen Vorgang zu berechnen, d. h. eben die Kurve *B* der Fig. 3 aus der Kurve *A* zu berechnen. Die Aufgabe bestand einmal darin, die Theorie des Instrumentes durchzurechnen und Methoden zu ersinnen, mit deren Hilfe man imstande ist, aus der Kapillarelektrometerkurve den zugrunde liegenden elektrischen Vorgang zu berechnen. Die Arbeiten von Burch (1890—1896), von Einthoven (1894—1895), von Burdon-Sanddrson (1895—1898, von Hermann und Gildemeister (1900) und von Garten (1902) sind hier besonders zu erwähnen.

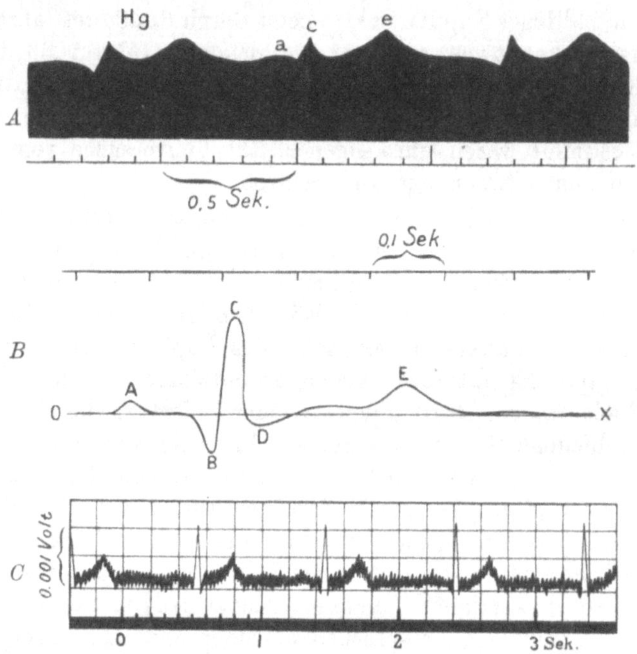

Fig. 3. Das menschliche Elektrokardiogramm: *A* Aufnahme von Waller mit dem Kapillarelektrometer; *B* Analysierte Kurve; *C* Aufnahme mit dem Saitengalvanometer.

Prinzipiell gelöst ist diese Aufgabe durch Burch (90), dessen Resultate Burdon-Sanderson am 25. April 1890 der Royal Society in London vorlegte.

Einthoven hat dann diese Methode der Analyse speziell aufs Herz angewandt und dabei eine Form des Schwankungsverlaufs herausgerechnet, die von den späteren Untersuchungen mit noch schneller reagierenden Instrumenten, als das Kapillarelektrometer ist, im wesentlichen bestätigt wurde (vgl. Fig. 3*B*).

Diese nachträgliche Bestätigung dürfte wohl der beste Beweis für die Richtigkeit der Analyse sein, so daß wir die immer noch auftretenden Versuche, diese Methode zu diskreditieren (z. B. TSCHIRIEFF 1906), mit Stillschweigen übergehen können.

Eine bedeutsame Vervollkommnung der Analysenmethode hat die Arbeit von GARTEN gebracht (1902), der einen Apparat konstruierte, der es ermöglicht, die umständliche Differenzierung mit Hilfe des jeweiligen Tangentenwinkels in einfacherer, gleichsam mechanischer Weise mit Hilfe einer einmal aufgenommenen Aichungskurve vorzunehmen.

Diese Methode würde sich eventuell auch für die Analyse der Saitengalvanometer-Elektrokardiogramme empfehlen, die ebenfalls nicht etwa treue Bilder der wirklichen Potentialschwankungen darstellen. Insonderheit ist die Zacke *J* kleiner, als es der vorhandenen Spannung entspricht. Es hat deshalb auch keinen übermäßig großen Wert, wie es EINTHOVEN tut, hierfür Angaben in Volts zu machen. Dieselben sind doch nicht zutreffend.

Eine ausgezeichnete Darstellung der Theorie des Kapillarelektrometers sowie der Analyse seiner Kurven findet sich bei GARTEN (1908) in der 3. Abteilung des 2. Bandes von TIGERSTEDTS Handbuch der physiologischen Methodik.

Augenblicklich ist wohl das Saitengalvanometer das weitaus geeigneteste Instrument für elektrophysiologische und insonderheit elektrokardiographische Untersuchungen. Wir haben uns bei unsern Untersuchungen ausschließlich des EINTHOVENschen Saitengalvanometers bedient.

Das Prinzip dieser Instrumente wurde im Jahre 1897 von ADER angegeben (Compt. rend. 124, S. 1440), der einen derartigen Apparat zur Aufnahme transatlantischer Depeschen herstellte, der vor den bis dahin üblichen THOMSONschen Instrumenten den Vorzug größerer Reaktionsgeschwindigkeit haben sollte.

ADER (1897) benutzte die Ablenkung seines dünnen von dem Strom durchflossenen Drahtes in einem starken magnetischen Felde zu Strommessungen. Bei diesen ersten Saitengalvanometern war zwischen den Polen eines kräftigen aus einzelnen Lamellen hergestellten Permanentmagneten senkrecht zur Richtung der Kraftlinien ein feiner Kupfer- oder Aluminiumdraht ausgespannt, den ADER wohl um die Ausschläge zu vergrößern möglichst lang machte (bis zu 100 cm Länge). EDELMANN, der in seiner Mitteilung Nr. 4 zuerst die Aufmerksamkeit der Physiologen auf ADERS Erfindung lenkte, berechnet die Dicke des Drahtes zu

0,02 mm. Wird dieser Draht von einem Strom durchflossen, so wird er, je nach der Stromrichtung, senkrecht zur Richtung der Kraftlinien eine Exkursion nach der einen oder anderen Seite ausführen. Wie in den modernen Apparaten waren auch damals bereits die Pole des Magneten durchbohrt, und eine helle Petroleumlampe warf den Schatten der Saite direkt auf einen horizontalen Spalt, hinter dem ein Streifen lichtempfindlichen Papiers abgerollt

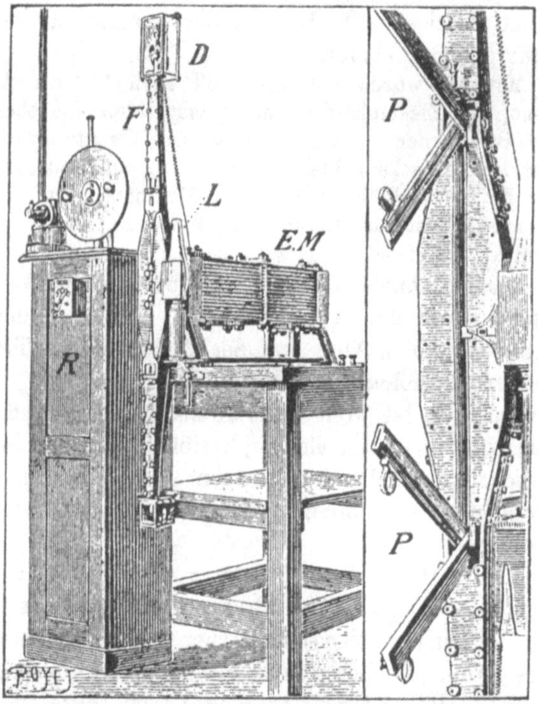

Fig. 4. Saitengalvanometer von Ader. *E.M* die Feld erzeugenden Elektromagnete (Lamellenmagnet); *F* der etwa 1 m lange Fadenträger; *D* ein Dynamometer zur Änderung der Fadenspannung; *L* Lampe; *R* selbstentwickelnde photographische Registriereinrichtung. Rechts ist die Mitte des Fadenträgers noch einmal vergrößert dargestellt mit den seitwärts herausgeklappten Polschuhen (*P*).

wurde. Die Fadenbewegungen wurden also unvergrößert oder wenigstens kaum merklich vergrößert registriert. Gegenüber den gewöhnlichen Galvanometern besaß das Instrument Aders eine große Reaktionsgeschwindigkeit, so daß trotz der hohen Kapazität des Kabels 120 Stromstöße pro Sekunde noch zu beobachten waren. Auch die Empfindlichkeit des Instrumentes ist nicht unbedeutend. So hat EDELMANN für die direkte Registrierung des Schattenbildes der Saite eine Empfindlichkeit von 1 mm $= 3 \cdot 10^{-7}$ berechnet. Wäre eine 1000fache Vergrößerung angewendet worden, so hätte dies Instrument eine Empfindlichkeit von $3 \cdot 10^{-10}$ besessen, also in dieser Beziehung den modernen Instrumenten kaum nachgestanden. Auch wurde von ihm bereits der Kunstgriff angewendet, durch eine gut leitende Nebenschließung (1000 Ohm) die Schwingungen des Fadens zu dämpfen. Ebenso war eine Einrichtung vorhanden, um durch Änderung der Fadenspannung mittels eines Dynamometers die Empfindlichkeit zu variieren. Die Abbildung 4 zeigt das ADERsche Instrument.

Die jetzt besonders in der Physiologie gebräuchlichen Instrumente gehen auf die Konstruktion von EINTHOVEN zurück, der als Faden einen dünnen (nur 2μ dicken) versilberten Quarzfaden verwendete und mikroskopische Ablesung bzw. mikroskopische Projektion verwendete. Jetzt werden ähnliche Instrumente auch von anderer Seite geliefert, so von der Cambridge scientific Instrument Company in Cambridge, von WERTHEIM-SALOMONSON in Amsterdam, von Prof. M. TH. EDELMANN und Sohn in München usw. Eine genauere Beschreibung dieses letzteren Instrumentes siehe in § 18. LORENZ (Berlin) und KUNSCH und JAEGER (Rixdorf) liefern Saitengalvanometer, die mit einem photographischen Registrierapparat und automatischem Entwickler verbunden sind.

Drittes Kapitel.

Über die Berechtigung des Ausdrucks „negativ“ in der Elektrophysiologie.

§ 8. Wallers Anschauung über die Entstehung des Ausdrucks „negativ“.[1]

Der Ausdruck „negativ“, der in der Elektrophysiologie eine nicht ganz gleichgültige Verwirrung anrichten sollte, ist in diesem Sinne zum ersten Male von E. DU BOIS-REYMOND im Jahre 1843 gebraucht worden.

[1] Diejenigen Leser, die mit der Materie nicht vertraut sind, werden besser tun, vor der Lektüre dieses historischen Paragraphen, die sachlichen Auseinandersetzungen der §§ 9 und 10 zu lesen.

Während Matteucci in all seinen zahlreichen Mitteilungen an die Pariser Akademie aus den Jahren 1841 und 1842 immer nur davon spricht, „que le courant est dirigé, dans l'animal, de l'intérieur du muscle ou de son nerf à sa surface" — also immer nur in nicht mißzuverstehender Weise die Richtung des (positiven) Stromes angibt, sagt du Bois-Reymond in seinem 1843 erschienenen „Vorläufigen Abriß" ausdrücklich, „daß die Schnittfläche eines Muskels sich elektromotorisch homogen mit dem noch mit der Sehne bekleideten natürlichen Querschnitt am anderen Ende des Muskels, heterogen aber und zwar negativ gegen die Außenfläche des Muskels verhalte".

Heute ist der Ausdruck vornehmlich in der Form gebräuchlich, in welcher ihn die von L. Hermann in den Jahren 1867 bis 1878 begründete Alterationstheorie verwendet, die dieser (1879, S. 263) mit den Worten zusammenfaßt: „Die kontraktile Substanz ist also mit der merkwürdigen Eigenschaft begabt, sowohl die vernichtenden als die erregenden Einflüsse mit einer elektromotorischen Reaktion zu beantworten, dergestalt, daß der ergriffene Anteil sich negativ verhält gegen den unveränderten."

Aus diesen Zitaten geht nun erstens einmal hervor, daß der Ausdruck „negativ" als Bezeichnung für einen Zustand eines Teiles der Muskelsubstanz früher gebraucht worden ist als der von du Bois-Reymond erst im Jahre 1848 eingeführte Terminus der „negativen Schwankung", der nur bezeichnen soll, daß die Schwankung bei der Erregung in einer Verminderung des ursprünglichen Stromes besteht.

Waller scheint dagegen der Ansicht zu sein, daß die Bezeichnung „tätige Substanz verhalte sich negativ gegenüber ruhender" auf einer irrtümlichen Vermengung dieser beiden Begriffe beruhe. Denn er schreibt (1903, S. 20): „Im Laufe der Zeit hat sich die Bedeutung des Wortes ‚negativ' in merkwürdiger Weise verschoben: du Bois-Reymond hatte gefunden, daß der ‚Ruhestrom' bei der Tätigkeit abgeschwächt wird. Er nannte diese Abschwächung ‚die negative Schwankung des Ruhestromes'. Dann zeigte Hermann, daß diese negative Schwankung des Ruhestromes nur ein spezieller Fall einer allgemeinen Erscheinung sei und daß tätiges Gewebe als solches gegen ruhendes Gewebe negativ ist, gleichviel, ob vorher ein Ruhestrom bestand oder nicht. Weil nun aber ein tätiges Gewebe negativ ist und diese Tätigkeit sich durch den Muskel oder Nerven fortpflanzt, führte man den Ausdruck ‚Aktionsnegativität‘ ein und sprach davon, daß in erregbarem Gewebe eine Welle von Negativität sich fortpflanze. Auf diese Weise entstand allmählich eine Begriffsverwirrung. Der Ursprung des Ausdrucks ‚Negativität‘ geriet in Vergessenheit und so kam es, daß das tätige Gewebe zuerst als ‚elektrisch negativ‘, später gar als ‚elektro-negativ‘ bezeichnet werden konnte, obschon letzteres, dem allgemein gebräuchlichen Sinn des Wortes nach, offenbar verkehrt ist.“ — An anderer Stelle deutet er dann weiter an, daß die Verwirrung dadurch vermehrt werde, daß „in der Sprache der Physiker der negative Pol eines VOLTAschen Plattenpaares mit dem elektropositiven, der positive Pol mit dem elektronegativen Metall verbunden sei“. Dieses habe der Physiologe durcheinander geworfen.

Beide Behauptungen oder Vermutungen von WALLER sind unrichtig und treffen zum mindesten weder DU BOIS-REYMOND noch HERMANN und wären auch kaum niedergeschrieben worden, wenn WALLER bedacht oder gewußt hätte, daß DU BOIS-REYMOND, sowie HERMANN, das Zink genau wie er selbst es tut und wie es allgemein gebräuchlich ist, als elektropositiv betrachtet haben. Die beiden genannten Forscher sind sicherlich nicht „aus Versehen“ auf diese Bezeichnung gekommen. Dieselbe entspricht vielmehr einer durchaus konsequenten Vorstellungsweise, und im Grunde ist der alte Ausdruck „elektro-negativ“ ebenso berechtigt, wie der neue „elektro-positiv“.

Denn ganz sicherlich schwebte schon 1843 DU BOIS-REYMOND jenes aus Kupfer und Zink gefertigte Muskelmodell vor, das er im Jahre 1848 als „schematisches Muskelprimitivbündel“ beschreibt, und das, wie die Fig. 6 zeigt, aus einem soliden Kupferzylinder besteht, dessen Mantelfläche verzinkt ist. Dieses Modell hat dann HERMANN (1879, S. 228) im wesentlichen auch verwendet und abgebildet.[1]

[1] Wenn HERMANN sagt, daß „die Notwendigkeit, daß in der Nähe der elektromotorischen Flächen sich indifferent leitende Substanzen befinden, zuerst von HELMHOLTZ erkannt worden sei“, so ist das zwar insofern richtig, als HELMHOLTZ allerdings als erster im Jahre 1853 die dabei stattfindenden Gesetze in allgemein gültiger Form abgeleitet und bewiesen hat, aber DU BOIS-REYMOND hatte schon im Jahre 1848 (I, S. 562) hervorgehoben, daß „die Gegenwart einer unwirksamen leitenden Hülle rings um die ungleichartigen Gebilde notwendig ist, womit er fast wörtlich das von HERMANN geforderte Postulat erfüllt.

Setzt man dieses Schema aber als richtig voraus, so ist auch der Ausdruck vollkommen korrekt, daß sich der Querschnitt gegenüber dem Längsschnitt elektronegativ d. h. kupferartig verhält. Nur muß man hinzufügen: wenn diese Gebilde so angeordnet sind, wie in dem du Boisschen oder Hermannschen Schema.

Wenn man aber andererseits sagt: der Querschnitt verhält sich gegenüber dem Längsschnitt elektropositiv bzw. zinkartig, wie Boruttau und Waller dies tun, so ist dies auch nur dann richtig, wenn sie hinzufügen, unter der Voraussetzung des von Waller gegebenen Modells (vgl. Fig. 7).

§ 9. Die Mehrdeutigkeit der Ausdrücke negativ und positiv.

Die Richtigkeit des Gesagten — daß beide Ausdrücke positiv sowohl wie negativ, mehrdeutig sind — möchte ich an der Hand der Fig. 5—7 auseinandersetzen.

Alle drei Schemata stellen ein aus Kupfer, Zink und verdünnter Schwefelsäure bestehendes Element dar, wobei Fig. 5 die übliche Anordnung eines Elementes zeigt, Fig. 6 und 7 aber die Formen, in denen es als Schema für die Muskelströme benutzt werden kann. Die elektromotorische Kraft in einem solchen Element entsteht dadurch, daß die positiven Metall- bzw. Wasserstoffionen zum Kupfer hinwandern (in den Schematen durch die stark ausgezogenen Pfeile angedeutet), während die negativen Säureionen zum Zink wandern (in den Schematen durch die schwach ausgezogenen Pfeile angedeutet). Der positive Strom, den man in der Wanderungsrichtung der positiven Ionen annimmt, geht also natürlich immer

im Innern des Elementes vom Zink durch den Elektrolyten zum Kupfer,

tritt aus dem Kupfer (das man deshalb auch als positiven Pol bezeichnet), aus und fließt dann in der

äußeren Verbindung vom Kupfer zum Zink

(das man deshalb als den negativen Pol bezeichnet).

Diese positive Stromrichtung ist in allen Figuren durch stark gezeichnete Pfeile (punktiert und ausgezogen) angedeutet.

Da nun aber das Kupfer die positiven Ionen anzieht, kann man es selbst als elektronegativ betrachten. Aus demselben Grunde ist das Zink als elektropositiv zu betrachten. Es sind also der negative Pol und das elektropositive Metall dasselbe und ebenso umgekehrt. (In Wirklichkeit liegen die Verhältnisse allerdings komplizierter, doch mag dies füglich unerörtert bleiben.)

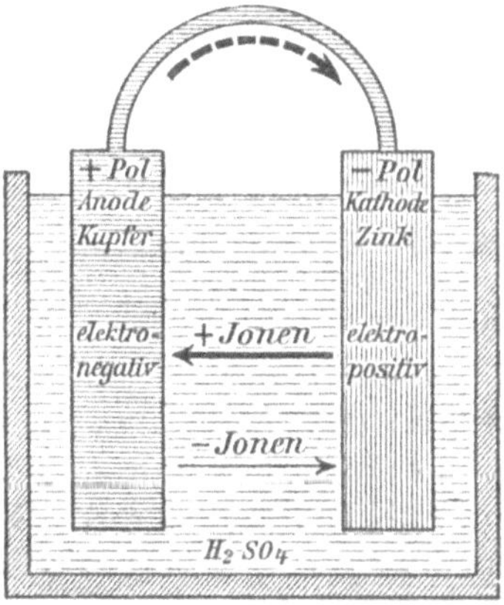

Fig. 5. Schema eines galvanischen Elementes.

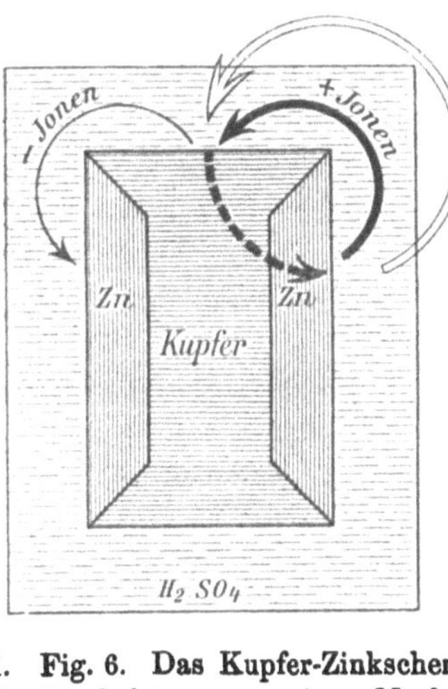

A. Fig. 6. Das Kupfer-Zinkschema „des Muskelstromes an einem Muskelprimitivbündel modifiziert" nach E. du Bois-Reymond.

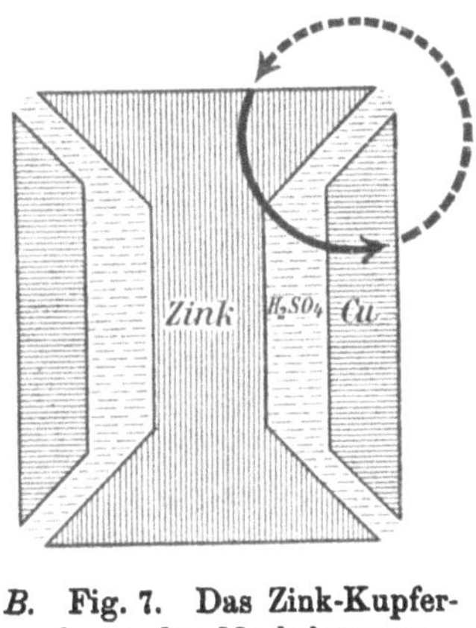

B. Fig. 7. Das Zink-Kupferschema des Muskelstromes nach A. Waller.

Stark gezeichnet ist überall die Richtung des positiven Stromes, und zwar der Strom im Innern des Elementes ausgezogen —, der äußere Schließungsbogen punktiert —, der nach außen abgeleitete Teilstrom des inneren Stromes ist in den Konturen gezeichnet.

Soweit herrscht unter den überhaupt in Betracht kommenden Sachverständigen Einigkeit, und es ist insonderheit niemandem eingefallen, wie Waller sagt, „den Ausdruck ‚elektronegativ‘ offenbar verkehrt anzuwenden“.

Der Unterschied liegt nur darin, daß du Bois-Reymond und Hermann das Schema der Fig. 6 des Elementes beschrieben und abgebildet haben, Waller dagegen das zweite Schema in Fig. 7, wenn auch nicht abbildet, so doch offenbar vor Augen hatte.

Diese beiden Schemata unterschieden sich, wie aus der Figur hervorgeht, dadurch, daß die Verbindung, welche nach dem in der Elektrizitätslehre gebräuchlichen Terminus als „innere Verbindung durch den Elektrolyten“ zu bezeichnen ist, in dem Schema der Fig. 6 außen liegt, während sie in der Fig. 7 auch tatsächlich gleichsam in dem Muskel liegt. Es folgt aus dem Gesagten, daß, wenn beide Male der Querschnitt eine bestimmte elektrische Eigenschaft haben soll, er einmal aus Kupfer und das andere Mal aus Zink bestehen muß.

du Bois-Reymond beschreibt sein Schema mit folgenden Worten (1848, I, S. 561): „Man denke sich einen durch und durch kupfernen, am Mantel verzinkten, an den Grundflächen rot gebliebenen Zylinder“, und fährt dann auf der folgenden Seite fort: „Man denke sich jenen Zylinder versenkt in eine gleichfalls zylinderische Masse eines feuchten Leiters, welche auf allen seinen Punkten eine Schicht von gleicher Höhe bildet.“ Wie man sieht, ist dies die genaue Beschreibung des Schemas in Fig. 6.

Hermann (1879, S. 228) zeigt, daß mehrere Annahmen bezüglich der elektromotorischen Flächen mit der im Experiment gefundenen Beschaffenheit der Oberfläche eines Muskels vereinbar sind, „in erster Linie folgende: 1. ein massiver elektromotorischer Zylinder, am Längsschnitt positiv, an den Querschnitten negativ; 2. eine dem Zylindermantel parallele elektromotorische Fläche, außen positiv, innen negativ; 3. zwei elektromotorische Flächen in unmittelbarer Nähe der Querschnitte und diesen parallel, jede nach außen negativ, nach innen positiv.“

Da sich Hermann die positive Schicht aus Zink, die negative aus Kupfer hergestellt denkt, so entspricht sein erstes Schema durchaus dem von du Bois-Reymond, die beiden anderen aber sind, wie leicht ersichtlich, nur Modifikationen desselben.

§ 10. Die theoretische Deutung von E. du Bois-Reymond und L. Hermann.

Aus dem Gesagten geht unzweifelhaft hervor, daß vor allem für du Bois-Reymond vom Standpunkt der von ihm vertretenen Molekulartheorie aus ein Zwang vorlag, zu sagen, daß sich der Querschnitt elektronegativ gegenüber dem Längsschnitt verhalte, denn seiner Vorstellung gemäß, sind die Teile seiner elektrischen Moleküle nicht durch einen Elektrolyten geschieden, sondern sie stehen in direktem und innigem Kontakt. Die Molekularhypothese erscheint überhaupt nur dann möglich, wenn man annimmt, die einzelnen Moleküle seien annähernd nach dem Schema *A* der Fig. 6 gebaut, wobei die (nach dem heutigen Terminus innere) „Schließung durch den Elektrolyten" von der Umspülungsflüssigkeit gebildet wird; von diesem in der Umspülungsflüssigkeit laufenden „inneren Strom des Elementes" leitet man einen Teilstrom zum Galvanometer ab. du Bois-Reymond erläutert zudem diese Vorstellung sehr ausführlich (1848, I, S. 563—577), indem er, gestützt auf die damals erst drei Jahre alten Untersuchungen Kirchhoffs (1845) über die Stromverzweigung und die ergänzenden Arbeiten Smaasens sich eine Vorstellung zu bilden versuchte, welche Zweigströme in das Galvanometer gelangen. Auf Grund der du Bois-Reymondschen Molekularhypothese muß man also sagen, daß ein Querschnitt sich negativ oder kupferartig verhält.

Auch aus der Darstellung, welche Hermann seiner Alterationstheorie gibt, geht unzweifelhaft hervor, daß er sich den Vorgang so dachte, daß man den inneren Strom des etwa entstehenden Elementes ableite. Sagt er doch (1879, S. 235 Anm. 2): „daß nur die absterbende Substanz sich direkt in Kontakt mit lebender Substanz befinden kann", woraus deutlich hervorzugehen scheint, daß er sich diesen Kontakt ebenso innig dachte, daß dieser als äußere Verbindung (d. h. gut leitende, nicht von Elektrolyten unterbrochene Verbindung) anzusehen ist.

Also auch Hermann nannte ganz mit Recht den Querschnitt negativ, und diese Nomenklatur beruht auf keiner „Begriffsverwirrung".

§ 11. Neuere Anschauungen und Definitionen.

Allmählich aber wandelten sich ganz im allgemeinen die Vorstellungen über den Galvanismus, und damit ging Hand in Hand, daß sich in der Elektrophysiologie (und zwar hier speziell im Anschluß an die HERMANNsche Theorie) eine Umkehrung der Vorstellungen anbahnte. Man nahm an, daß die Ableitung durch das Galvanometer nicht dem Partialstrom der inneren Abgleichung eines supponierten Elementes, sondern umgekehrt der äußeren Schließung entspreche. In diesem Augenblicke wäre es Zeit gewesen, die Bezeichnung zu wechseln, und „elektropositiv" zu sagen. (DU BOIS-REYMOND hat allerdings, soweit ich weiß und wie WALLER hervorhebt, nur von „negativ" gesprochen, aber es ist nicht richtig, hieraus einen Gegensatz zu den späteren konstruieren zu wollen, da er die Ausdrücke „negativ" und „negativ wirksam" genau in demselben Sinne gebraucht, in dem wir heute das Wort „elektronegativ" verwenden. Es geht das ganz unzweifelhaft aus allen Stellen seiner Arbeiten, z. B. aus der eingangs zitierten Stelle von 1848 hervor. Wörtlich sagt er es einmal [1867] ausdrücklich in einer Anmerkung auf Seite 600: „Negativ in dem Sinne, wie man sagt, Kupfer verhält sich negativ gegenüber Zink.")

Wenn nun auch die Schuldfrage nicht so einfach liegt, wie WALLER annimmt, und man im Gegensatz zu ihm vielleicht sogar annehmen darf, daß jene die Urheber der Verwirrung sind, welche den Ausdruck „elektropositiv" eingeführt haben, ohne die Geschichte und Bedeutung des Ausdrucks „negativ" genügend zu würdigen, so darf man doch jedenfalls WALLER beipflichten, wenn er sagt, daß der Zustand der augenblicklichen Verwirrung ein unerträglicher sei.

Aber dieser Zustand wird im Grunde nicht besser, wenn man den WALLERschen Vorschlag akzeptiert und statt „negativ" durch „positiv" zu ersetzen — es vorzieht „zinkartig" zu sagen, denn wie soeben gezeigt worden ist, ist auch der entgegengesetzte Ausdruck „kupferartig" genau so berechtigt.[1]

Jedes Paar dieser vier Ausdrücke involviert allerdings eine ganz bestimmte Vorstellung über die Natur des elektromotorischen

[1] Der Versuch in der Elektrophysiologie die Angabe der Stromrichtung durch die Bezeichnung nach den Metallen zu ersetzen, ist übrigens nicht neu; so nennt RITTER (1801) den aufsteigend durchströmten Schenkel „Silberschenkel", den absteigend durchströmten „Zinkschenkel".

Vorgangs in der Muskelsubstanz. Aus diesem Grunde ist es auch Herrn WALLER zuzugeben, daß der Ausdruck „zinkartig" in didaktischer Beziehung wertvoll sei, da in der Tat jeder, der diesen Ausdruck gebraucht, sogleich weiß, in welcher Weise er sich die Entstehung der Muskelströme zu denken hat: er muß die Muskelströme als Analoga des äußeren Schließungsbogens in einem Element auffassen, mag dieses nun, wie in dem Schema, ein Daniellelement sein, oder mag es sich dabei um eine Konzentrationskette oder ähnliches handeln.

Wenn man nun auch zugeben kann, daß diese Vorstellung entsprechend dem heutigen Stande unseres Wissens viel Wahrscheinlichkeit für sich hat, und andererseits dem Ausdruck „zinkartig" auch deshalb nichts im Wege stände, weil der entgegengesetzte Ausdruck „kupferartig" ungebräuchlich ist, so erscheint es immerhin mißlich, sich durch einen derartigen eindeutig geprägten Ausdruck festzulegen.

Man sollte bedenken, daß selbst auf rein physikalischem Gebiete noch immer ein Streit um die Theorie herrscht. Wenn POGGENDORFF im Jahre 1843, als er gegen die Ansichten von DE LA RIVE und FARADAY auftrat, sagen konnte, „daß die Kontakttheorie nicht widerlegt und die chemische Theorie des galvanischen Stromes nicht erwiesen sei", so gilt dies auch heute — nach 65 Jahren — noch ebenso, nachdem Männer, wie OHM, KOHLRAUSCH und HELMHOLTZ für die Kontakttheorie neuerdings eingetreten sind. Daß aber unter der Annahme der Richtigkeit der Kontakttheorie der Ausdruck „elektronegativ" sachgemäßer erscheint, wurde schon oben angedeutet, kann aber hier nicht näher ausgeführt werden.

Der alte Ausdruck „negativ" könnte fortbestehen, weil er historisch eingebürgert war und somit schon eher das Privileg genoß, ohne Kritik zu passieren. Wenn man aber einmal daran geht, den Ausdruck auf seine Exaktheit zu prüfen, so wäre es sicherlich richtiger, einen nichts präjudizierenden Ausdruck zu gebrauchen, als den Ausdruck „zinkartig", der dieselben Mängel in sich trägt, als der Ausdruck „negativ" bzw. „positiv".

Bei dieser Sachlage möchte es vielleicht richtig sein, wenn man aufhörte, derartige physikalische Analogieausdrücke, die formaldidaktisch vielleicht brauchbar sein mögen, materiellsystematisch aber sicherlich verwirren, in die biologische Nomenklatur einzuführen und sich damit begnügte zu sagen, tätiges und absterbendes

Gewebe verhält sich in allen Beziehungen anders als normales Gewebe; speziell in elektrischer Beziehung verhalten sich tätiges und absterbendes Gewebe gleichartig. Und zwar verhalten sie sich gegenüber normalem Gewebe wie der negative Pol bzw. wie das Zink bzw. elektropositiv, wenn man das Schema *B* anwendet, und wie der positive Pol bzw. wie das Kupfer bzw. elektronegativ, wenn man das Schema *A* anwendet. Um einen kürzeren Ausdruck dafür zu haben, könnte man das elektrische Verhalten des absterbenden Gewebes als elektromortal bezeichnen. Wer sich mit Elektrophysiologie beschäftigt, wird wissen, was das bedeutet, und allen anderen nutzen auch die Analogiebezeichnungen nichts, da man immer zum mindesten hinzufügen müßte, ob dabei die Analogie mit dem inneren oder dem äußeren Schließungsbogen gemeint ist.

Da nun aber der Ausdruck negativ ganz allgemein von den Klassikern der Elektrophysiologie — vor allem von Emil du Bois-Reymond und Ludimar Hermann — gebraucht wird, da dieser Ausdruck zudem nicht mißzuverstehen ist, da er ganz dasselbe bezeichnet, was wir meinen, wenn wir davon sprechen, daß wir einen Draht an die negative Klemme anlegen usw., und da endlich dieser traditionelle Ausdruck zum mindesten um nichts schlechter ist, als die von anderer Seite vorgeschlagenen Ausdrücke, die sich zudem noch gar nicht eingebürgert haben, so wollen wir fortfahren, den Ausdruck negativ so anzuwenden, wie du Bois-Reymond und Hermann dies taten.[1]

[1] Anmerkung bei der Korrektur. In seinem neuen „Handbuch der gesamten medizinischen Anwendungen der Elektrizität" gebraucht auch Boruttau, der seinerzeit am energischsten die neue Nomenklatur propagiert hatte, wieder die klassische Bezeichnung „negativ", allerdings nur, weil er der Macht der Gewohnheit weicht, denn es sei nicht gelungen „die begrifflich richtigere Bezeichnung" vom elektropositiven Potential der alterierten Stelle einzuführen. Nach den obigen Ausführungen können wir dieser Begründung nicht zustimmen, wenn uns auch die resultierende Übereinstimmung freut.

Viertes Kapitel.

Die Abhängigkeit der Kurve eines Aktionsstromes von der Art der Ableitung.

§ 12. Die Ableitung des Aktionsstromes von einer einzigen Faser.

Es ist eine Eigenschaft jeder Muskelfaser, während der Tätigkeit in ihrem Innern elektromotorische Kräfte zu erzeugen; diese beruhen darauf, daß derjenige Punkt, welcher erregt wird oder, besser gesagt, tätig ist, gleichzeitig ein anderes elektrisches Potential annimmt, als in der Ruhe. Die Potentialänderung erfolgt in der Zeit mit einer vorläufig noch nicht ganz sicher bestimmten Geschwindigkeit. Jedenfalls bildet sie eine ganz bestimmte Kurve, deren Form und Größe wahrscheinlich von der Art und Stärke der Erregung abhängt. Wir erhalten eine solche Kurve, wenn wir einem Punkte, der in Erregung gerät, eine Elektrode anlegen, und die andere Elektrode auf gleichmäßigem Potential erhalten. Man kann dies dadurch erreichen, daß man diese Elektrode

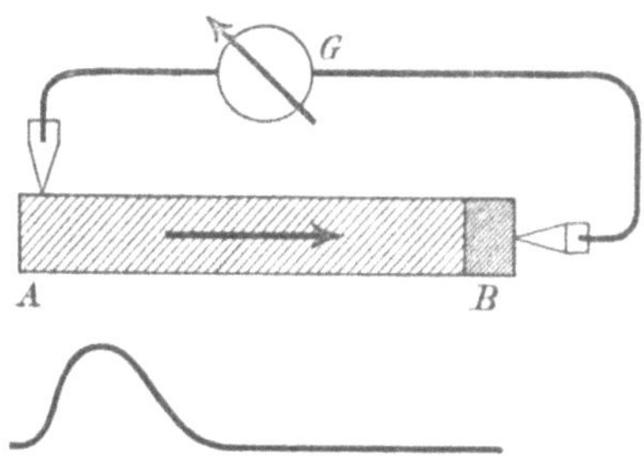

Fig. 8. Schema des monophasischen Aktionsstromes.

zur Erde ableitet, oder dadurch, daß man dieselbe, wie in Fig. 8 angedeutet, an einer verletzten Stelle organischen Gewebes (einem sogenannten Querschnitt) anlegt. Ein solcher Querschnitt kann — als toter Körper — sein Potential durch keinen vitalen Erregungsvorgang ändern und kann auch, da sich zwischen dem toten Gewebe und der übrigen Körpermasse eine elektromotorisch wirksame Fläche befindet, nicht etwa einfach als ableitende Elektrode dienen. Eine so erhaltene Kurve, die man als monophasischen Aktionsstrom bezeichnet, zeigt das Anwachsen und

Wiederabklingen der Erregung, sieht also etwa so aus, wie die Kurve in Fig. 8, d. h. es scheint, daß die Erregung schneller ansteigt, als sie absinkt, doch ist dies für die Elementarkurve eines einzelnen Elementes (Muskel oder Nervenfibrille) nicht ganz sicher, weil man ein solches Element niemals isoliert ableiten kann. Die dabei auftretenden Ströme sind zu klein, um einen Ausschlag in dem empfindlichsten Galvanometer hervorzurufen. Leitet man aber, wie es tatsächlich nur möglich ist, von einer Summe von Muskelfasern ab, so ist es nicht ausgeschlossen, daß die größere Länge des absteigenden Schenkels durch ähnliche Summationserscheinungen an etwas differenten Fasern bedingt ist, wie sie Garten (1903, S. 21) zur Erklärung des Flacherwerdens der zweiten Phase herangezogen hat.

Legt man nun aber beide Elektroden (direkt oder durch Vermittlung unverletzten indifferenten Gewebes) an das tätige Organ (Muskelfaser), so sind die Resultate ganz andere.

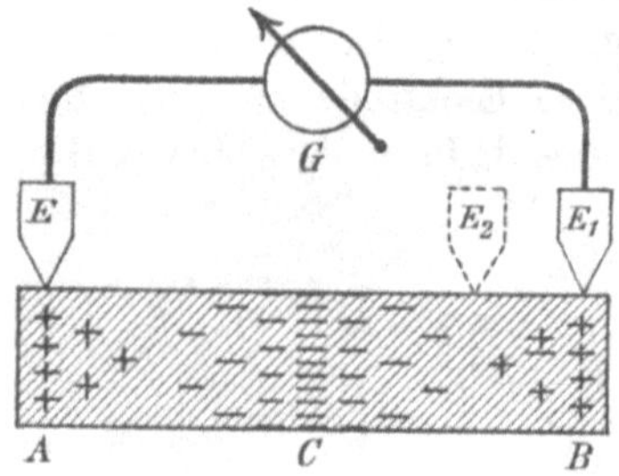

Fig. 9. Spannungsverteilung in einem in *C* partiell erregten Muskel.

In der Fig. 9 soll das schraffierte Prisma eine Muskelfaser darstellen, die an den Stellen *A* und *B* mit unpolarisierbaren Elektroden abgeleitet ist.

Wenn die Erregungswelle sich im Punkte *C* in der Mitte zwischen beiden Elektroden befindet, wie in der Fig. 9 angenommen, so fließt in diesem Augenblick kein nennenswerter Strom durch das Galvanometer. Zwar die in Tätigkeit befindliche Stelle verhält sich gegen den übrigen Muskel negativ bzw. elektropositiv (in der Figur durch — Zeichen angedeutet) und zieht daher von beiden Seiten gleichmäßig die negativen Ionen an. Die beiden Ableitungsstellen werden daher eventuell verändert, aber gleichsinnig, und es kann daher keine Potentialdifferenz an den Klemmen des Galvanometers zustande kommen. Das Galvanometer bleibt also in Ruhe.

Wenn die Elektroden unsymmetrisch zu der in Erregung befindlichen Stelle liegen (also z. B. die eine Elektrode in E_2, statt in E_1), dann ist zwischen den beiden Elektroden eine geringe Potentialdifferenz vorhanden. Wenn aber die Zwischenelektrodenstrecke relativ sehr groß ist, dann kommt dieser Strom nicht in Betracht, und es findet sich beim Ablauf der Erregung von E nach E_1 eine mittlere stromlose Zeit (vgl. auch Fig. 10 auf folgender Seite).

Wenn nun eine Erregung (also in elektrischer Beziehung eine negative Welle) durch den Muskel in der Richtung von A nach B läuft, so wird zuerst die Gegend, welcher die Elektrode E anliegt, negativ, während die Stelle E_1 unverändert bleibt. Es wird also ein Strom auftreten, der im Galvanometer vom relativ positiven Pol (B) zum relativ negativen Pol (A) verläuft, wenn die Erregungswelle in der Mitte (bei C) angelangt ist, wird, wie oben gezeigt, gar kein Strom durchs Galvanometer fließen; und wenn die Erregung in B anlangt, wird E_1 zum negativen Pol; es wird demnach durch das Galvanometer ein Strom von dem jetzt relativ positiven Pol A zum jetzt negativen Pol (B) — also in umgekehrter Richtung wie am Anfang — durch das Galvanometer fließen.

Läuft also eine Erregung durch eine Muskelfaser, die an ihren beiden Enden zum Galvanometer abgeleitet ist, so wird **dieser durchaus einsinnig gerichtete Vorgang sich in einem genügend schnell reagierenden Galvanometer dahin äußern, daß der Zeiger zuerst nach der einen Seite und dann nach der anderen Seite ausschlägt.**[1] Stellen wir dies graphisch dar, so erhalten wir eine Kurve, die annähernd so aussieht, wie es die Fig. 10 zeigt, wobei das Hinauf-

[1] Wer diese allerdings selbstverständliche Tatsache — daß ein einsinniger Vorgang einen diphasischen Aktionsstrom auslöst — vor Augen hat, wird nicht mit Eppinger und Rothberger annehmen können, daß es Fasern geben kann, deren alleinige Kontraktion den Abstieg der Kurve bedingt (nach den genannten Autoren das Treibwerk) und andere Fasern deren Kontraktion die Kurve hinaufzieht (die Längsfasern). Aus diesem Grunde ist die auf dieser Grundlage aufgebaute Theorie auch nicht weiter diskutiert. Wenn auch nicht verkannt werden kann, daß zweifellos der Antagonismus zwischen Längs- und Zirkulärfasern auch für die Deutung des Elektrokardiogramms von Wichtigkeit ist, so läßt sich dies doch keineswegs in der angezogenen Weise durchführen.

gehen der Kurve zum Ausdruck bringt, daß durch das Galvanometer ein Strom in der Richtung *BGA*, d. h. also in der Richtung des Pfeiles fließt, das Hinuntergehen, daß ein entgegengesetzter Strom fließt.

Daß die zweite Phase, wie man sie nennt (d. h. der hinuntergehende Strom) bei praktischen Messungen immer kleiner ist, als die erste Phase, wird weiter unten begründet werden.

Im übrigen aber ist bei Ableitung von einer einzigen Faser die Größe des gemessenen Stromes nur von der Größe des elektrischen Vorganges abhängig. Zu irgend einer Superposition von elektrischen Wellen könnte es also nur dann kommen, wenn wir annehmen, daß diese Superposition auch in bezug auf die Erregung

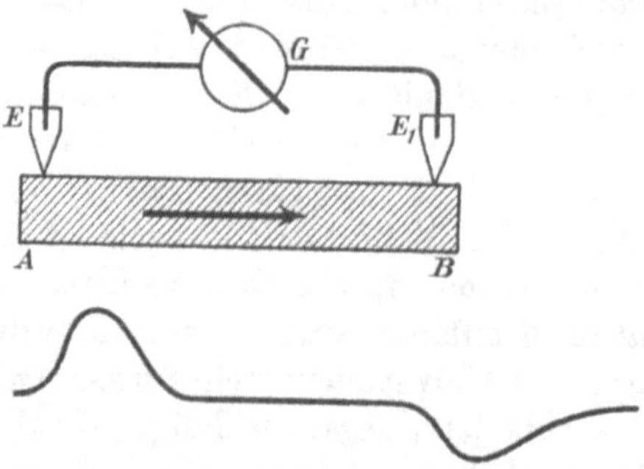

Fig. 10. Diphasischer Aktionsstrom.

selbst stattfindet. Wer daher mit Waller eine Parallelität zwischen dem elektrischen und mechanischen Vorgang annimmt, für den gilt ganz uneingeschränkt der Satz:

Wenn die abgeleitete elektrische Schwankung einer einzelnen Faser größer ist, so ist auch der Erregungsvorgang — bzw. die Zusammenziehung — stärker.

Dieser scheinbar selbstverständliche Satz gilt nicht mehr uneingeschränkt, wenn es sich um mehrere Fasern handelt, und gilt insonderheit nicht mehr beim Herzen; hier ist, wie gleich gezeigt werden wird, die Vergrößerung der elektrischen Schwankung kein Symptom einer stärkeren Zusammenziehung.

§ 13. Die Ableitung des Aktionsstromes von mehreren Fasern.

Ganz anders aber ist es, wenn mehrere Muskelfasern vorhanden sind, und in Wirklichkeit mißt man niemals die Ströme, die von einer einzigen Muskel- (bzw. Nerven-) faser ausgehen. Man hat immer ein Bündel von sehr vielen Fasern, und das, was man im Galvanometer an Ausschlägen erhält, ist die algebraische Summe sehr vieler Einzelströme.

Der Umstand, daß dies in der Literatur nur wenig berücksichtigt ist, erklärt sich dadurch, daß man eine genauere Analyse bisher nur bei den von annähernd parallelfaserigen Muskeln abgeleiteten Strömen durchgeführt hat, und daß hierbei dieser Umstand, wie gezeigt werden wird, im wesentlichen nur auf die Größe, nicht aber auf die Form der elektrischen Schwankung von Einfluß ist. (Nur GARTEN [1903, S. 21] hat das Faktum der Summation berücksichtigt und damit die kleinere zweite Phase erklärt.) Ein Verständnis des Elektrokardiogramms ist aber nur möglich, wenn man sich klar macht, in welcher Weise bei der Kontraktion vieler und sich durchkreuzender Fasern Addition und Subtraktion von Strömen zusammenwirken.

Die Verhältnisse sind sehr verwickelt; man muß jedoch vor allem drei Umstände in Betracht ziehen:

a) Man leitet nicht annähernd von den Enden der erregten Muskelfasern, sondern von ganz anderen Punkten ab (indirekte Ableitung § 14 u. 15);

b) man leitet vom Herzen nicht punktförmig, sondern in sehr vielen Punkten ab (flächenförmige Ableitung § 16);

c) die Fasern durchflechten sich in vielfachster Richtung (die Durchflechtung der Fasern § 17).

§ 14. **Indirekte Ableitung bei parallel laufenden Fasern.**

Auch bei der Untersuchung eines Skelettmuskels leiten wir nur von denjenigen Muskelfasern mehr oder weniger punktförmig ab, denen die Elektroden punktförmig anliegen. Von allen anderen Muskelfasern leiten wir aber, durch Vermittlung der dazwischenliegenden Fasern ab. Wenn wir oben (S. 30) gezeigt haben, daß die Negativität, die sich in einer Muskelfaser zwischen zwei Elektroden befindet, im Galvanometer nicht zum Ausdruck kommt, so muß man sich das nicht so vorstellen, als ob diese Negativität nun in der Faser eingeschlossen sei und nicht herauskönne. Nein, die aus dieser Negativität entspringenden Ströme breiten sich im ganzen Körper, insonderheit also in den benachbarten Muskelzellen aus und verlaufen hier, wie weiter unten, § 16, genauer auseinandergesetzt werden wird, gemäß dem OHMschen Gesetz.

Wir können dies dahin ausdrücken, daß die Muskelfasern, abgesehen davon, daß sie lebendige Organe sind, die mechanische und elektromotorische Kräfte auslösen können, nebenbei auch noch die Funktion haben, als (tote) Elektroden dienen zu können. Vor allem ENGELMANN (1878 S. 70) hat die diesbezüglichen Angaben E. DU BOIS-REYMONDS nachgeprüft und mit besonderem Nachdruck darauf hingewiesen, daß tote, am besten gekochte Gewebselemente sehr gut als unpolarisierbare Elektroden verwendet werden können. (Er selbst verwendet mit Vorliebe Froschlunge bzw. -Mesenterium an Stelle der Wollfäden zu unpolarisierbaren Elektroden.) Tot müssen die Gewebe aber natürlich nur deshalb sein, um nicht durch eventuelle Eigenströme die zu beobachtende Erscheinung zu verwirren. Im übrigen aber bildet jedes Gewebselement, gleich-

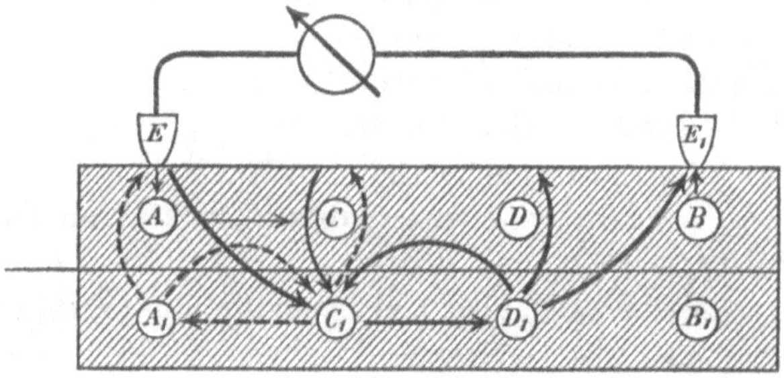

Fig. 11. Indirekte Ableitung bei parallel laufenden Muskeln. C_1 ist erregt und negativ gegen A_1 und D_1. Punktiert gezeichnet sind die Ausgleichströme zwischen A_1 und C_1. Ausgezogen gezeichnet sind die Ausgleichströme zwischen D_1 und C_1.

gültig,[1] ob tot oder lebendig, ob erregt oder unerregt, eine ableitende Elektrode. Und zwar bilden die der Elektrode anliegenden Muskelfasern Elektroden, welche allen Punkten der darunter liegenden Muskelfasern angelagert sind, diese wieder gleichartige Elektroden für die unter ihnen liegenden Muskelfasern usf.

Diese Art der Ableitung des Aktionsstromes an einem Skelettmuskel zeigt die Fig. 11, welche das Schema eines Skelettmuskels, der nur aus zwei Muskelfibrillen besteht, darstellt. Abgeleitet wird mittels der Elektroden E und E_1 von der Muskelfaser

[1] Es käme dabei höchstens die wenig in Betracht kommende Widerstandsänderung in Frage.

ACDB. Eine Potentialdifferenz, die in dieser Muskelfaser vorhanden ist, kann sich also nur bemerkbar machen, wenn sie die Punkte *A* und *B* betrifft. Eine eventuelle Potentialdifferenz der beiden Punkte gegen einen dazwischenliegenden Punkt (*C* oder *D*) ist völlig belanglos. Anders ist es in bezug auf die Muskelfaser $A_1 C_1 D_1 B_1$. Wenn hier z. B. C_1 negativ ist, so wird sich die Potentialdifferenz dieses Punktes zu den anderen Punkten, also z. B. zu A_1 und D_1 im wesentlichen durch die leitende Substanz der anliegenden Muskelschichten hindurch ausgleichen; ein Teil dieser Ströme wird nun aber auch in der Form von Stromschleifen in das Galvanometer einbrechen. Die Größe dieser Stromschleifen wird von den Widerstandsverhältnissen des Präparates, also insonderheit von dem Verhältnis der Entfernung des Punktes *C* zu den beiden ableitenden Elektroden abhängen, wobei zu berücksichtigen ist, daß alle Punkte, außer *C* (bzw. C_1) unter normalen Verhältnissen dasselbe Potential haben.

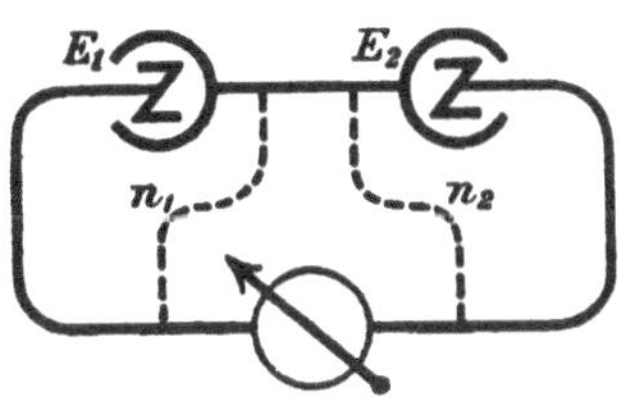

Fig. 12.

Es könnte auf den ersten Blick merkwürdig erscheinen, daß eine Erregung in einer Muskelfaser, wenn sie sich zwischen den Elektroden befindet, bei Ableitung von dieser Faser selbst keine Potentialdifferenz ergibt, wohl aber, wenn man von der benachbarten Faser ableitet. Doch läßt sich dieser scheinbare Widerspruch leicht an der Hand von Fig. 12 erklären; es ist dabei zu bedenken, daß, wenn zwei Elemente in einem Kreise gegeneinander geschaltet sind (diese Elemente werden durch die elektromotorisch wirksamen Flächen zu beiden Seiten des erregten Gewebes gebildet), auf keinen Fall ein Strom im Galvanometer auftreten kann, wie auch die Widerstandsverhältnisse liegen; verbinde ich aber die zwischen den Elementen liegende Strecke leitend mit dem ursprünglichen Galvanometerkreis (durch die in der Fig. 12 punktierten Linien angedeutet), so hängt es ganz von den Widerstandsverhältnissen ab, in welcher Richtung ein Strom durchs Galvanometer fließt. Ist insonderheit der Widerstand in n_1 größer als in n_2, so fließt ein Strom in der vom Element 1 erzeugten Stromrichtung durch das Galvanometer.

Diese Verbindungen n_1 und n_2 sind nun aber, wie leicht ersichtlich, durch die anliegende Faser gegeben, und zwar ist die Stromstärke, die durch das Galvanometer geht, wie hier nicht weiter gezeigt werden soll, im wesentlichen abhängig von der Länge der gleichzeitig in Erregung befindlichen Strecke, mit deren Zunahme auch der Galvanometerstrom wächst.

Auf eine numerische Würdigung der in Betracht kommenden Verhältnisse kann um so eher verzichtet werden, als eine solche nur für den mehr oder weniger parallel faserigen Skelettmuskel praktische Bedeutung hätte. Es mag genügen, darauf hinzuweisen, dass bei einem Skelettmuskel (in dem unter normalen Bedingungen die Erregung immer in allen Fasern gleichsinnig verlaufen dürfte), dieser Umstand im wesentlichen nur zur Folge hat, daß die Galvanometerausschläge größer erscheinen, als es der Fall wäre, wenn man nur von einer Muskelfaser ableitet. Auf die Form der Galvanometerausschläge hat dieser Umstand ebenfalls Einfluß, doch nur insofern, als dadurch die Kurve in allen ihren Teilen weniger steil erscheinen wird, als es der Fall wäre, wenn sie sich nur auf eine Faser bezöge. Dieser Umstand, der auch die GARTENsche Erklärung des Kleinerwerdens der zweiten Phase tangiert, wäre in einer besonderen Arbeit auseinanderzusetzen.

Beim Herzen kommt jedoch der Umstand, daß man nicht von den Muskeln selbst ableitet, sondern von beliebigen anderen Stellen, deshalb so sehr in Betracht, weil hier die darunterliegenden Fasern in ganz anderen Bahnen verlaufen, teilweise vielleicht sogar in entgegengesetzter Richtung leiten (s. unten § 17).

§ 15. Indirekte Ableitung bei hintereinander geschalteten Fasern.

Außerdem aber sind die Herzmuskeln insofern anders gebaut, als sie nicht wie beim Skelettmuskel, durchgängige Fasern bilden, sondern in einzelne Territorien zerfallen. Das Herzfleisch setzt sich aus Bausteinen zusammen, die ähnlich angeordnet sind wie die Ziegel in einer Mauer, und wenn es auch noch nicht ausgemacht ist, ob die Linien, welche dieses Bild hervorrufen, wirklich funktionelle Grenzen sind (vgl. NICOLAI: Die Mechanik des Kreislaufs § 70 in NAGELs Handbuch der Physiologie Bd. I S. 801), so fragt es sich doch, wie sich dieser Umstand eventuell im Elektrokardiogramm äußern müßte, zumal hierüber die sehr exakten Untersuchungen von SAMOJLOFF (1906) vorliegen.

Schon die Dauer des Elektrokardiogramms legt den Gedanken nahe, daß dasselbe der Ausdruck mehrerer hintereinander erfolgender Muskelkontraktionen ist. Bereits im Jahre 1888 haben FANO und FAYOD darauf hingewiesen, daß im Gegensatz zu dem analogen Geschehen am Skelettmuskel die negative Schwankung des Herzens fast ebensolange — ja manchmal sogar länger — andauert, als die gleichzeitige Kontraktion. Dieser Befund ist von allen späteren Untersuchern annähernd bestätigt und besonders J. DE MEYER (1907) macht auf ihn aufmerksam.

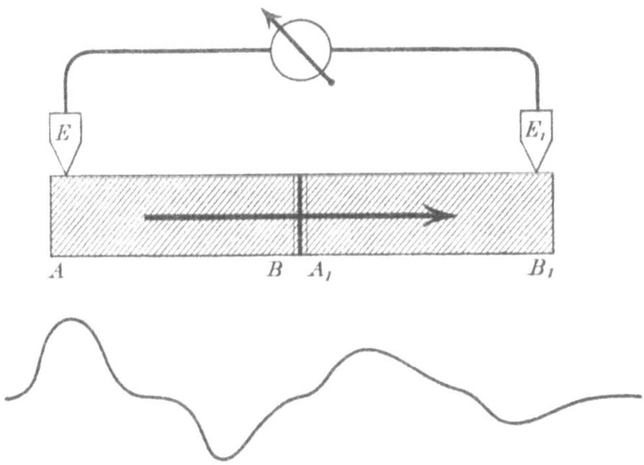

Fig. 13. **Direkte Ableitung bei hintereinander geschalteten Fasern. Der doppelte diphasische Aktionsstrom.**

Wenn zwei Muskelfasern hintereinander geschaltet sind, wie es die Fig. 13 schematisch darstellt, und die Erregung läuft von A nach B_1, so wird, während die Erregung im ersten Muskel von A nach B läuft, der Muskel A_1B_1 nur als tote Elektrode dienen. Es wird also während dieser Zeit im Galvanometer ein diphasischer Aktionsstrom auftreten, welcher ganz unabhängig davon ist, was späterhin in dem Muskel A_1B_1 vor sich geht. Wenn die Erregung dann den Muskel A_1B_1 durchläuft, so wird der Muskel AB

als tote Elektrode dienen, und ein zweiter diphasischer Aktionsstrom tritt auf, der dem ersten durchaus ähnlich ist.

Von SAMOJLOFF (1906) ist nun tatsächlich gezeigt worden, daß zwei solche diphasische Ströme auftreten, wenn man die Muskelsubstanz in der Mitte quetscht, also dadurch funktionell getrennte Muskelmassen schafft.

Diese Überlegungen sind vollkommen einwandfrei, wenn die Länge der einzelnen Muskeln — bzw. das Verhältnis ihrer Länge zur Fortpflanzungsgeschwindigkeit der Erregung — so groß ist, daß die Leitungszeit groß ist in bezug auf die Schwingungsperiode des registrierenden Instrumentes.

Wenn man die Leitungsgeschwindigkeit im Herzen beiläufig auch nur mit 10 cm pro Sekunde annimmt und bedenkt, daß die einzelnen Zellterritorien etwa 0,01 cm lang sind, so ergibt sich, daß in der Sekunde etwa 1000 entgegengesetzt gerichtete Stromstöße auftreten müßten, falls jedes Muskelterritorium seinen eigenen diphasischen Strom erzeugen würde.

Da nun aber weiter der Anstieg der einzelnen Stromimpulse infolge der immer vorhandenen Polarisationserscheinungen im umliegenden Gewebe niemals so plötzlich sich im Galvanometer merklich machen kann, als er bestenfalls im Muskel entsteht, und da ferner die Erregung doch sicherlich nicht überall mit mathematisch derselben Geschwindigkeit fortschreitet, da also gleichzeitig mit einem Stromimpuls, der die Basis negativ macht, ein anderer Stromimpuls entsteht, der die Spitze negativ macht — und da endlich eine Oszillation von 1000 Schwingungen in der Sekunde von einem Saitengalvanometer bei der Grenzspannung[1] so wie so nicht mehr angezeigt wird, so ergibt sich, daß ein solch frequenter Wechselstrom überhaupt nicht nachweisbar wäre (daß sich ein solcher Strom trotzdem als Dauerstrom bemerkbar machen kann, sei hier nur beiläufig erwähnt, vgl. darüber CREMERS Arbeiten über den FLEISCHL-Effekt).

Einen merkbaren Strom hätten wir nur im ersten und im letzten Moment zu erwarten, denn wenn die Erregung gleich von Anfang an eine bestimmte Anzahl von Fasern (also einen bestimmten Querschnitt) ergriffe und sich dieser Querschnitt von in

[1] Vgl. hierzu § 20. Ein stärker gespannter Faden führt zwar schnellere Schwingungen aus, aber deren Frequenz ist durch die Beschaffenheit des Fadens, nicht durch die Aktionsströme bedingt.

Erregung befindlichen Fasern während des Weiterschreitens der Erregung der Größe nach nicht änderte, so würde der anfängliche unkompensierte Stromimpuls die Dauer einer halben Schwingung, also nach der obigen Annahme 0,5 σ aufweisen. Da ein so kurzer Reiz für die üblichen Registrierinstrumente als Momentanreiz aufzufassen ist, so würde die Kurve bis zu einer Höhe, die von der Intensität des Stromstoßes abhängig ist, in der Richtung einer Eichungskurve (vgl. darüber Garten 1902), aufsteigen und auch dementsprechend wieder abfallen.

In Wirklichkeit steigt nun die Zacke J (R nach Einthoven), mit der die Ventrikelschwankung beginnt, langsamer an, als es selbst einer Aichungskurve entspräche, die nicht über die Höhe von J hinausginge. Doch ist dies kein Gegenbeweis, daß nicht doch etwa jedes Muskelterritorium einen eigenen diphasischen Strom erzeugte, denn es ist ja auch kaum zu erwarten, daß gleich von Anfang an ebensoviel Muskelterritorien in Erregung sind, wie späterhin.

Um zu einer vorläufigen Orientierung zu gelangen denken wir uns, ähnlich wie es Engelmann tat, die einzelnen Muskelzellen des Herzens alle in einer Richtung hintereinander geordnet. Wenn dann die Erregung in das Herz einstrahlt, so werden anfänglich beispielsweise 10 Muskelzellen von der Erregung ergriffen, und dies bewirkt eine solche Potentialdifferenz, daß die Basis negativ wird. Im nächsten Moment wird die andere Seite jener 10 Muskelzellen negativ, aber gleichzeitig werden 20 weitere Muskelzellen an der der Basis zugekehrten Seite negativ. Die Ströme von 10 Muskelzellen der zweiten Serie werden durch die entgegengesetzt gerichteten zweiten Phasen der ersten Serie vernichtet, aber es bleiben dann noch die Ströme von 10 Muskelzellen übrig. Es ist nicht nötig, die Rechnung weiter zu führen; man sieht aber leicht ein, daß unter diesen Umständen die Stärke und Richtung der entstehenden Ströme eine Funktion der Zahl der in den einzelnen Momenten ergriffenen Muskelterritorien ist, und zwar nicht etwa in der Weise, daß die Größe des Stromes in jedem Moment proportional der Zahl der erregten Fasern wäre, sondern der Zusammenhang ist notwendigerweise komplizierter. (Annähernd entspricht die zu erwartende Kurve dem ersten Differentialquotienten der oben angedeuteten Funktion.) Sicher ist, daß dabei anfänglich eine mehr oder weniger langdauernde Zacke auftreten muß, daß dann eventuell eine Weile hindurch kein Strom vorhanden ist, wenn immer ebensoviel Zellterritorien in Erregung eintreten, wie austreten; wenn dann endlich beim Abklingen der Erregung weniger und weniger Fasern in Erregung sind, so wird dies einen, der initialen Zacke entgegengesetzt gerichteten, Stromstoß bedingen. Unter der Voraussetzung also, daß die genannten Vorstellungen von Samojloff auch für einzelne Muskelterritorien Gültigkeit hätten, würden die Erscheinungen im Galvanometer, das nicht schnell genug reagiert, sich ähnlich dokumentieren, als wenn es sich um durchlaufende Fasern handelte, d. h. es würde in diesem Falle trotzdem ein diphasischer Strom resultieren. Es wäre also auch in diesem Fall zur Erklärung des Elektrokardiogramms notwendig, einen Grund aufzuweisen, warum die zweite Phase der Ventrikelschwankung (*F*) im allgemeinen der ersten Phase (*J*) gleichgerichtet ist. Der Grund hiervon könnte auch unter diesen Umständen einmal darin beruhen, daß die Erregung die kleinen Muskelterritorien nicht sämtlich in einer Richtung durchläuft (vgl. § 42).

Doch ist auch noch eine andere Möglichkeit vorhanden, die das Fortfallen der normalen entgegengesetzt gerichteten zweiten Phase, bzw. auch das Auftreten einer gleichgerichteten zweiten Phase erklären würde, denn wenn die Erregung plötzlich und gleichzeitig in allen Fasern aufhören würde, dann müßte die Stromkurve mit einer — infolge ihrer Kürze eventuell unmerkbaren entgegengesetzt gerichteten — Zacke endigen. Wenn dann außerdem noch gegen Schluß der Systole die Erregung wieder mehr Fasern ergreift; dann käme es zu einem zweiten Anstieg, und dies könnte unter Umständen die Finalzacke sein.

Ein weiteres Eingehen auf diese mögliche Deutung erübrigt sich, da wir in diesen Umständen nicht die wesentliche Erklärung der Form des Elektrokardiogramms sehen. Immerhin schien es uns wichtig genug, darauf hinzuweisen, daß man im Anschluß an die Vorstellungen von Samojloff theoretisch wenigstens die Möglichkeit hat, die Form des Elektrokardiogramms zu erklären, ohne, wie wir es tun, eine Umkehr der Erregung anzunehmen.

§ 16. Flächenförmige Ableitung.

Ein Spezialfall dieser flächenförmigen Ableitung wurde schon erwähnt bei der Ableitung von mehreren Fasern, weil hier immer eine Faser als flächenförmige Ableitungselektrode für die andere

Faser dient (vgl. hierzu S. 34). De Meyer (1907) hat geglaubt, daß es nützlich sei, diese Art der Ableitung besonders auszubilden, und hat die eine Elektrode mit der Umspülungsflüssigkeit des herausgeschnittenen Herzens, die andere mit der den Binnenraum des Herzens erfüllenden Nährflüssigkeit verbunden und hierdurch sowohl von der ganzen Innenfläche des Herzens, als auch von seiner ganzen Außenfläche abgeleitet.

Es ist nun zum mindesten klar, daß man bei Ableitung von den Extremitäten ganz sicherlich in ähnlicher Weise von der ganzen Oberfläche ableitet, doch leitet man dabei bis zu einem gewissen Grade auch von der Innenfläche des Herzens ab, weil dieselbe durch Vermittlung des Blutes in einer besonders gut leitenden Verbindung mit entfernteren Körperpartien steht.

Die Verteilung der Ströme, die von einer elektromotorischen Kraft erzeugt werden, die nicht auf bestimmten Bahnen kurz geschlossen ist, sondern sich in einem Medium befindet, das überall Ausgleichsmöglichkeiten bietet, läßt sich unter Zugrundelegung des Ohmschen Gesetzes berechnen. Diese Rechnung ist von Helmholtz zuerst durchgeführt und später von Hermann auf Ströme organischen Ursprungs angewandt worden. Beim Herzen liegen nun die Verhältnisse insofern komplizierter, als hier in den einzelnen Fasern vielfache Stromquellen vorhanden sind; die Fig. 14 soll schematisch erläutern, wie hierbei Summationen und Subtraktionen vielfach ineinander greifen, und trotzdem die zugrunde liegenden Phänomene bis zu einem gewissen Grade erkennen lassen.

Die große Kreisfläche stelle den homogen gedachten Körper vor, der dunkle Ring drei durch Schraffierung unterschiedene Muskeln des Herzens; wenn in jedem dieser Muskeln Potentialdifferenzen entstehen, so gleichen sich dieselben sowohl im Innern des Ringes (durch das Blut), als auch außen (durch die Körpersubstanz) aus. Die vornehmlich interessierenden Außenströme sind am stärksten in der Körpersubstanz selbst, schwächere Ströme treten auch (falls die betreffenden Körperstellen leitend verbunden werden) aus dem Körper heraus. Diese Ströme sind durch innerhalb des Körpers laufende Linien angedeutet, wobei die an der Oberfläche des Körpers mit fünf Pfeilen versehenen Linien die stärksten, die mit vier Pfeilen versehenen die weniger starken usw. und die mit einem Pfeil versehenen die ganz schwachen Ströme anzeigen.

Der Ausgleich derartiger Potentialdifferenzen erfolgt nach dem OHMschen Gesetze, und die Strömungskurven dürften ähnlich denjenigen verlaufen, die KIRCHHOFF (1845) für Scheiben und SMAASEN (1846) für dreidimensionale Körper berechnet hat. Schematisch sind solche Strömungskurven in Fig. 14 durch ausgezogene, punktierte und gestrichelte Kurven wiedergegeben, welche jedesmal die Aktionsströme des ebenso schraffierten Muskels bezeichnen. Wenn man nun von den durch Klammern bezeichneten Stellen der Körperoberfläche ableiten würde, so ist das Gesamtpotential jener Stelle

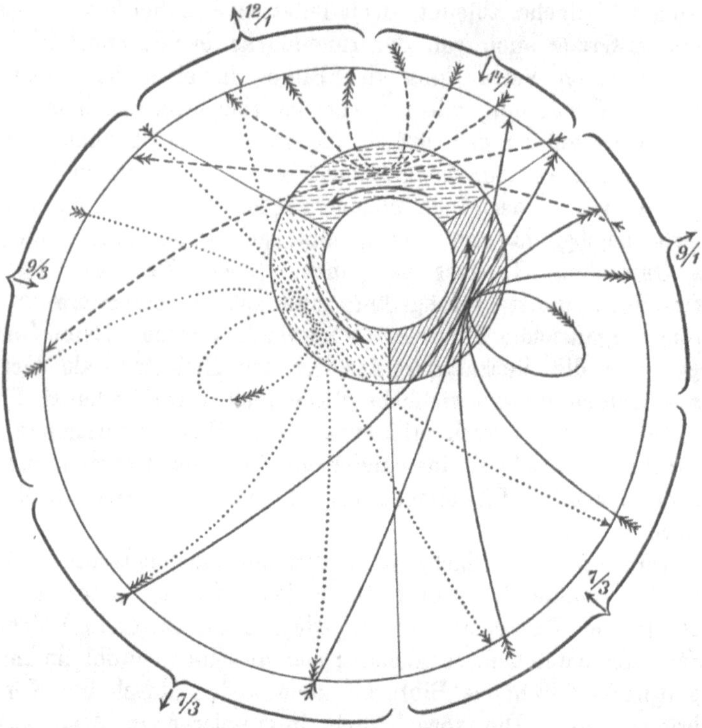

Fig. 14. Schema der Kombination von Muskelströmen eines in einer leitenden Flüssigkeit gelegenen Hohlorgans.

gleich der algebraischen Summe der durch die einzelnen Ströme hervorgerufenen Potentiale. Im allgemeinen wird eine Stromrichtung überwiegen; in der Figur ist dies durch den kurzen ausgezogenen Pfeil angedeutet. Die Zahl daneben zählt die betreffenden Stromlinien (Zahl der Pfeile), der Nenner zählt die umgekehrt laufenden Stromlinien. Es dürfte leicht einzusehen sein, daß ähnliche Verhältnisse bestehen bleiben, wenn man die Ableitungsfläche kleiner macht. Da in Wirklichkeit ja die Stromlinien nicht — wie in der Figur aus zeichnerischen Gründen — getrennt, sondern in unendlicher Anzahl dicht nebeneinander verlaufen.

Der Verlauf im einzelnen dürfte sehr verwickelt sein, doch ergeben sich folgende Gesetze aus der Figur sehr anschaulich:

1. Die von zwei Punkten der Oberfläche des Körpers abgeleiteten Ströme haben annähernd dieselbe Richtung, welche diejenigen Ströme haben, welche in dem der Körperoberfläche am nächsten gelegenen Herzabschnitt ablaufen. In praktischer Beziehung folgt daraus vor allem, daß eine Ableitung von der

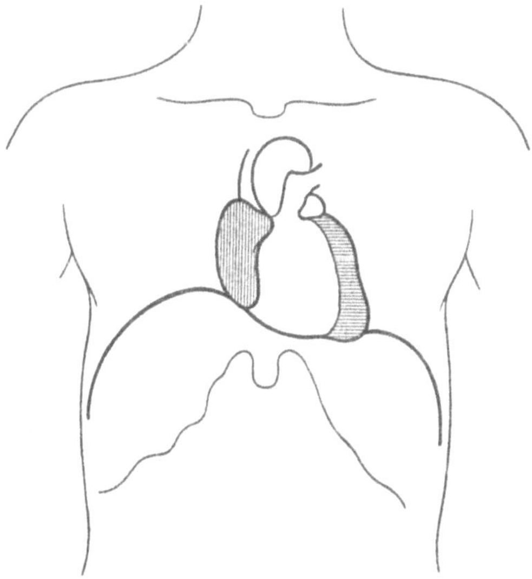

Fig. 15. Topographische Lage des Herzens. Schraffiert sind der rechte Vorhof und der linke Ventrikel.

Körperoberfläche annähernd einer direkten Ableitung von den darunter gelegenen Herzpartien entspricht. Bei einer Ableitung von den beiden Armen sind dies also jene Herzteile, welche am nächsten denjenigen Stellen der Thoraxoberfläche liegen, an denen die Arme angewachsen sind. Wie die nach Merkel (Handbuch der topographischen Anatomie II, Fig. 95) gezeichnete halbschematische Fig. 15 zeigt, sind dies der (senkrecht schraffierte) rechte Vorhof und der (horizontal schraffierte) linke Ventrikel. Diese

Überlegung entspricht der Tatsache, auf die schon hingewiesen wurde, daß das von den beiden Armen abgeleitete Elektrokardiogramm am ähnlichsten einer Kurve ist, bei der das Elektrokardiogramm des freigelegten Hundeherzens vom rechten Herzohr und vom linken Ventrikel bzw. dessen Spitze abgeleitet ist.

Um also eine direkte Vergleichbarkeit zwischen dem menschlichen Elektrokardiogramm und dem an dem bloßgelegten Herzen von Tieren gewonnenen zu erhalten, dürfte es sich empfehlen, die ersteren im allgemeinen immer von den beiden Armen, die letzteren im allgemeinen immer vom rechten Vorhof und linken Herzen (bzw. Herzspitze) abzuleiten.

2. Abgesehen von dieser wesentlichen Tatsache ist zu bedenken, daß an diese über bestimmten Herzabschnitten gelegenen Stellen der Körperoberfläche auch noch Ströme von den erregten Muskelfasern anderer Herzabschnitte gelangen. Es wird also in dem Moment, wenn die Potentialdifferenz zwischen zwei Punkten der Herzoberfläche am größten ist, die Potentialdifferenz an den entsprechenden Stellen der Körperoberfläche dargestellt durch einen adäquaten Teil dieser Potentialdifferenz plus der Summe vieler anderer relativ kleiner Potentialdifferenzen; umgekehrt wird, wenn die Potentialdifferenz zwischen zwei Punkten der Herzoberfläche am kleinsten ist, die Potentialdifferenz an den entsprechenden Stellen der Körperoberfläche dargestellt durch einen adäquaten Teil dieser kleinen Potentialdifferenz plus der Summe vieler anderer relativ großer Potentialdifferenzen; denn, auch abgesehen von den etwa entgegengesetzt gerichteten Strömen, ist durchaus nicht anzunehmen, daß die Potentialdifferenz in allen Muskelfasern gleichzeitig ein Maximum bzw. ein Minimum erreicht.

Es werden also aus diesem Grunde die Kurven nicht nur kleiner sein, je entfernter man vom Herzen ableitet, sondern sie werden auch in ihrer Form entstellt sein. Es ist leicht abzuleiten, daß diese Formentstellung sich im wesentlichen darin ausdrücken wird, daß die Kurven abgerundeter, weniger zackig und weniger steil erscheinen. Dieser Abflachung werden naturgemäß die an sich schon flachen Kurvenabschnitte zum Opfer fallen, und es ist daher durchaus erklärlich, daß die (flachere) zweite Phase — sowohl der Vorhofschwankung als auch der Initialschwankung —, die bei direkter Ableitung vom Hundeherzen (Kraus und Nicolai) und vom Froschherzen

(Samojloff) immer nachweisbar ist, bei der Ableitung von der Körperoberfläche meist verschwindet. Ihre Abwesenheit hat also keine prinzipielle Bedeutung.

Die vorstehende Betrachtung ist prinzipiell verschieden von den Anschauungen Wallers (1888), die bis jetzt im allgemeinen von allen Autoren ohne weiteres akzeptiert worden sind. Waller legte sich nur die Frage vor, ob die Erregung von der Basis zur Spitze oder von der Spitze zur Basis verläuft, und betrachtete im übrigen das Herz wie einen parallelfaserigen Muskel. Unter

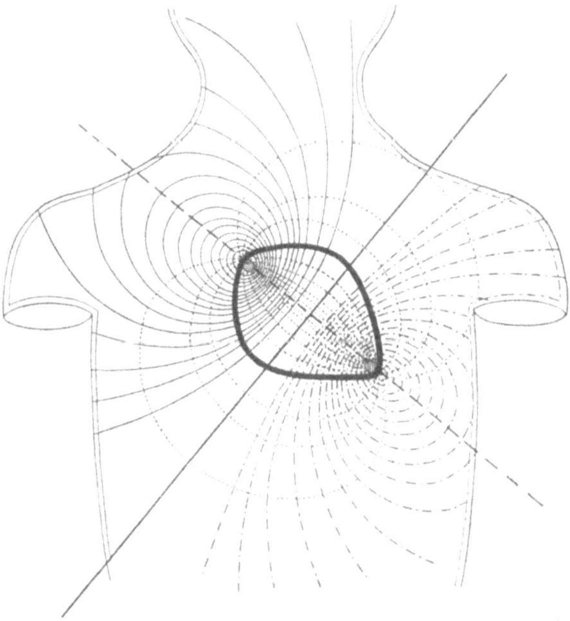

Fig. 16. Schematische Darstellung der durch die Aktionsströme des menschlichen Herzens bedingten Spannungsverteilung nach Waller.
—.—.— Niveaulinien von gleichem positiven bzw. negativem Potential, Stromlinien, welche die Niveaulinien senkrecht schneiden.

dieser Voraussetzung kommt es in der Tat nur auf die Potentialdifferenz zwischen Basis und Spitze an, und die Wallersche Figur, die in Fig. 16 wiedergegeben ist, zeigt dementsprechend, welche Potentialdifferenzen im Körper vorhanden wären, bzw. auf welchen Bahnen sie sich ausgleichen, wenn die elektromotorische Kraft, welche die Potentialdifferenzen erzeugt, nur zwischen Basis und Spitze wirksam wäre.

Diese Betrachtung hat deshalb trotz der nicht bewiesenen Voraussetzung ihren bleibenden Wert, weil auf alle Fälle im Elektrokardiogramm, das von den beiden Händen abgeleitet wird, im wesentlichen die Potentialdifferenzen zum Ausdruck kommen, die zwischen rechtem Vorhof und linkem Ventrikel (bzw. angenähert zwischen Basis und Spitze) bestehen. Aus diesem Grunde ist auch das Schema der Fig. 17 nicht wertlos, welches wir unserer ersten Publikation zugrunde legten, und das schematisch zeigt, wie große Teile des Basis-Spitze-Elektrokardiogramms in

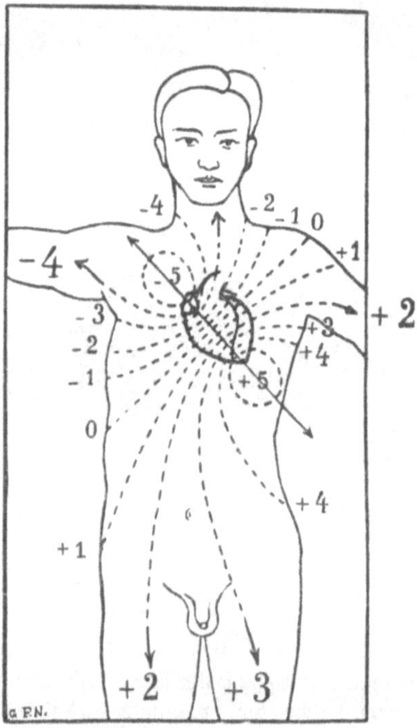

Fig. 17. **Schema der Ableitungsmöglichkeit des menschlichen Basis-Spitze-Elektrokardiogramms von den verschiedenen Extremitäten.**

den Ableitungen von den verschiedenen Extremitäten sichtbar werden. Hierbei ist aber der Anteil der anderen im Herzen auch noch vorhandenen Elektrokardiogramme — wenn dieser Ausdruck erlaubt wäre — nicht berücksichtigt. Diese anderen Elektrokardiogramme, d. h. die Ströme, welche aus der Potentialdifferenz der anderen Punkte als Basis und Spitze resultieren, kommen aber bei einer Ableitung von der Körperoberfläche ebenfalls zur

Geltung, und zwar, wie Fig. 14 zeigt, relativ um so stärker, je dicker die bedeckende Körperschicht ist. Es ist daher nicht wunderbar, daß man auch von den Punkten, die in dem Schema der Fig. 17 als stromlose Ableitungspunkte bezeichnet sind, also z. B. zwischen linkem Arm und rechtem Bein, in Wirklichkeit ein Elektrokardiogramm erhält.

§ 17. Ableitung von Fasern, die in verschiedener Richtung leiten.

Nach den obigen Auseinandersetzungen ist es selbstverständlich, daß, wenn wir in Fig. 18*a* von der Muskelfaser *A B* ableiten, welche ihrerseits der Muskelfaser A_1 B_1 anliegt, im Galvanometer die Summe der elektrischen Ströme wirksam wird, welche

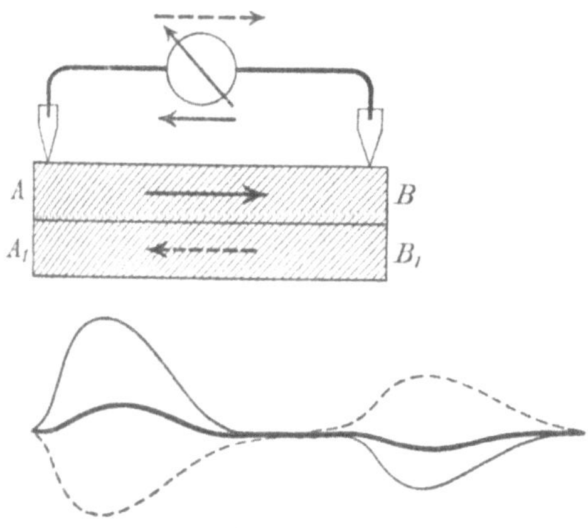

Fig. 18*a*.

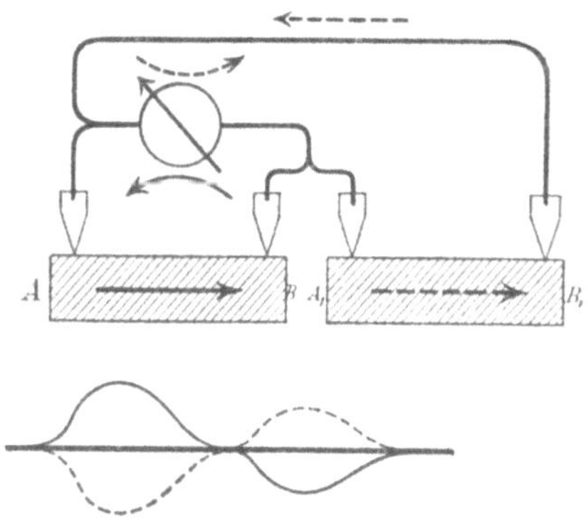

Fig. 18*b*.

die beiden Muskelfasern einzeln in das Galvanometer schicken. Wenn durch die Muskelfaser *A B* eine Erregung in der Richtung des ausgezogenen Pfeiles verläuft, wird im Galvanometer ein Strom von der Form der ausgezogenen Kurve auftreten. Verläuft gleichzeitig in der Muskelfaser A_1 B_1 ein umgekehrter Strom in der Richtung des punktierten Pfeiles, so wird im Galvanometer ein Strom von der Form der punktierten Kurve auftreten, der unter der Annahme, daß er ebenso groß, wie der von *A B* erzeugte Strom ist, im Galvanometer in allen Phasen etwas weniger wirksam sein wird, infolge der oben auseinandergesetzten selbstverständlichen Widerstandsverhältnisse (in der Figur beträgt die wirksame Strommenge von $A_1 B_1$ $^4/_5$ der von AB). Die resultierende Kurve wird also die Form der stark gezeichneten Linie zeigen.

Der Unterschied der ausgezogenen und punktierten Kurve wird gleich Null sein (abgesehen von dem entgegengesetzt gerichteten Vorzeichen), wenn die Ableitung so wie in Fig. 18*b* erfolgt, die nur eine Umstellung der Anordnung von 18*a* bedeutet. Bei der Ableitung vom Herzen werden die von den oberflächlichen Fasern ausgehenden Ströme am stärksten zur Geltung kommen, wenn die Elektroden diesen oberflächlichen Fasern selbst anliegen, also bei der Ableitung vom freigelegten Herzen. Der Unterschied in der Wirkung der oberflächlichen und der tiefen Fasern wird dagegen desto mehr verwischt werden, je mächtigere, leitende Massen als homogen ableitende Elektroden zwischen der obersten tätigen Faser und den ableitenden Elektroden, von denen ab die Leitung in einer Strombahn mit relativ engem Querschnitt erfolgt, gelegen sind; denn wenn so wie so gute Nebenschlüsse zwischen allen Fasern und dem Galvanometer vorhanden sind, macht es relativ wenig aus, ob bei einigen Fasern noch einige Nebenleitungen mehr — eben durch die darüberliegenden Muskelfasern — hinzukommen.

Wenn man also entweder direkt von zwei gleichzeitig und in gleicher Richtung von der Erregung durchflossenen Muskelfasern ableitet (dadurch, daß man die Elektroden so anlegt wie in Fig. 18*b*), oder, wenn man bei flächenförmiger Ableitung durch Körpergewebe in einiger Entfernung von zwei in entgegengesetzter Richtung von der Erregung durchflossenen Muskelfasern ableitet (ähnlich wie in Fig. 18*a*), so wird man keinen Ausschlag im Galvanometer erhalten. Während sich also die mechanischen Wirkungen der beiden Muskelfasern addieren, heben sich ihre elektrischen Wirkungen auf.

Genau dasselbe tritt aber ein, wenn die Fasern sich in verschiedenen Richtungen durchflechten, weil sich dann im allgemeinen immer zwei Muskelfasern auffinden lassen, die in entgegengesetzter Richtung leiten. Und ähnlich liegen die Verhältnisse auch bei kreisförmig angeordneten Fasern, falls die Ableitungsanordnung nur so ist, daß die Ströme, die von der einen Seite der ringförmigen Fasern ins Galvanometer gelangen, annähernd ebenso groß sind, als die von der entgegengesetzten Seite. Dies ist in idealer Weise der Fall, wenn von einer ringförmigen Faserschicht durch Vermittlung des Körpergewebes (also flächenförmig), symmetrisch abgeleitet wird, also etwa so, wie bei der Ableitung der zirkulären Fasern durch die beiden Arme, aber auch bei anderen Ableitungspunkten, sind die Bedingungen für das Auftreten von Strömen sehr ungünstig, weil immer, wenigstens teilweise, die elektrische Wirkung der Fasern auf der einen Seite durch die elektrische Wirkung der gleichzeitig tätigen Fasern, auf der anderen Seite wenigstens teilweise aufgehoben wird.

Man wird also im allgemeinen nicht erwarten dürfen, daß man bei Ableitung vom Körper elektromotorische Wirkung von Ringmuskulatur erhält. Es gilt dies sowohl von der Ringmuskulatur des Herzens, als auch von der aller anderen Organe. In der Tat wäre es ohne diese Überlegung sehr merkwürdig, daß man z. B. vor allem bei Ableitung von Hand und Fuß nichts von der elektromotorischen Wirksamkeit der dazwischenliegenden Bauchorgane merkt. Die besondere Bedeutsamkeit dieses Umstandes für das Herz wird in §§ 22 und 43 erläutert werden.

-

Aus dem Gesagten läßt sich also die wichtige Folgerung ziehen, daß man in dem Elektrokardiogramm von der Körperoberfläche — d. h. wenn man nicht an einzelnen Herzfasern direkt punktförmig, sondern von der gesamten Oberfläche flächenförmig, durch breite Körperschichten hindurch ableitet — eine Kurve erhält, die der von den senkrecht darunterliegenden Punkten annähernd ähnlich, aber sehr viel kleiner ist, und eine etwas kompliziertere Zusammensetzung aufweist. Diese äußert sich im wesentlichen in einer Abflachung, stellt dafür aber in gewissem Sinne einen besseren Ausdruck der Gesamttätigkeit des Herzens dar, weil hier auch die Ströme der tiefer liegenden Abschnitte des Herzens einen relativ größeren Anteil an der Gesamtsumme haben.

Fünftes Kapitel.

Die Technik der Saitengalvanometerarbeiten.

§ 18. Das Prinzip der Saitengalvanometer.

Das Prinzip der Saitengalvanometer beruht darauf, daß ein elektrischer Strom, der sich in einem Magnetfelde befindet, abgelenkt wird. Die Richtung der Ablenkung erfolgt gemäß der AMPÈREschen Schwimmerregel. Diese lautet bekanntlich folgendermaßen: wenn man sich in der Richtung des positiven Stromes in einem elektrischen Stromkreis schwimmend denkt und dabei einen Magneten anschaut, so wird dessen Nordpol nach links abgelenkt. Wenn nun aber, wie im Falle des Saitengalvanometers, der Magnet fest steht und der Stromkreis leicht beweglich ist, so ändert das an der relativen Bewegung nichts, d. h. der Nordpol wird nach links verschoben, was dadurch zu Stande kommt, daß der Stromkreis (bzw. der Stromkreisträger, also in unserem Falle der dünne Faden) nach rechts abgelenkt wird. Die in Fig. 19 angebrachten Pfeile demonstrieren die dabei resultierenden Bewegungen.

Ein starker Strom wird stark, ein schwacher Strom schwach abgelenkt; wenn also ein Faden, der in einem Magnetfeld senkrecht zur Richtung der Kraftlinien ausgespannt ist, von Strömen wechselnder Intensität durchflossen wird, so wird der Strom mit mehr oder weniger Kraft disloziert werden und demzufolge auch seinen Stromträger — also den Metallfaden — entsprechend der jeweiligen Stromstärke mehr oder weniger weit zu dislozieren suchen. Die Größe der Ablenkung des Fadens resultiert aus der ablenkenden Kraft und aus dem Widerstand, den der Faden einer Dislokation entgegensetzt.

Die ablenkende Kraft ist ceteris paribus abhängig von der Stärke des Magnetfeldes und von der Stärke des den Faden durchfließenden Stromes.

Der Widerstand setzt sich zusammen aus der durch die Masse des Fadens bedingten Trägheit desselben und aus der Spannung des Fadens.

Diese vier wesentlichen Komponenten wirken ganz allgemein in der Weise, daß eine Verstärkung des Magnetfeldes, eine Verstärkung der Intensität des zu messenden Stromes, eine Verringerung der Masse des Fadens und eine Verkleinerung seiner Spannung die Empfindlichkeit des Galvanometers erhöhen, wenn man unter Empfindlichkeit die Größe des Ausschlages versteht, welchen ein konstanter Strom unabhängig von der Zeit hervorruft.

Nun kommt es aber nicht allein auf die endlich erreichte Ablenkung an, sondern, wenn man, wie beim Elektrokardiogramm, kurzdauernde Stromstöße messen will, mehr noch auf die Schnelligkeit der Ablenkung; außerdem ist die Empfindlichkeit in keinem Falle der Vergrößerung oder Verkleinerung der oben genannten

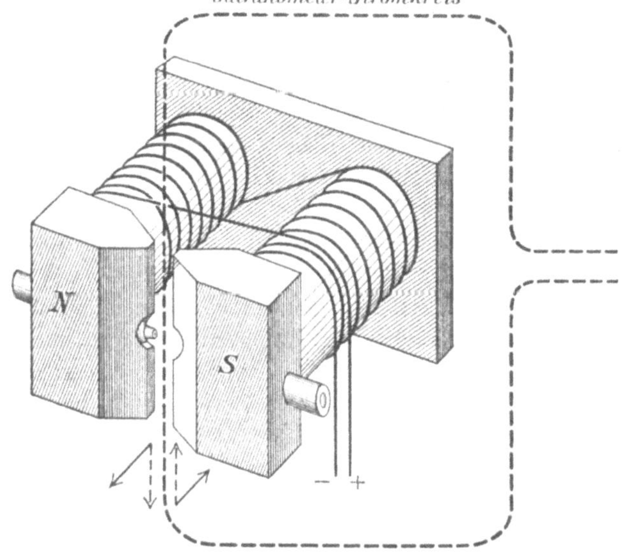

Fig. 19. Schema des Saitengalvanometers. Das Schema zeigt die Wickelung des (Akkumulatoren) Stromes, der den Elektromagneten in der Art erregt, daß bei S ein Südpol und bei N ein Nordpol sich entwickelt. Unter diesen Bedingungen wird der in der Richtung des punktierten Pfeiles fließende Galvanometerstrom in der Richtung des ausgezogenen Pfeiles abgelenkt, d. h. bei aufsteigendem Strom wird der Faden nach hinten, bei absteigendem Strom nach vorne abgelenkt.

Größen proportional und endlich kann man nicht ohne weiteres die Größen einzeln ändern (z. B. wird im allgemeinen eine Verringerung der Fadenmasse, je nachdem man sie durch Verkürzung oder Verdünnung des Fadens vornimmt), eine Vergrößerung oder eine Verkleinerung des Widerstandes, also auch der zu messenden

4*

Stromintensität zur Folge haben. Aus dem Gesagten ergibt sich, daß eine Einzelbetrachtung der Komponenten notwendig ist.

Das Magnetfeld macht man durch Verwendung eines Elektromagneten und dadurch, daß man nach dem Vorgange RÜHMKORFFs die Polschuhe des Magneten einander so nahe bringt, daß sie nur einen schmalen Spalt für den Faden zwischen sich lassen (siehe Fig. 19), möglichst stark.

Je spitzer die Polschuhe gegen den Faden hin zu laufen, desto mehr werden die magnetischen Kraftlinien auf die Gegend des Fadens konzentriert, und es ergibt sich daraus die schon von RÜHMKORFF gewählte Form als die praktischste. Da man aber wünschen muß, daß die Anschläge wenigstens annähernd der Stromstärke proportional sind, d. h. daß bei einer Verdoppelung der Stromstärke auch ein doppelt so großer Ausschlag erfolgt, hat man dafür zu sorgen, daß im Bereich der Exkursionsbreite des Fadens das magnetische Feld annähernd konstant ist. Man wird also die Polschuhe nicht in scharfe Schneiden auslaufen lassen, sondern dieselben, wie auch in der Figur angedeutet, abschrägen.

Der Elektromagnet wird auch dort, wo Gleichstrom zur Verfügung steht, mit einer Akkumulatorenbatterie gespeist; die immer auftretenden Schwankungen des Stadtstromes machen sich einmal in einer Veränderlichkeit der Empfindlichkeit geltend, können aber auch bei plötzlichem Einsetzen einen genügend starken Strom auf den Faden induzieren und so eine Zacke im Kurvenbild hervorrufen. Ersteren Fehler könnte man dadurch vermeiden, daß man einen sehr starken Strom durch die Elektromagneten schickt, denn nach der MÜLLERschen Formel ist die Stärke des magnetischen Feldes bei starken Strömen diesen nicht mehr proportional, sondern nähert sich einem Maximum, das im wesentlichen von der verwendeten Eisenmenge abhängig ist. Nimmt man nun einen Strom, der größer ist als der das annähernde Maximum erzeugende Strom, so wird eine kleine Verminderung desselben keine merkliche Änderung der magnetischen Feldstärke hervorrufen. Doch bedarf man bei Benutzung so starker Ströme der Wasserkühlung, um eine sonst eintretende Erwärmung hintanzuhalten. Aus der MÜLLERschen Formel ergibt sich weiter, wie gleich hier bemerkt werden soll, daß das EINTHOVENsche Originalmodell mit einem langen schweren Elektromagneten und winklig abgebogenen Polschuhen in bezug auf maximale Empfindlichkeit richtiger konstruiert ist, als die späteren Nachahmungen, die wieder auf die von RÜHMKORFF seinerzeit zuerst benutzte Form zurückgriffen. Ob im übrigen nicht eine Verkleinerung der Länge der dem Faden parallel stehenden Polschuhe aus mannigfachen konstruktiven Gründen vorteilhaft und empfehlenswert sei, bedürfte genauerer Durchrechnung und eventuell des praktischen Versuches.

Die Stärke der zu messenden Ströme ist bei physiologischen Versuchen durch die in den tierischen Geweben enthaltenen Spannungsdifferenzen und durch die Widerstände in den Geweben und im Galvanometer bedingt. Die Spannungsdifferenzen und die Widerstände in den Geweben sind gegebene Größen. Die Stärke der zur Messung gelangenden Ströme könnte also nur dadurch bis zu einer gewissen Grenze erhöht werden, daß man den Widerstand, den der Strom im Galvanometer findet, möglichst gering macht. Doch hat es auf keinen Fall einen Sinn, diesen Widerstand kleiner als etwa 600 Ohm[1] machen zu wollen, da dies bei Ableitung von Arm zu Arm der ungefähre Widerstand im Körper selbst ist, und da nach bekannten physikalischen Gesetzen eine merkliche Erhöhung der Stromstärke nicht mehr eintreten kann, wenn man den Widerstand in der einen Hälfte eines Stromkreises kleiner macht als den unveränderlich gegebenen Widerstand in der anderen Hälfte des Stromkreises. Hinzu kommt, daß man den Widerstand in dem dünnen Faden, der als Stromträger im magnetischen Felde benutzt wird, und der den hauptsächlichsten Widerstand im Galvanometerkreis bildet, in bedeutendem Maße nur dadurch verringern kann, daß man den Querschnitt des Fadens vergrößert, bzw. seine Länge reduziert. Nun hängen aber von der Länge und vor allem von der Dicke des Fadens andere wesentliche Eigenschaften des Galvanometers ab, und es bedarf einer besonderen Rechnung, um die günstigsten Dimensionen zu bestimmen. Diese Rechnung ist von EINTHOVEN durchgeführt worden, und er kommt zu dem Resultate, einen möglichst dünnen und infolgedessen möglichst leichten Faden zu wählen.

Es erscheint auch sehr plausibel, die Masse des Fadens zu reduzieren, wenn man bedenkt, daß es vornehmlich auf die Schnelligkeit, der Reaktion ankommt, diese aber naturgemäß desto größer ist, je geringer die Masse und mithin die Trägheit des

---

[1] Diese Größe ist die ungefähre Mittelzahl aus sehr vielen Versuchen, bei denen ich den Widerstand des Körpers nach der KOHLRAUSCHschen Methode bestimmt habe. GARTEN (1908, S. 437) gibt hier den Widerstand 1000—2000 Ω an. Nach dem Gesagten erscheint mir dieser Wert zu groß.

sich bewegenden Fadens ist. Die Länge des Fadens an sich hat einen günstigen Einfluß auf die Größe der Ausschläge; auch dies ist leicht einzusehen, denn man kann sich sehr leicht vorstellen, daß von zwei gleich stark gespannten Fäden der längere von einer schwächeren Kraft als der kürzere derartig ausgebogen werden kann, daß die Mitte der beiden Fäden um ein gleiches Stück bewegt wird. All dieses läßt sich zahlenmäßig ausdrücken und berechnen, doch muß in dieser Richtung auf die klaren Ausführungen von Einthoven verwiesen werden.

Ein weiterer hoch bedeutsamer Vorteil des Instrumentes liegt darin, daß man durch Änderung der Spannung des Fadens in einfachster Weise die Empfindlichkeit und die Reaktionsgeschwindigkeit ändern kann. Leider stehen beide in einem gewissen Gegensatz zueinander. Wenn man den Faden spannt und so seine Schwingungsdauer verkürzt, so reagiert das Instrument schneller, ist aber weniger empfindlich (siehe § 20), weil es natürlich einer größeren Kraft bedarf, um einen gespannten Faden zu dislozieren als einen schlaffen. Wenn man dagegen den Faden entspannt, so wird das Galvanometer empfindlicher, aber auch gleichzeitig träger. Man hat es also bis zu einem gewissen Grade in der Hand, das Instrument in jedem Falle für den gewollten Zweck einzustellen.

Endlich ist die Schnelligkeit der Einstellung abhängig von dem Luftwiderstand. Es ist selbstverständlich, daß das Instrument im luftverdünnten Raum weitaus schneller reagieren würde.

§ 19. Beschreibung des modernen Saitengalvanometers.

Der von Einthoven (1903) konstruierte Apparat hat, gegenüber den früheren Instrumenten von Ader (vgl. hierüber § 7), drei wesentliche Verbesserungen aufzuweisen: Erstens nahm er statt des permanenten Magneten Elektromagnete, durch die ein außerordentlich starkes magnetisches Feld (ca. 20000 elektromagnetische Einheiten pro cm^2) zu erzielen war; zweitens wurde die Empfindlichkeit durch Benutzung der bis zu 10mal dünneren versilberten Quarzfäden als Stromleiter bedeutend gesteigert, und drittens kann durch Verwendung eines Mikroskops die Empfindlichkeit annähernd um das Tausendfache gesteigert werden. Bei dem großen Elektromagnetsaitengalvanometer, wie es jetzt von Edelmann gebaut wird, ist die Empfindlichkeit ähnlich groß wie bei dem ursprünglichen Einthovenschen Modell, und zwar liefert ein Strom von 10^{-10} Ampère bei tausendfacher Vergrößerung und bei stärkster Entspannung des dünnen versilberten Quarzfadens von etwa 10 000 Ω Widerstand einen Ausschlag von 1 mm. Allerdings reagiert dabei das Galvanometer relativ sehr langsam und der Ausschlag erfolgt in etwa 4 Sek. (vgl. hierzu die graphische Darstellung auf S. 61 sowie § 22).

Es läßt sich hier, was sonst bei keinem anderen Galvanometer möglich ist, die Empfindlichkeit und die Geschwindigkeit der Einstellung durch einen einzigen Handgriff in weiten Grenzen verändern. Und zwar wird durch Vermehrung der Fadenspannung

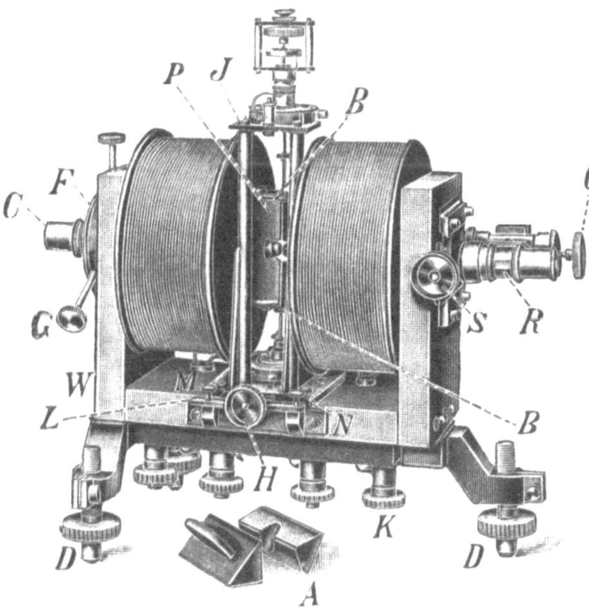

Fig. 20. Großes Elektromagnet-Saitengalvanometer.

in wenigen Augenblicken aus dem relativ langsam sich einstellenden hochempfindlichen Instrument ein wesentlich unempfindlicherer, aber ungemein viel rascher reagierender Stromzeiger gewonnen.

Beistehende Fig. 20 zeigt das große Elektromagnetsaitengalvanometer (Nr. 1500 des Edelmannschen Katalogs) in Seitenansicht, das jetzt meist auf 4 Füßen stehend geliefert wird. Es mag genügen, hier auf die Hauptteile hinzuweisen, da die eingehende Beschreibung von Edelmann jun. (Mitteilung 4 aus dem physikalisch-mechanischen Institut von Edelmann, München) jedem leicht zugänglich ist. Die Hauptmasse des Instrumentes besteht in dem hufeisenförmigen Elektromagneten, dessen in zwei stumpfe Schneiden auslaufende Polstücke *P* in der Figur sichtbar sind. Der übliche Ausdruck „hufeisenförmig" beschreibt die Form des Magneten nur sehr unvollkommen. In Wirklichkeit handelt es sich um ein fast völlig geschlossenes, nur zwischen den Schneiden mit einem schmalen Spalt versehenes, eisernes Rechteck, das im Einthovenschen Modell wagerecht liegt, im Edelmannschen Modell senkrecht steht. Bei Einthoven sind die beiden Querseiten, bei Edelmann die beiden Hälften der unterbrochenen Längsseite als Elektromagnete gewickelt. Wie die Fig. 19 und 20 ergeben, läßt sich die zweite Form konstruktiv kompendiöser herstellen. Hierbei sind in der Mitte die Polschuhe ebenso wie die die Elektromagnetwicklung tragenden Eisenkerne in der Horizontalen durchbohrt, links zur Einführung eines Mikroskoptubus (*C*), der ein zur Beleuchtung dienendes Objektiv trägt, rechts zur Einführung des Beobachtungs- bzw. Projektionsmikroskopes (*R*). Der wichtigste Teil (*J* der Fig. 20), der in Fig. 21 besonders abgebildete Fadenträger, läßt sich leicht, da er in einer sicheren Schlittenführung mit der Grundplatte (*c*) verschiebbar ist, ohne Gefahr für den Faden aus dem Apparat herausziehen und wieder einführen. Zum Einziehen des Fadens wird der Fadenträger an einem von intensivem Bogenlicht beleuchteten Platze aufgestellt, wobei man sich so setzen muß, daß man den von vorne beleuchteten Faden gegen einen dunklen Hintergrund sieht. (Hierbei wird auch der dünnste Faden, der viel zu schmal ist, als daß er als eigentliches Bild auf der Netzhaut einen Eindruck hinterließe, selbstleuchtend.) Der betreffende Faden wird vorsichtig der Transportbüchse entnommen. In dieser (Fig. 22) ist der Faden in einer aufgeschlitzten Messingbüchse *C* an den beiden an seinen Enden angelöteten Stiften *D D* mit zwei Schrauben *E E* festgehalten, wobei die beiden Fadenstifte *D D* an beiden Seiten herausragen. Da auf der einen Seite der Fadenstift von der Hülle isoliert ist, kann man, ehe man sich der Mühe des Einziehens unterzieht, durch Einschaltung des Fadens mittels der beiden Stifte *D D*, in einen Stromkreis (von einer Intensität von höchstens 10^{-5} Amp.) die Leitfähigkeit des Fadens prüfen, was besonders bei Quarzfäden wichtig ist, da deren Silberhülle oft bricht, ohne daß der Faden verletzt erscheint.

Der weitere Vorteil der in Fig. 22 abgebildeten Transportbüchse ist nun der, daß man den darin befindlichen Faden an seinen beiden Stiften $D\,D$ in den Fadenträger (Fig. 21) einschrauben kann. Erst nachdem dies geschehen, löst man die beiden Schrauben E (in Fig. 22). Auf diese Weise lernt man, namentlich wenn man sich mit einem dickeren Kupferfaden einübt, sehr bald ohne den feinen Quarz- oder Platinfaden zu gefährden, das Einziehen vornehmen.[1] Der eingezogene Faden ist dann mit seinen an beiden Enden befindlichen Stiften in die beiden mit Preßschrauben ($g\,g$ Fig. 21) versehenen Hülsen ($f\,f$ Fig. 21) unten und oben eingeklemmt. Diese Hülsen sind ihrerseits an je einer Zentrierdose angebracht, durch die man während des Einschiebens des Fadenträgers zwischen

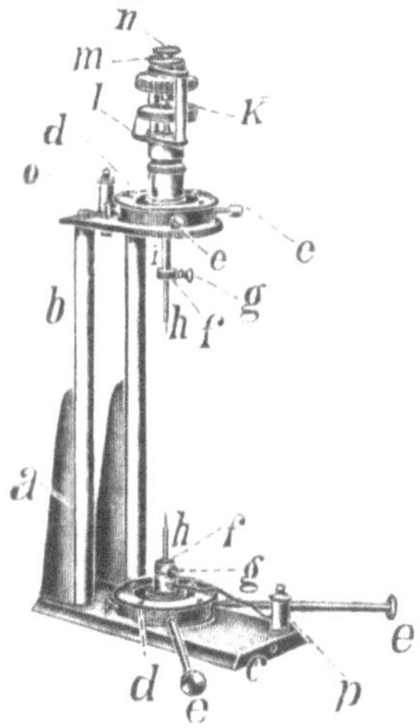

Fig. 21. Der herausgenommene Fadenträger. Der zwischen *h h* ausgespannte Faden selbst ist unsichtbar.

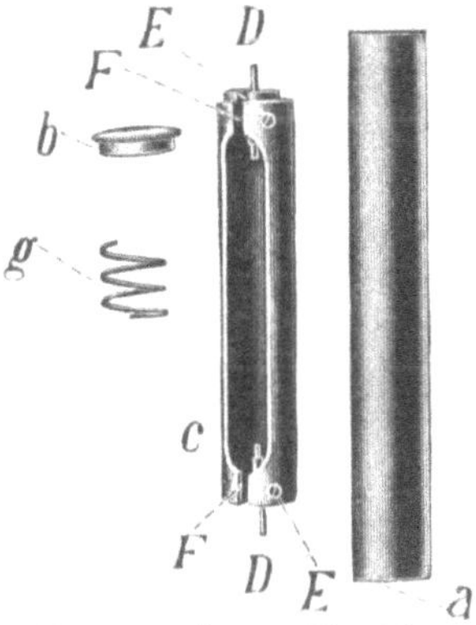

Fig. 22. Saiten-Einziehvorrichtung und Transportbüchse.

die Elektromagnete die genaue vertikale und symmetrische Einstellung des Fadens zwischen den Polschuhen erreicht (betreffs der genauen Zentrierung des Fadens vgl. S. 91). Auch hierbei läßt sich der Faden in intensivem auffallendem Licht leicht in seiner ganzen Länge sichtbar machen, besonders wenn man beide Messingverschluß-

[1] Garten (l. c. S. 431) macht darauf aufmerksam, daß die Dimension des Elektromagneten so bemessen ist, daß die Stifte bei gespanntem Faden oben und unten kaum 1 mm von den Polschuhen entfernt sind. Dadurch wird das Einführen des Fadens, wenn die Stifte von vornherein nicht genau die richtige Höhe haben, erschwert und G. hat ganz recht, wenn er es für wünschenswert erklärt, den Faden um ca. 2 mm länger zu nehmen, um ein mehrfaches Höher- und Tieferstellen zu vermeiden.

stücke entfernt, so daß man den Faden gegen eine dunkle Fläche sieht. Da die intensiv leuchtende Bogenlampe, die zur Projektion dient, so steht, daß sie den Faden nicht in seiner ganzen Länge beleuchten kann, verwendet man praktisch einen Spiegel, den man zur Seite des Apparates so schräg aufstellt, daß das Bogenlicht auf den Faden reflektiert wird. Zur Spannung des Fadens dient eine Mikrometerschraube bei *K* (Fig. 21). Eine Trommelteilung soll dazu dienen, um die jeweilige Spannung wieder herzustellen. Doch ist dies insofern ziemlich irrelevant, als geringe Temperatureinflüsse die Spannung des Fadens in wesentlicher Weise modifizieren, denn schon die Verlängerung der Saite um Bruchteile eines Mikrons hat einen merkbaren Einfluß auf die Größe des Ausschlages. Den gleichen Grad der Spannung kann man also nur an der gleichen Größe des Ausschlages auf einen bestimmten Strom hin erkennen (vgl. jedoch hierzu S. 67 f.). Ist der Faden stärker gespannt, so kann man ohne Gefahr mit stärkeren Objektiven, wie Zeiss *D*, oder Apochromat 4 das Seitenbild einstellen. Eine Berührung des versilberten Quarzfadens ist oft verhängnisvoll, und infolgedessen muß namentlich bei der ersten Einstellung des Fadens sorgfältig jede Berührung desselben mit den Polstücken und dem Objektiv vermieden werden; um dies vermeiden zu können, darf der Faden nicht flattern, muß also einigermaßen gespannt sein. Andererseits darf man den Faden nicht zu stark spannen, weil er sonst reißt. Ehe man nun den Faden eingestellt hat und den Grad der Spannung nach dem Ausschlag auf einen hindurchgeschickten Strom hin beurteilen kann, hat man als Maß der Spannung nur die makroskopisch sichtbare Bewegung, welche ein mit einer Handbewegung erzeugter Luftstrom hervorruft. Es ist Sache einer gewissen Übung, daß man danach die zur Einstellung vorteilhafteste Spannung ermittelt. Ist der Faden mit dem Projektionsmikroskop eingestellt, so werden die in Fig. 20 am Boden liegenden beiden Messingstücke *A* zur Abdichtung des Spaltraumes zwischen den beiden Elektromagneten eingeschoben, und endlich werden zwei in der Figur nicht sichtbare Glashütchen so auf beiden Seiten über die Fadenstifte geschoben, daß der Faden vor Staub und Luftzug geschützt ist, man bedarf daher des großen Blechkastens, in dem das Einthovensche Modell steht, nicht, denn dieser soll Staub und Windzug abhalten. Wenn Garten sagt, er diene auch dazu, um äußere Temperaturschwankungen fernzuhalten, so dürfte das belanglos sein, denn die wesentlichen Temperaturschwankungen sind Folgen der im Kasten erfolgenden Erwärmung durch den Strom des Elektromagneten und der Projektionslampe. EINTHOVEN verwendet daher Wasserkühlung. Das EDELMANNsche Instrument hat sie nicht. Auf die Nachteile, die aus den dadurch bedingten Temperaturschwankungen erwachsen, hat neuerdings WESTERLUND hingewiesen.

Die Länge der Fäden betrug bei dem ADERschen Instrument 100 cm, bei dem EINTHOVENschen 14 cm und ist jetzt bei den EDELMANNschen Instrumenten auf 8,7 cm reduziert, ohne daß die Empfindlichkeit durch die Verkürzung des Fadens merklich verändert wurde. Auch lassen sich in das Instrument kürzere Fäden (von etwa 3 cm Länge) einziehen, die für außerordentlich rasche Stromschwankungen (z. B. Telephonströme) geeigneter sind. Außer dem großen Instrument werden von EDELMANN noch mehrere kleinere Saitengalvanometer gebaut (ein Permanentsaitengalvanometer und ein kleines Elektromagnetsaitengalvanometer). Namentlich ersteres ist sehr handlich, immer gebrauchsbereit und zwar auch an solchen Stellen, wo kein Strom zur Verfügung steht und dürfte für viele Zwecke genügen. SAMOJLOFF hat vorgeschlagen, diese kleinen Instrumente so einzurichten, daß sie mit einem soliden Zeißmikroskopstativ verwendet werden können, was praktischer sein dürfte. Jedenfalls ist die beigegebene Optik ungenügend Eine große Bequemlichkeit ist es, daß bei einigen dieser Instrumente die Saiten sich in herausziehbaren geschlossenen Behältern befinden, so daß eine Auswechselung der Saite in wenigen Minuten vorgenommen werden kann.

§ 20. Die Empfindlichkeit der Saitengalvanometer.

Bei einem Saitengalvanometer steht die Fähigkeit, auf schwache Ströme überhaupt einen merkbaren Ausschlag zu geben, im Gegensatz zu der Fähigkeit, schnell zu reagieren. Da es aber beim Arbeiten mit diesen Instrumenten, besonders aber beim elektrokardiographischen Arbeiten gleicherweise auf die beiden genannten Eigenschaften ankommt, so dürfte der alte Begriff der Empfindlichkeit, der nur die erstere Fähigkeit berücksichtigt, nicht mehr genügen.

In folgendem soll dies unter Berücksichtigung der speziellen Verhältnisse am Elektrokardiogramm auseinandergesetzt werden, wobei wir die beiden genannten Fähigkeiten als Ausschlagsempfindlichkeit und Reaktionsgeschwindigkeit unterscheiden.

Da für die Aufnahme der relativ starken Ströme des Elektrokardiogramms eine übergroße Ausschlagsempfindlichkeit nicht notwendig ist, wird man den Faden möglichst stark spannen, um eine große Reaktionsgeschwindigkeit zu erreichen. Doch wird man den Faden nur so stark spannen, daß er gerade noch aperiodisch bleibt, denn ein zu stark gespannter Faden wird zwar den ersten Ausschlag sehr schnell ausführen, wird aber, wie die gespannte Saite eines Instrumentes, einmal aus seiner Ruhelage gebracht, allmählich abklingende Oszillationen um diese Ruhelage herum ausführen, was natürlich das Kurvenbild durchaus entstellen muß. Es ist also unnütz, die Spannung des Fadens über eine bestimmte Größe zu erhöhen. In Fig. 23 sind die Fadenbewegungen gezeichnet, die ein Faden bei verschiedener Spannung ausführt, wenn man plötzlich solche Ströme in den Galvanometerkreis schaltet, daß die Ausschläge in allen Fällen gleich groß sind. Die beigefügten Zahlen bezeichnen die Stromstärke in millionstel Milliampère. Man sieht, daß der benutzte Platinfaden von etwa 15 cm Länge und 3 μ Durchmesser bei einer geringen Spannung auf ein millionstel Milliampère einen Ausschlag gibt, der bei 500facher Vergrößerung 4 cm beträgt, daß er aber unter diesen Bedingungen nach einer halben Sekunde seine neue Ruhelage noch nicht erreicht hat, also überaperiodisch ist. Bei stärkerer Spannung reagiert er immer schneller, wird aber immer unempfindlicher. Bei der stärksten angewendeten Spannung gibt es erst bei ein tausendstel Milliampère einen Ausschlag von derselben Größe, den er vorher bei einem millionstel Milliampère gegeben hatte. Er reagiert jetzt sehr schnell, ist aber nicht mehr aperiodisch, sondern führt um die neue Ruhelage Oszillationen aus, die etwa 0,03 Sek. andauern. Nach einer ebensolangen Zeit (aber ohne deutliche Oszillationen) hat der Faden auch die neue Ruhelage erreicht, wenn er nur so stark gespannt ist, daß der Ausschlag von 4 cm schon bei 3—5 zehntausendstel Milliampère erreicht wird. Dies ist also die Grenz- oder Normalspannung dieses Fadens. Eine schnellere Reaktionszeit zu erstreben, hat kaum einen Zweck, da ja die Figur deutlich zeigt, daß bei einer größeren Spannung die endgültige Ruhelage doch nicht früher erreicht wird; die Grenzzeit, die ebenso wie die Grenzspannung ein Charakteristikum des Fadens darstellt, beträgt also in diesem Falle etwa 0,02—0,03 Sek.

Unter Ausschlagsempfindlichkeit ist bisher das verstanden, was man bei den gewöhnlichen Galvanometern einfach als Empfindlichkeit bezeichnete. Diese Instrumente reagieren so langsam, daß man sie überhaupt nicht recht zur Messung zeitlicher Verhältnisse verwenden konnte. (Außer unter den hier nicht in Betracht kommenden Bedingungen, bei denen man das Galvanometer als ballistisches Instrument benutzte.) Es bestand also gar kein Bedürfnis, die Reaktionsgeschwindigkeit des Instrumentes in dem Ausdruck für die Empfindlichkeit zur Geltung zu bringen. Bei Kapillarelektrometern, Saitengalvanometern und ähnlichen Instrumenten ist nun aber die Reaktionsgeschwindigkeit ein wesentlicher Bestandteil ihrer Empfindlichkeit; denn zweifellos ist ein Instrument, das denselben Ausschlag wie ein anderes auf eine bestimmte Stromstärke hin gibt, aber die Endlage zehnmal schneller erreicht, auch als zehnmal so empfindlich zu bezeichnen. GARTEN hebt deshalb auch mit Recht hervor, daß das Charakteristikum

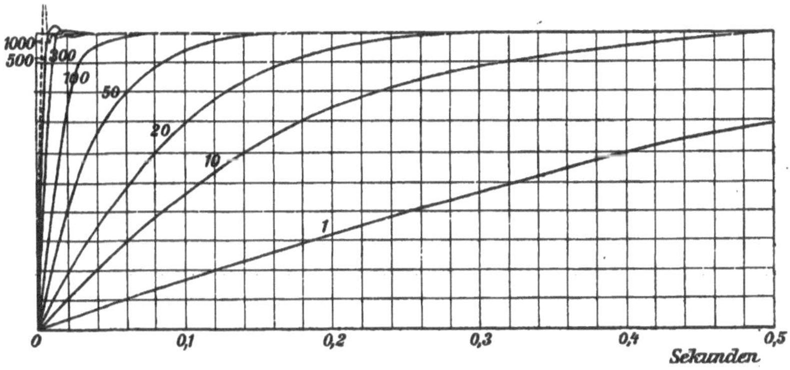

Fig. 23. Saitengalvanometer-Ausschläge bei verschiedener Fadenspannung. Der Faden ist jedesmal so gespannt, daß ein Strom von der in Zahlen beigefügten Stärke (gemessen in 10^{-9} A.) einen Ausschlag von 4 cm gibt. Für diesen Faden ist die Aperiodizität gerade erreicht (Grenzspannung), wenn ein Strom von $2 \cdot 10^{-7}$ A. (bei der Zahl 100) einen Ausschlag von 4 cm gibt. Bei stärkerer Spannung treten Nachschwingungen auf. Bei schwächerer Spannung reagiert der Faden (überflüssig) träge.

eines Kapillarelektrometers nicht die Größe des Ausschlags ist, welche einer bestimmten Stromstärke entspricht, sondern die mit diesem Strom erzeugte Eichungskurve. Es wäre nun durchaus möglich, den Ausdruck für die Empfindlichkeit eines Saitengalvanometers so zu wählen, daß in ihm auch numerisch die Reaktionsgeschwindigkeit neben der Empfindlichkeit im alten Sinne zur

Geltung kommt. Man könnte z. B. den Ausdruck für die Empfindlichkeit eines Saitengalvanometers als Reaktionsempfindlichkeit bezeichnen und als Bruch schreiben, bei dem der Zähler durch den reziproken Wert desjenigen Stromes in Milliampère ausgedrückt wird, der bei der betreffenden Fadenspannung und der gewählten Vergrößerung einen Ausschlag von 1 cm[1] ergibt. Als Nenner wäre dann die Zeit in σ anzugeben, in der dieser Ausschlag erreicht wird. Die Fig. 23 zeigt, daß der numerische Wert dieses Bruches bei verschiedener Fadenspannung wenigstens der Größenordnung annähernd gleich bleibt; die Reaktionsempfindlichkeit bei der Kurve 1:

$$\frac{\frac{\frac{1}{10^{-6}}}{4}}{3000} = \frac{4\cdot 10^6}{3000} = 1300$$

$$\text{bei } 1: \frac{4000\,000}{3\,000} = 1300, \quad \text{bei } 10: \frac{400\,000}{500} = 800, \quad \text{bei } 20: \frac{200\,000}{300} = 666$$

$$\text{bei } 50: \frac{80\,000}{160} = 500, \quad \text{bei } 100: \frac{40\,000}{100} = 400, \quad \text{bei } 500: \frac{8\,000}{12} = 700$$ [2]

Um hierfür nun einen einheitlichen Ausdruck zu haben, kann man den Begriff der Grenzempfindlichkeit[3] einführen.

[1] Man kann die Ausschläge von 1 cm direkt bestimmen und messen, und um dies zu ermöglichen, ist es richtiger 1 cm Ausschlag und nicht 1 mm zu wählen, denn bei so kleinen Ausschlägen kann man die Zeit nicht bestimmen. Da jedoch die Ausschläge annähernd proportional den Stromstärken sind, ist es angängig noch größere Ausschläge zu verwenden, in dem in Fig. 23 abgebildeten Falle 4 cm und dann mit 4 zu dividieren.

[2] Daß bei stark gespanntem Faden der Ausdruck für die Reaktionsempfindlichkeit wieder steigt, liegt daran, daß dabei die Zeit eingesetzt ist, in der der Faden zu seinem größten Ausschlag gelangt; wollte man, was vielleicht richtiger wäre, die Zeit nehmen, in der der Faden seine endliche Ruhelage erreicht, so würde, wie leicht einzusehen, der Ausdruck für die Reaktionsempfindlichkeit weiter sinken und für die Kurve 500 beispielshalber $\frac{8000}{40} = 200$ betragen. Es ist jedoch der erstere Modus gewählt, weil hierbei die weiter unten zu definierende Grenzempfindlichkeit sich als ein Minimum der Reaktionsempfindlichkeit ergibt.

[3] An sich wäre es vielleicht richtiger, diese Größe als Normalempfindlichkeit eines Saitengalvanometers zu bezeichnen. Aber dieser Ausdruck ist insonderheit durch die Arbeiten von du Bois und Rubens (1893 und 1900) bereits für eine andere Größe allgemein üblich. Jene von diesen Forschern fixierte Größe bezieht sich jedoch ihrer Natur nach auf langsam reagierende Instrumente, und Einthoven (1903) hat schon in seiner ersten

Es wäre dies diejenige Empfindlichkeit, die bei der Normalspannung des Fadens vorhanden ist; für den Faden, dessen Aichungskurven in Fig. 23 wiedergegeben sind, dürfte die Grenzempfindlichkeit etwa zwischen den Kurven 100 und 300 liegen, also zahlenmäßig durch den Ausdruck $\frac{16\,000}{40} = 400$ wiedergegeben werden können, d. h. bei der dann herrschenden „Normalspannung" gibt der Faden auf $\frac{1}{1600}$ Milliampère in 40 σ einen Ausschlag von 1 cm bzw. auf $\frac{1}{4000}$ Milliampère in derselben Zeit einen Ausschlag von 4 cm.

Die hierdurch charakterisierte Empfindlichkeit kann in ihren Komponenten einzeln variiert werden. Durch Entspannung des Fadens kann die Ausschlagsempfindlichkeit tausendmal vergrößert werden, dadurch wird aber die Reaktionszeit auch dementsprechend verlängert. Umgekehrt allerdings kann durch stärkere Spannung zwar noch die Empfindlichkeit herabgesetzt werden, ohne dadurch allerdings eine größere Reaktionsgeschwindigkeit zu erreichen. In dieser Beziehung ist also die Normalempfindlichkeit gleichzeitig ein Grenzwert, — ein Grenzwert, der nicht überschritten werden sollte.

Wenn also, was bei direkter Ableitung vom freigelegten Herzen der Fall ist — bei der Grenzspannung die Ausschlagsempfindlichkeit zu groß ist, so verkleinert man sie nicht durch stärkere Fadenspannung, sondern besser durch einen dem Galvanometer parallel geschalteten Nebenschluß. Aus dem Gesagten ergibt sich die Zweckmäßigkeit, für jeden Faden vor dem Gebrauch die Grenzspannung zu ermitteln.

Wie Fig. 23 zeigt, reagiert das auf größte Empfindlichkeit eingestellte Saitengalvanometer recht langsam; für so starke und relativ so langsam verlaufende Ströme, wie sie vom Herzen erzeugt werden, ist es jedoch ausreichend. Wenigstens die zeitlichen Verhältnisse des Elektrokardiogramms werden, wenn man

---

Publikation betont, daß durch die Feststellung der Normalempfindlichkeit die Brauchbarkeit eines Galvanometers noch nicht eindeutig bestimmt sei. Trotzdem hat er den alten Begriff der Normalempfindlichkeit beibehalten. Es erscheint aber mit Einführung der Saitengalvanometer, deren Hauptvorteil gerade in der schnellen Reaktion liegt, wünschenswert, die Brauchbarkeit des Instrumentes in dieser Beziehung auch in dem numerischen Wert für die Empfindlichkeit zum Ausdruck zu bringen. Dies geschieht durch Einführung der Grenzempfindlichkeit.

einen nicht einmal gar zu dünnen Faden (es genügt ein Platinfaden vom Widerstand 2000 Ω) auf die Grenzspannung einstellt, mit einer Genauigkeit wiedergegeben, die durchaus genügt; da es ja nur darauf ankommen kann, die Galvanometerkurven mit irgendwelchen anderen Kurven in Beziehung zu setzen, und da vorläufig die zeitlichen Bestimmungen im Elektrokardiogramm alle übrigen am Herzen angestellten Bestimmungen an Genauigkeit übertreffen, so macht bei Kurven, die im ganzen fast $^1/_2$ Sek. dauern, selbst eine Verspätung um die relativ lange Grenzzeit von $^1/_{100}$ Sek. nicht viel aus.

§ 21. Die Analyse der Saitengalvanometerkurve.

Das, was wir direkt aus der Saitengalvanometerkurve kennen lernen wollen, ist die in jedem Moment vorhandene Potentialdifferenz; wir könnten dies, wenn der Faden dem jeweiligen Stromimpuls momentan folgte; daß dies unmöglich ist, solange wir als Indikator des vorhandenen Stromes die Bewegung eines massehaltigen Körpers benutzen, liegt auf der Hand. Es fragt sich also nur, ist das Zurückbleiben der Kurve hinter dem wirklichen Vorgang so gering, daß man es im Einzelfall gegenüber der Langsamkeit des Vorganges entweder vernachlässigen kann, oder doch wenigstens durch Analyse den wirklichen Vorgang aus der Kurve berechnen kann. Hierüber kann man natürlich im Einzelfalle verschiedener Ansicht sein, und es wird im wesentlichen von dem Zwecke abhängen, den man mit der Aufnahme der Kurven verbindet, ob man eine Analyse anzuwenden hat. Daß für Kapillarelektrometerkurven, welche zu dem Zwecke aufgenommen sind, um physiologische Vorgänge wiederzugeben, eine Analyse im allgemeinen unumgänglich ist, wurde schon in dem Abschnitt über die historische Entwicklung hervorgehoben, und dort wurde auch erwähnt, daß heute einwandfreie Methoden existieren, um diese Analyse vorzunehmen. Für Saitengalvanometer-Elektrokardiogramme wird die Notwendigkeit im allgemeinen verneint, und auch wir haben keine Analysen vorgenommen.

Es erscheint daher unnötig, diese Frage prinzipiell zu erledigen. Es kann nur darauf ankommen, dieselbe insofern zu erörtern, als dadurch möglicherweise unsere Resultate tangiert werden könnten. Daß in bezug auf alle zeitlichen Verhältnisse des Elektrokardiogramms das Saitengalvanometer schnell genug reagiert, hat schon Einthoven gezeigt, auf dessen diesbezügliche

Angaben wir verweisen. Da jedoch in manchen anderen Fällen eine Analyse der Saitengalvanometerkurven nötig sein dürfte, so möchte ich der Vollständigkeit halber im folgenden kurz die sehr klaren Ausführungen rekapitulieren, welche GARTEN über diesen Gegenstand in dem Handbuch der physiologischen Technik (1909) gemacht hat.

Schon EINTHOVEN (1906) hat angegeben, daß sich aus der beobachteten und registrierten Saitenbewegung der wirkliche zeitliche Verlauf des betreffenden Stromes ableiten läßt. In roher Annäherung würde man, wie EINTHOFEN hervorhebt, auch schon mit dem vom Kapillarelektrometer her bekannten Analysenverfahren ausreichen, indem man die Aichungskurve des Galvanometers als logarithmische ansieht, der sie, namentlich in ihrem weiteren Verlauf, ja auch sehr ähnlich ist.

Nun macht sich aber gerade bei sehr rasch ablaufenden schwachen Strömen, z. B. Aktionsströmen des Nerven, der Übelstand geltend, daß die Aichungskurven (momentane Einschaltung einer bekannten elektromotorischen Kraft) mit S-förmiger Krümmung beginnen. In solchen Fällen soll es die Analyse der Kurve ermöglichen, die wirklichen Stromstärken, 1 σ nach Stromschluß beginnend, und dann von 0,5 zu 0,5 σ fortschreitend, kennen zu lernen. Es käme das bei einer Empfindlichkeit in Betracht, wo 1 mm einem Strom von $8{,}67 \cdot 10^{-9}$ Ampère entspricht. Der Fehler betrug in diesen Fällen nach EINTHOVEN 1 σ nach dem Stromschluß nur 4,6 $^0/_0$. Bei dem Analysenverfahren, dessen theoretische Begründung und auch deren Einzelheiten bei der Ausmessung hier nicht wiedergegeben werden können, muß außer der Geschwindigkeit auch die Beschleunigung der Saitenbewegung berücksichtigt werden.

Die Aichungskurve sei in einem rechtwinkligen Koordinatensystem aufgenommen, dessen Abszisse der Zeit (in σ gemessen), dessen Ordinate der Ablenkung der Saite von der Ruhelage entsprechen mag. Als Einheit für die Größenwerte gelten für die Zeit 1 mm der Abszisse, für den Weg 1 mm der Ordinate. Als Einheit der Kraft wird 1 Mikroampère angenommen („Millimeter-Mikroampèresystem"). Es gilt dann nach EINTHOVEN für jede in einen Punkt der Kurve auf die Saite einwirkende Stromintensität die Gleichung:

$$q = c \cdot r \cdot v + c \cdot m \frac{(1 + v^2)^{\frac{3}{2}}}{\varrho}.$$

Hier wird unter q der Abstand des Saitenbildes von der neuen Gleichgewichtslage in Millimetern verstanden, die die Saite erreichen würde, wenn, wie bei der Aichungskurve, die in dem betreffenden Punkt wirkende Stromstärke dauernd bestehen bliebe. Unter c wird die jeweilige Empfindlichkeit des Galvanometers verstanden, und zwar ist c gleich 1, wenn durch 1 Mikroampère ein Ausschlag von

1 mm erhalten wird. Träte durch i Mikroampère ein Ausschlag von u mm ein, so wäre c gleich u/i. Ferner stellt m die scheinbare Masse „des Saitenbildes“ dar. Man denke sich statt des mikroskopisch stark vergrößerten Bildes des Quarzfadens einen materiellen Punkt, auf den eine Kraft einwirkt, die der Kraft gleich ist, welche die ganze Saite in Bewegung setzt. „Die Beschleunigung, die der fiktive materielle Punkt erleidet, bestimmt dann das, was wir scheinbare Masse des Saitenbildes nennen.“ In dem von EINTHOVEN benutzten Millimeter-Mikroampèresystem ist die Einheit der scheinbaren Masse m diejenige, welche von der Kraft von 1 Mikroampère die Beschleunigung 1 mm Weg pro 1 mm Zeit erleidet. Ferner ist r der scheinbare Widerstand bedingt durch luft- und elektromagnetische Dämpfung, der der Saitenbewegung entgegenwirkt. Er ist gleich 1, wenn sich das Saitenbild mit einer Geschwindigkeit von 1 mm Weg pro 1 mm Zeit bewegt und sich dieser Bewegung eine Kraft von 1 Mikroampère entgegenstellt, v ist die Geschwindigkeit der Saitenbewegung, wie sie durch die Tangente des Neigungswinkels, den die Berührungslinie der Kurve für den betreffenden Punkt mit der Abszisse bildet, gegeben ist. q endlich entspricht dem Krümmungsradius der Kurve an dem entsprechenden Meßpunkt. Durch ihn kommt also die Beschleunigung der Saitenbewegung zum Ausdruck. Man erkennt ohne weiteres aus der Formel, daß an jedem Wendepunkt, wo q unendlich wird, die Gleichung sich vereinfacht in

$$q = c \cdot r \cdot v.$$

D. h. an den Punkten, wo momentan die Saite keine Beschleunigung erleidet, ist die Stromintensität, die zu der durch die Ablenkung durch die Saite bereits gegebenen hinzuzuaddieren wäre, der Geschwindigkeit der Saitenbewegung direkt proportional. Durch Messung von q (Abstand von der neuen Gleichgewichtslage) und der Tangente v des Neigungswinkels läßt sich an dem Wendepunkt einer Aichungskurve r bestimmen, da sich auch c durch eine einzige Beobachtung der Größe des Ausschlages in Millimeter durch eine bestimmte Stromstärke ermitteln läßt. Also:

$$r = \frac{-q}{c \cdot v}.$$

EINTHOVEN empfiehlt die Messungen unter dem Mikroskop mit Zeissobjektiven (40 mm Äquivalentbrennweite) vorzunehmen. Wichtig ist, während der Messungen Mikroskopstativ und Tubus durch einen festen Bügel gegeneinander unbeweglich zu fixieren, nachdem man das Fadenkreuz des Meßokulars und das Bild des Photogramms auf die gleiche optische Fläche eingestellt hat. Durch Drehen des Okulars, die Mitte des Fadenkreuzes muß mit der Drehungsachse zusammenfallen, läßt sich in dem betreffenden Kurvenpunkt der eine Faden als Berührungslinie anlegen. Ähnlich wie beim Analysator des Polarisationsapparates wird dann an einer Kreisteilung mit Zeiger der Winkel zwischen ihr und der Abszissenachse festgestellt. Zur Abszissen- und Ordinatenmessung dient meist die bei der Aufnahme erzeugte Meßskala selbst.

Was nun endlich die Bestimmung von m (scheinbare Masse) betrifft, so wird durch sie die ganze Bestimmungsmethode, wie Einthoven selbst hervorhebt (S. 670), scheinbar in Frage gestellt. Einthoven war gezwungen, für verschiedene Teile ein und derselben Kurve verschiedene Werte der scheinbaren Masse in Rechnung zu setzen, die größer waren als die von ihm aus den gedämpften Schwingungen ermittelten (S. 488). Doch gilt dieses nur für schwach gespannte Saiten und auch dann bleibt die Möglichkeit bestehen, wenigstens für alle Beugepunkte der Kurve, wo q gleich unendlich ist, wo also q gleich crv wird, die hier dem Kapillarelektrometer entsprechende Analyse durchzuführen, die sich, wie unten an den Kapillarelektrometerkurven gezeigt, rein mechanisch ausführen läßt. Schon bei einer Spannung, wo die Einstellung in 12 σ erfolgt, genügte es, einen einzigen Wert für m anzunehmen.

§ 22. Die Größe der einzelnen Elektrokardiogrammzacken.

Das Elektrokardiogramm besteht aus mehreren sehr verschiedenartig geformten Zacken; die einen sind steil, die andern flach. Je langsamer das Galvanometer reagiert, desto mehr muß nach bekannten und selbstverständlichen Gesetzen die Größe der steilen und kurzen Zacken gegenüber den flachen und langdauernden Zacken zurücktreten. Besonders da wir auf das Größenverhältnis von J (einer steilen Zacke) und F (einer flachen Zacke) Wert gelegt haben, ist zuzusehen, ob hierbei nicht die Eigenschaften des Galvanometers eine Rolle spielen. In dieser Beziehung ist nun vor allem hervorzuheben, daß — wie aus dem vorigen Paragraphen hervorgeht — direkt untereinander vergleichbar nur solche Kurven sind, die mit demselben Saitengalvanometer unter identischen Bedingungen aufgenommen sind. Es genügt nicht, daß man in beiden Fällen die gleiche Ausschlagsempfindlichkeit herstellt. Diese kann auf sehr verschiedenem Wege erreicht werden. Die Unempfindlichkeit eines dicken Fadens kann durch größere Entspannung kompensiert werden, wobei natürlich die Reaktionsgeschwindigkeit leidet. Unter diesen Umständen wird also F relativ zu groß werden. Unter Umständen kann man aber auch die Unempfindlichkeit durch eine stärkere Vergrößerung kompensieren, dadurch findet keine Verlangsamung der Reaktionsgeschwindigkeit statt. In Wirklichkeit gibt es nun noch viel mehr Komponenten und dementsprechend eine größere Kompliziertheit. Es kommt auf die Länge, auf die Dicke, auf die Elastizität, auf die Spannung und auf die Leitungsfähigkeit des Fadens nicht weniger an, als auf die Stärke des magnetischen Feldes und auf das Ausmaß der Vergrößerung des projizierten Fadens. Und nicht bloß auf das relative Größenverhältnis von *J* und *F* ist dies alles von Einfluß. Ein zu stark gespannter Faden kann eine *Jp*-Zacke vortäuschen (besonders wichtig ist dies für Arbeiten am freigelegten Herzen und deshalb ist hier der Faden nicht zu stark zu spannen, sondern Nebenschluß zum Galvanometer zu verwenden, siehe S. 92). Aus ähnlichem Grunde wie *F* wird auch *A* vergrößert, wenn man den Faden entspannt und, um nicht zu große Ausschläge zu bekommen, Nebenschluß verwendet. Man kann dies benutzen, wenn bei einer infolge von Bewegungen aufgesplitterten Kurve die Vorhofzacke nicht deutlich ist und es wie bei Arythmien gerade auf die zeitlichen Verhältnisse ankommt. Die stärkere Entspannung bewirkt dann, daß die kleinen schnell erfolgenden Schwankungen relativ zurücktreten, bzw. daß die langsam verlaufenden Schwankungen relativ stärker hervortreten.

Letzteres ist im Grunde richtiger. Schon Einthofen sagt, daß, wenn man die Saite kräftiger spannt, die Geschwindigkeit, womit ein Ausschlag zustande kommt, zunehmen, aber zu gleicher Zeit die Größe der Abweichung für eine bestimmte Stromstärke abnehmen wird. Wie Einthoven weiter an der Hand von Photogrammen zeigt, wird bei nicht zu stark gespannter Saite die Veränderung der Empfindlichkeit genau umgekehrt proportional der Veränderung der Ausschlagsgeschwindigkeit sein, so daß bei größerer oder geringerer Saitenspannung doch die Anfangsgeschwindigkeit für eine bestimmte Stromstärke konstant bleibt. Und hieraus läßt sich der scheinbar paradoxe Satz herleiten, daß unter der genannten Bedingung der Ausschlag für eine schnell durchgeführte kleine Elektrizitätsmenge bei jeder willkürlichen Saitenspannung gleich groß ist.

Die Tatsachen sind mit obenstehender Betrachtung vollkommen im Einklang, und für denjenigen, der nicht mit dem Saitengalvanometer vertraut ist, ist es überraschend zu sehen, wie auch bei einer relativ viel stärkeren Saitenspannung, also bei einer bedeutenden Verringerung der Empfindlichkeit für konstanten Strom, die Empfindlichkeit für kurzdauernde Stromstöße nahezu unverändert bleibt.

Die praktische Anwendung hiervon liegt auf der Hand. Jedesmal, wenn man schnelle Schwankungen der elektrischen

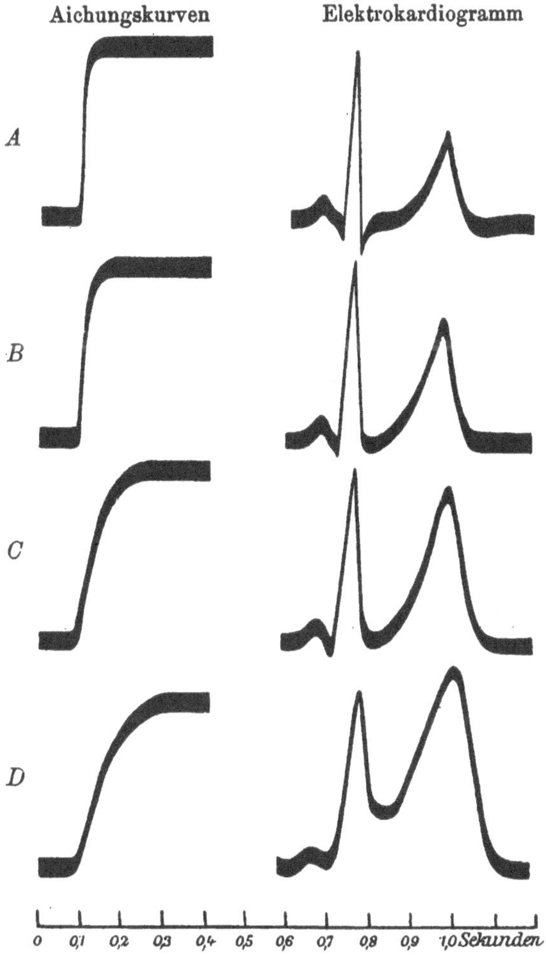

Fig. 24. Dasselbe Elektrokardiogramm mit verschiedener Fadenspannung aufgenommen. Bei *A* stärkste, bei *D* schwächste Fadenspannung.

Spannung anzeigen muß, ohne daß man dabei behindert werden darf durch den Einfluß langsam sich entwickelnder Änderungen der Stromstärke — eine Forderung, die bei elektro-physiologischen

Untersuchungen wiederholt auftritt — muß die Saite relativ stark gespannt werden (jedoch nicht zu stark, vgl. S. 62 f.).

Das, was die Registrierung im Falle des Elektrokardiogramms kompliziert, ist der Umstand, daß hierbei eine steil und schnell verlaufende und eine länger und langsamer ansteigende Schwankung zu registrieren sind und — daß praktisch gerade viel auf das Größenverhältnis der beiden Zacken ankommt.

Man erkennt dies deutlich an den 4 Kurven der schematischen Fig. 24. Die Kurve *A* ist mit der üblichen Fadenspannung aufgenommen, bei der eine Klemmenspannung von $^1/_{10}$ Millivolt einen Ausschlag von 1 mm ergibt. Man sieht, daß es sich um ein normales Elektrokardiogramm handelt, bei den folgenden Kurven ist die Fadenspannung sukzessive verringert worden, und um die Ausschläge nicht gar zu groß werden zu lassen, wurde dafür ein passender[1] Widerstand zum Galvanometer parallel geschaltet. Dadurch wurde erreicht, daß die Ausschläge annähernd gleich groß wurden und die Originalkurven sind dann so umgezeichnet, daß die *J*-Zacke in der schematischen Figur überall gleich groß ist. Auf noch einfachere Weise hat Samojloff (1909 S. 14—17) die Abhängigkeit von der Fadenspannung demonstriert, indem er die Überempfindlichkeit des entspannten Fadens durch Verringerung des magnetischen Feldes paralysierte.

Man erkennt deutlich die oben erwähnten Unterschiede in den Kurven und sieht, daß sich die unterste Kurve bereits merklich der Form nähert, welche mit dem Kapillarelektrometer erhalten wird (vgl. Fig. 3*A* S. 16). Etwa die Form von Fig. 24*C* haben die Elektrokardiogramme, welche mit Edelmanns kleinem Saitengalvanometer aufgenommen sind; dies sind also schlechte unbrauchbare Kurven. Dies zu betonen, ist vor allem deshalb wichtig, weil von einigen Seiten die kleinen Saitengalvanometer als Ersatz der großen vorgeschlagen sind.

Wer einigermaßen Übung hat, kann leicht durch Auswahl eines geeigneten Fadens, einer passenden Spannung desselben und eines dementsprechenden eventuellen Nebenschlusses ein Elektrokardiogramm „nach Wunsch" herstellen. Vor allem die relative Größe der *F*-Zacke ist leicht zu beeinflussen. Natürlich könnte man

---

[1] Dieser „passende" Widerstand muß ausprobiert werden und ist aus leicht verständlichen Gründen ein anderer für den Aichungsversuch als für die Aufnahme des Elektrokardiogramms.

alle diese Unstimmigkeiten vermeiden, wenn man auch die Saitengalvanometerkurve analysierte. Es ist ja aber gerade der Vorzug des Saitengalvanometers, daß man mit seiner Hilfe Kurven erhält, die einer Analyse kaum bedürfen und es dürfte daher zweckentsprechender sein, immer unter annähernd identischen Bedingungen zu arbeiten. Es ist dies ganz leicht ausführbar, doch müssen wir in dieser Beziehung bemerken, daß wir — wenigstens anfangs — nicht darauf geachtet haben. Wir haben Platin und Quarzfäden verwandt, haben das Originalmodell von Einthoven und später die Edelmannsche Modifikation benutzt, haben die Stärke des magnetischen Feldes und auch die Stärke des optischen Systems modifiziert und haben immer nur als Kontrolle der Gleichheit dafür gesorgt, daß — abgesehen von einzelnen Ausnahmen — immer eine Klemmenspannung von 0,1 (oder 0,05) Millivolt einen Ausschlag von 1 mm ergab, d. h. wir haben auf gleiche Ausschlagsempfindlichkeit eingestellt. Nach dem oben Gesagten genügt das nicht; da alle die obengenannten Faktoren eine Verschiebung des Größenverhältnisses von J zu F bewirken. Zwar sind die Unterschiede, die wir in pathologischen Fällen gefunden haben, z. T. wenigstens so groß, daß an der qualitativen Richtigkeit unserer Resultate aus diesem Grunde sicherlich kein Zweifel sein kann, aber immerhin glaubte ich doch deswegen auf die an sich sehr notwendige Angabe von bestimmten Zahlenverhältnissen meist verzichten zu sollen. In einer Arbeit, die Nicolai inzwischen mit Simons (1909) ausgeführt hat, ist streng darauf geachtet worden, daß die Gleichheit der Bedingungen in jeder Richtung gewahrt blieb, und dementsprechend haben wir dort auch zahlenmäßige Angaben machen können (vgl. hierzu auch § 29 S. 101ff.).

Auch dürfte dieser Umstand — oder vielmehr die Nichtberücksichtigung dieses Umstandes — es vielleicht erklären, daß manche Autoren, z. B. Hoffmann, in bezug auf den Wert des relativen Verhältnisses von J und F (bzw. A und J) zu Resultaten gekommen sind, die von unseren abzuweichen scheinen.

Bei einer geringeren Fadenspannung wird es z. B. überhaupt weniger Elektrokardiogramme ohne Nachschwankung geben. Es ist uns häufig genug gelungen dort wo unsere Normalspannung keine F-Zacke ergibt, durch Fadenentspannung eine negative F-Zacke sichtbar zu machen, doch hat eine solche „Nachschwankung" natürlich niemals den Wert dessen, was wir unter Nachschwankung verstehen.

§ 23. Methodik des Arbeitens mit Saitengalvanometern.

In bezug auf die Methodik der Arbeiten mit diesem Instrument liegen mehrfache Angaben vor. Die einfachste und auch ursprüngliche Anwendung ist naturgemäß die, daß man die Stromquelle, deren Stärke man messen will, durch das Galvanometer kurz schließt; sind die zu messenden Ströme nach den Grundsätzen des vorigen Paragraphen zu groß, so verwendet man einen Nebenschluß. Eine sehr sinnreiche Methode, die periodischen Fadenbewegungen mit Hilfe eines Kondensators zu dämpfen, teilte Einthoven auf dem internationalen Physiologenkongreß zu Brüssel im Jahre 1904 mit und beschrieb sie dann 1906 genauer. Wenn man parallel zu dem Galvanometerfaden einen Kondensator schaltet, fließt bei jedem Stromstoß ein Teil des Stromes in die Kollektorplatten, von wo aus er dann mehr oder weniger langsam wieder abfließt. Es ist klar, daß hierdurch im wesentlichen eine Verzögerung des Anstiegs bzw. des Abfalls steiler Stromstöße erreicht wird. Es läuft dies im Prinzip auf dasselbe hinaus, als wenn die Exkursionen des Fadens selbst durch irgend eine dämpfende Kraft verzögert werden. Dadurch wird zwar eine größere Kompliziertheit des zugrunde liegenden elektrischen Vorgangs herbeigeführt, aber die Abstimmbarkeit des Instrumentes wird durch Einfügung dieser neuen Variabeln in häufig wünschenswertester Weise erhöht.

Eine andere Verwendung des Kondensators beschreibt Cremer (7. II. 1905), der im Verfolg einer Idee, welche Gotch und Burch bereits am Kapillarelektrometer angewendet hatten, den Kondensator in den Galvanometerkreis selbst einschaltet (der also dann im alten Sinne als offen betrachtet werden muß) und damit einen gleichsam idealen automatisch wirkenden Kompensator schafft.

Denn wenn die Kapazität des Kondensators hinreichend groß ist (Cremer verwendet ein Mikrofarad), so werden durch seine Einschaltung in den Stromkreis die Aktionsströme nur wenig verändert, wie Cremer an der Hand zweier Aufnahmen vom Hechtolfaktorius zeigen konnte. Da außerdem die Änderungen, die die Kurven erleiden, sich theoretisch leicht in Rechnung stellen lassen, so steht der Anwendung des im gewöhnlichen Sinne „offnen" Kreises kein Bedenken entgegen. Es ergeben sich aber für bestimmte Zwecke große Vorteile. Der eingeschaltete Kondensator bildet gleichsam einen automatischen Kompensator für alle langsamer verlaufenden Änderungen der elektromotorischen Kraft im

Stromkreise. Einflüsse, die bei Verwendung der gewöhnlichen Galvanometer aus diesem Grunde ein Wandern der Skala bedingen, werden unwirksam, — die durch sie bewirkten Störungen fallen weg, — und so kommt es, daß auch ungleichartige und polarisierbare Elektroden in diesem Falle prinzipiell gebraucht werden können, selbst dann, wenn diese Elektroden fortwährend kleine Änderungen ihrer elektromotorischen Wirksamkeit zeigen, die bei einem gewöhnlichen Galvanometer (und auch beim Kapillarelektrometer) sehr störend auftreten würden. Es gelingt auf diese Weise z. B. den Aktionsstrom eines Froschischiadikus mit Metallelektroden aufzunehmen; das Elektrokardiogramm des Menschen läßt sich mit gewöhnlichen metallischen Handhaben aufnehmen usw. Es liegt auf der Hand, daß es für eine Reihe elektrophysiologischer Probleme von großem Vorteil sein muß, sich metallischer Elektroden bedienen zu dürfen. Auch gewinnen die schwach polarisierbaren Elektroden, z. B. die D'ARSONVALschen Elektroden und in gewissem Sinne platinierte Platindrähte, wieder eine erhöhte Bedeutung.

Der einzige Fehler der so gewonnenen Kurven ist der, daß auch bei Verwendung großer Kapazitäten die flachen langsamer verlaufenden Schwankungen verhältnismäßig noch niedriger erscheinen. CREMER hat gezeigt, daß für die Aufnahme der schon recht langsam verlaufenden Aktionsströme des Hechtolfaktorius dies Verfahren völlig genügt. Dementsprechend genügt es auch für die Aufnahme der *J*-Zacke. Um dagegen auch die *F*-Zacke richtig wiederzugeben, genügen die gewöhnlichen Kondensatoren nicht und besonders wenn man auf die Form der Finalschwankungen Wert legt, erscheint das Arbeiten mit dem Kondensator weniger zweckmäßig. Dagegen ist er oft sehr nützlich, wenn außer den Herzschwankungen auch noch andere gegenüber den Elektrokardiogrammzacken zwar langsam verlaufende, aber im übrigen doch so schnell erfolgende Potentialschwankungen auftreten, daß dadurch während weniger Pulse das Fadenbild aus dem Gesichtsfeld getrieben werden würde. Diese Schwankungen werden mittels des Kondensators automatisch eliminiert.

Eine weitere technische Vervollkommnung sieht EINTHOVEN darin, daß es ihm gelungen ist, das Elektrokardiogramm von Menschen, die verhältnismäßig weit entfernt sind, aufzunehmen, indem er die Verbindung zwischen dem Instrument und der untersuchten Person durch Telephondrähte herstellte. So hat er auf Vorschlag von Prof. BOSSCHA das Universitätshospital von Leyden mit dem dortigen physiologischen Institut telephonisch verbunden, und die erhaltenen Kurven zeigen in der Tat, daß bei der etwa $1^1/_2$ Kilometer großen Entfernung die Selbstinduktion, der Widerstand und die Kapazität der Leitungsdrähte nicht groß genug sind, um eine praktisch bemerkbare Änderung des Elektrokardiogramms herbeizuführen. Von ungemeinem Wert, sowohl für die klinische Durchforschung des Elektrokardiogramms, als auch für die praktische Verwendung desselben, würde dieser Vorschlag sein, wenn man wirklich mit Hilfe der vorhandenen Telephonanlagen, jedes Krankenzimmer mit dem Saitengalvanometer verbinden und dadurch das Elektrokardiogramm von bettlägerigen Patienten aufnehmen könnte. Es geht aber aus der Publikation von EINTHOVEN hervor, daß ziemlich komplizierte Schutzvorrichtungen, die im Original nachgesehen werden mögen, notwendig sind, um die ja im allgemeinen nicht streng isolierten Telephonkabel benutzen zu können. In der stillen Universitätsstadt, wo sich vagabondierende Ströme im Telephonnetz hauptsächlich bemerkbar machten, wenn durch andere Telephondrähte einigermaßen starke Ströme, wie z. B. beim Anklingeln, geschickt wurden, glückte der Versuch glänzend, doch dürfte es fraglich sein, ob er selbst unter derartigen Vorsichtsmaßregeln auch in einer Großstadt mit ihren mannigfachen Starkstromleitungen und den dadurch bedingten vagabondierenden Erdströmen und Induktionsmöglichkeiten gelingen würde.

Wir haben diesen Versuch erst in letzter Zeit unternommen, um mittels eines Kabels die Elektrokardiogramme von Kranken aus der chirurgischen Abteilung, event. während der Operation aufzunehmen. Auch sonst ist es wichtig, Kranke, die nicht transportfähig sind, untersuchen zu können; denn gerade bei Patienten, deren schwere Herzaffektion einen baldigen Tod befürchten läßt, müßte das Elektrokardiogramm aufgenommen werden — um die Möglichkeit zu bekommen, die elektrokardiographischen Deutungsversuche pathologischer Zustände am Seziertisch zu bestätigen oder zu verwerfen.

Auf andere Anwendungsgebiete des Saitengalvanometers kann hier nur hingewiesen werden. So hat bereits EINTHOVEN (1907) das Instrument benutzt, um damit Töne und speziell auch die Herztöne zu registrieren. CREMER (1907) hat Methoden angegeben, um ganz allgemein mechanische Vorgänge irgendwelcher Art auf elektrischem Wege, und zwar speziell mit Hilfe des Saitengalvanometers zu registrieren.

§ 24. Quarz- oder Wollaston-Fäden.

In § 18 ist auseinandergesetzt, daß man als Stromträger am besten einen möglichst leichten, also einen möglichst dünnen aber gleichzeitig auch einen möglichst gut leitenden Faden benutzen muß. Praktisch kommen hierfür versilberte Quarzfäden und WOLLASTON-Fäden aus verschiedenem Metall (insonderheit Platin und Gold) in Betracht.

Die Quarzfäden werden geschossen oder geblasen. Man befestigt ein kleines Stäbchen von geschmolzenem Quarz auf der einen Seite an dem Bolzen einer passend gearbeiteten Armbrust und auf der anderen Seite an einem Stativ; dann erhitzt man das Quarzstäbchen im Knallgasgebläse und im geeigneten Moment drückt man die Armbrust ab; der fortfliegende Bolzen zieht einen dünnen Quarzfaden hinter sich her, dessen Dicke von der Temperatur des Quarzes, der ursprünglichen Dicke des Quarzstäbchens und von der Geschwindigkeit des abgeschossenen Bolzens abhängt. Man erhält auf diese Weise einen viele meterlangen Quarzfaden, der außerordentlich dünn sein kann (bis zu 1 μ Radius). Noch dünner sollen nach WERTHEIM-SALOMONSON die geblasenen Quarzfäden sein; hierbei erhitzt man die Spitze eines Quarzstäbchens im Knallgasgebläse, dessen Luftstrom den schmelzenden Quarz zu äußerst dünnen Fäden auszieht. Es gelingt bei einiger Übung und Geschicklichkeit auf diese Weise Fäden von genügender Länge zu erhalten.

Die so erhaltenen Quarzfäden müssen elektrisch leitend gemacht werden, man kann dies dadurch erreichen, daß man die Fäden in eine hygroskopische (Zucker-)Lösung taucht oder besser dadurch, das man sie versilbert. Letzteres führt man in der üblichen Weise aus, in der man überhaupt Glasgegenstände versilbert. Angaben hierüber finden sich z. B. in KOHLRAUSCHS Praktikum der Physik, speziell in bezug auf Saitengalvanometerfäden bei EINTHOVEN und WERTHEIM-SALOMONSON.

Die Metallfäden kann man nun nicht direkt so dünn ziehen, wie man sie als Stromträger im Saitengalvanometer braucht. Man stellt sie nach der Methode von WOLLASTON in der Weise dar, daß man ein edles Metall (Platin oder Gold) zu einem möglichst dünnen Faden auszieht, dieser wird dann mit einer dicken Silberschicht umgeben, und nun wird der so entstandene Silberfaden seinerseits zu einem möglichst dünnen Faden ausgezogen. Dabei wird der darin befindliche Platinkern zu einem kaum sichtbaren Faden ausgereckt, wie man ihn ohne die schützende Silberhülle niemals erreichen könnte. Zum Schluß wird dann das Silber mit Salpetersäure weggeätzt und der dünne Platinfaden bleibt übrig. Diese WOLLASTON-Fäden werden neuerdings in den WEHNELT-Unterbrechern, sowie bei der Funkentelegraphie verwendet und demgemäß technisch im Großbetrieb hergestellt, z. B. in vorzüglicher Weise von SARTORIUS in Göttingen.

Für größte Empfindlichkeit dürften die Quarzfäden aus verschiedenen Gründen vorzuziehen sein. Für die Elektrokardiographie jedoch genügen WOLLASTON-Fäden völlig, die sich außerdem durch größere Billigkeit und viel größere Haltbarkeit vor den Quarzfäden vorteilhaft auszeichnen.

Da jedoch WERTHEIM-SALOMONSON (1908) sich sehr ungünstig über die WOLLASTON-Fäden ausgesprochen hat, deren Gebrauch „mit so großen Nachteilen verbunden sei, daß man sie am besten gar nicht verwenden soll“, und da wir fast ausschließlich WOLLASTON-Fäden verwendet haben, ist eine Rechtfertigung nötig. Eine kurze Betrachtung der drei Gründe, welche zu dem absprechenden Urteil WERTHEIM-SALOMONSONS geführt haben, wird zeigen, daß dasselbe, wenigstens in bezug auf die Aufnahme von Elektrokardiogrammen, einseitig ist.

Wenn WERTHEIM-SALOMONSON sagt, Platinsaiten wären schwieriger herzustellen, so mag das daran liegen, daß er sich wohl in der Anfertigung dünner versilberter Quarzfäden, nicht aber in der Präparierung von WOLLASTON-Fäden geübt hat. Solche, die beides kennen, z. B. EDELMANN, versichern das Gegenteil (die leichtere Herstellbarkeit der WOLLASTON-Fäden geht auch aus ihrem geringeren Preise hervor). Doch dürfte diese Frage nebensächlich sein, da doch nur die wenigsten sich die Fäden selbst herstellen werden. Der Bezug fertiger Fäden ist wohl auch empfehlenswert, denn die Herstellung der Fäden erfordert spezialistische Geschicklichkeit, und die dazu nötige besonders einzuübende Handfertigkeit wird der Galvanometerbesitzer kaum erlernen, wenn er alle 6 Monate — denn so lange hält ein Faden bei sachgemäßer Behandlung zum mindesten — einen Faden bläst oder schießt. Auch spielt der Preis für einen Faden (8 Mark) kaum eine Rolle, zumal die neue „bruchsichere Einziehvorrichtung“ von EDELMANN in der Tat sehr praktisch ist, und den Fadenverbrauch auch in den Händen ungeschickter Leute wesentlich einschränkt.

Ist dieser Vorwurf belanglos, so ist der zweite Einwand von WERTHEIM-SALOMONSON zweifellos unrichtig. Er sagt, „die Platinsaite hätte den Nachteil großer Zerbrechlichkeit“. Es ist allerdings schwer zu sagen, was damit gemeint ist, besonders, wenn er hinzufügt, „ein Quarzfaden kann 50—60 mal stärker angespannt werden, als eine dünne Platinsaite“; die Elastizitätsgrenze der beiden Stoffe Quarz und Platin ist nicht derartig verschieden. Immerhin mag zugegeben werden, daß Quarz weniger leicht zerreißbar ist, als Platin, wenn sich auch in der Literatur keine diesbezüglichen exakten Angaben finden und es daher schwer zu sagen ist, welche Beobachtungen eigentlich zugrunde liegen. Auf alle Fälle wird bei der Aufnahme von Elektrokardiogrammen diese Elastizitätsgrenze niemals beansprucht, da der Faden bereits bei einer viel geringeren Spannung hierfür zu unempfindlich wird (vgl. die Ausführungen in § 20 über die Normalspannung eines Fadens). Dies gilt sowohl für Quarz-, wie für Platinsaiten. Die in Betracht kommenden Schädlichkeiten greifen nun aber überhaupt nicht das Quarz, sondern einzig den Silberbelag an. Es kommt so gut wie nie oder doch nur durch gröbste Unachtsamkeit vor, daß der Faden im ganzen bricht, vielmehr schmilzt, wie WERTHEIM-SALOMONSON ganz richtig hervorhebt, entweder die Silberhülle, weil zu starke Ströme durch die Saiten fließen, oder die Saite klebt an den Polfortsätzen des Magneten oder sonstwo an und kann nicht ohne Zerreißung des dünnen Silberbelages gelöst werden.

Wenn man also schon zahlenmäßige Angaben machen will, so muß man die beiden Metalle vergleichen: Gezogenes Silber hat nun zwar eine um ein geringes größere Tragfähigkeit als gezogenes Platin, daß aber die Festigkeit des Silbers in dem lockeren Zustand, in dem es durch chemische oder galvanische Versilberung niedergeschlagen wird, weitaus geringer ist, als die des gezogenen Platins der Wollastonfäden, dürfte sich von selbst verstehen.

Doch kommt es auf diese theoretischen Überlegungen wenig an. In praktischer Beziehung ist beim Gebrauch auf alle Fälle die Quarzsaite außerordentlich viel empfindlicher als die Platinsaite. Einen Platinfaden kann man sehr wohl mit einem feinen Haar von den Polschuhen loslösen, ohne ihn zu beschädigen, eine Quarzsaite kann man auch loslösen, ohne sie zu zerbrechen, aber hierbei ist dann so gut wie regelmäßig die Silberhülle beschädigt, der Widerstand ist unendlich geworden und die Quarzsaite ist wertlos, zudem sagt WERTHEIM-SALOMONSON ja selbst, daß er die nach EINTHOVENscher Methode versilberten Fäden — und um die kann es sich, wie gleich gezeigt werden soll, überhaupt nur handeln — meist nur tage-, höchstens wochenlang habe brauchen können; dann verloren sie ohne jeden ersichtlichen Grund ihre Leitfähigkeit. Platinfäden dagegen kann man, wie wir aus eigener Erfahrung versichern können, bei täglichem Gebrauch monate- und selbst jahrelang verwenden, und ich glaube, daß ihre Haltbarkeit überhaupt eine unbegrenzte sein dürfte.

Nun gibt zwar WERTHEIM-SALOMONSON an, die Versilberungsmethode EINTHOVENS dahin verbessert zu haben, daß es ihm gelingt, Fäden zu erhalten, die monatelang brauchbar sind, aber gegenüber diesen eigenen Quarzfäden kann man den dritten und einzig berechtigten Vorwurf einer zu großen Schwere in noch höherem Maße erheben, wie gegen die Platinfäden. Allerdings sind auch hier die Angaben sehr unbestimmt und voll Widersprüchen in sich; denn wenn WERTHEIM-SALOMONSON schreibt, daß „bei gleichem Durchmesser eine massive Platinsaite etwa 6—7 mal mehr wiegt, als ein versilberter Quarzfaden, so ist es schwer, einzusehen, wie er gerade auf die Zahl 6—7 kommt. Platin ist etwa 8 mal schwerer, als Quarz und etwa doppelt so schwer wie Silber. Es könnte sich also hierbei nur um außerordentlich dünn versilberte Fäden handeln. Die Silberschicht könnte nach den obigen Daten. nämlich nur 3—7 % des Durchmessers des Quarzfadens ausmachen, was mit den eigenen Angaben WERTHEIM-SALOMONSONS in Widerspruch steht, denn dann müßten seine dünnsten Fäden ($0{,}8 \cdot 10^{-4}$ cm Durchmesser des Quarzfadens) einen Widerstand von rund 80—160000 Ohm aufweisen, die mittleren Fäden (von $1{,}6 \cdot 10^{-4}$ cm Durchmesser) einen solchen von 20—40000, und selbst die dicken Fäden (von über $2 \cdot 10^{-4}$ cm Durchmesser) hätten einen Widerstand von 10—20000 Ohm. Die Fäden hatten aber, wie er auf S. 42 angibt, nur einen Widerstand von höchstens 10—20000 Ohm, sie müssen also notwendigerweise stärker versilbert und mithin auch spezifisch schwerer gewesen sein, als WERTHEIM-SALOMONSON angibt. EINTHOVEN (1903, S. 1064) beschreibt allerdings einen Faden, der annähernd den gestellten Bedingungen entspricht. Überhaupt soll in keiner Weise bestritten werden, daß derartig dünne und besonders derartig dünn versilberte Fäden, wie sie EINTHOVEN herzustellen weiß, zweifellos bessere Resultate ergeben, d. h. ausschlagsempfindlicher sind und schneller reagieren, als Wollastonfäden, wenn schon neuerdings dieselben in ausgezeichneter Qualität und sehr dünn (bis zu 10^{-4} cm Durchmesser) hergestellt werden. Vor allem aber scheint es bisher noch niemandem gelungen zu sein, ebenso vorzügliche Fäden, wie sie EINTHOVEN herstellt, nachzumachen. WERTHEIM-SALOMONSON speziell gibt, wie schon erwähnt, selber an, daß seine, nach dem EINTHOVENschen Verfahren hergestellten Fäden nach einigen Tagen bis einigen Wochen nicht mehr leiteten, ohne daß irgendwelche Unvorsichtigkeit in der Behandlung stattgefunden hätte. Er versilbert seine Fäden außerdem noch galvanisch und unterläßt die von EINTHOVEN empfohlene Politur. Dabei erhält er stabile Fäden, deren Haltbarkeit sich der von Wollastonfäden nähern dürfe. Er irrt nun aber, wenn er meint, daß auch diese von ihm angefertigten Fäden leichter wären und infolgedessen eine größere Empfindlichkeit besäßen, als die besten Wollastonfäden.

Eine kurze Rechnung, die sich auf Grund der in dem angezogenen Artikel enthaltenen Daten anstellen läßt, wird dies evident machen. Der als haltbar beschriebene Faden hat einen Quarzkern von 1,5 Mikren Durchmesser; bei dieser Dicke und einer Länge von 10 cm wiegt ein solcher Faden $6 \cdot 10^{-7}$ g. Da der von ihm gebrauchte Faden einen Widerstand von 440 Ohm hat, läßt sich berechnen, daß der Überzug zum mindesten 0,5 Mikren dick sein muß. Ein solcher Silberüberzug wiegt $38 \cdot 10^{-7}$ g. Dieses Gewicht ist das Minimum, denn da die in dieser Weise hergestellten Fäden eine sehr rauhe Oberfläche besitzen, kommen eine ganze Menge Silberpartikel dazu, welche der Leitung nur in geringem Maße dienen. (Nach dem Anblick, den ein derartig hergestellter unpolierter Faden bot, dürfte dies mindestens $^1/_5$ des Silbergewichts sein.) Rechnen wir dieses dazu, so bekommen wir für den ganzen Faden ein Gewicht von $52 \cdot 10^{-7}$ g, rechnen wir aber auch gar nichts hinzu, so erhalten wir, immerhin ein Gewicht von $44 \cdot 10^{-7}$ g. Demgegenüber haben die üblichen Platinfäden einen Widerstand von 10^4 Ohm. Daraus läßt sich sein Durchmesser mit rund 1,2 Mikren, und sein Gewicht mit $30 \cdot 10^{-7}$ g berechnen.

Man sieht also, der von WERTHEIM-SALOMONSON empfohlene versilberte Quarzfaden ist nicht leichter, sondern $1^1/_2$ mal so schwer, als der im Handel käufliche Platinfaden.

Allerdings ist auch der Widerstand zu berücksichtigen, der bei den Platinsaiten etwa 23 mal größer ist, als bei der Quarzsaite. Bei kleinerem äußerem Widerstand, z. B. bei vielen physikalischen Messungen, ist dies wesentlich; aber auch bereits bei der Aufnahme des Elektrokardiogramms (da hier ja, wenn man ohne Kondensator arbeitet, der Widerstand im menschlichen Körper und in den Elektroden nur rund 500 Ohm beträgt) wäre aus diesem Grunde der Quarzfaden trotz seines größeren Gewichts vorzuziehen. Doch genügt, wie ich hervorheben möchte, für das Elektrokardiogramm der Platinfaden durchaus. Die Initialschwankung wird niemals, auch von den besten Quarzfäden nicht, absolut richtig wiedergegeben werden, sie wird immer etwas zu niedrig sein, und zwar wird bei der Verwendung von Platinfäden dieser Fehler etwas beträchtlicher sein, doch kann man überhaupt nur Elektrokardiogramme untereinander vergleichen, die mit denselben oder mit ähnlichen Fäden aufgenommen sind. Nun lassen sich aber Platinfäden sehr viel besser miteinander vergleichen, jedenfalls sehr viel eindeutiger bestimmen, da man aus der Angabe ihres Widerstandes und ihrer Länge mit Leichtigkeit alle gewünschten Daten herausrechnen kann. Bei Quarzfäden kommen aber zwei Faktoren hinzu, einmal die Dicke des Quarzkernes und zweitens die Dicke (und Gleichmäßigkeit) der Silberschicht. Aus allen diesen Gründen möchten wir empfehlen, zur Registrierung des Elektrokardiogramms Platinfäden zu verwenden.

Für physiologische Versuche an Muskeln und Nerven vollends ist ein dünner Wollaston-Faden dem Wertheim-Salomonsonschen Quarzfaden sicherlich überlegen. Hier spielt bei den großen Widerständen der Gewebe der Widerstand im Faden keine erhebliche Rolle, und es kommt nur die größere Leichtigkeit der Platinsaite in Betracht. Ebenso ist es in allen den Fällen, in denen man im offenen Kreise arbeitet.

Die Elastizitätsverhältnisse, auf die Wertheim-Salomonson nicht eingeht, sind bei Quarzfäden etwas günstiger, doch hat dies praktisch kaum eine Bedeutung. Dagegen liegen die ebenfalls nicht berücksichtigten Temperaturverhältnisse für Platin weitaus günstiger. Platin hat annähernd denselben Ausdehnungskoeffizienten, wie die anderen Metalle, aus denen das Galvanometer gearbeitet ist. Temperatureinflüsse werden also die Fadenspannung nur in geringem Grade beeinflussen, Quarz dagegen hat einen etwa 20 mal kleineren Ausdehnungskoeffizienten, und die Spannung des Quarzfadens muß also schon bei kleinen Temperaturänderungen stark variieren.

§ 25. Die Registrierung des Fadenschattens.

Das, was registriert werden soll, ist die Bewegung eines Fadens; zu dem Zwecke wirft man mittels eines Projektionsapparates den vergrößerten Schatten des Fadens auf einen Spalt, der senkrecht zum Fadenbild steht. Durch den Spalt hindurch wird die dahinterliegende Fläche in einem schmalen Streifen beleuchtet mit Ausnahme der Fläche, welche durch ein kleines Rechteck gebildet wird, dessen Kanten der Fadenbreite und der Spaltbreite entsprechen (in Fig. 25 auf folgender Seite durch ein kleines strichförmiges, schwarzes Rechteck bezeichnet). Wenn sich die hinter dem Spalt befindliche Fläche in der Richtung des einfachen dick gezeichneten Pfeiles bewegt, wird sukzessive die ganze hinter dem Spalt befindliche Fläche beleuchtet, mit Ausnahme eines Streifens, der der Breite des Fadenschattens entspricht (Fig. 25 *A*). Ist nun die Fläche durch eine lichtempfindliche Bromsilberschicht gebildet, so kann die Spur des Fadenschattens durch daraufolgende Entwicklung sichtbar gemacht werden.

Wenn sich bei stillstehendem Streifen der Faden und mithin auch sein Schatten bewegen, wird das kleine schwarze Schattenrechteck sich längs des Spaltes hin- und herverschieben. Auf der lichtempfindlichen Platte wird man hiervon um so weniger etwas wahrnehmen, je größer die Bewegung im Verhältnis zur Breite des Fadenschattens gewesen ist. Wenn z. B. die Beleuchtung im ganzen 1 Sekunde gedauert hat und während dieser Zeit sich der 2 mm breite Fadenschatten um 20 mm bewegt hat, so sind diese 20 mm des Spaltes weniger beleuchtet worden als der übrige Teil des Spaltes, weil über diese Strecke hin der Fadenschatten wanderte. Da derselbe in dem angeführten Beispiel $^1/_{10}$ der zurückgelegten Strecke beträgt, so war jeder Punkt dieser 20 mm während $^1/_{10}$ Sekunde nicht von der Intensität des ungeschwächten Lichtes, sondern nur von jener Intensität erleuchtet, die an der Stelle des Fadenschattens herrscht. Wenn also die Lichtintensität an den beleuchteten Stellen 10 und an den beschatteten 1 beträgt, so ruft der ruhende Faden (sowohl bei ruhender, als auch bei bewegter lichtempfindlicher Platte) einen solchen Kontrast hervor, wie ihn die Lichtintensität 10 und 1 erzeugen. Unter denselben Umständen ruft der sich bewegende Faden bei ruhender Platte einen solchen Kontrast hervor, wie er durch Lichtintensitäten erzeugt wird, die sich etwa wie 9 : 10 verhalten. Ist der Fadenschatten 4 mm breit, so wäre das Verhältnis etwa 4 : 5, ist die Größe der Bewegung 40 mm, so wäre das Verhältnis etwa wie 19 : 20. Solche Intensitätsunterschiede geben aber in der Photographie nur ganz schwache Bilder.

Aus dem Gesagten ergibt sich, daß das Fadenbild am kontrastreichsten gegen den Hintergrund absticht, wenn

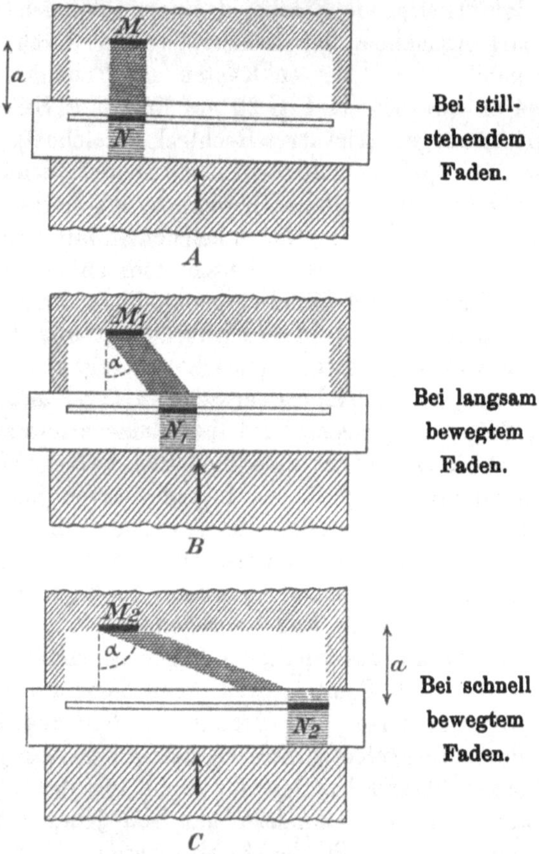

Fig. 25. Die Spur des Fadenschattens bei gleicher Plattengeschwindigkeit und verschiedener Fadengeschwindigkeit.

der Faden ruhig ist, am kontrastärmsten, wenn der Faden sich relativ rasch bewegt.

Bewegt sich nun Fadenschatten und lichtempfindliche Fläche gleichzeitig, so resultiert daraus eine schräge Linie, welche die Resultante aus der Geschwindigkeit des Fadens und aus der Geschwindigkeit der lichtempfindlichen Fläche darstellt. Fig. 25*B* und *C* erläutern dies. Wenn sich der Fadenschatten von M_1 bzw. M_2 nach N_1 bzw. N_2 bewegt hat, während sich die Platte um die Strecke *a* verschoben hat, so läßt der Fadenschatten auf der Platte die in den beiden Figuren schraffiert gezeichnete Spur zurück. Je schneller sich der Fadenschatten im Verhältnis zur Plattengeschwindigkeit bewegt, desto steiler steigt natürlich die Kurve, desto größer ist der Anstiegswinkel α. Gleichzeitig wird auch, wie aus den Figuren anschaulich hervorgeht, die Spur des Fadenschattens dünner und gleichzeitig unschärfer. Dies erläutert die Fig. 26. Wenn in Fig. 26 das kreuzweis schraffierte Rechteck A_1, das dem schwarzen Rechteck der Fig. 25 entspricht, nach A_2 verschoben wird, so werden dabei die schräg schraffierten

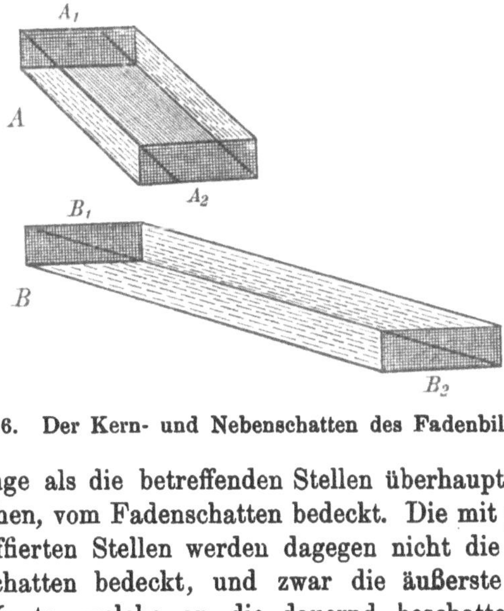

Fig. 26. Der Kern- und Nebenschatten des Fadenbildes.

Stellen, solange als die betreffenden Stellen überhaupt dem Spalt gegenüberstehen, vom Fadenschatten bedeckt. Die mit punktierten Linien schraffierten Stellen werden dagegen nicht die ganze Zeit vom Fadenschatten bedeckt, und zwar die äußerste Kante gar nicht, die Kante, welche an die dauernd beschatteten Stellen stößt, dagegen dauernd; zwischen diesen beiden Kanten steigt die Dauer der Beschattung kontinuierlich und proportional dem Abstand von der äußeren Kante. Die mit schrägen Strichen schraffierte Zone bildet also einen Kernschatten, die mit punktierten Strichen schraffierten Zonen bilden einen allmählich abnehmenden Nebenschatten. Man erkennt aus Fig. 26*B*, daß bei einer gewissen Steilheit des Anstiegs der Kernschatten überhaupt verschwindet, und zwar wie leicht ersichtlich, wenn sich die Geschwindigkeit der Fadenbewegung zur Geschwindigkeit der Plattenbewegung verhält, wie die Fadenbreite zur Spaltbreite.

Um die ganzen in Betracht kommenden Verhältnisse zahlenmäßig feststellen zu können, sind die Details in Fig. 27 nochmals größer dargestellt.

Die Linie y bezeichne die Geschwindigkeit der Platte, x die der Fadenbewegung;[1] (α sei also der Anstiegswinkel, der durch x und y gegeben ist, denn es ist $\operatorname{tg}\alpha = \frac{x}{y}$). Bezeichnet man weiter mit f die Breite des Fadenschattens, mit s die des Spaltes, dann ist, wie aus der Figur eindeutig hervorgeht, die Breite des Nebenschattens auf jeder Seite $n = s \cdot \sin\alpha$ und die Breite des Kernschattens $f \cdot \cos\alpha - s \cdot \sin\alpha$. Man kann diese Ausdrücke

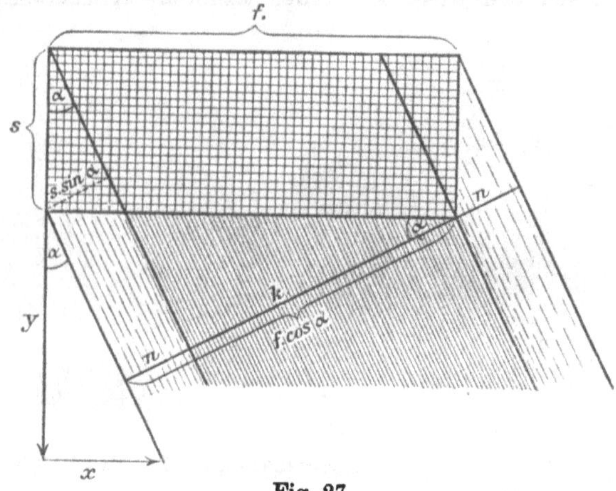

Fig. 27.

auch nur durch Faden- und Spaltbreite, sowie durch die beiden Geschwindigkeiten ausdrücken und erhält, wenn man

$$z = \sqrt{x^2 + y^2}$$

setzt:

1. Breite des Gesamtschattens $= f \cdot \cos\alpha + s \cdot \sin\alpha = \frac{fy + sx}{z}$,

2. „ „ Kernschattens $= f \cdot \cos\alpha - s \cdot \sin\alpha = \frac{fy - sx}{z}$,

3. „ jedes Nebenschattens $= s \cdot \sin\alpha = \frac{s \cdot x}{z}$.

[1] Es ist nicht nötig zu zeigen, daß diese Geschwindigkeiten in beliebigem Maß gemessen sein können (also auch wie üblich in Zentimetern pro Sekunde), nur müssen selbstverständlich die Maßeinheiten in beiden Fällen dieselben sein.

Aus diesen Formeln geht hervor, daß die Deutlichkeit des Fadenbildes in ziemlich komplizierter Weise von den vier Größen f, s, x und y abhängig ist. SAMOJLOFF (1908) hat in Aussicht gestellt, die Verhältnisse genauer zu berechnen.

Aus Formel 1 speziell folgt, daß, wenn die Geschwindigkeit des Fadens relativ sehr groß ist, die Breite der Spur wesentlich von der Breite des Spaltes abhängt. Die Dunkelheit der Spur hängt allerdings — was aus der Formel nicht ohne weiteres hervorgeht — im wesentlichen von der Fadenbreite ab.

Aus Formel 2 folgt, daß der Kernschatten verschwindet, wenn $fx = sy$, d. h. wenn die Fadengeschwindigkeit so groß wird, daß sie sich zur Plattengeschwindigkeit verhält, wie Fadenbreite zu Spaltbreite. Hieraus folgt unmittelbar, worauf schon SAMOJLOFF hingewiesen hat, daß man eine steile Zacke deutlicher machen kann, wenn man die Geschwindigkeit der Platte erhöht.

Aus Formel 3 folgt, daß das Bild desto unschärfer ist, je breiter der Spalt und je größer der Steigungswinkel.

§ 26. Versuchsanordnung.

Um das Elektrokardiogramm, d. h. die photographische Kurve der elektrischen Schwankung, während einer Herzrevolution aufzunehmen, bedarf man folgender Einrichtungen:

1. Der Elektroden, mit denen man den Strom vom Körper ableitet. Wenn man vom freigelegten Herzen ableitet, verwendet man am besten unpolarisierbare Elektroden, also entweder Tonstiefelelektroden mit einem in den Ton gekneteten Kochsalzfaden oder eine der mannigfaltigen Modifikationen. Es genügt jedoch auch, was für eine genaue Lokalisation der Ableitungsstelle von Wert ist, kleine Neusilber-Serres-fines zu verwenden, die man an der gewollten Stelle in das Herzfleisch einhakt. Für die Ableitung von Anus und Ösophagus verwendeten wir Magenschläuche, durch die ein Draht gezogen war, der in einer mit Gaze überzogenen Metallkugel endete. Diese Art der Ableitung hat CREMER (1906) auch einmal bei einem Menschen (Degenschlucker) angewandt. Meist aber verwendet man für die Ableitung vom lebenden Menschen Flüssigkeitsbäder, in welche die einzelnen Extremitäten gesteckt werden. Nur auf diese Weise erzielt man einen gleichmäßigen, genügend gut leitenden Kontakt. Je größer die Kontaktfläche ist, desto kleiner ist natürlich der Widerstand,

doch genügt es völlig, wenn nur die Hände oder Füße eintauchen, da wie erwähnt, der Widerstand im Faden doch größer ist als der im Körper. Es ist am zweckmäßigsten, eine Art von Vierzellenbad zu benutzen, das man an den üblichen Vierzellenbadschalter anschließt; man kann dann auf leichteste Weise in jeder beliebigen Kombination von den einzelnen Extremitäten ableiten.

Wenn man unpolarisierbare Elektroden benutzen will, so kann man Zinkwannen mit Zinksulfat füllen. Da jedoch Zinksulfat die Hände angreift, stellt man besser in die gesättigte Zinksulfatlösung einen genügend großen Tonzylinder, den man mit einer Kochsalzlösung füllt, die einer gesättigten Zinksulfatlösung isotonisch ist (etwa 10 % NaCl-Lösung). Doch genügt es auch völlig, die üblichen Kohlelektroden und Kochsalzlösung zu verwenden; die Polarisation ist nicht so hochgradig.

Wenn man, was in der Praxis häufig vorkommen dürfte, das Vierzellenbad auch noch zu therapeutischen Zwecken verwenden will, muß man hierzu andere Elektroden verwenden, da sich die Kohleelektroden beim Durchleiten therapeutisch wirksamer Ströme in starker Weise polarisieren. Die Hand- und Fußwannen braucht man natürlich nicht zu wechseln, da die Polarisation an den Kohlenstücken haftet.

2. einer geeigneten Verbindung zwischen Elektroden und dem Galvanometer, die in § 27 geschildert werden soll und bei der das wesentliche eine Kondensator- oder eine Kompensationseinrichtung ist;

3. des Galvanometers (vgl. § 18 und 19);

4. einer Projektionslampe und der notwendigen Optik, um das Fadenbild vergrößert zu reproduzieren.

Als Projektionslampe genügt es, eine Bogenlampe mit Handregulierung zu verwenden, da die einzelnen Aufnahmen ja niemals sehr lange dauern; andererseits kann man dann billige, lichtstarke Lampen (etwa von 35 Ampère) verwenden. Derartig lichtstarke Lampen, die automatisch regulieren, sind dagegen recht teuer und versagen trotzdem häufig.

Die Optik besteht in einem Lampenkondensor, der annähernd parallele, etwas konvergente Strahlen erzeugt und einem dicht am Faden befindlichen Kondensor, der das Licht auf den Faden konzentriert. Zu letzterem Zwecke verwendeten wir ein Zeissobjektiv *A*. Als Projektionsobjektiv verwendeten wir Zeiss' Apochromat 4. Ein Projektionsokular hatten wir nicht, doch dürfte sich ein solches in Verbindung mit einem schwächeren Objektiv empfehlen, weil der Fokalabstand dann größer sein kann, und der Faden nicht so leicht an der Linse haften bleibt.

5. eines Registrierapparates, der gestattet, eine lichtempfindliche Fläche hinter einem Spalt vorbeizuführen.

Wenn man Platten anwenden will, so dürfte der Registrierapparat von Cremer (1905) der geeignetste sein, doch ist derselbe relativ sehr teuer, da es technisch viel schwieriger ist, eine Platte gradlinig zu bewegen als eine gleichmäßige Rotationsbewegung hervorzubringen. Wenn man Films oder lichtempfindliches Papier verwenden will, so kann dazu jedes Kymographion benutzt werden, das in einem lichtdichten Kasten eingeschlossen ist, in welchem ein geeigneter Spalt angebracht ist.

Da der Faden notwendigerweise vertikal gespannt sein muß und der Spalt senkrecht zu ihm stehen muß, ist es notwendig einen horizontalen Spalt und mithin ein liegendes Kymographion bzw. eine Einrichtung zu verwenden, welche Platten von oben nach unten (bzw. umgekehrt) zu führen gestattet. Wenn man aber eine vorhandene Registriereinrichtung benutzen will, bei der der Spalt vertikal steht, so kann man durch eine geeignete Prismenkombination das Fadenbild um 90° drehen. Es läßt sich dies fast ohne jeden Helligkeitsverlust leicht bewerkstelligen, und dürfte vielleicht noch aus anderem Grunde vorteilhaft sein: Wenn man gleichzeitig mit dem Elektrokardiogramm auch andere Vorgänge und zwar mechanisch registrieren will, so ist es sehr viel richtiger, hierzu horizontale Hebel zu verwenden, da ein vertikalstehender Hebel viel leichter und stärker in pendelartige Schwingungen geräht, und diese das Kurvenbild in sehr unangenehmer Weise entstellen.

Der Spalt muß an sich möglichst schmal sein. Da jedoch dann die Bilder sehr lichtschwach werden, ist es besser, einen breiten Spalt zu benutzen und diesen mit einer Zylinderlinse zu versehen, die das Bild des breiten Spaltes auf der lichtempfindlichen Fläche zu einer feinen Linie zusammenbricht. Man hat dann in bezug auf die Lichtstärke die Vorteile eines breiten Spaltes und in bezug auf die Bildschärfe die Vorteile eines schmalen Spaltes.

Dieses sind die unbedingt notwendigen Einrichtungen. Dazu kommen Einrichtungen, welche gestatten, die Ordinaten und Abszissen der gewonnenen Kurven zu bestimmen, wobei es vorteilhaft ist, auf der empfindlichen Fläche selbst ein quadratisches Netzwerk abzubilden. Zu diesem Zwecke verfährt man nach GARTEN und EINTHOVEN folgendermaßen: man schiebt vor den Spalt eine feine Glastafel, auf der senkrecht zum Spalt feine Linien eingeätzt sind (bzw. ätzt man diese Linien auf die Zylinderlinse). Der Schatten dieser Teilung zieht auf der lichtempfindlichen Fläche parallele Linien, welche die Ausmessung der Elektrokardiogramme sehr erleichtern, besonders wenn man jeden fünften Teilstrich etwas dicker ätzt. Um auch senkrechte Linien zu erhalten, läßt man nach GARTEN (1901) ein Rad mit zahlreichen Speichen so vor dem Spalt rotieren, daß jede Speiche zeitweilig den Spalt verdeckt. Man kann auch nach EINTHOVEN ein solches Rad in irgend einem Knotenpunkt der Lichtstrahlen aufstellen oder nach TSCHERMAK die Verdunkelung durch eine schwingende Stimmgabel besorgen. Jedenfalls erhält man mit jeder dieser Methoden zeitweilige Verdunkelungen, die sich in der Kurve als feine senkrechte Linien markieren; wenn man ein Speichenrad anwendet, kann man jede 5. bzw. 10. Speiche dicker machen und dadurch die Übersichtlichkeit erleichtern. Wenn man eine Stimmgabel wählt, bzw. wenn man das Speichenrad mit bestimmter Geschwindigkeit rotieren läßt, so hat man damit auch gleichzeitig ein Mittel, um die Abszisse als Zeit numerisch auszuwerten. Wenn man aber, wie dies EDELMANN bei seinem Registrierapparat getan hat, das Speichenrad so mit dem Rade, welches den Film bewegt, kuppelt, daß sich beide Räder immer mit proportionaler Geschwindigkeit bewegen, so erhält man, wie schnell sich die Registriertrommel auch dreht, gleiche Abstände der vertikalen Linien. Solche Kurvenbilder sehen sehr elegant aus — weil immer ein quadratisches Koordinatennetz entsteht —, aber man bedarf dann einer besonderen Zeitmarkierung. Hierfür kann man, da die Aufnahmezeiten meist kurz sind (ebenso wie man aus demselben Grunde Handregulierlampen verwenden kann), eine einfache schwingende Feder benutzen, die einmal angestoßen, mindestens 2 Minuten lang schwingt, und die sehr viel bequemer zu handhaben ist als eine elektrisch getriebene Stimmgabel. Allerdings schwingen nur Federn mit geringer Frequenz (von 5, höchstens 10 Schwingungen in der Sekunde) lange genug, doch genügt das ja für Pulsaufnahmen. Solche schwingende Federn kann man von ZIMMERMANN in Leipzig beziehen.

Um die Ordinaten ausmessen zu können, muß man das Galvanometer aichen. Die von uns dazu benutzte Vorrichtung soll im folgenden Paragraphen beschrieben werden.

§ 27. Die elektrische Schalteinrichtung.

Die Schaltung bei unseren Versuchen ist aus dem Schema der Fig. 28 zu ersehen. Wir legen Wert darauf, möglichst schnell in jedem Moment folgende Operationen vornehmen zu können:

1. Das Galvanometer zu aichen,
2. den Widerstand des untersuchten Gewebes bestimmen zu können,

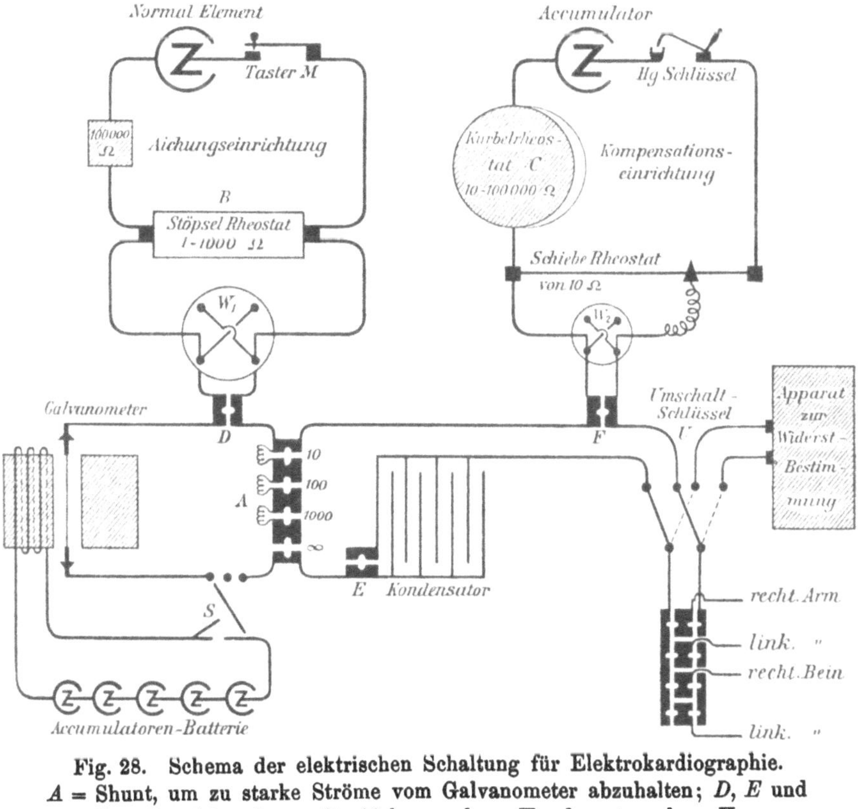

Fig. 28. Schema der elektrischen Schaltung für Elektrokardiographie. ***A*** **= Shunt, um zu starke Ströme vom Galvanometer abzuhalten;** ***D, E*** **und** ***F*** **= Vorreibeschlüssel, um die Aichungs- bzw. Kondensator-, bzw. Kompensationseinrichtung ein- und auszuschalten;** ***S*** **= Sicherheitsschlüssel, um den Akkumulatoren- und den Galvanometerstrom sukzessive einzuschalten.**

3. die physiologischen Ströme schnell hintereinander von verschiedenen Stellen ableiten zu können,

4. etwaige dauernd vorhandene Ströme entweder durch eine Kompensationseinrichtung kompensieren oder

5. durch einen Kondensator (nach Cremer) vernichten zu können.

ad 1. Die Aichung kann man mit dem Strom, mit dem man auch kompensiert, durch Verstellung der Widerstände vornehmen, bequemer ist es, eine eigene Aichungsvorrichtung zu haben.

Der Stöpselrheostat[1] *A* wird kurz gestöpselt, der Stöpsel bei *D* entfernt und ein Druck auf den Morsetaster[2] bei *M* hat die Schließung eines mit 100000 Ω in denselben Strom geschalteten Normalelementes zur Folge. Da in dem Stöpselrheostaten *B* je nach dem jedesmal eingezogenen Faden ein so großer Widerstand eingestöpselt wird, daß durch den Faden ein ganz bestimmter Teilstrom des Normalelements hindurchgeht, bzw. daß an den beiden Klemmen des Fadens eine bestimmte und gewollte Spannung herrscht, so hat man ein schnelles und immer bereites Vergleichsmaß. Diese schnelle Aichung ist aber deswegen nötig, weil während des Arbeitens (wahrscheinlich infolge der doppelten Erhitzung durch die Beleuchtungseinrichtung und durch den Strom des Elektromagneten — das Edelmannsche Insrument hat keine Wasserkühlung) leicht eine Verminderung der Fadenspannung eintritt. Es ist also im Laufe des Experimentes eine mehrfache Kontrolle nötig, wenn man vergleichbare Resultate erhalten will. Mit der von uns verwendeten Einrichtung nimmt diese Kontrolle nur wenige Sekunden Zeit in Anspruch.

Praktisch läßt sich diese Kontrolle noch viel einfacher ausführen. Der mäßig stark gespannte Platinfaden bildet keine vollkommene Gerade, sondern ist entsprechend gewissen von der Fabrikation herstammenden Verbiegungen und entsprechend gewissen elektromagnetischen Gesetzen, auf die hier nicht näher einzugehen ist, immer mehr oder weniger gekrümmt. Der Grad dieser Verkrümmung ist wesentlich von der Spannung des Fadens abhängig; da nun im allgemeinen eine Komponente dieser Verkrümmung in die Richtung der optischen Achse fällt, so wird jede Änderung der Fadenspannung das Fadenbild unscharf machen, dadurch ist eine sehr bequeme Kontrolle gegeben. Man hat nur nötig, nachdem man die Spannung einmal geeicht und das Faden-

[1] In welchem sowie so immer nur ein Stöpsel gezogen ist.

[2] Wir verwendeten einen Taster, der nur während des Fingerdrucks geschlossen ist, um das Normalelement zu schonen.

bild mit dem Mikroskop-Mikrometer scharf gestellt hat, während des ganzen Versuches die Scharfstellung des Fadens nicht durch Verschiebung der Optik, sondern durch Änderung der Fadenspannung vorzunehmen: Man hat dadurch eine Gewähr, daß man die Fadenspannung dauernd auf dem ursprünglichen Ausmaß erhält.

Der Stromwender W_1 dient dazu, um den Aichungsstrom in beiden Richtungen durch das Galvanometer schicken zu können. Falls der Faden sich nicht in der Mitte d. h. im Maximum des magnetischen Feldes befindet, wird der Ausschlag nach der einen Seite größer sein, als nach der anderen, was natürlich durchaus vermieden werden muß. Man verschiebt also den Faden so lange senkrecht zur optischen Achse, bis die Ausschlagsempfindlichkeit nach beiden Seiten hin maximal und gleich groß ist. Dann erst hat man den Faden richtig zentriert. Diese Zentrierung wird sowohl in dem EINTHOVENschen Originalmodell, als auch in der EDELMANNschen Modifikation dadurch vorgenommen, daß man das ganze Gestell, an dem der Faden befestigt ist, seitlich verschiebt.

ad 2. verwenden wir einen KOHLRAUSCHschen Apparat zur Widerstandsbestimmung, der leicht mittels des Umschalters *U* in jedem Augenblick den Widerstand des Körpers zu bestimmen gestattete. Er beträgt, auf diese Weise gemessen, zwischen den beiden in Salzlösung getauchten Händen etwa 300—800 Ω. Doch wäre es vielleicht richtiger, den Widerstand mittels relativ hochgespannter galvanischer Ströme zu untersuchen.

ad 3. verwenden wir den Verteilungsschalter *V*, der ähnlich einem Vierzellenbadschalter gebaut ist. Beim Menschen verbinden wir in üblicher Weise die vier Extremitäten mit den vier Kontakten desselben, bei Tieren jedesmal diejenigen Körper- bzw. Herzstellen, die wir untersuchen wollen.

ad 4. ist eine Kompensationseinrichtung nötig, mit der man leicht und schnell den vielfachen Änderungen des Dauerstromes, der besonders am freigelegten Herzen und bei der Ableitung von Anus und Ösophagus auftritt, folgen kann. Wir haben dazu meist einen Akkumulator verwendet, dessen Strom durch einen Kurbelrheostaten von 10 bis zu 100000 Ohm) hindurchging. Als Nebenschluß verwendeten wir einen RUHSTRATschen induktionsfrei gewickelten Konstantanwiderstand mit Schleifkontakt, der außerordentlich sicher funktioniert. Ein sicherer Schluß ist aber notwendig, da ein Abspringen des Kontaktes jedesmal starke Schleuderung des

Fadens zur Folge hat, weil während der Kontaktöffnung gar kein Strom durch den Faden geht. Doch ist bei der in der Zeichnung angegebenen Schaltung nicht zu befürchten, daß der Faden reißt, wohl aber ist diese Gefahr vorhanden, wenn man den beweglichen Kontakt nicht wie hier mit dem Galvanometerkreis, sondern mit dem Akkumulatorenkreis in Verbindung setzt, weil dann während der Kontaktöffnung der ganze unkompensierte Körperstrom durch den Faden fließt.

In letzter Zeit haben wir statt dieser ganzen Einrichtung eine entsprechend geschaltete Wheatstonesche Zylinderbrücke mit Vergleichswiderständen nach Ruhstrat benutzt, die sich ebenfalls bewährt hat.

ad 5. kann man anstatt dieser geschilderten Kompensationseinrichtung nach Cremer einen gleichsam automatischen Kompensator verwenden, indem man einen Kondensator in den Kreis schaltet. Er dient dazu, wie in § 23 auseinandergesetzt, relativ langsam erfolgende Potentialschwankungen zu eliminieren, z. B. dann, wenn bei manchen Hunden während der Vagusreizung starke Veränderungen des Dauerstromes auftreten.

Wir haben deshalb ebenfalls einen Kondensator eingeschaltet, der jedoch in jedem Moment durch den Stöpsel *E* kurz geschlossen werden konnte. Sollte er benutzt werden, so wurde der Stöpsel *E* herausgezogen und bei *F* eingesteckt. Auf diese Weise konnte man innerhalb weniger Sekunden die Einrichtung so abändern, daß man einmal mit Kondensator und dann wieder mit Kompensationseinrichtung arbeitete.

Von der sonstigen Anordnung ist folgendes zu erwähnen:

Da man niemals vorher weiß, wie groß der Dauerstrom ist, den das Präparat aussendet, so muß die Möglichkeit vorhanden sein, den Strom, der durch das Galvanometer geht, abzuschwächen. Einthoven erreicht dies dadurch, daß er sehr große Widerstände in den Galvanometerkreis selbst einschaltet. Wir erreichten dasselbe, indem wir das bekannte Prinzip des Shunt verwendeten, was sich einmal der Billigkeit wegen empfiehlt und zweitens deshalb, weil wir wegen der Aichung ja auf alle Fälle eine Einrichtung haben mußten, um das Galvanometer kurz schließen zu können.

Endlich wäre noch der Schlüssel *S* zu erwähnen, der in Fig. 23 nochmals in seinen Details abgebildet ist. Derselbe ist direkt an die eine Galvanometerklemme des Fadens angeschlossen und dient dazu, um den Galvanometerkreis mit Sicherheit offen zu halten, während der Starkstromkreis, der den Elektromagneten durchfließt, geschlossen wird. Denn die plötzliche Einschaltung des um die Magnete kreisenden Starkstromes kann eine so starke Induktionswirkung auf den Faden ausüben, daß derselbe unter Umständen, besonders wenn er schwach gespannt ist, zerreißt oder doch zum mindesten soweit disloziert wird, daß er an dem Magneten oder an der Frontlinse des Objektivs anklebt. Um die unbeabsichtigte Öffnung bzw. Schließung des Galvanometerkreises bei geschlossenem Elektromagnetenkreis zu verhindern, wurde der dazu nötige Schlüssel mit dem Schlüssel für den Elektromagnetenkreis derartig kombiniert, daß der Strom für den Elektromagneten

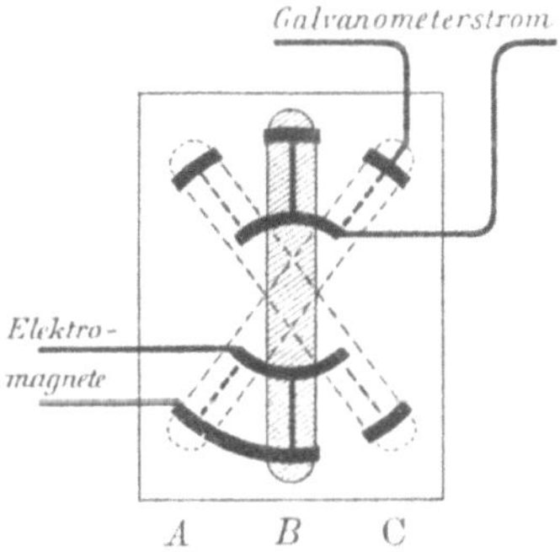

Fig. 29. Sicherheitsschlüssel zur sukzessiven Ein- und Ausschaltung des Faden- und des Akkumulatorenstromes.

niemals geschlossen bzw. geöffnet werden kann, solange der Galvanometerkreis geschlossen ist. Denn es ist, wenn der schraffiert gezeichnete Hebel in

	Galvanometerkreis	Elektromagnetenkreis
Stellung *A* steht	geschlossen	geschlossen
„ *B* „	offen	geschlossen
„ *C* „	offen	offen

Die Schließung bzw. Öffnung des Elektromagnetenkreises geschieht also durch Drehung des Hebels zwischen *B C*; in beiden Stellungen aber ist der Galvanometerkreis offen. Ein solcher Schlüssel, dessen Schema die Fig. 29 zeigt, kann bei Edelmann, München bezogen werden. Wie denn Edelmann überhaupt die ganze von uns benutzte Einrichtung in der erwähnten Schaltung liefert.

Um eine ungefähre Anschauung von den Kosten einer solchen Einrichtung zu geben, fügen wir einen Kostenanschlag für ein komplettes Instrumentarium zur Aufnahme von menschlichen Elektrokardiogrammen bei, wobei die Preise im allgemeinen dem Edelmannschen Katalog entnommen sind.

I. Saitengalvanometer und Zubehör.

Großes Elektromagnetsaitengalvanometer wie in Fig. 20 . . .	Mk. 900
Zeiss Apochromat 4 mm	„ 140
Zeiss Achromat	„ 50
Projektionsokular 4	„ 40

II. Bogenlampe nebst Zubehör.

Handregulierlampe in einem Lampenkasten mit Kondenser und Wasserbad	Mk. 152
Regulierwiderstand je nach vorhandener Netzspannung . . .	„ 70—80
Eine automatische Regulierlampe bis ca.	„ 500

III. Elektroden.

Elektrodenstuhl, bestehend aus gepolstertem, fahrbarem Krankenstuhl m. Arm- u. Fußwannen aus Zink, Statifen, Gummi-Isolationen usw. Preis je nach Ausstattung ca. . . .	Mk. 300
Die Elektroden in einfacher Ausführung selbst zusammengestellt ca.	„ 20

IV. Apparate zur Bestimmung des Widerstandes von Elektroden und Körper, der Empfindlichkeit des Galvanometers und der Kompensation des „Nullstromes, bestehend aus:

1. Einfacher Schaltkomplex, enthaltend: Sicherheitsschlüssel (*S*), Vorschaltwiderstand (*A*), Zweigwiderstand und diverse Klemmen	Mk. 260
2. Schaltkomplex wie er in Fig. 30 dargestellt ist, ca.	„ 1000

V. Photograph. Registrierapparat.

Je nach den Verhältnissen und der gewünschten Registrierdauer und Bequemlichkeit, entweder:

Photograph. Registrierapparat mit Uhrwerk und Speichenrand 50 cm Registrierlänge. Beim Arbeiten mit diesem Apparat ist es nötig, daß der ganze Arbeitsraum beim Plattenwechsel lichtdicht abgedunkelt werden kann	Mk. 450

oder:

Photographischer Registrierapparat mit fortlaufender Filmrolle hierzu käme eventl. noch	Mk. 650
Zeitschreiber nach JAQUET	„ 140
oder schwingende Feder	„ 20

VI. Tisch für die komplette Station.

Preis je nach Holzart und Ausführung	Mk. 50–200
Verpackung der Apparate ca.	„ 40

VII. Dazu kommen, falls man keinen Stadtstrom verwenden will, die für die Speisung der Elektromagnete des Galvanometers und als Kompensationsbatterie nötigen Akkumulatoren (ca. 10 Volt und ca. 5—6 Ampères [Entladestromstärke]), sowie eine dazu gehörige Ladevorrichtung 300 Mark.

Eine Zusammenstellung dieser Posten ergibt:

I.	Galvanometer	ca.	Mk.	950—1100
II.	Lampe	„	„	220— 800
III.	Elektroden	„	„	20— 300
IV.	Schalteinrichtung	„	„	260—1000
V.	Registrierung	„	„	470— 800
VI.	Tisch	„	„	50— 200
VII.	Akkumulatoren	„	„	0— 300
			Mk.	1970—4500

Es ergibt sich aus dieser Zusammenstellung, daß eine Einrichtung einer Saitengalvanometerstation für elektrokardiographische Aufnahmen vorläufig mindestens 2000 Mark kostet. Man muß aber in diesem Falle Einrichtungen treffen, um das ganze Zimmer vollkommen verdunkeln zu können. Unter Umständen ist es also vorteilhafter für 200 Mark mehr sich die Registriervorrichtung mit fortlaufendem Papier anzuschaffen, bei der man im Licht arbeiten kann. Nur bei der Aufnahme selbst ist dann das Zimmer halbwegs zu verdunkeln.

Sechstes Kapitel.

Form und Bezeichnung des normalen menschlichen Elektrokardiogramms.

§ 28. Der Grundtyp des normalen Elektrokardiogramms und die Bedeutung von Abweichungen.

Das normale Elektrokardiogramm ist das Äquivalent der normalen Systole. Hierunter verstehen wir jene Art der Zusammenziehung des Herzens, die im Gegensatz zu den anormalen Ventrikelzusammenziehungen auf ganz bestimmten Bahnen abläuft und sich nicht wie diese nach allen Richtungen hin gleichmäßig und diffus im Herzen verteilt. Dieser gesetzmäßige Ablauf scheint bei verschiedenen Menschen nicht ganz identisch zu sein und besonders in pathologischen Fällen zum Teil recht abweichend zu erfolgen. Ob und inwieweit aus diesen Abweichungen pathognostische und prognostische Schlüsse möglich sind, wird im zweiten Teil erörtert werden. Hier im ersten Teil soll nur

1. zusammengestellt werden, was das Charakteristische für die Ventrikelschwankungen aller gesunden und kranken Menschen ist.

2. in welchen Grenzen Abweichungen von der Normalform vorkommen;

3. unter welchen physiologischen Bedingungen Abweichungen sich bemerkbar machen.

Eine eigentliche Normalform des Elektrokardiogramms zu geben, ist deshalb schwer, weil das Elektrokardiogramm vom Geschlecht von der Lage von der Respirationsphase u. a. m. abhängt, vor allem aber in verschiedenen Lebensaltern sehr verschieden ist (s. unten). Im übrigen dürfte aber für jedes Alter ein bestimmtes Elektrokardiogramm — falls es unter normalen Bedingungen aufgenommen ist — typisch sein und Abweichungen davon deuten auf eine zweifellose Anormalität. Dieselbe kann in einer Lageveränderung des ganzen Herzens bestehen, die ihrerseits wieder durch Tief- oder Hochstand des Zwerchfells, durch Veränderungen des Brustkorbs, durch perikarditische oder pleuritische Exsudate oder Stränge usw. bedingt sein kann oder aber es kann sich um eine Abnormität des Erregungsablaufes, um eine Hypertrophie gewisser Herzabschnitte, um ein schlechtes Funktionieren einzelner Fasern handeln. Diese Abweichungen von der Norm können bedeutungslos oder äußerst ernster Natur sein, und es ist durchaus nicht gesagt, daß den bedeutungslosen Abweichungen auch die geringfügigen Formveränderungen des Elektrokardiogramms, den schweren Störungen aber grobe Formveränderungen entsprechen müssen. Doch muß es der führende Gesichtspunkt in der Pathologie des Elektrokardiogramms bleiben, für jede Formabweichung auch das ursächliche Moment zu finden.

Es ist nicht nur möglich, sondern für einige Abweichungen auch ganz sichergestellt, daß dieselben sehr verschiedenartige Ursachen haben können. Die Erkenntnis dieses Umstandes muß uns naturgemäß in der Deutung des Elektrokardiogramms vorsichtig machen, doch ändert dies nichts an der prinzipiell wichtigen Tatsache, daß

1. jede Abweichung in dem Ablauf der Herzsystole vom normalen Typus sich im Elektrokardiogramm ausspricht;
2. jede Abweichung in der Form des Elektrokardiogramms auf eine zugrunde liegende Abweichung von der normalen Systole hinweist.

Das Ziel jeder elektrokardiographischen Pathologie muß es sein, in allen Einzelfällen den angedeuteten Zusammenhang zwischen funktioneller Änderung der Systole und Formveränderung des Elektrokardiogramms zu begründen.

Dies Ziel zu erreichen ist möglich, aber auch vorher kann eine Klinik des Elektrokardiogramms entstehen, man muß sich nur bewußt sein, daß die gefundenen Veränderungen der Kurve — wenigstens teilweise — nur symptomatische Bedeutung haben.

Die im Elektrokardiogramm vorkommenden Abweichungen können praktisch in zwei Kategorien eingeteilt werden:

1. das Auftreten neuer Zacken;
2. die Vergrößerung und Verkleinerung (bzw. auch die Formveränderung) der normalen Zacken.

Um daher Abweichungen beurteilen zu können, muß man wenigstens im groben wissen, welche Zacken normal sind und wie groß dieselben sind und welche ungefähre Form sie im Saitengalvanometerbilde zeigen.

Die folgenden Ausführungen beziehen sich auf Kurven, die mit Einthovens großem Saitengalvanometer und mit Platinfäden von etwa 2000—10000 Ω Widerstand aufgenommen sind und bei denen 1 cm der Abszisse annähernd 0,2—0,3 Sekunde und 1 cm der Ordinate etwa 0,25 Millivolt entspricht.

§ 29. Die Form des normalen Elektrokardiogramms.

Die Form des normalen Elektrokardiogramms, wie es mit dem Saitengalvanometer gewonnen wird, ist aus vielfachen Publikationen im allgemeinen bekannt. Wir publizieren in Fig. 30 das Elektrokardiogramm eines gesunden kräftigen Unterarztes von der Charité, das wir etwa als normales Elektrokardiogramm eines jungen Menschen ansehen dürften und bemerken dazu nur, daß hier keine Andeutung der *Ja*-Zacke (*Q*-Zacke von EINTHOVEN) vorhanden ist, deren Vorhandensein wir nicht als charakteristisch für das normale Elektrokardiogramm ansehen.

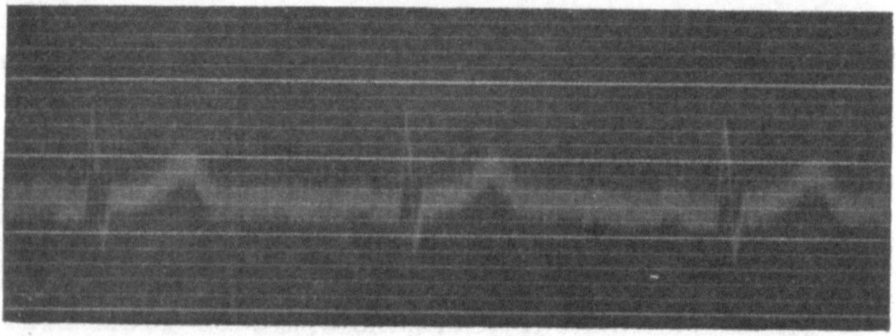

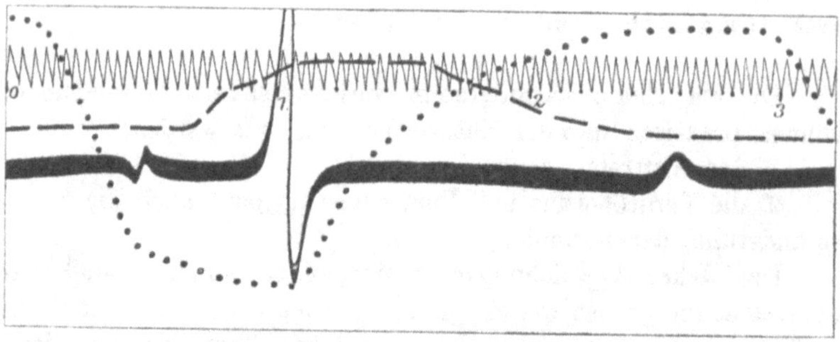

Fig. 31. Elektrokardiogramm eines Schildkrötenherzens.
— — — Mechanische Verzeichnung des Atriums;
...... „ „ „ Ventrikels.

Daß die Elektrokardiogramme aller übrigen Wirbeltiere ähnlich sind, wurde schon erwähnt. In Fig. 31 ist das Elektrokardiogramm einer Schildkröte wiedergegeben, das dem menschlichen sehr ähnlich sieht, nur daß der gesamte Kontraktionsablauf sehr viel langsamer ist. Die Dauer des Elektrokardiogramms beträgt von *A* bis *J* gemessen fast $2^1/_2$ Sekunden.

Das Charakteristikum in den elektrischen Äquivalenten aller in diesem Sinne normalen Systolen äußert sich — im Gegensatz zu den zweiphasischen Aktionsströmen — darin, daß hierbei drei Zackengruppen vorhanden sind: die Atriumgruppe, die Initialgruppe und die Finalgruppe (über die Namen siehe § 30), deren Hauptzacken immer nach oben gerichtet sind, wenn man von den beiden Armen ableitet, und die Elektroden so mit dem Galvanometer verbindet, daß ein Negativwerden des rechten Armes sich durch Hinaufgehen des Fadenschattens in dem von links nach rechts zu lesenden Kurvenbilde ausspricht.

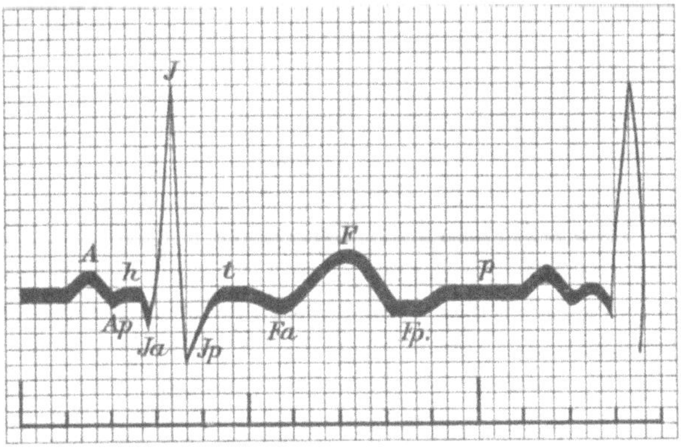

Fig. 32. Schema der vorkommenden Zacken im Elektrokardiogramm.

A = (*P* Einthovens) Atriumzacke;
J = (*R* „) Initialzacke } Ventrikelschwankung;
F = (*T* „) Finalschwankung } Ventrikelschwankung;
Ap = die der Atriumzacke folgende (negative) Zacke;
Jp = (*S* Einthovens) die der Initialzacke folgende (negative) Zacke;
Fp = die der Finalschwankung folgende (negative) Zacke;
Ja = (*Q* Einthovens) die der Initialzacke vorangehende (negative) Zacke;
Fa = die der Finalschwankung vorangehende (negative) Zacke;
h = Zeit in der die Erregung im Hisschen Bündel verläuft;
t = „ „ „ „ „ „ Treibwerk verläuft;
p = Herzpause.

Von diesen drei Zackengruppen ist die der Atriumgruppe im allgemeinen am kleinsten, unter Umständen selbst bei gesunden Herzen kaum merkbar, während die anderen beiden Gruppen für das Elektrokardiogramm charakteristisch sind; die Hauptzacke der Initialgruppe ist kurzdauernd, hoch und steil, die der Finalgruppe dauert länger und ist niedriger und flacher. Schon EINTHOVEN hat als besonderes Charakteristikum letzterer Zacke hervorgehoben, daß bei derselben im Gegensatz zu allen sonstigen in der Physiologie vorkommenden Kurven der ansteigende Schenkel der flachere ist. Die drei Zackengruppen sind jedesmal durch ein horizontal verlaufendes Kurvenstück miteinander verbunden.

Außer diesen drei Hauptzacken kommen in jeder Gruppe noch mehrere Nebenzacken vor. Um eine Vorstellung von deren Mannigfaltigkeit zu geben, diene die schematische Fig. 32. Die einzelnen Zacken derselben sind genau nach wirklich beobachteten Elektrokardiogrammen durchgepaust. Nur deshalb, weil sie alle in einem Kurvenbilde vereinigt sind, erscheint die Figur als Schema. (Über die Bezeichnung der einzelnen Zacken vgl. den folgenden Paragraph.)

In bezug auf das normale Elektrokardiogramm kann man von den einzelnen Zacken folgendes sagen: Am wichtigsten sind, wie schon mehrfach hervorgehoben, die drei Zacken *A*, *J* und *F*. In vielen Elektrokardiogrammen (und zwar gerade bei vielen gesunden erwachsenen Personen), kommen überhaupt keine anderen deutlich ausgesprochenen Zacken vor, während andererseits diese drei Zacken niemals bei einem gesunden Menschen fehlen. Häufig ist auch die Zacke *Jp* vorhanden, die bei Erwachsenen in etwa $^2/_3$ aller Fälle wenigstens angedeutet und bei Kindern fast immer sehr ausgesprochen ist.

A braucht aus den in § 16 erwähnten Gründen bei normalen Herzen (bei der von uns gewählten Vergrößerung und Ableitungsart) im Kurvenbilde nicht sehr deutlich zu sein. Wenn *A* größer als 2 mm oder auch nur besonders lang ist, bezeichnet dies einen anormalen Zustand und dürfte einem hypertrophierten Vorhof entsprechen.

J ist bei Kindern relativ klein und nimmt mit dem Alter zu, umgekehrt ist sowohl *F* als auch *Jp* bei Kindern groß und nimmt mit dem Alter ab.

Um eine Vorstellung von den in Betracht kommenden Verhältnissen zu geben, diene die Fig. 33, in welcher die Höhe der Initialschwankung und der Finalschwankung sowie das Heruntergehen der Zacke *Jp* unter die Abszisse dargestellt sind.

Die Kurven beruhen auf der Ausmessung von etwa 250 Elektrokardiogrammen, die unter genau identischen Bedingungen aufgenommen sind. Die Säuglingskurven verdanke ich zum großen Teil der Liebenswürdigkeit von Geheimrat HEUBNER, der mir herzgesundes klinisches Material aus dem Kinderkrankenhause der Berliner Charité zur Verfügung stellte. Über diese Untersuchungen, die ich mit Dr. FUNARO angestellt habe, wird dieser demnächst ausführlich berichten. Die Angaben über die Erwachsenen beziehen sich auf gesunde Grenadiere der Berliner Garnison, auf

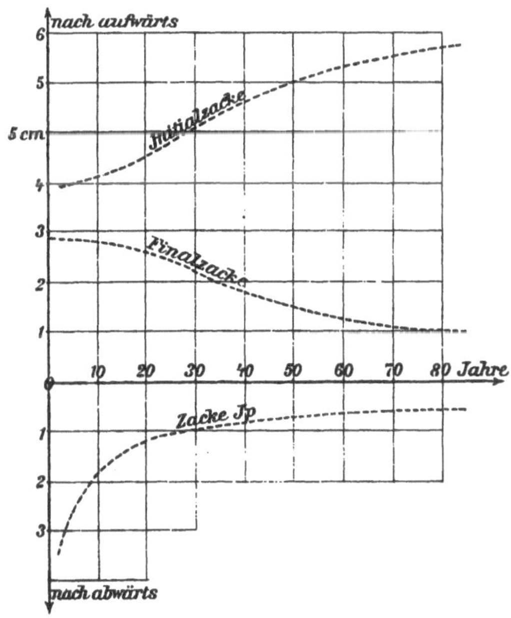

Fig. 33. Die Größe der einzelnen Zacken des Elektrokardiogramms in den verschiedenen Lebensaltern.

kräftige und gesunde Wäscherinnen aus der Charité, sowie auf die zahlreichen Elektrokardiogramme, die gesunde Leute — besonders Techniker und Kollegen[1] — von sich machen ließen, um die Methode kennen zu lernen. Endlich habe ich hierzu auch die im wesentlichen gesunden 60 Fälle verwendet, über welche ich

[1] Wenn man Studenten und vor allem Studentinnen untersucht, bekommt man etwas andere Durchschnittszahlen, insonderheit kleinere *F*-Zacken.

mit Dr. SIMONS 1909 berichtet habe. In jener Arbeit sind die betreffenden Messungen alle in einer Tabelle einzeln verzeichnet. Ich möchte hier nur noch kurz einmal diese 60 Fälle, nach Altersstufen geordnet, zusammenstellen. Die Gruppierung ist, um Willkür zu vermeiden, vollkommen schematisch vorgenommen. Die einzelnen Fälle wurden nach dem Alter geordnet, und dann wurden die ersten, zweiten und dritten 20 Fälle, welche Altersstufen von 9—31, bzw. von 31—43, bzw. 43—61 Jahren umfassen, zusammengefaßt. Die folgende Tabelle zeigt die sich hierbei ergebenden Mittelwerte und ich führe sie vornehmlich deshalb an, weil sie beweist, daß die geschilderten Größenverhältnisse auch bei diesem relativ kleinen Material schon ganz deutlich in die Erscheinung treten. Auch die deutlich steigenden Zahlen des Blutdrucks und der Herzgröße machen es wahrscheinlich, daß die Zahlen groß genug sind, um brauchbare Mittelwerte zu ergeben.

Alle Zahlenangaben sind in Zentimetern gemacht.

Alter	Blutdruck in Hg	Herzgröße	J	F	F in Prozenten von J	Jp
25	12,2	10,6	4,2	1,4	34 %	1,05
37	13,3	12,2	5,7	1,5	28	0,95
49	15,0	12,7	6,8	1,2	15	0,75

Außerdem ist das normale Elektrokardiogramm abhängig von vielerlei äußeren Umständen, so z. B. von der Lage des Herzens im Thorax, ein Umstand, auf den vor allem HOFFMANN (1909) eindringlich hingewiesen hat. Da das Herz bei verschiedenen Körperstellungen verschoben wird, ist es nicht wunderbar, daß hierdurch die Form des Elektrokardiogramms verändert wird. Wir gehen auf diese Frage, die einer systematischen Durchforschung bedarf, nicht näher ein. Praktisch vergleichbare Resultate erhält man, wenn man alle Aufnahmen bei gleicher Körperhaltung vornimmt, also entweder im Sitzen oder wie HERING mit Recht betont, besser noch im Liegen und zwar in symmetrischer Rückenlage.

Von großem Einfluß ist ferner die Atmung; zwar wird durch flache Atmung meist das Elektrokardiogramm nicht verändert, aber geringe Abweichungen findet man entsprechend der

Respirationsphase bei allen Menschen. Oft sind nun die Unterschiede außerordentlich groß. Als Beispiel bilden wir in Fig. 34

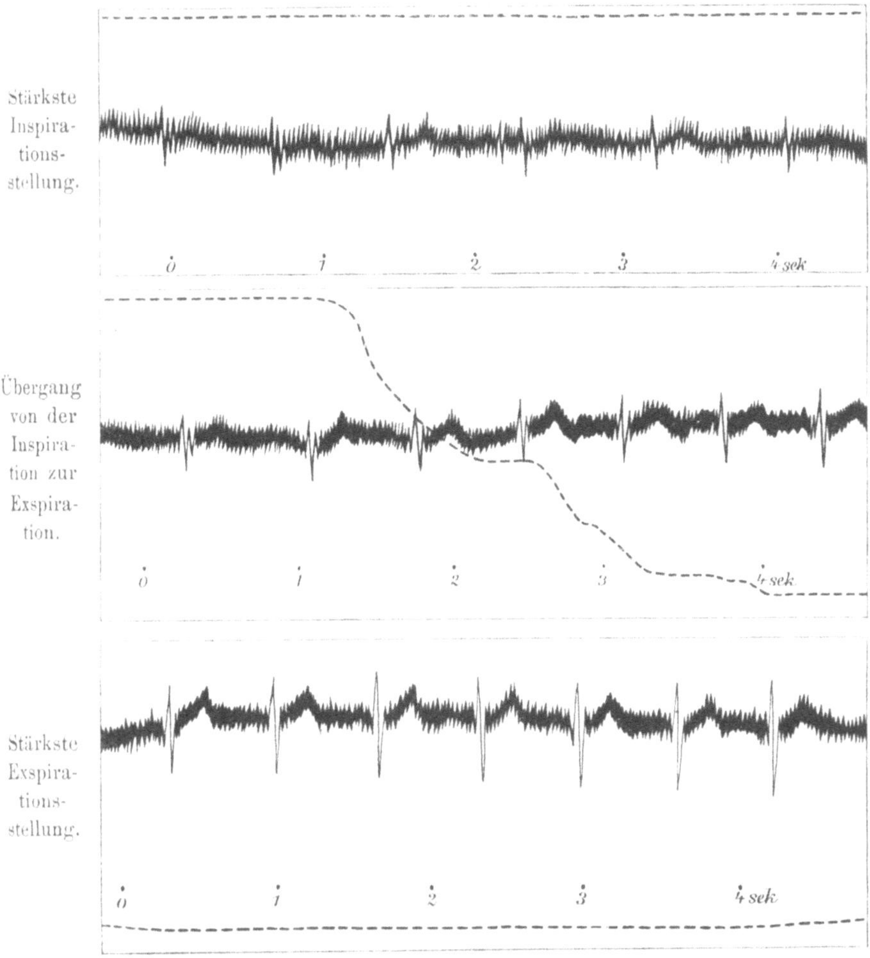

Fig. 34. Einfluß der Atmung auf das Elektrokardiogramm.
— — — Atemkurve.

einen Versuch ab, der exzessiv das zeigt, was man angedeutet immer beobachten kann: daß nämlich bei der Inspiration das Elektrokardiogramm kleiner und flacher wird.

§ 30. Die Bezeichnung des Elektrokardiogramms.

Eine genaue und einfache Nomenklatur ist besonders für die klinische Verwendung nötig.

Einthoven hatte bekanntlich auf Grund der Form, welche ihm die Rekonstruktion der elektrokardiographischen Potentialschwankung aus der Kapillarelektrometerkurve geliefert hatte, fünf Zacken unterschieden, welche er, wie die Fig. 35 zeigt, mit den Buchstaben *P—T* bezeichnete. Diese Einteilung entspricht nun nicht mehr den realen Verhältnissen, wie sie sich aus den Saitengalvanometerkurven ergeben, die eine häufig größere Anzahl von Zacken aufweisen und häufig einige der von Einthoven mit Buchstaben bezeichneten Zacken ganz in den Hintergrund treten lassen. Vor allem ist die Zacke *Q* relativ selten. Für neu be-

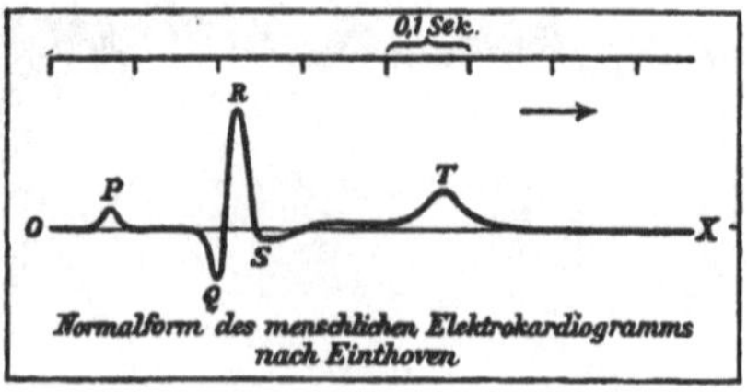

Fig. 35. Die Bezeichnung des Elektrokardiogramms nach Einthoven.

obachtete Zacken ist aber in der willkürlich gewählten alphabetischen Reihenfolge kein Platz. Man könnte nun diesen veränderten Umständen dadurch Rechnung tragen, daß man die Buchstaben noch mit Indizes versieht, welche dann die außerdem noch vorhandenen Schwankungen bezeichnen sollen. Doch erscheint dieses Verfahren vielleicht deshalb nicht gerade empfehlenswert, weil dabei durch die Buchstabenbezeichnung fünf Zacken, deren Wertigkeit durchaus ungleichartig ist, besonders herausgehoben werden.

Das, was jedem Betrachter ohne weiteres in die Augen fällt, ist der Umstand, daß das normale Elektrokardiogramm des Menschen sowie der Säugetiere drei nach oben gerichtete Schwankungen aufweist, die entweder nur je aus einer Zacke bestehen, oder aus einer Gruppe von Zacken zusammengesetzt sind. Diese drei Zacken — oder besser Gruppen von Zacken — sind voneinander durch mehr oder weniger horizontale Strecken getrennt. Die erste Schwankung entspricht nun unzweifelhaft der Vorhofsystole, die beiden anderen ebenso unzweifelhaft der Ventrikelsystole, wie weiter unten des genaueren gezeigt werden soll (s. §§ 44 und 47). Es dürfte sich also empfehlen, die erste Schwankung als Atriumschwankung (*A*) zu bezeichnen, und die beiden folgenden, mit dem dazwischen liegenden horizontalen Stück, als Ventrikelschwankung zusammenzufassen.

Da die erste Schwankung des Ventrikelelektrokardiogramms, die gleichzeitig die markanteste Zacke des Gesamtelektrokardiogramms darstellt, den Anfang und die zweite Schwankung des Ventrikelelektrokardiogramms das Ende der Ventrikelsystole bezeichnet, kann man, ohne über die Natur der betreffenden Schwankung sonst etwas zu präjudizieren, jene erste Schwankung als Initialschwankung (*J*), jene zweite als Finalschwankung (*F*) bezeichnen.

Jede der drei Hauptschwankungen ist im allgemeinen bei der üblichen Schreibweise nach oben gerichtet und ist in diesem Falle gar nicht besonders oder gegebenenfalls als positiv zu bezeichnen [das Hinaufgehen zeigt bekanntlich an, daß die Basis (bzw. das rechte Herz) sich negativ gegenüber der Spitze (bzw. dem linken Herzen) verhält, doch involviert die hier gewählte Bezeichnung — positiv und negativ — gar keine direkte Bezugnahme auf die zugrundeliegenden elektrischen Vorgänge und soll nur zur Schilderung der Kurvenform dienen]. Falls eine dieser Zacken, was vorkommen kann, nach unten verläuft, wäre sie als negativ zu bezeichnen. Besonders häufig und besonders wichtig ist die negative *F*-Zacke.

Zwischen den drei Hauptschwankungen liegen die mit kleinen Buchstaben zu bezeichnenden horizontalen Strecken *h*, *t*, *p*, durch welche Namen zum Ausdruck gebracht werden soll, daß während der Zeit *h* bzw. *t* die Erregung im Hisschen Bündel, bzw. im Treibwerk angelangt oder während der Pause *p* gar nicht vorhanden ist. (Genaueres darüber siehe im neunten Kapitel.)

Außer diesen drei regelmäßigen Zacken treten auch noch mehr oder weniger inkonstante Zacken auf, dieselben sind meist nach unten gerichtet und gehen dann den konstanten Zacken voran, bzw. folgen sie ihnen und sind demgemäß mit dem betreffenden Buchstaben und einem angehängten kleinen *a* oder *p* (anterior und posterior) zu bezeichnen (also *Aa*, *Ap*, *Ja*, *Jp*, *Fa*, *Fp*). Außerdem treten manche Zacken unter Umständen doppelt auf und sind dann mit dem betreffenden Buchstaben und dem Index 2 zu bezeichnen (in der Fig. 36 ist J_2 gezeichnet). Die Fig. 32 auf S. 99 gibt in einer nach Originalaufnahmen zusammengesetzten und schematischen Zeichnung ein Elektrokardiogramm, in welchem alle bisher von uns beobachteten Zacken und Schwankungen eingezeichnet sind. (Nicht eingezeichnet sind die von uns beobachteten Veränderungen der einzelnen Zacken.)

Wenn eine zweite Zacke auf die erste folgt, ohne daß der Faden inzwischen annähernd auf die Nullinie heruntergegangen ist, wie dies besonders bei der Zacke J häufig eintritt, so bezeichnen wir dies als gespaltene Zacke. Solche Bilder finden sich in Hundeelektrokardiogrammen häufig; auch beim Menschen beobachtet man sie nicht selten, doch ist es hier oft schwer zu

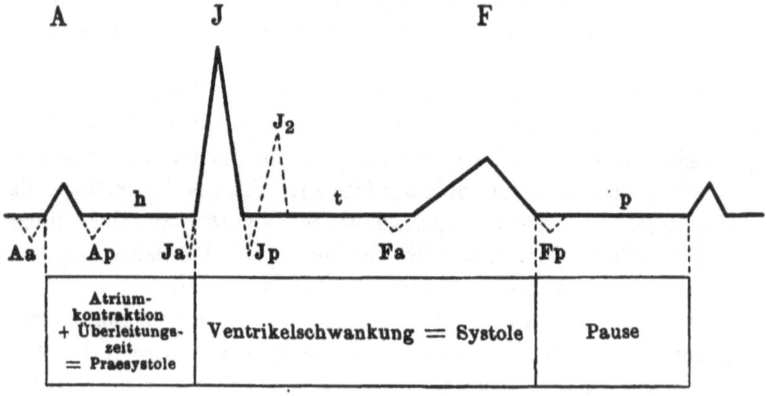

Fig. 36. Die Bezeichnung des Elektrokardiogramms nach Nicolai.

unterscheiden, ob es sich um eine wirklich gespaltene Zacke J handelt oder nur um eine Verlängerung des absteigenden Kurvenschenkels, auf dem andere (von Skelettmuskeln herrührende) Zacken zufällig aufsitzen. Eine gespaltene Zacke F wird man nur bei großer Konstanz annehmen dürfen.

Die Höhe der Zacken ist in Millimetern, oder wenn man sein Instrument geaicht hat, auch in Millivolts anzugeben (vgl. jedoch § 21). Als Nullpunkt ist nicht die fiktive Nullinie zu nehmen, sondern immer der Punkt, an dem die betreffende Zacke beginnt. Die Fig. 48 auf S. 154, in der die Atriumzacke auf dem absteigenden Schenkel der Finalzacke aufsitzt, beweist deutlich die Richtigkeit dieses Verfahrens. Außerdem wäre die Steilheit für die Beurteilung der elektromotorisch wirksamen Kraft wichtig. Aus der Angabe der Höhe und Dauer der einzelnen Zacken hat man einen ungefähren Anhalt, denn kurze und zugleich hohe Zacken müssen steil sein. Vorläufig scheint diese Angabe zu genügen, wenn man betreffendenfalls noch hinzufügt, ob der ansteigende oder absteigende Schenkel steiler ist.

Siebentes Kapitel.

Die morphologische Grundlage für die Analyse des Elektrokardiogramms.

§ 31. Die Erregungsleitung durch das Netzwerk der Herzmuskelsubstanz.

Wenn man vom Herzen direkt oder von der Körperoberfläche, und zwar im speziellen von den Armen ableitet, erhält man eine ganz bestimmte Kurve, die besonders dadurch charakterisiert ist, daß in ihr die drei hauptsächlichsten Zacken nach oben gerichtet sind. Aus dieser Form kann man den Gang der Erregungsleitung in groben Zügen ableiten, doch wird man auch hier weiter kommen, wenn man die Gesamtheit der Kenntnisse über das Herz verwertet. Es ist daher nötig, kurz zu rekapitulieren, was von der anatomischen Grundlage bekannt ist, wobei die Voraussetzung gemacht wird, daß der Weg der Erregungsleitung durch die morphologische Struktur der Muskulatur bedingt ist. Dies ist eine allgemein zulässige und nicht etwa eine speziell myogene Voraussetzung, denn jeder Weg muß an eine Struktur gebunden sein. Da aber die Nervennetze im wesentlichen die Muskelfibrillen umspinnen, ist der einzig erkennbare, durch die Muskeln vorgezeichnete Weg auch der Weg, der in gewissem Sinne für die nervöse Erregung prädisponiert ist. Auch wenn man also aus anderen Gründen die myogene Theorie für falsch hält, muß man doch — in Unkenntnis eines genaueren Verlaufes der Nerven im einzelnen — sich an die erkennbare Muskelstruktur halten.

Zu beachten ist in dieser Beziehung, daß man anfänglich ebenso wie man an eine völlige Trennung von Kammer und Vorhofmuskulatur glaubte, auch annahm, daß jedes dieser Systeme sein eigenes von dem anderen völlig getrenntes Nervennetz besäße. Es ist evident, daß zum mindesten eine dieser Meinungen falsch sein muß, denn sonst wäre eine Koordination zwischen Atrium und Ventrikel unmöglich — aber gerade die Myogenisten glaubten, nachdem das Hissche Bündel als muskulöse Verbindung gefunden war, in der Trennung der Nervennetze einen Beweis der muskulösen Leitung zu sehen. Inzwischen hat aber Bethe (1903, S. 95) die bestimmte Angabe gemacht, daß mannigfache Verbindungen zwischen den beiden Nervennetzen bestehen, und zwar scheinbar keine direkten Verbindungen, sondern nur solche über die Bidderschen Ganglien. Die Bedeutsamkeit dieses Befundes für die gesamte Herzphysiologie ist bisher nicht genügend gewürdigt. In der Tat würden dadurch, daß möglicherweise mehrere Wege für die Erregungsleitung zwischen Atrium und Ventrikel zur Verfügung stehen, viele bekannte und auch manche der von uns im folgenden mitzuteilenden Tatsachen in zwangloser Weise erklärt. Als wichtig ist vor allem hervorzuheben, daß diese nervösen Verbindungen ebenso wie das Hissche Bündel in das Papillarsystem des Ventrikels ausstrahlen. Für den Weg der Erregungswelle wäre es daher belanglos, ob die Leitung durch diese Betheschen Brücken oder durch das Hissche Bündel erfolgt.

Aus dem Gesagten folgt, daß es müßig ist, aus dem Weg, den die Erregungsleitung einschlägt, etwas über die Natur der Reizausbreitung schließen zu wollen. Die diesbezüglichen Versuche Engelmanns aus dem Jahre 1878 sind aus der Unkenntnis des nervösen Netzes leicht erklärlich. Das spätere Festhalten anderer an diesen Vorstellungen ist aber schlechterdings unbegreiflich.

Man muß also die anatomisch gegebenen Bahnen aufsuchen, auf denen die Erregung eventuell verlaufen kann, um dann aus dem Elektrokardiogramm die Richtung und Reihenfolge zu ersehen, in welcher diese Bahnen in Wirklichkeit durchlaufen werden.

Daß die Herzmuskelfasern ein verzweigtes Netzwerk bilden, ist fast so lange bekannt, als es ein Mikroskop gibt. Schon Lehwenhoek (1722, S. 412) sah bei Säugern und Vögeln Teilungen und Anastomosen. Lebert, der als erster das embryonale Reticulum des Herzens beschrieb, lenkte im Jahre 1849 neuerdings die Aufmerksamkeit auf diesen Gegenstand, mit dem sich schon im folgenden Jahre zahlreiche Arbeiten beschäftigen, von denen die von Kölliker (1850) und Remak (1850) wohl die exaktesten sind. Letzterer gibt an, daß jede Faser in der Herzkammer des Menschen sich im Bereich von etwa $^1/_4$ mm mindestens einmal, zuweilen auch mehrmals verästelt. Die EBERTHsche (1866) Vorstellung, daß die sichtbaren Trennungslinien zwischen einzelnen Muskelterritorien Kittstellen zweier benachbarter Zellen sind, ist durch die Arbeiten von PRZEWORSKY (1893), EBNER (1900), HEIDENHAIN (1902) erschüttert worden, wobei es gleichgültig erscheint, ob man diese Gebilde als pathologisch-postmortale „Verdichtungsstreifen“, (EBNER), oder prädisponierte „Schaltstücke“ (HEIDENHAIN) ansieht. Da die Fibrillen durch diese scheinbaren „Grenzen“ hindurchgehen, hindern diese Gebilde nicht, das Herz als ein einziges, großes Kontinuum — ein einziges allseitig verzweigtes Netz[1] — aufzufassen. Ob dieser morphologischen Kontinuität auch eine funktionelle entspricht und ob dieses Netzwerk gleichsam als eine einzige leitende Faser aufzufassen ist, ist immerhin noch zum mindesten fraglich. Neuere von CARLSON am Limulusherzen angestellte Versuche scheinen dagegen zu sprechen. (Vgl. hierzu NICOLAI: Die tatsächlichen Grundlagen einer myogenen Theorie des Herzschlages. Leipzig 1909).

Auf alle Fälle aber hindert die Netzstruktur nicht gewisse

Hauptfaserrichtungen

am Herzen zu bestimmen; solche lassen sich trotz der mannigfachen Durchflechtung bereits durch makroskopische Zergliederung wenigstens teilweise herauspräparieren. Allerdings wäre eine genauere Kenntnis, ähnlich wie bei dem Gehirn, nur durch Serienschnitte möglich, doch ist dies nie versucht, und dürfte auch schwieriger sein. Makroskopisch aber können höchstens in den äußeren und inneren Schichten des Herzens bestimmte Faserrichtungen auf weitere Strecken verfolgt werden. Zwar ist auch hier der Schein trügerisch. ALBRECHT (1903) hat z. B. gezeigt, daß längst nicht alle Faserbündel der inneren Schicht, die unter dem Endothel ganz deutlich von der Basis bis zur Spitze zu ziehen scheinen, diese Bahn auch wirklich durchlaufen; ein großer Teil derselben verliert sich vielmehr vorher abzweigend in der Tiefe.

[1] Der Ausdruck Netz ist im Grunde irreführend. Bei einem Netz, wie es von Menschen geknüpft ist, durchflechten sich die einzelnen Fasern, ohne Verbindungen miteinander einzugehen; hier aber sind die einzelnen Fasern an den Knotenpunkten ineinander verwachsen. Ein passenderes Bild wäre daher ein geschmiedetes Gitter. Auf die analogen Verhältnisse bei Nervennetzen hat BETHE (1903, S. 38) hingewiesen.

Das Herz ist eben wenigstens zum Teil ein einfacher Hohlmuskel, der Faserlagen in den verschiedensten sich durchkreuzenden Richtungen besitzt, deren Kontraktion dann eine allseitige Verkleinerung des Innenraums hervorbringt.

Es ist schon mehrfach darauf hingewiesen worden, daß die Herzmuskelfasern in ähnlicher Weise, wie es Bethe für die Nervenfibrillen beschreibt, ein Netz bilden. Dementsprechend besteht auch — ebenso wie im Nervensystem — die Möglichkeit, daß sich die Erregung diffus von einer Muskelzelle (bzw. dem umspinnenden Nervennetz) auf alle angrenzenden Muskelzellen (bzw. deren umspinnende Nervennetze) fortpflanzt, aber — ebenso wie beim Nervensystem — ist es nicht notwendig, daß sich die Erregung in dieser diffusen Weise ausbreite. Es können auch prädestinierte Bahnen vorhanden sein, auf denen die normale Erregung abläuft.

Diese, dem Nervensystem analoge Struktur ist für das Verständnis des Folgenden wichtig — sie erklärt die Möglichkeit der ganz verschiedenen Kontraktionsformen des Herzens:

1. die geordnet ablaufende normale Systole,
2. die krampfartige, diffus verlaufende abnorme Ventrikelschwankung.

§ 32. Die einzelnen Muskelsysteme im Herzen.

Neben der schon erwähnten allseitigen Verkleinerung führt das Herz ganz bestimmte, davon mehr oder weniger unabhängige Bewegungen aus, und zwar handelt es sich — nach einer Zusammenstellung von Braun (1890), der diese Angaben aus seinen kinematographischen Bildern ableitet — im wesentlichen um folgendes:

1. Das Auftreten eines systolischen Herzbuckels und einer systolischen Furche.
2. Eine Wölbungszunahme der Spitze.
3. Eine Rotations- und Hebelbewegung der Spitze.
4. Eine Verschmälerung des Basisteils der linken Kammer.

Es erwächst nun die Aufgabe aus der Gesamtheit der Fasermassen, diejenigen Gruppen abzusondern, welche anders angeordnet sind, als es einem sich diffus durchkreuzenden Hohlmuskel entspricht, und dann weiter zu bestimmen, in welcher Weise diese Fasern ihrer unterschiedlichen Aufgabe genügen. Albrecht (1903, S. 21), der diese Grundtendenz aller diesbezüglichen Arbeiten klar erkennt und ausspricht, versucht auch, diese Fragen zu beantworten. Wir können uns nicht in allen Punkten seinen immer interessanten Ausführungen anschließen; wir glauben, daß es zu einer eingehenden Analyse zu früh ist, und daß BRAUN (1890, S. 2) recht hat, wenn er — wie vor ihm ähnlich schon KREHL sagt: „Trotz des überaus großen Aufwandes an Arbeit, die auf diesen Teil der Anatomie verwendet wurde, kann dieser Weg (nämlich aus dem anatomischen Bau des Herzens seine Bewegungsart zu erklären) auch heute noch nicht bis an seinen Endpunkt durchschritten werden. Wir sind auch heute im Grunde nicht weiter, als HARVEY, welcher sagte: ‚Ex his mihi videbatur manifestum motum cordis esse tentionem quandam ex omni parte et secundum ductum omnium fibrarum constrictionem.'"

Auch heute noch ist dieses HARVEYsche Postulat — die Formveränderung müsse als Funktion der Richtung und Verbindung der einzelnen Fasern begriffen werden — ein Syllogismus und kein empirisch nachgewiesenes Faktum. Auch heute noch sind die anatomischen Daten nicht so sicher gegeben, daß man auf Grund derselben die Frage nach ihrer Funktion diskutieren könnte, wir können vorläufig nur die anatomischen Daten selbst diskutieren und dabei von Zeit zu Zeit hinweisen auf deren eventuelle physiologische Bedeutung. Trotz der fleißigen und bedeutungsvollen Arbeiten von LUDWIG (1849), HENLE (1876), und HESSE (1880), neuerdings auch von KREHL (1890), HIS und ROMBERG (1890), ALBRECHT (1903), um nur die wichtigsten zu nennen, wissen wir eigentlich nur, daß je besser wir die einzelnen Faserrichtungen kennen lernen, desto verwirrender die Fülle der sich kreuzenden und verschlingenden Fasern erscheint. Vorläufig scheinen sowohl die glänzenden Vervollkommnungen der Histologie, sowie die angedeuteten Fortschritte der Feinanatomie die Sache des Herzens nur verwickelter zu machen.

Es muß daher in bezug auf viele Einzelheiten auf die angegebene Literatur, vor allem auf das sehr ausführliche Werk von ALBRECHT (1903) verwiesen werden, das neben eigenen Untersuchungen die Ergebnisse auch der anderen Autoren in ausführlicher, sehr sachlicher, allerdings oft schwer verständlicher Weise referiert. Hier muß es genügen, das Wichtigste, das auch in funktioneller Beziehung allmählich klar zu werden beginnt, kurz zusammenzustellen. Die besten Resultate hat man gewonnen, wenn man das Herz mit Salpetersäure vorbehandelte und dann quellen ließ, oder auch, wenn man das Herz kochte; es ist dann eine Trennung der einzelnen Faserbündel wenigstens einigermaßen möglich.

§ 33. Das Muskelsystem des Vorhofs.

Vom Vorhof ist wenig zu sagen nötig: einmal ist, wie unten gezeigt werden wird (s. S. 148), die Form des elektrischen Äquivalents sehr unbestimmt und zudem offenbar verwischt, so daß präzise Schlüsse kaum möglich sind, und andererseits ist auch die mechanische Tätigkeit der Vorhöfe, welche bei den höheren Wirbeltieren nur Reservoirs sind, die sich je nach dem Zustrom des venösen Blutes leeren und füllen, außerordentlich einfach:

Ihre aktive Tätigkeit besteht darin, das Blut durch die weiten Pforten der atrioventrikularen Ostien hindurch gegen den minimalen Widerstand des in Diastole befindlichen Ventrikels zu verschieben. Dazu ist keine große Muskelkraft nötig, und dafür dürfte die Art und Form der Kontraktion belanglos sein.

Dieser geringen aktiven Bedeutung entspricht das anatomische Bild.

Die Vorhofmuskulatur, die als dünnwandige Schicht die beiden Atrien umschließt, besteht wirklich fast nur aus sich in allen Richtungen kreuzenden Fasern, deren Gesamtwirkung eine Verkleinerung des Atriums hervorruft; irgendwelche prävalierende Faserrichtungen sind kaum vorhanden. Diese Muskeln sind in den Herzohren verhältnismäßig am stärksten entwickelt, nur diese haben Musculi pectinati; hier sind innere zirkuläre und äußere, der Längsachse des Herzens parallele Fasern vorhanden. Die übrigen Vorhofabschnitte haben eine glatte Innenwand; bei ihnen herrschen im Gegensatz zu den Aurikeln außen die zirkulären und innen die longitudinalen Fasern vor. Besonders an den Venenmündungen treten die kreisförmig angeordneten Fasern stärker hervor und bilden hier gleichsam Sphinkteren, denen zweifellos auch eine nicht unwichtige funktionelle Bedeutung zukommt, da — bei dem Fehlen von Klappen — durch sie allein der Rückfluß in die Venen während der Vorhofkontraktion gehindert wird.

Man hat die Vorhofmuskulatur in einen venösen und einen aurikulären Teil gesondert, zu ersterem gehört bei den Warmblütern derjenige Abschnitt, der dem Sinus des Frosches entspricht. Die eigentliche Venenmuskulatur scheint mit der Vorhofmuskulatur nur durch wenige Brücken verbunden zu sein (s. darüber § 36).

§ 34. Die Muskelsysteme in den Ventrikeln.

Beim Ventrikel ist Anatomie, Funktion und Elektrokardiogramm viel verwickelter.

Das eigentliche Herz — mit Ausschluß der Vorhöfe — ist eine außen und innen von je einer endothelialen Schicht überzogene Muskelmasse, welche zwei Hohlräume umschließt, den etwa kegelförmigen linken Ventrikel und den im Querschnitt halbmondförmigen, sonst aber auch kegelförmig gebauten rechten Ventrikel. Die Anordnung ist dabei, wie die schematische Fig. 37 zeigt, derartig, daß der linke Ventrikel bis in die Spitze hinab reicht,

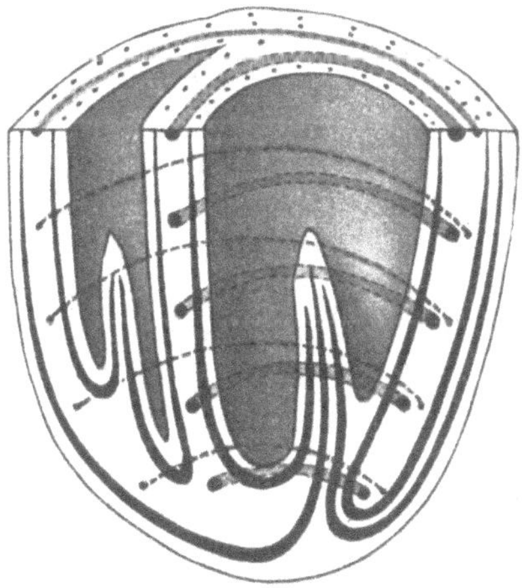

Fig. 37. Schema der Muskelanordnung in den Ventrikeln. Auf dem weißgelassenen Schnitt sieht man die äußeren Spiralfasern und die Fasern des Papillarsystems im Längsschnitt, sowie die Querschnitte der Fasern des Treibwerks; letztere sind in der durchsichtig gedachten Wand des Herzens überall punktiert angedeutet, und zwar die Fasern des linken Ventrikels dick, die wenigen beiden Ventrikeln gemeinsamen Fasern dünn. Auf dem Querschnitt des Herzens sieht man je eine zirkuläre Treibwerkfaser, sowie die punktförmigen Querschnitte der Längsmuskulatur.

während der rechte Ventrikel gleichsam in die Wand des linken hineingebaut ist und nicht so tief hinunterreicht.

Diese mächtige Muskelmasse hat nur relativ kleine Ursprungs- und Ansatzstellen in den Faserknorpelringen und in den Papillarmuskeln.

Es erscheint nun ganz ausgeschlossen, daß an diesen Stellen alle Muskelfasern des Herzens entspringen oder endigen. Doch dürfte eine solche Fragestellung überhaupt überflüssig sein, denn „eine muskulöse Faser, die ringförmig in sich selbst zurückläuft, bedarf keiner Befestigungs- und Endpunkte", sagt schon Ernst Heinrich Weber.

Dies ist unzweifelhaft richtig, scheint aber eine zu enge Vorstellung zu sein: Da die einzelnen Muskelterritorien untereinander ein Netzwerk bilden, so setzt sich eben ein Territorium an das andere an, eins entspringt von dem andern, und es kann sich also nur um die Frage handeln: gibt es im Herzen nur ein einziges Maschenwerk, in das die gesamte Muskelmasse aufgeht? Oder gibt es etwa mehrere solcher Systeme, von denen jedes ein Maschenwerk (eventuell mit bestimmten vorherrschenden Faserrichtungen) bildet, das mit den anderen Systemen in gar keinem oder doch nur in losem Zusammenhang steht?

Das Myokard oder Herzfleisch zerfällt nach allen Untersuchern in drei Schichten, von denen die äußere und innere (es gibt eigentlich zwei innere Schichten, welche die beiden Ventrikel je einzeln auskleiden) annähernd in der Längsrichtung des Herzens verlaufen, die mittlere dagegen in mehr querer Richtung.

Wir nennen diese drei Schichten, deren Zusammenhang untereinander und mit der Vorhofsmuskulatur aus dem Schema der Fig. 38 hervorgeht:

1. die äußeren Spiralfasern (oder äußere Schicht), weil diese Fasern die an den knorpligen Faserringen der Kammerbasis inserieren, und gegen den Herzwirbel ausstrahlen, zwar im ganzen in der Längsrichtung des Herzens verlaufen, aber dabei doch eine spiralige Drehung von links nach rechts zeigen.

2. das Treibwerk (oder die mittlere Schicht), weil die Kontraktion dieser Fasern, wie der von Krehl gewählte Name ausdrücken soll, hauptsächlich das Blut aus dem Herzen in die Arterien treibt.

Der Verlauf dieser zirkulären Fasern ist zwar in seiner Hauptrichtung ein querer, steht jedoch nicht senkrecht zur Herzachse, sondern weicht davon im Sinne jener Richtung ab, welche die Fasern der äußeren Schicht einschlagen. Zum Teil zeigen die Muskellamellen, welche das Treibwerk zusammensetzen, ganz unregelmäßigen Verlauf und durchflechten sich. Eigentliche, kreisförmig in sich selbst zurücklaufende Fasern kommen nicht vor, sind wenigstens noch nicht nachgewiesen, andererseits kommen Endigungen in Sehnen auch ganz und gar nicht vor; dieser Abschnitt ist also das beste Beispiel des oben geschilderten, muskulösen Netzes.

3. das Papillarsystem (oder die innere Schicht).

Dieser Name stammt von ALBRECHT. Zu diesem System gehören nicht nur die Papillarmuskeln selbst, sondern auch die dem

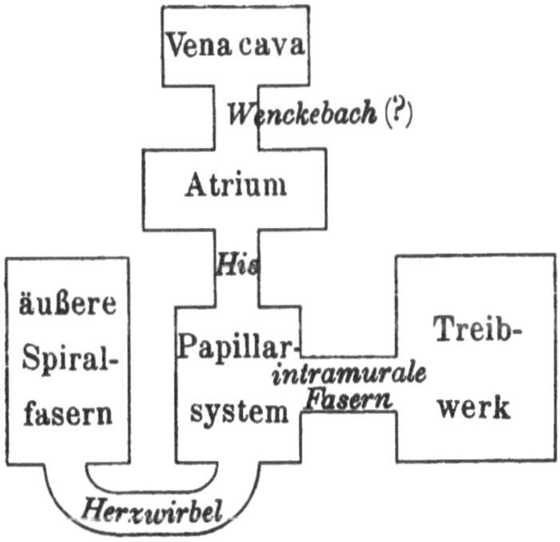

Fig. 38. Der Zusammenhang der einzelnen Muskelsysteme im Herzen.

Endokard anliegenden in der Längsrichtung verlaufenden inneren Faserschichten des Herzens.[1]

§ 35. Die Verbindungen der Muskelsysteme untereinander.

Die genauere Beschreibung dieser drei Muskelsysteme, zu denen noch Venen- und Vorhofmuskulatur kommt, siehe bei NICOLAI (1908, S. 805ff.), wo auch ihre eventuelle funktionelle Be-

[1] EPPINGER und ROTHBERGER (1909) scheinen unter dem Papillarsystem das System der PURKINJEschen Fasern zu verstehen. Gegen eine solche Nomenklatur spricht der Sprachgebrauch, doch wäre das im Grunde gleichgiltig. Nicht angängig aber erscheint es, wenn diese Autoren diese Nomenklatur auch dem einen von uns (NICOLAI) zuschreiben und dann daraus folgern, es kontrahierten sich, wo er vom Papillarsystem spräche, in Wirklichkeit nicht bloß die PURKINJEschen Fasern, sondern auch die Papillarmuskeln. Eine nur oberflächliche Lektüre der NICOLAIschen Arbeit hätte diese Polemik verhindert, zumal es doch an sich nahe liegt, daß man in das Papillarsystem des Herzens auch die Papillarmuskeln mit einschließt.

deutung erörtert ist. Für den gegenwärtigen Zweck kommt es nur darauf an, daß, wie aus den Erörterungen der §§ 31 und 42 hervorgeht, diese Muskelsysteme von der Erregung in einer ganz bestimmten Richtung durchlaufen werden müssen. Es fragt sich also:

Sind diese fünf Muskelsysteme (Venen- und Vorhofmuskulatur, äußere Spiralfasern, Treibwerk und Papillarsystem) voneinander völlig isoliert oder stehen sie untereinander und mit der Venenmuskulatur in muskulärer Verbindung — und welches sind diese Verbindungen?

Die Entwicklungsgeschichte, welche zeigt, wie sich das Herz — ontogenetisch sowohl wie phylogenetisch — aus einem einheitlichen muskulösen Schlauch entwickelt, dessen Muskulatur ursprünglich sowohl am venösen, wie am arteriellen Ende unmerklich in die Gefäßmuskulatur übergeht, weist bereits darauf hin, daß Verbindungen zu erwarten sind; solche sind denn auch tatsächlich beobachtet.

Schon Ludwig (1849) hatte einen Zusammenhang zwischen äußeren (Spiral-)Fasern und inneren (Papillar-)Fasern angenommen.

His (1893) und Kent (1893) erbrachten als erste den Nachweis muskulärer Verbindungen zwischen Vorhof und Ventrikel beim Säugetier.

Albrecht (1903) wies auf den muskulären Zusammenhang hin zwischen dem Papillarsystem und dem Treibwerk des Herzens.

Wenckebach (1906) beschreibt Verbindungen zwischen Venenmuskulatur und Vorhofmuskulatur.

Dadurch stellt sich die gesamte in Betracht kommende Muskelmasse als ein großes zusammengehöriges System dar; allerdings bleibt der in gewissem Sinne isolierte Charakter der einzelnen Systeme erhalten, denn die genannten Verbindungen sind nur mehr oder weniger schmale Brücken zwischen mächtigen Muskelmassen.

§ 36. Verbindungen des Vorhofs mit Venen und Ventrikel.

a) Atriovenöse Verbindungen.

Muskulöse Verbindungen zwischen dem Vorhof und den Venen sind niemals geleugnet worden. Interessant erscheint der unten zu schildernde Wenckebachsche Befund nur deshalb, weil er zeigt, daß auch hier keine breiten kontinuierlichen Übergänge bestehen, sondern nur eine schmale Brücke vorhanden zu sein scheint. Außerdem ist diese Stelle deshalb für das funktionelle Verständnis von Bedeutung, weil wir wissen, daß beim Kaltblüter normalerweise die Erregung vom Sinus ausgeht. Beim Menschen, wie bei den höheren Säugetieren ist der Sinus venosus nur noch im embryonalen Zustande deutlich nachweisbar. Von KEITH (1902 und 1904) wurde zuerst ein Komplex schlingenförmiger Muskelbündel (loop-fibres) an der Vena cava superior, auch bei den Herzen erwachsener Tiere als muskulöser Rest des Sinus venosus gedeutet. WENKEBACH (1906) fand diese Bildung auch beim Menschen, besonders deutlich beim hypertrophischen rechten Ventrikel. Er beschreibt diesen an der Vena cava sup. befindlichen von der Vorhofmuskulatur deutlich abgegrenzten Muskelapparat als einen mehr schlingenförmig als sphinkterartig gebildeten Ring, der nur durch ein einziges Bündel mit der Vorhofmuskulatur zusammenhängt. Ob dieser Befund mit den physiologisch beobachteten Tatsachen über den Ursprung der Herztätigkeit bei den Säugetieren übereinstimmt, darf heute allerdings noch nicht als sicher betrachtet werden.

b) Das HISsche Bündel.

Man hat lange Zeit geglaubt, und DONDERS war wohl derjenige, der dies am schärfsten formuliert hat, daß die Muskelmasse des Vorhofs vom Ventrikel vollständig geschieden sei. Allerdings nur bei den höheren Säugetieren, denn bei den Fischen ist sicherlich eine Verbindung zwischen Vorhof und Ventrikel vorhanden; ja, das Herz verrät hier noch deutlich seinen Ursprung aus einem einzigen muskulösen Schlauch; es ist eine fortlaufende Muskelmasse, die vom Venensinus bis zum Bulbus aortae reicht, analog dem Herzen mancher niederer Tiere. Noch bei den Salpen ist es ein einheitlicher Muskelschlauch, der sich aber hier bereits in ähnlicher Weise, wie bei den Wirbeltieren, so zu biegen beginnt, daß die beiden Ostien an einer Seite liegen, über diesen Schlauch läuft deutlich erkennbar eine peristaltische Welle ohne jede Unterbrechung.

Schon im Jahre 1883 wies dann GASKELL am Herzen der Schildkröte nach, daß es bei diesen Tieren sowohl zwischen dem Sinus und Vorhof, als auch zwischen dem Vorhof und dem Ventrikel muskulöse Verbindungsfasern gibt. Und zwar fand er zirkuläre Muskelfasern, welche das atrioventrikuläre Ostium umgaben, und in welches Fasern von beiden Herzabschnitten einstrahlten.

Zehn Jahre später wurde eine solche Verbindung auch für das Säugetierherz nachgewiesen. His (1893) und Kent (1893) fanden sie fast gleichzeitig, und zwar betonen beide, daß sie in der Jugend stärker entwickelt sei. „Dies Muskelbündel“, sagt His, „entspringt von der Hinterwand des rechten Vorhofes, nahe der Vorhofscheidewand, in der Atrioventrikularfurche, legt sich der oberen Kante des Kammerscheidewandmuskels unter mehrfachem Faseraustausch an, zieht auf demselben nach vorn, bis es nahe der Aorta sich in einen rechten und linken Schenkel gabelt, welch letzterer in der Basis des Aortenzipfels der Mitralis endigt.“

Kent hat dies Bündel in verschieden starker Mächtigkeit bei allen untersuchten Tierarten (Ratten, Kaninchen, Meerschweinchen, Katzen, Hunden, Igeln und Affen) gefunden. Retzer (1904) hat es unter Spalteholz bei kleinen Herzen mikroskopisch durch Serienschnitte, an großen Herzen auch makroskopisch durch Präparation nachgewiesen. Wichtig ist, daß er das Vorhandensein des Bündels auch für den Menschen bestätigen konnte.

Bräuning (1904) und Humblet (1904) haben das Bündel ebenfalls histologisch untersucht und sein Vorhandensein bestätigt. Vgl. hierzu auch die Arbeit von Lohmann (1904).

Die alte Donderssche Lehre von der muskulären Isolation zwischen Vorhof und Ventrikel scheint also ein Irrtum gewesen zu sein; wenigstens ist wohl kaum noch an der Existenz des Hisschen Bündels bei Säugetieren zu zweifeln. Anders liegt es beim Froschherzen, für das Bethe (1903, S. 92—93) vorläufig noch den stringenten Nachweis bezweifelt.[1] Meinungsverschiedenheiten bestehen nur insofern, als man im Zweifel sein kann, ob die Muskelfasern, welches das Bündel bilden, mit gewöhnlichen Muskelfasern identisch sind. Wer dies bestreitet, spricht meist von

[1] Daß dieser Nachweis einer muskulösen Verbindung zwischen Kammer und Vorkammer für die Frage myogen oder neurogen nicht die Bedeutung besitzt, welche ihr die myogene Schule zuschreibt, geht einmal daraus hervor, daß dann auch eine muskulöse Verbindung zwischen Kammer und Aortenbulbus bestehen müßte. Diese Verbindung, auf die hier nicht eingegangen ist, da sie für das Säugetierherz und speziell für das Elektrokardiogramm desselben ohne Belang ist, besteht aber nach Bethe sicherlich nicht, zweitens aber, was sagt denn schließlich eine muskulöse Verbindung zwischen Vorhof und Kammer, wenn dasselbe so von Nervenfasern durchsetzt ist, wie das Hissche Bündel nach Aschoffs eigener und zuverlässiger Angabe.

„embryonal gebliebenen Muskelfasern". Diese histologische Frage ist nicht ohne Bedeutung für die Physiologie (denn da die Leitung an dieser Stelle sehr viel langsamer von statten geht, als im übrigen Herzen, so müßten die Myogeniker eigentlich nachweisen, daß die Muskelsubstanz an dieser Stelle anders gebaut ist, als im übrigen Herzen; zumal scheint das dann geboten, wenn man in diesen Fasern, die man auch mit Gaskell als „Blockfasern" bezeichnet, das sekundäre rhythmische Zentrum des Herzens sieht).[1]

Trotzdem wollen wir diese rein histologische Frage nur erwähnen, ohne das Für und Wider der einzelnen Meinungen zu erläutern. (Eine Übersicht der älteren Literatur findet sich bei Heinz (1905, S. 651—660). Zudem ist die ganze Frage heute durch die ausgedehnten Arbeiten Tawaras (1906), die er in einer Monographie niedergelegt hat, in ein durchaus anderes Stadium getreten: Er hat gefunden, daß das Hissche Bündel oberhalb des Septum fibrosum atrioventriculare einen kompliziert gebauten Knoten bildet, dann das Septum durchbricht und in zwei getrennten Schenkeln an der Kammerscheidewand herabläuft. Nun aber verliert es sich nicht, wie man geglaubt hat, einfach in der Muskulatur der Kammerwände, sondern durchsetzt die Ventrikelhohlräume in Form von Trabekeln oder falschen Sehnenfäden und tritt erst dann an den Papillarmuskeln und an den peripheren Wandschichten mit der Kammermuskulatur in Verbindung.

Diese Ausbreitungen im Ventrikel waren seit langem unter dem Namen der Purkinjeschen Fasern besonders am Schafherzen

---

[1] Besonders Engelmann hat versucht, die langsame Leitung als Gegenbeweis gegen „nervöse Leitung" zu verwerten. Er stützte sich dabei auf die unter seiner Leitung von Bökelmann (1894) angestellten Versuche, der angibt, daß die marklosen Nerven im Auge ebenso schnell leiten, wie die markhaltigen Fasern der peripheren Nerven. Aber abgesehen davon, daß Engelmann selbst die Fehlerquellen dieser Versuche für außerordentlich groß hält, ist es durch Nicolai (1901) ganz einwandfrei erwiesen, daß zum mindesten in einigen marklosen Nerven die Leitung viel langsamer vor sich geht, als selbst in gewöhnlichen M u s k e l n, und nur wenige Zentimeter in der Sekunde beträgt, womit der auf die an sich unsicheren Angaben Bökelmanns gestützte Analogiebeweis hinfällig wird. Zudem muß jeder, der eine neurogene Leitung annimmt, mindestens die Möglichkeit zugeben, daß die Erregung zwischen Vorhof und Ventrikel Ganglienzellen zu passieren hat; vgl. hierzu besonders Bethe (1903, S. 95). Die Verlangsamung der Leitung in Ganglienzellen ist aber auch anderweitig bekannt. Es muß also überraschen, daß diese Engelmannschen Schlußfolgerungen so lange unbeanstandet bleiben konnten.

bekannt, waren aber, wie so viele Befunde dieses ausgezeichneten Beobachters, kaum beachtet worden. Tawaras großes Verdienst ist es, nicht nur die Aufmerksamkeit wieder auf sie gelenkt und gezeigt zu haben, daß es sich um eine in der Tierreihe allgemein verbreitete Erscheinung handelt, sondern auch den Zusammenhang zwischen ihnen und dem Hisschen Bündel nachgewiesen zu haben. Da für das Hissche Bündel der Zusammenhang mit der Reizleitung seit den Hering-Tawaraschen Untersuchungen, sowie nach der ausführlichen Publikation der älteren Protokolle von His wohl unzweifelhaft geworden ist, so liegt es nahe, auch die Purkinjeschen Fasern mit der Reizleitung in Zusammenhang zu bringen, und somit diesen unbekannten Gebilden eine Funktion zu geben, deren Bedeutsamkeit wir weiter unten genauer besprechen werden. Die Struktur des „Reizleitungssystems“ ist heute durch zahlreiche Arbeiten, die auf der Aschoff-Tawaraschen Publikation fußen, weitaus genauer untersucht. Doch kann auf die anatomischen Details hier nicht näher eingegangen werden. Vergleiche hierüber die Zusammenstellung bei Nicolai. Die tatsächlichen Grundlagen einer myogenen Theorie des Herzschlages, Leipzig 1909.

§ 37. Muskuläre Verbindungen der einzelnen Muskelsysteme des Ventrikels.

c) Der Ludwigsche Herzwirbel.

Nach Ludwig (1844) — und seine Anschauungsweise herrscht, wie Albrecht (1903) hervorhebt, heute noch — sollen die Fasern der äußeren Schicht an der Herzspitze umbiegen und in die Fasern der inneren Schicht übergehen, wie es etwa die schematische Fig. 37 auf S. 113 zeigt. Wir hätten demnach im eigentlichen Herzen nur zwei, aber zwei völlig getrennte, Fasersysteme: das äußere plus dem inneren — und das mittlere. Dies scheint wenigstens insoweit zuzutreffen, als Verbindungen zwischen den äußeren Spiralfasern und dem zirkulären Treibwerk des Herzens bisher niemals beschrieben sind. Die Möglichkeit des Vorhandenseins einzelner Verbindungen ist allerdings nicht zu leugnen.

d) Die Albrechtschen intramuralen Fasern.

Dagegen sind Verbindungen zwischen dem Papillarsystem und dem Treibwerk vorhanden. Vor allem hat Albrecht (1903, S. 26) diese schon von Hesse erwähnten Verbindungen zum Gegenstand besonderer Studien gemacht. Es sollen an den Stellen, an welchen die Papillarmuskeln der inneren Ventrikelwand ansitzen, einzelne Faserzüge, welche von den Sehnenfäden her gegen die Papillarmuskelbasis ausstrahlen, mehr oder weniger rechtwinklig umbiegen und gleichsam in die Mauer der Herzwand eindringen. ALBRECHT nennt sie daher den intramuralen Anteil des Papillarmuskels und beschreibt, wie diese Bildungen, in bezug auf deren mannigfache Details wir auf das Original verweisen müssen, in Faserbündel übergehen, die zu dem Treibwerk des Herzens gehören. Allerdings hat er diese Verbindung nur am linken Herzen gesehen und leugnet es ausdrücklich, daß die rechten Papillarmuskeln in direkter unmittelbarer Beziehung zur eigentlichen Kammerwand stehen. Da jedoch die mittlere Schicht am rechten Herzen überhaupt sehr schwach ausgebildet ist, so ist es nicht ausgeschlossen, daß die vielleicht recht minimalen Verbindungen auf deren Vorhandensein Erwägungen über den zeitlichen Ablauf der Erregungswelle hinweisen, auch der aufmerksamen Beobachtung ALBRECHTS entgangen sind; sollten sie wirklich fehlen, so wäre die allseitige Verbindung zwar nicht eigentlich durch die LUDWIGschen Achterturen, die in so ausgesprochener Form nicht zu bestehen scheinen, wohl aber durch die allgemeine Netzstruktur des Treibwerks dennoch gewährleistet.

Trotz all dieser Verbindungen kann man von einzelnen Systemen sprechen, denn die Brücken sind in allen Fällen nur schmal.

Zwischen den Vorhöfen und den Ventrikeln existiert an muskulösen Fasern sicherlich nur das HISsche Bündel.

Weiter hat ALBRECHT darauf aufmerksam gemacht, daß am Herzwirbel zwar eine Verbindung der äußeren (subperikardialen) mit den innersten (subendokardialen) Fasern besteht, wie es das LUDWIGsche Schema will, daß aber die Anzahl dieser Verbindungsfasern außerordentlich gering ist. „Der Ort des Wirbels repräsentiert die dünnste Stelle, welche die Wand des Ventrikels überhaupt besitzt“, sagt er bezeichnenderweise.

Auch diejenigen „intramuralen Fasern“, welche vom Papillarsystem in das Treibwerk übergehen, scheinen nach den Schilderungen ALBRECHTS nicht sehr zahlreich zu sein.

Wir möchten nun nicht behaupten, daß das HISsche Bündel in jeder Weise in Parallele zu stellen sei mit den erwähnten Verbindungen der drei Ventrikelsysteme untereinander. Ganz abgesehen davon, daß möglicherweise das Hissche Bündel auch strukturelle Verschiedenheiten gegenüber den anderen Herzmuskeln aufweist, was für die anderen genannten Verbindungen wohl sicher nicht der Fall ist, ist es nötig, darauf hinzuweisen, daß diese Verbindungen auch in quantitativer Beziehung sehr viel ausgedehnter sind, als die Verbindung zwischen Vorhof und Ventrikel.

Zusammenfassend kann man auf Grund des Vorausgegangenen sagen, daß es im Gesamtherzen offenbar mehrere voneinander bis zu einem gewissen Grade unabhängige, aber doch untereinander muskulär verbundene Fasersysteme gibt, welche die geschilderte gegenseitige Lage besitzen dürften.

Die gegenseitige Lage und Verbindung dieser vier Fasersysteme (das Vorhofsystem, das Papillarsystem, das Treibwerk

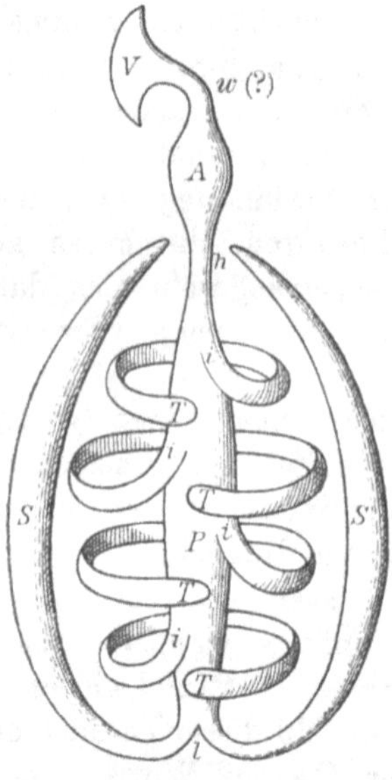

V = Venenmuskulatur
A = Atrium
P = Papillarsystem
T = Treibwerk
S = Spiralfasern

w = Wenckebachsches Bündel
h = Hissches Bündel
i = intramurale Fasern
l = Ludwigscher Herzwirbel

Fig. 39.

und die äußeren Spiralfasern — untereinander verbunden durch das Hissche Bündel, die intramuralen Fasern und den Herzwirbel) geht deutlich aus dem Schema der Fig. 39 hervor, wo auch die für die Herzmechanik nicht in Betracht kommende Verbindung mit den Venen der Vollständigkeit halber eingezeichnet ist.

Achtes Kapitel.

Die physiologischen Grundlagen für die Deutung des Elektrokardiogramms.

§ 38. Versuche, die Fortpflanzungsgeschwindigkeit der Erregung im Herzen zu bestimmen.

Ehe man an die Deutung des Elektrokardiogramms herantreten kann, muß man sich klar zu werden versuchen, wofür es eigentlich das Äquivalent sein soll. Man muß also außer den bisher geschilderten anatomischen Grundlagen auch die physiologischen Grundlagen kurz betrachten, um sich von dem Mechanismus der Systole ein Bild machen zu können. Die idealste Lösung dieser Frage wäre natürlich die Aufstellung der betreffenden Bewegungsgleichungen. Doch muß ein derartiger von anderer Seite unternommener Versuch vorläufig als eine geistreiche Spielerei betrachtet werden, solange auch die elementarsten, dazu notwendigen tatsächlichen Grundlagen fehlen.

Wir werden also in folgendem die Tatsachen zusammenzustellen suchen, die über den zeitlichen Ablauf der Erregungswelle bekannt sind, und hierbei auch zu einer Definition der „Systole“ kommen. Unter Systole verstehen wir die Tätigkeit des Herzens bei dem normalen Herzschlag. Diese ist weder mit einer einfachen Muskelkontraktion, noch mit einem echten Tetanus identisch: Es ist ein komplizierter Vorgang sui generis.

Die Ventrikeltätigkeit kann in zweifacher, grundsätzlich verschiedener Weise verlaufen: einmal in der Form der „normalen Systole“ und zweitens in jener Form, die wir als „anomalen Ventrikelschlag“ bezeichnen wollen, weil hierbei die Erregung wohl immer im Ventrikel selbst entsteht und auch meist auf den Ventrikel beschränkt bleibt. Den Ausdruck „Extrasystole“ sollte man streng genommen hierfür gar nicht gebrauchen, weil die Erregung eben nicht in der Form einer Systole verläuft und weil man sich daran gewöhnt hat, unter Extrasystole einen vorzeitig einfallenden Herzschlag mit darauffolgender kompensatorischer Pause zu verstehen. Diese vorzeitigen Herzschläge können aber wahre Systolen oder auch anomale Ventrikelschwankungen sein. Anderseits können anomale Ventrikelschwankungen — nicht etwa sogenannte aurikuläre Extrasystolen — auftreten, ohne daß eine kompensatorische

Pause folgt. Solche „intrapolierten Extrasystolen“ sind schon von Hering beobachtet. In einem solchen Falle gelang es Nicolai gemeinsam mit Stähelin auf Grund elektrokardiographischer Aufnahmen einwandsfrei nachzuweisen, daß diese intrapolierten Schläge ihrer Natur nach genau dasselbe sind, wie die bei dem betreffenden Patienten auch vorhandenen gewöhnlichen „Extrasystolen“. Diese Konstatierung ist deshalb wichtig, weil sie es unmöglich mache etwa die Extrasystolen, wie Engelmann dies tat, mit der Hilfe der kompensatorischen Pause zu definieren.

In dem folgenden Paragraphen soll dann der Weg, den die Erregungsleitung einschlägt, verfolgt werden.

Daß Vorhof und Ventrikel sich nicht gleichzeitig kontrahieren, ist sicher; wenn wir jedoch von dem Ventrikel allein reden, so scheint der Augenschein dafür zu sprechen, daß das ganze Herz sich auf einmal zusammenzieht. So hat es Harvey (1628) im zweiten Kapitel seiner klassischen Arbeit beschrieben, allerdings deutet er im fünften Kapitel an, daß diese Gleichzeitigkeit nur eine scheinbare sei, weil die peristaltische Welle (er vergleicht die Herzbewegung mit dem Schluckakt, und daher ist dieser moderne Ausdruck wohl gestattet) zu schnell abliefe, um in seinen einzelnen Teilen beobachtet werden zu können. Die Druckkurven, welche man im Innern des Ventrikels aufgenommen, schienen dasselbe zu beweisen. Man sieht einen ziemlich schnellen Anstieg, dann bleibt die Kurve eine geraume Zeit auf gleicher Höhe, um dann wieder schnell abzusinken. Es ist also eine Kurve, die durchaus an eine tetanische Kontraktur des Skelettmuskels erinnert. Wenn es sich wirklich um eine solche handelte, so käme neben der Dauer dieses Tetanns die eventuelle Leitungszeit im Herzen selbst nicht in Betracht, und wir würden daher einen fast gleichzeitigen Tetanus des gesamten Herzens anzunehmen haben.

Demgegenüber hat man aber schon früher experimentell zu zeigen versucht, daß die Kontraktionswelle sich mit meßbarer Geschwindigkeit fortpflanzt. Waller und Reid (1888) legten gleichzeitig mehrere lange Schreibhebel über verschiedene Partien des Herzens und schlossen aus dem Asynchronismus der Erhebungen, daß die Fortpflanzungsgeschwindigkeit im Froschherzen etwa 10 cm, im Schafherzen etwa 800 cm beträgt. Bayliss und

STARLING (1892) nehmen auf Grund ihrer Versuche über die elektrischen Erscheinungen am Herzen für das Hundeherz eine Geschwindigkeit von 300 cm an. Während diese Versuche am spontan schlagenden Herzen ausgeführt sind, fand ENGELMANN (1875) bei seinem bekannten Zickzackversuch eine Fortpflanzungsgeschwindigkeit von nur 3 cm pro Sek. für künstliche Reize; doch darf, wie BETHES Versuche beweisen, eine solche Beobachtung am zerstückelten Herzen nicht für die Beurteilung normaler Verhältnisse verwertet werden. Endlich fanden ROY und ADAMI (1890) eine Ungleichzeitigkeit der Kontraktion der Papillarmuskeln und der Herzwandung. Eine Beobachtung, die von FENWICK und OWEREND (1891) bestätigt wurde und jetzt durch die Arbeiten von SALZMANN (1908) und HERING (1909) sichergestellt erscheint. Man hat dann noch mehrfach ähnlich wie BAYLISS und STARLING versucht, die Geschwindigkeit der Fortpflanzungswelle des Aktionsstromes im Herzen zu messen, wobei man von der Voraussetzung ausging, daß hiermit die Fortpflanzungsgeschwindigkeit der Erregung identisch sei.

Für das Froschherz z. B. sind von verschiedenen Autoren folgende Angaben gemacht, die der Größenordnung nach ziemlich gut unter sich und mit den ENGELMANNschen Resultaten mechanischer Registrierung übereinstimmen:

MARCHAND (1877)	mehr als 10 cm pro Sekunde
ENGELMANN (1878)	„ „ 5 „ „ „
BURDON, SANDERSON u. PAGE (1880) .	„ „ 12 „ „ „

Auch diese Zahlen haben für die normale Fortpflanzungsgeschwindigkeit keinen Wert, da sie bei künstlicher Reizung gewonnen sind (vgl. § 39 S. 129).

Am Säugetierherzen hat LANGENDORFF (gemeinsam mit SCHLÜTER 1901) die Zeitdifferenz der sekundären Zuckungen zweier dem Herzen angelegter Nervmuskelpräparate gemessen und dabei eine Fortpflanzungsgeschwindigkeit von 100—200 cm gefunden.

Für das Menschenherz hat WALLER (1889) eine Geschwindigkeit von 500 cm pro Sekunde herausgerechnet.

Vor allem hat sich FRÉDÉRIQ (1906) und seine Schule [SCHMIDT-NIELSON (1907), STASSEN (1907), FAUCONNIER (1907)] in der letzten Zeit bemüht, nachzuweisen, daß die Kontraktionswelle immer noch ihren peristaltischen Charakter bewahrt habe und sich daher mit meßbarer Geschwindigkeit fortpflanze. Die wichtigsten dieser Arbeiten sind angegeben, weitere Literatur findet man in der Arbeit von STASSEN.

§ 39. Begriff und Dauer der Systole.

Aus all diesen Versuchen — gegen deren Bedeutung im einzelnen sich manches einwenden ließe — geht jedoch mit Sicherheit hervor, daß sich die verschiedenen Teile des Ventrikels nicht gleichzeitig kontrahieren, daß also die Erregung sich im Herzen mit meßbarer und zwar nicht allzu großer Geschwindigkeit fortpflanzt. Wenn WALLERS obige Angabe richtig ist, so brauchte die Erregung etwa 0,05 Sekunden, um ein menschliches Herz zu durchlaufen. Wir selber jedoch glauben, daß die Zeit dafür eine sehr viel längere ist, und stützen uns dabei auf folgende Überlegung:

Schon in unserer ersten Arbeit (1907) haben wir zeigen können, daß man bei Vagusreizung die negative Schwankung des Vorhofs isoliert erhalten kann. Es zeigt sich dabei, daß die der Vorhofsystole entsprechende elektrische Schwankung nur 0,08 Sekunden dauert, wobei allerdings zu berücksichtigen ist, daß dabei, wie auf S. 44 auseinandergesetzt, die zweite Phase weggefallen ist; rechnet man aber selbst diese dazu, so dauert die Gesamtschwankung doch höchstens 0,15 Sekunden. Es ist nun gar kein Grund, einzusehen, warum die elektrische Schwankung einer einzelnen Ventrikelmuskelfaser länger dauern sollte; im Gegenteil, da die Vorhofskontraktion selbst wahrscheinlich aus einer aufeinanderfolgenden Reihe von Kontraktionen ihrer einzelnen Fasern besteht, so dürfte der Wert von 0,08 (bzw. von 0,15) Sekunden als Maximalzeit für die elektrische Schwankung eines Muskelelementes betrachtet werden. Wir werden also keinen Fehler machen, wenn wir die Zeit für das elektrische Äquivalent einer Elementarzuckung mit rund 0,1 Sekunde in maximo ansetzen. Nun dauert aber die gesamte Ventrikelschwankung 0,3—0,4 Sekunden, unter Umständen, besonders in pathologischen Fällen, auch noch länger. Es ist daher anzunehmen, daß im Ventrikel nach der Kontraktion der zuesst erregten Fasern mindestens etwa 0,2 bis 0,3 Sekunden verfließen, ehe sich die letzten Fasern des Ventrikels zusammenzuziehen beginnen. Auch die mechanische Verzeichnung der Vorhof- und Ventrikelsystole zeigt übrigens, daß letztere etwa dreimal so lange dauert.

Wenn wir nun auch annehmen wollten, daß sich die Vorhofmuskulatur in ihrer Gesamtheit gleichzeitig kontrahiert, so müssen wir doch für den Ventrikel zum mindesten eine sukzessive Kontraktion annehmen, wobei daran zu erinnern ist, daß das anatomische Substrat für eine solche Vorstellung gegeben ist (vgl. § 31), denn die Herzmuskeln bestehen ja aus vielen hintereinander geschalteten Fasern. Wenn die Erregung eine solche Kette von Muskelzellen durchläuft, so werden zwar immer mehrere Zellen in Tätigkeit sein, aber die zuerst von der Erregung ergriffenen Muskelzellen werden bereits wieder erschlaffen, wenn die zuletzt ergriffenen sich erst zu kontrahieren beginnen und die mittleren sich im Maximum der Kontraktion befinden.

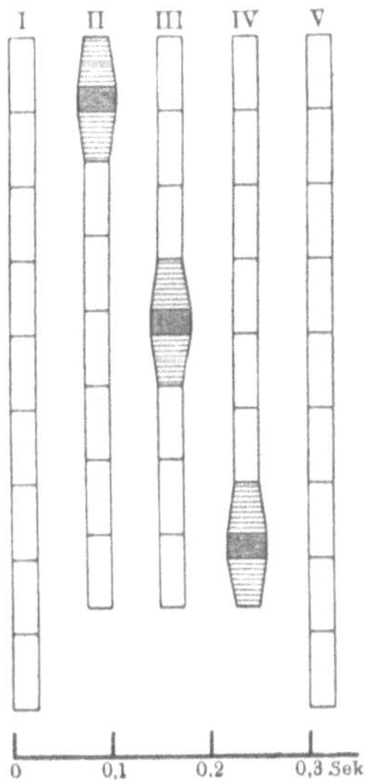

Fig. 40. Schematische Darstellung der tetaniformen Kontraktion der Herzmuskulatur.

Diesen Vorgang veranschaulicht Fig. 40, in der eine solche Kette von Muskelzellen in den aufeinanderfolgenden Stadien ihrer Tätigkeit dargestellt ist. Schematisch ist die fortschreitende Erregungswelle dadurch zum Ausdruck gebracht, daß immer zwei Muskelfaserzellen auf $^2/_3$ ihrer Länge reduziert erscheinen und die dazwischenliegende Zelle auf $^1/_3$ reduziert. Wenn eine solche Welle über eine Kette von Muskelfasern läuft, so resultiert eine Form der Tätigkeit, die man ohne weiteres nicht von einem echten Tetanus unterscheiden kann. Denn wie die Figur zeigt, ist die Gesamtlänge der ganzen Kette in den Stadien II—IV unverändert. Es ergibt sich also eine Kurve, die einen anfänglichen steilen Anstieg, eine folgende Dauerverkürzung und ein endliches, wiederum steiles Absinken der Kontraktion aufweist, die also durchaus an eine Tetanuskurve erinnert.

Die bisherigen Betrachtungen erlauben nun nur den Schluß, daß sich der Vorgang in der geschilderten Art abspielen kann. Es läßt sich aber weiter zeigen, daß erstens die Systole tatsächlich durch eine tetaniforme Kurve dargestellt wird, und daß zweitens die gleichzeitigen elektrischen Erscheinungen beweisen, daß es sich dabei auf keinen Fall um eine Tetanuskurve handeln kann.

Der erste Punkt darf als erledigt gelten. Seit den klassischen Untersuchungen von Chauveau und Marey (1875) wissen wir, daß die Kurve, welche offenbar am getreuesten die Gesamttätigkeit des Herzens zum Ausdruck bringt — nämlich die Druckkurve im Ventrikel — trapezförmig ist, d. h. einen brüsken Anstieg, ein systolisches Plateau und einen brüsken Abfall aufweist. Daß eine solche Kurve häufig zur Annahme eines echten Herztetanus verführte [vgl. Kölliker und Müller (1856), Marey (1866) bis Contejean (1896)], darf nicht wundernehmen.

Doch scheint in dieser Form die Fragestellung überhaupt unberechtigt; die Herzsystole ist gleich dem Tetanus eine Summation von Einzelzuckungen, aber während beim Tetanus die Summation auf eine uns unbekannte Weise in der kontraktilen Substanz vor sich geht, handelt es sich bei der Systole um eine sehr wohl begreifliche und zwar rein mechanisch verständliche Summation von Kontraktionen verschiedener hintereinander geschalteter Elemente. Hiervon ganz unabhängig ist die Frage, ob etwa die einzelnen Muskelfasern außerdem noch in Tetanus versetzt werden können, und wieder etwas anderes ist es, ob unter anomalen Bedingungen Zusammenziehungen sich etwa superponieren können. Die Literatur über diese Frage siehe bei Walther (1900) und bei Hofmann in Nagels Handbuch (1906, I, S. 238). — In betreff des zweiten Punktes, daß nämlich das elektrische Äquivalent einen wahren Tetanus ausschließt, wird sich das Notwendigste aus den Ausführungen des § 54 ergeben.

Die Gesamttätigkeit des Herzens ist also kein Tetanus, aber es ist auch keine Kontraktion, denn dieser Name soll mit Recht reserviert bleiben für die von einem einzelnen Muskel (bzw. von einer Gruppe zusammengehöriger Muskelfasern) gleichzeitig ausgeführte Zusammenziehung. Hier aber handelt es sich um die Summe aufeinander folgender und ineinander greifender Kontraktionen. Diese ganz besondere Tätigkeitsform ist von alters her als Systole bezeichnet worden, und wenn auch der Name sprachlich ursprünglich nichts anderes bedeuten mag als Kontraktion, so empfiehlt es sich doch, durch diesen Namen die Tätigkeit des Herzens von der aller anderen Muskeln zu unterscheiden.

Die Zeit, in welcher die Erregung das Herz durchläuft, ist also wenigstens der Größenordnung nach leicht zu bestimmen. Daraus aber die Geschwindigkeit ($v = s/t$) ableiten zu wollen, ist so lange ein müßiges Unterfangen, ehe man nicht die Länge des durchlaufenen Weges kennt; alle die obigen Angaben über Fortpflanzungsgeschwindigkeit der Erregung im Herzen gehen denn auch von der durch nichts bewiesenen Voraussetzung aus, daß der Weg der Erregungsleitung geradlinig sei. Wie wir auf S. 160 in § 49 zeigen werden, ist dies für künstliche Reize richtig, und unter dieser Einschränkung behalten die oben angegebenen Zahlen ihren Wert; falsch aber sind alle berechneten Geschwindigkeiten der normalen Erregung, da es eben nicht angängig ist, etwa die Länge des Weges der Länge des Herzens gleich zu setzen.

§ 40. Der Weg der Erregungswelle. Die ursprüngliche Herzperistaltik.

Daß unter normalen Bedingungen die automatische Erregung bei den Kaltblütern am Sinus, bei den Warmblütern an einer bestimmten (möglicherweise dem Sinus entsprechenden) Stelle des Vorhofs entsteht, dann zuerst die Vorhöfe und darauf den Ventrikel ergreift — daran kann nach den vielfachen Beobachtungen und Experimenten heute kein Zweifel mehr sein, und es erübrigt sich daher, die hierher gehörigen Arbeiten einzeln aufzuzählen.

Fraglich ist nur der Erregungsablauf im Ventrikel; hier liegen keine eindeutigen direkten Beobachtungen vor. Aber einmal zeigten die Auseinandersetzungen des vorigen Paragraphen, daß sicherlich eine irgendwie beschaffene Erregungswelle in der Zeit über den Ventrikel hinlaufen muß, und dann weisen vor allem alle Ergebnisse der Entwickelungsgeschichte des Herzens darauf hin, daß der Ablauf der Erregung im Grunde eine peristaltische Welle ist.

Wenn also auch feststeht, daß die Ventrikel viel zu kompliziert gebaut sind, als daß man den Kontraktionsmodus als eine einfache über das Herz hinlaufende peristaltische Welle auffassen könnte, so dürfte es immerhin nicht unangebracht sein, von einer derartigen Welle als Urtypus auszugehen. Sehr richtig bemerkt ASCHOFF in der Einleitung zu TAWARAS (1906) Buch, daß die Kammern, welche aus der Biegungsstelle eines Schlauches entstanden seien, in zwei ganz verschiedene Gebiete zerfallen: die hintere, den venösen Ostien zugekehrte und die vordere den arteriellen Gefäßen zugewendete Partie. Übertragen wir diese morphologischen Daten auf das Gebiet der Physiologie, so ergibt sich, daß der ganze Aufbau der Kammer dafür spricht, daß die Erregung auch jetzt noch in der ursprünglichen Richtung dieses gebogenen Schlauches verläuft, d. h. von den Voröfen zur Spitze und von hier zu den arteriellen Ostien, daß es sich aber nicht um eine einfache Wellenbewegung von der Kammerbasis zur Spitze handeln kann. Diesen Standpunkt vertritt auch ALBRECHT (1903), aus dessen an HESSE (1880), KREHL (1890), BRAUN (1898) anknüpfender Darstellung der anatomischen Struktur des Herzens von neuem mit zwingender Notwendigkeit hervorgeht, daß wir in jeder Kammer das Gebiet der Papillarmuskeln, welche durch ihre Bewegungen den Schluß der Klappen einleiten und die sogenannte Austreibungsbahn des Blutes unterscheiden müssen. Dieselbe stellt an dem linken Ventrikel eine Hohlrinne, am rechten eine geschlossene Röhre, den Conus arteriosus, dar. Auch pathologisch-anatomische Beobachtungen zeigen, daß diese beiden Gebiete eines jeden Ventrikels für sich allein Veränderungen erleiden können.

Alle diese Tatsachen legen den Gedanken nahe, daß die Erregung auch im ausgebildeten Herzen ihren ursprünglichen Weg nicht völlig verleugnet, d. h. also in dem Papillarmuskelgebiet gegen die Spitze herabsteigt und schließlich in der Austreibungsbahn des Blutes wieder zur Basis zurückkehrt.

Nur weil man die angedeuteten Tatsachen der Entwickelungsgeschichte des Herzens außer Acht ließ, konnte man die Frage nach dem Erregungsablauf dadurch zu lösen versuchen, daß man untersuchte, ob Basis oder Spitze sich zuerst kontrahierte.

Zudem trat man an diese falsch gestellte Frage teilweise mit einer ungenügenden Methodik. Man versuchte gar nicht zu bestimmen, welcher Teil sich zuerst kontrahierte, sondern welcher Teil sich zuerst bewegte. Die diesen Versuchen zugrunde liegende Vorstellung ist nun nicht ganz korrekt, denn der komplizierte Bau des Herzmuskels und der Mangel wirklicher puncta fixa bringt es mit sich, daß unter Umständen gar nicht diejenigen Teile zuerst in Bewegung geraten, welche sich zuerst kontrahieren. Beim herausgeschnittenen, in eine Kanüle zwecks Speisung eingebundenen Herzen, welches nunmehr in dieser Kanüle ein wirkliches punctum fixum besitzt, wird z. B. — welcher Muskelteil sich auch kontrahiert — immer die Spitze eine Bewegung machen müssen. Insonderheit wird die Spitze sich bei jeder Zusammenziehung des Papillarsystems bewegen, während man von der Kontraktion der Muskulatur selbst direkt nichts wahrnimmt. Wenn also die Erregung von der Basis durch das Papillarsystem zur Spitze verläuft, kann man zu der irrtümlichen Auffassung kommen, daß die Herzbewegung an der Spitze beginnt. Dieser Trugschluß ist auch gemacht worden und überhaupt finden sich in der Literatur alle drei Meinungen vertreten: Beginn an der Basis, Beginn an der Spitze und Gleichzeitigkeit beider Bewegungen.

Geht man von der falschen Voraussetzung aus, daß die Erregung einsinnig das Herz durchlaufen müsse, so erscheint auf den ersten Blick die Annahme am wahrscheinlichsten, daß die Erregung, welche doch von den Vorhöfen kommt und von dort auf die Kammer übergeht, auch zuerst die Basis zur Kontraktion bringt. Ein solcher Kontraktionsmodus wäre aber unzweckmäßig; denn dann würde die ganze Masse des Blutes anfänglich durch die Kontraktion der basalen Herzabschnitte in die Spitze getrieben und von dort erst späterhin wieder rückwärts in die Aorta bzw. Pulmonalis geworfen. Der Umweg an sich wäre dabei noch das wenigste. Aber die nach der Spitze zu beschleunigte Blutwelle müßte innerhalb eines sehr kurzen Zeitraumes ihre Richtung umkehren, und da hierbei notwendigerweise überflüssige Wirbel und hindernde Strömungen auftreten, erscheint eine derartige Zusammenziehung so unzweckmäßig, daß wir kaum glauben möchten, ihn in der Natur verwirklicht zu finden. Doch alle teleologischen Überlegungen — so wertvoll sie auch für ein späteres Verständnis sein mögen — sind nicht beweisend, und auch die an sich sehr gut durchdachten Schlußfolgerungen ALBRECHTs (1903, S. 36ff.), der speziell aus dem anatomischen Bau der Papillarmuskeln die Notwendigkeit herleiten möchte, daß die Kontraktionen an der Spitze beginnen, sind nicht durchaus bindend. Entscheidend ist hier, wie immer, nur das Experiment. Es liegen jedoch gerade in dieser Beziehung nur sehr wenige Beobachtungen vor, und die vorliegenden sind untereinander nicht in Einklang zu bringen.

WALLER und REID (1888) geben auf Grund ihrer Versuche, bei denen zwei Hebel auf Basis und Spitze auflagen, an, daß beim herausgeschnittenen Kaltblüterherzen die Kontraktion immer an der Basis, beim herausgeschnittenen Säugetierherzen aber fast immer an der Spitze beginnt (nur in 8 % an der Basis). Aber Versuche am herausgeschnittenen Herzen beweisen kaum etwas über den normalen Vorgang. Hat doch LOHMANN (1904) gezeigt, daß selbst bei leichten Schädigungen (Vagusreizung) die Kontraktionswelle in umgekehrter Richtung verläuft. Ähnliches gilt auch für die Versuche von ROY und ADAMI (1890), die ebenso wie FENWICK und OWEREND (1891) angeben, daß sich die Kammer eher als die Papillarmuskeln kontrahiere. Es erscheint kaum möglich, diese Vorgänge ohne gröbere Verletzungen graphisch zu registrieren, außerdem kommt die sehr schwierige Versuchstechnik hinzu.

HAYCRAFT und PATERSON (1896), die ähnliche Versuche angestellt, geben dann auch an, daß das geschilderte Verhalten nur bei absterbenden Herzen vorkommt, während bei frischen Herzen sich Ventrikel und Papillarmuskeln fast gleichzeitig kontrahieren.

Wertvolle Arbeiten sind vor allem aus der FRÉDÉRIQschen Schule hervorgegangen, der, wie schon oben erwähnt, energisch für eine in meßbarer Zeit fortschreitende Erregungswelle eintritt. Jüngst hat einer seiner Schüler, FAUCONNIER (1907) nachgewiesen, daß sicherlich die Kontraktion auch nur eines Ventrikels (des linken) nicht synchron erfolgt, sondern an verschiedenen Stellen zu verschiedener Zeit. Er nimmt an, daß normalerweise die Erregung von der Basis zur Spitze läuft, daß aber bei künstlich erzeugten Extrasystolen die Erregungswelle an jedem Punkt des Herzens beginnen und sich von dort radiär ausbreiten kann. Auf die Bedeutsamkeit dieser zweifellos richtigen Unterscheidung kommen wir auf S. 167 zurück.

Auch REHFISCH (1907) hat in einer aus dem Berliner Physiologischen Institut hervorgegangenen Arbeit ähnliche Kurven publiziert, aus denen ersichtlich ist, daß bei einer durch Vagusreizung bedingten Verlangsamung des Herzrhythmus die Gipfel in der von der Spitze geschriebenen Kurve später auftreten, als die Gipfel in der von der Basis geschriebenen Kurve. Diese Kurven sind zweifellos ein wertvoller Beitrag zu der Frage, aber abgesehen davon, daß ein Vergleich der Gipfel nicht das Verlangte ist, sondern ein Vergleich des Beginns der Zuckungen, werden wir dem Versuch auch darum keine keweisende Kraft zuschreiben dürfen, weil wir wissen (vgl. oben Lohmann), daß die Vagusreizung unter Umständen den Ablauf der Erregung ändern und sogar umkehren kann.

Auch auf anderem Wege hat man Aufklärung zu gewinnen versucht. Chauveau z. B. nimmt auf Grund jener leichten intersystolischen Erhebung, die dem Hauptanstieg der Kammerdruckkurve vorausgeht, ganz bestimmt eine zeitlich vorausgehende Kontraktion der Papillarmuskeln an, was mit unseren später zu besprechenden Resultaten übereinstimmen würde. Allerdings ist der Zusammenhang zwischen der beobachteten Erscheinung und dem daraus erschlossenen Erregungsablauf hier noch loser als bei den oben erwähnten direkten mechanischen Registrierungsversuchen.

Aus der Gesamtheit aller dieser Versuche geht hervor, daß hier die Physiologie versagt hat: Diese mannigfachen Bestrebungen haben uns nicht einmal in großen Umrissen etwas über den Weg der Erregungswelle gelehrt. Alle Versuche denselben direkt zu bestimmen, sind gescheitert. Den einzigen Hinweis liefert, wie oben gezeigt, die Anatomie und die Entwickelungsgeschichte: Beide weisen darauf hin, daß die Erregung hin- und rücklaufend einen Bogen beschreibt.

Bei der Unmöglichkeit, diesen Hinweis direkt durch mechanische Registrierung zu verifizieren, muß man versuchen, hierfür das Äquivalent der mechanischen Erscheinung, nämlich den elektrischen Vorgang heranzuziehen. Wenn auch dieser Gedanke heute, da wir dank dem Einthovenschen Instrumente die Form der elektrischen Schwankung des Herzens sehr genau kennen, ganz besonders nahe liegen mag, so ist es doch sehr verwunderlich, daß niemand bisher diesen Versuch ernsthaft unternommen hat. Eine Erklärung hierfür werden wir in § 52 zu geben versuchen.

Neuntes Kapitel.

Die Analyse des Elektrokardiogramms.

§ 41. Die verschiedenen Methoden der systematischen elektrokardiographischen Herzuntersuchung.

Aus den vorausgegangenen Kapiteln, vor allem aus Kapitel IV, geht hervor, daß die Kurve, die wir im Elektrokardiogramm erhalten, nicht nur von dem wirklich im Herzen statthabenden Vorgang abhängig ist, sondern in wesentlicher Weise durch die Art der Ableitung (d. h. vornehmlich durch die Wahl der Stellen, an denen die Elektroden angelegt werden) modifiziert wird. Es folgt daraus, daß wir an sich aus einem einzigen Elektrokardiogramm keine bindenden Schlüsse auf die Natur des zugrunde liegenden Vorgangs herleiten können, daß wir vielmehr gezwungen sind, die Elektrode am Herzen zu verschieben und damit, wie Samojloff 1909 S. 18 sich treffend ausdrückt, das Herz in bezug auf seine elektrische Äußerung gewissermaßen von verschiedenen Punkten abzutasten. Man hat hierbei die Hoffnung, erkennen zu können, wann die Erregung an den einzelnen Punkten anlangt. Diese Methode ist zuerst von uns (1907) am Säugetierherzen und fast gleichzeitig von Gotsch am Frosche angewandt worden, der darüber auf dem internationalen Physiologenkongreß in Heidelberg im Jahre 1907 berichtet hat. Er gibt auf Grund seiner Versuche an, daß die Erregungsleitung im Herzen nicht geradlinig, sondern bogenförmig, gleichsam wie eine peristaltische Welle von der Einmündungsstelle der großen Gefäße bis zur Aorta verläuft. Leider ist die ausführliche Publikation dieser wichtigen Arbeit bis jetzt unterblieben, so daß eine Diskussion der Resultate unmöglich erscheint. Wir müssen uns daher begnügen darauf hinzuweisen, daß im wesentlichen unsere Resultate mit den Gotschschen Angaben durchaus in Übereinstimmung stehen, wenn auch der kompliziertere Bau des Säugetierherzens etwas verwickeltere Verhältnisse bedingt. Das Grundlegende — die von Vene zur Arterie fortschreitende peristaltische Welle — ist beim Frosch ebenso wie beim Säugetier nachweisbar.

Unsere auf diesem Wege sowie durch Reizungsversuche gewonnene Anschauungen sollen nun in folgendem Kapitel auseinandergesetzt werden.

Nur muß man sich erinnern, daß selbst dann, wenn man

vom Herzen selbst ableitet, man niemals in der Kurve den reinen Ausdruck der Potentialdifferenz erhält, die zwischen den Punkten herrscht, denen die Elektroden anliegen, sondern stets wird bis zu einem gewissen Grade die Potentialdifferenz aller einzelnen Herzstellen zum Ausdruck kommen. Man erhält also das, wenn auch modifizierte, Elektrokardiogramm des ganzen Herzens. Wir verweisen nochmals auf das in § 16 Gesagte und heben hier nur

I

II

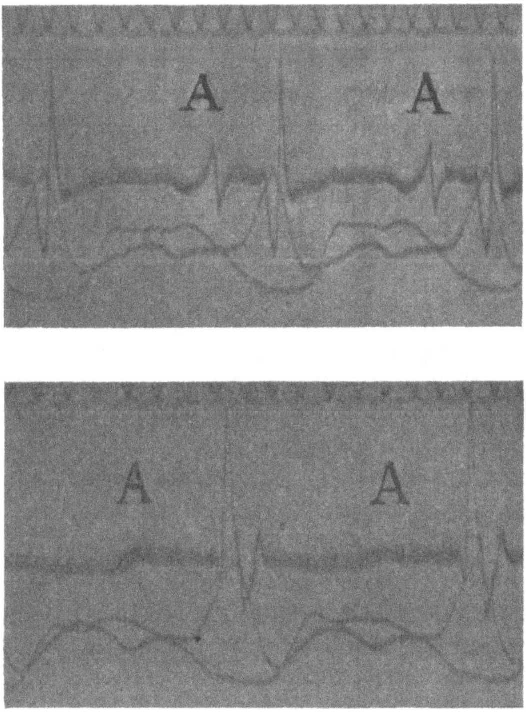

Fig. 41. Elektrokardiogramm eines normalen Hundeherzens.
Kurve I: Ableitung von rechtem Herzohr und Ventrikel.
Kurve II: „ „ Atrioventrikulargrenze und Herzspitze.
Bei *A* ist die Atriumzacke, die auch bei Abl. II sichtbar ist, trotzdem der Vorhof außerhalb der Elektroden liegt.

als tatsächliche Feststellung hervor, daß sowohl beim normalen Herzschlag, als auch bei künstlicher Reizung an jeder beliebigen Stelle, die Latenz der Elektrokardiogrammkurve nicht dem Abstand des Reizpunktes von den ableitenden Elektroden proportional ist. Allerdings erfolgt der relativ stärkste Ausschlag des Galvanometers erst in dem Moment, in welchem die Erregung an dem betreffenden Orte anlangt, doch verschwindet dabei z. B. die normale steile *J*-Zacke niemals vollständig.

Der bündigste Beweis für das Gesagte dürfte aber wohl darin zu erblicken sein, daß auch bei einer Ableitung, bei der beide Elektroden dem Ventrikel anliegen, die Vorhofzacke sich deutlich bemerkbar macht, ein Umstand, auf den Samojloff bereits hingewiesen hat, und den auch wir beobachten konnten. Die Kurve I der Fig. 41 auf voriger Seite ist gewonnen bei Ableitung vom rechten Ohr und von dem linken Ventrikel; man sieht hier sehr deutlich die zweiphasische Vorhofschwankung (*A*). Die Kurve II dagegen ist bei Ableitung vom rechten Ventrikel an der Atrioventrikulargrenze und vom linken Ventrikel an der Spitze gewonnen und man sieht, daß auch hier noch die Vorhofschwankung sich bemerkbar macht (bei *A*). Es rührt dies daher, weil eben das Herz selbst (mit seinen Muskeln und dem in ihm enthaltenen Blut), sowie die gesamten Organe, auf denen das Herz liegt, bzw. von denen es umschlossen wird, als diffus ableitende Elektroden (in diesem Falle für den Aktionsstrom des Vorhofs) anzusehen sind.

Da also doch auf jeden Fall das Elektrokardiogramm des Gesamtherzens in der Kurve zum Ausdruck kommt, erscheint es im allgemeinen richtiger, die Ableitung so zu wählen, daß auch wirklich alle Herzteile zwischen den Elektroden liegen. Da die Erregung vom Vorhof ausgeht, wird man sicherlich eine Elektrode an dieser Stelle anlegen und dementsprechend die andere an einer möglichst weit davon entfernten Stelle, also an der Herzspitze. Diese Art der Ableitung erscheint die natur- und sachgemäßeste und ist von uns auch meist verwendet worden. Das rechte Herzohr haben wir gewählt einmal, weil die Spitze dem linken Herzen angehört und daher die Ableitung „rechtes Ohr — Herzspitze“ nicht nur den Gegensatz von Basis und Spitze, sondern auch den von rechts und links in sich schließt, dann aber auch deshalb, weil, wie aus Fig. 15 auf S. 43 hervorgeht, dies der Ableitung vom rechten und linken Arm, die wir beim Menschen fast ausschließlich angewandt, am nächsten kommen dürfte, wir also auf diese Weise vergleichbare Resultate erhielten.

Da von mehreren Seiten hervorgehoben ist, daß man sich nicht mit einer Ableitungsart begnügen dürfte, sind einige Worte über die von uns prinzipiell bevorzugte Einseitigkeit zu sagen.

Man kann das Elektrokardiogramm von beliebigen Körperstellen ableiten, so z. B. von Rücken und Brust, wie WALLER dies ursprünglich tat: Nicht nur aus Bequemlichkeitsgründen, sondern auch sachlich ist die Ableitung von den Extremitäten vorzuziehen, denn, wie schon erwähnt, dienen die Extremitäten nur als Elektroden, und man leitet daher in Wirklichkeit von jenen Stellen des Thorax ab, an denen die Extremitäten festgewachsen sind. Diese Punkte sind also — im Gegensatz zu allen anderen möglichen Ableitungspunkten — unverrückbar gegeben. Da der Mensch 4 Extremitäten hat, ergeben sich bei Ableitung von je einer Extremität 12 Kombinationsmöglichkeiten, die sich jedoch auf 6 Paare reduzieren, von denen je 2 immer so zugeordnet sind, daß die resultierenden Kurven sich nur dadurch unterscheiden, daß die Ausschläge nach entgegengesetzter Richtung verlaufen (in der Tabelle mit dem Index *a* bezeichnet). Diese 6 Elektrokardiogramme hat R. H. KAHN (1909) systematisch alle durchuntersucht, während EINTHOVEN vorgeschlagen hatte, nur 3 (die durch fettgedruckte Zahlen hervorgehobenen) vornehmlich anzuwenden. Welche Extremitäten dabei in Frage kommen, geht aus folgender Tabelle hervor:

	r. A.	l. A.	r. B.	l. B.
r. A.		**I**	IV	**II**
l. A.	I*a*		V	**III**
r. B.	IV*a*	V*a*		VI
l. B.	II*a*	III*a*	VIa	

Schema der Möglichkeiten der Ableitung von den Extremitäten. Fettgedruckt sind die 3 Ableitungsformen von EINTHOVEN.

Diese EINTHOVENschen Hauptableitungsformen sind von ihm bezeichnet worden als:

I die quere Ableitung,
II „ schräge „
III „ lange „

und sollen nach EINTHOVEN folgendermaßen zusammenhängen:

Ableitung II — Ableitung I = Ableitung III.

Nach dieser Formel müßte es also gelingen, wenn man die Kurven mit der Ableitung I und II aufgenommen hat, die Kurve im voraus zu berechnen, welche man bei Ableitung III erhält. EINTHOVEN gibt in der Tat an, daß dies manchmal möglich sein soll. Uns ist diese Konstruktion bei mehrfacher Nachprüfung nur sehr unvollkommen gelungen. Da sie theoretisch unbedingt richtig ist, kann dies nur daher rühren, daß für derartige Messungen das Saitengalvanometer doch noch zu träge reagiert.

Es liegt nun gar kein Grund vor einzelne dieser 6 Elektrokardiogramme besonders zu berücksichtigen, insonderheit dürfte

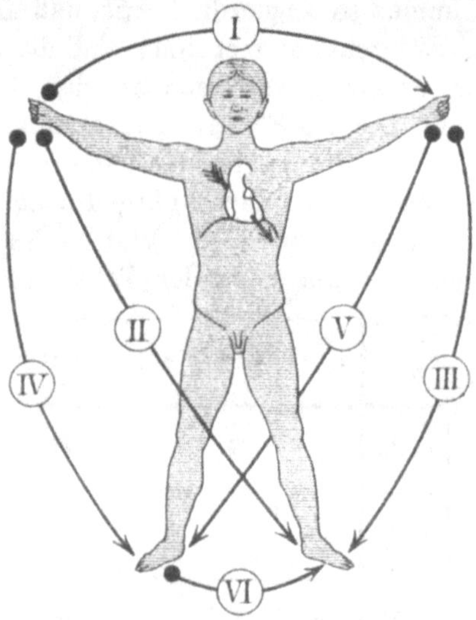

Fig. 42. Die 6 Extremitäten-Elektrokardiogramme:
I und VI Das Hände- bzw. Füße-Elektrokardiogramm;
III „ IV Das linke bzw. rechte Handfuß-Elektrokardiogramm;
II Das Längselektrokardiogramm;
V Das Querelektrokardiogramm.

für das Studium des Erregungsvorgangs die Kombination von EII und EV besonders wichtig sein. In Fig. 42 sind die möglichen Ableitungsarten schematisch und übersichtlich gezeichnet. Die gewählte Nomenklatur ergibt sich von selbst, wobei nur zu beachten ist, daß die Namen Längs- und Querelektrokardiogramme sich auf das Herz beziehen. Ersterer Name besagt, daß das Elektrokardiogramm in der Richtung der Herzachse, letzterer Name, daß es in einer dazu senkrechten Richtung aufgenommen ist. Die mit Nummern versehenen Pfeile bezeichnen die jedesmalige

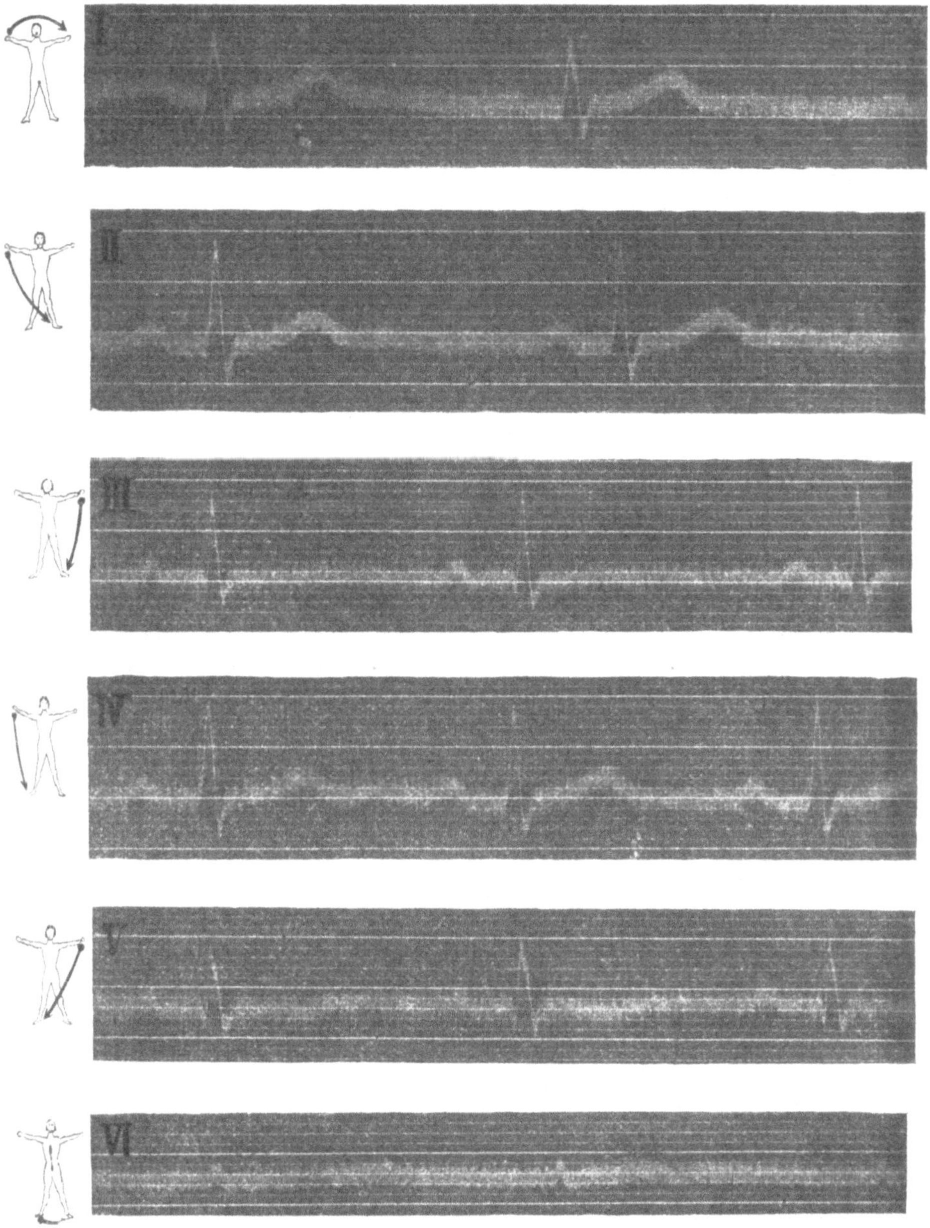

Fig. 43. Die 6 Extremitäten-Elektrokardiogramme des Menschen. Die Figuren links von den Elektrokardiogrammen veranschaulichen die jedesmal gewählte Ableitung.

äußere Ableitung, in welche das Galvanometer eingeschaltet ist, Die Pfeilrichtung ist so gewählt, daß die *J*-Zacke im wesentlichen immer nach derselben Seite (also in unseren Elektrokardiogrammen nach oben) gerichtet ist, wenn bei jeder Ableitung immer die Pfeilspitzen bzw. die Pfeilkugeln mit derselben Klemme des Instruments verbunden werden. Daß dies in der Tat richtig ist, beweisen die 6 Aufnahmen der Fig. 43, welche entsprechend den Pfeilen aufgenommen sind. Aus der Richtung der Pfeile ergibt sich, daß die *J*-Zacke durch einen Prozeß zustande kommen muß, der im wesentlichen von oben nach unten, außerdem aber von rechts nach links und (wie sich durch Aufnahmen vom Rücken und Brust leicht zeigen läßt) auch von hinten nach vorn fortschreitet: also etwa im Sinne des durch das Herz gezeichneten Pfeiles. In ähnlicher Weise kann man natürlich jede andere Zacke auch analysieren.

Die Fig. 43 zeigt weiter die sehr verschiedene Form des Elektrokardiogramms je nach der Ableitungsstelle.

Einthoven macht ferner darauf aufmerksam, daß bei verschiedener Ableitung die einzelnen Zacken zeitlich nicht genau derselben Phase der Herztätigkeit entsprechen. Gerade dieser Umstand dürfte für die genauere Bestimmung des Erregungsablaufs sich als ungemein wertvoll erweisen. Solange wir aber darüber nichts wissen, als die Tatsache der zeitlichen Inkongruenz, sagen uns mehrfache Aufnahmen sehr wenig.

Eins aber ist sicher. Wenn im Herzen irgendeine Änderung des Erregungsablaufes stattgefunden hat, so muß dies eine Änderung der Elektrokardiogramme bei allen Ableitungsformen zur Folge haben. Solange wir also in klinischer Beziehung rein empirisch vorzugehen gezwungen sind, solange wir nur die Aufgabe haben zuzusehen, ob eine Änderung des Elektrokardiogramms charakteristisch ist für irgendeinen pathologischen Zustand, solange genügt — zum mindesten für klinische Zwecke — eine Ableitungsform vollkommen und es muß merkwürdig berühren, wenn man sieht, daß einige Forscher mit großer Gewissenhaftigkeit mehrere Ableitungen publizieren, ohne eine Ahnung zu haben, was die 3 verschiedenen Elektrokardiogramme auch nur möglicherweise besagen könnten. Es erscheint aber völlig ausgeschlossen, daß mehrfache Ableitung uns in unserem Suchen nach einem Zusammenhang zwischen der Semiotik des Elektrokardiogramms und der zugrunde liegenden Erkrankung irgendwie unterstützen könnte. Gerade weil man 1 Kurve aus der anderen konstruieren kann (und nur durch die Unvollkommenheit des Instruments daran gehindert wird), ist die Aufnahme mehrerer Kurven überflüssig. Daran kann und wird niemand im Ernste zweifeln. Aber die mehrfache Ableitung ist auch noch mehr als überflüssig, sie ist schädlich, denn sie ist verwirrend.

Es ist schon an sich schwer genug, aus der verwirrenden Fülle der Erscheinungen das für pathologische Zustände Charakteristische herauszufinden. Aber noch schwerer wird dies dann, wenn wir alle 6 Ableitungen anwenden. Das, was bei der einen Ableitung pathologisch ist (z. B. das Verschwinden oder negativ Werden der Finalschwankung), könnte bei der anderen Ableitung normal erscheinen. Es gehört eine unendlich viel größere Übersicht dazu, um bei 3 Ableitungen vorwärts zu kommen, als wenn man sich, wie wir, nur einer Ableitung bedient. In der Tat haben ja auch, mit Ausnahme Samojloffs, diejenigen, welche mit 3 Ableitungen arbeiten, bisher ihre Ergebnisse nicht unter klinischen Gesichtspunkten ordnen können, während dies allen denen, welche prinzipiell nur mit einer Ableitung arbeiten, gelungen ist. Für Samojloff war allerdings die Mannigfaltigkeit der Ableitung schon deshalb weniger hinderlich, weil es sich bei seinen Untersuchungen um die *A*-Zacke handelte, die aus denselben Gründen, die oben für die *J*-Zacke angeführt sind, bei allen gewählten Ableitungsformen nach oben gerichtet ist.

Dies sind die praktischen Gründe, welche, uns — entgegen den theoretischen Ansichten, vor allem von Hoffmann (1908) und seinem Schüler Grau (1909) — eine Ableitungsarbeit vorziehen lassen.

Welche Ableitung man wählt, ist an sich völlig gleichgültig. Aus praktischen Gründen ist eine solche, bei der das Herz möglichst zwischen den Elektroden liegt, vorzuziehen (am besten wäre also die Längsableitung Nr. II). Wenn wir dafür die Händeableitung gewählt haben, so geschah dies, weil auch diese Ableitung relativ sehr gute und große Elektrokardiogramme liefert und weil es bequemer und angenehmer ist, einfach die Hände ins Wasser zu stecken als sich Schuh und Strümpfe auszuziehen.

§ 42. Diffuse oder gebahnte Reizausbreitung.

Da es ausgeschlossen ist, daß sich alle Herzfasern gleichzeitig kontrahieren, muß man von einer Reizausbreitung im Herzen sprechen, und so entsteht die Frage, ob diese diffus oder auf bestimmten Bahnen erfolgt. In den vorigen Paragraphen sind die anatomischen und physiologischen Tatsachen angeführt, welche der Entscheidung zugrunde gelegt werden müssen. In folgendem sollen die Konsequenzen auseinandergesetzt werden, welche diese beiden Arten der Reizausbreitung in elektrischer Beziehung haben müssen. Es wird sich dann zeigen, daß das wirklich vorhandene Elektrokardiogramm nur mit einer dieser Vorstellungen in Einklang zu bringen ist.

a) Eine gleichmäßige Reizausbreitung.

Nach dieser Vorstellung, die besonders im Anschluß an die myogene Herztheorie häufig genug ausgesprochen ist und in den Ansichten von v. KRIES, ENGELMANN u. a. zuerst entschieden zur Geltung kam, pflanzt sich die Erregung diffus durch die Muskulatur des Herzens fort. Da man das Herz damals als ein einheitliches dichtes Retikulum auffaßte, so sollte sich die Erregung in dem Gesamtherzen, wie in einer einheitlichen Masse, ausbreiten. Nach dieser Vorstellung würde die Ventrikelerregung von einem bestimmten Punkte ausgehen (der bei dem normalen Herzschlag in der Gegend des HISschen Bündels liegt, bei künstlicher Reizung aber, sowie in pathologischen Fällen, an jeder beliebigen Stelle liegen kann) und sich von diesem Punkte aus — gleichsam in einer Niveaufläche — nach allen Richtungen mehr oder weniger gleichmäßig ausbreiten. Daher hätte diese Niveaufläche annähernd immer Kugelgestalt. — Diese Vorstellung ist in Verbindung mit der myogenen Theorie gebracht, weil man das Nervennetz nicht kannte und einen solchen Erregungsablauf nur durch Leitung von Muskelzelle zu Muskelzelle glaubte erklären zu können. Es ist schon in § 15 auseinander gesetzt, daß solches Geschehen notwendig und unter jeder Ableitungsform einen diphasischen Aktionsstrom liefern muß.

b) Eine Reizausbreitung auf bestimmten Bahnen.

Diese Vorstellung ist merkwürdigerweise in der Literatur niemals ernstlich diskutiert worden. Der große Einfluß von ENGELMANN verhinderte eben die Annahme, daß bestimmte prädestinierte Bahnen vorhanden seien, welche die Erregung leiten. Es scheint, als ob eine solche Vorstellung auch deshalb perhorresziert war, weil man bestimmte Leitungsbahnen nach dem Vorgange ENGELMANNs unwillkürlich mit Nervenbahnen in Verbindung brachte. Doch liegt eine Veranlassung hierzu in keiner Weise vor. Oben (auf S. 107 bis 122) ist ja gerade an der Hand der Muskelgruppierung der Versuch gemacht, zu zeigen, daß bestimmte präformierte Hauptzüge von Fasern im Herzen vorhanden sind, und es wird weiter gezeigt werden, daß das Elektrokardiogramm die Vermutung nahe legt, daß die Erregung in der Tat auf diesen Bahnen verläuft. Doch ist damit nichts über die myogene Natur der Leitung gesagt. Wie denn überhaupt die Annahme oder Ablehnung bestimmter Bahnen ganz unabhängig von allen eventuellen Vorstellungen ist, die man sich über myogene oder neurogene Leitung gemacht hat.

Ein dichtes Netzwerk von Nervenfibrillen umspinnt alle einzelnen Muskelfasern. Wo myogene Leitung möglich ist, ist auch nervöse Leitung möglich, und wenn ENGELMANN aus seinen Versuchen auf myogene Reizausbreitung schloß, so lag das nur daran, weil er die nervösen Netze nicht kannte. Es ist also unnötig, gegen diesen Teil der ENGELMANNschen Schlüsse zu polemisieren, und es ergibt sich aus dem Gesagten, daß die folgenden Betrachtungen unabhängig von jedem myogenen oder neurogenen Standpunkt sind.

Folgende Tatsachen der Elektrokardiographie weisen nun von vornherein darauf hin, daß die Erregung normalerweise sich nicht gleichförmig ausbreitet.

1. entsteht das normale Elektrokardiogramm aus der Subtraktion vieler Partialkurven (vgl. § 43);

2. kann eine Aktionsstromkurve mit mehreren nach oben gerichteten Zacken nicht der Ausdruck einer gleichsinnig gerichteten Bewegung sein (vgl. § 12);

3. gibt es (bei künstlicher Reizung und in pathologischen Fällen) ganz anders aussehende Kurven, die in der Tat der Ausdruck einer gleichmäßigen Reizausbreitung sind (vgl. §§ 48 und 49).

§ 43. Das Elektrokardiogramm als Subtraktionskurve.

(Algebraische Summe vielfacher Partialströme.)

Wenn die Erregung immer einsinnig in derselben Richtung verläuft, kann es, wie oben (S. 36) an dem Beispiel des Skelettmuskels ausgeführt wurde, nur zu einer Summation, niemals aber zu einer Subtraktion der einzelnen Teilströme in den einzelnen Muskelfasern kommen, d. h. mit anderen Worten: Wenn die Erregung normalerweise sich gleichmäßig fortschreitend in der Muskelmasse des Herzens ausbreitet, so müßte die Kurve der Potentialschwankungen bei einer möglichst kräftigen aber sonst normalen Aktion die größten Ausschläge aufweisen. Dies ist nun aber unzweifelhaft nicht der Fall. Selbst die ganz minimalen, kaum oder gar nicht mehr sichtbaren und vom Schreibhebel auch nicht mehr verzeichneten Kontraktionen des absterbenden Herzens geben Kurven, welche die normalen Herzkurven unter Umständen an Größe übertreffen. Die absolute Identität dieser vom scheinbar ruhenden Herzen gewonnenen Kurven mit den Kurven aus dem Endstadium des flimmernden Herzens und der allmähliche Übergang von dem einen Zustand in den andern zeigt, daß es sich hierbei um dieselben Erscheinungen handelt, und daß es also die schwache Kontraktion weniger Fasern ist, der diese großen Ausschläge entsprechen. Auch KAHN (1909 S. 219) „ist erstaunt, mit den scheinbar so geringen mechanischen Erscheinungen am Herzen mächtige Ausschläge der Saite einhergehen zu sehen", legt jedoch kein besonderes Gewicht auf diesen Umstand.

Die Fig. 44 zeigt ein Elektrokardiogramm eines sterbenden Herzens, das ein Beispiel dafür ist.

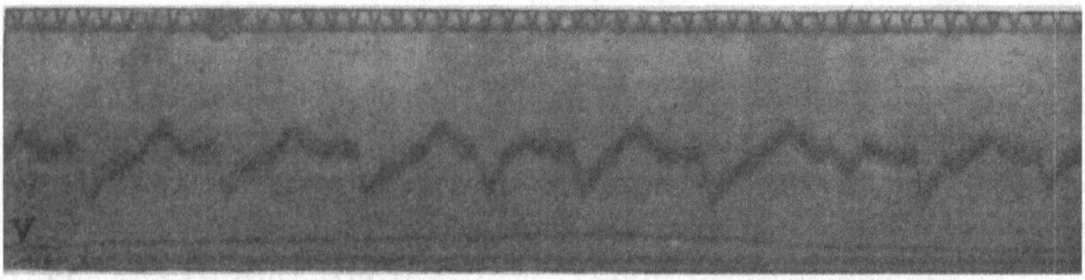

Fig. 44. Elektrokardiogramm eines absterbenden Herzens. Sichtbar sind nur ganz geringe fibrilläre Zuckungen in einzelnen Teilen des rechten Vorhofs (Sinusgebiet). Der Hebel zeigt ganz langsame schwache Bewegungen (Tonusänderung?) des Ventrikels an. (Die Linie *V*.)

Vor allem aber ist das Resultat von Reizungsversuchen überraschend, auf die wir weiter unten zurückkommen werden. Auch hier sind die erhaltenen Ausschläge, die sogenannten „anomalen Ventrikelschwankungen" viel stärker und zeigen das Vorhandensein einer sehr viel größeren wirksamen elektromotorischen Kraft des Herzens an, als beim normalen Schlag, und zwar ist dies, wie gleich hier bemerkt sein mag, nicht nur der Fall bei elektrischer Reizung, sondern auch bei mechanischer Reizung.

Ein weiterer Beweis dafür, daß die Ventrikelschwankung unmöglich der Ausdruck für eine einheitlich fortschreitende Welle sein kann, liegt darin, daß, wie im 2. Teil gezeigt werden wird, dieselbe weder bei jeder Hypertrophie des Herzens noch bei anstrengender Tätigkeit des Herzens in allen ihren Teilen größer wird, was doch nach § 14 S. 36 der Fall sein müßte. In den Vorhöfen dagegen, in denen wir, wie in § 45 gezeigt werden soll, eine in einer Richtung fortschreitende Welle anzunehmen haben, muß die Größe der elektrischen Schwankung mit der Kraft der Zusammenziehung bzw. mit der Vermehrung und Hypertrophie der Vorhofmuskulatur einigermaßen parallel gehen. Daß dies, soweit wenigstens die klinische Untersuchung Schlüsse erlaubt, durchaus zutrifft, wird ebenfalls im 2. Teil gezeigt werden. Hier sollte nur darauf hingewiesen werden, inwieweit dieser auffällige Gegensatz in dem Verhalten von Vorhof und Ventrikel uns Hinweise zur Deutung des Elektrokardiogramms bietet.

Die Einsicht in das geschilderte Verhalten nimmt auch dem Streit darüber, ob die Kraft der Herzkontraktion und die Größe der beobachteten elektrischen Schwankung in einem Verhältnis zueinander stehen, den größten Teil seiner prinzipiellen Schärfe. In diesem Streit, in den die Namen Boruttau, Fano und Fayod, Gaskell, de Meyer, Symes, Taljanzeff, Waller, Wedensky u. a. verwickelt sind, ist auf der einen Seite behauptet worden, die beiden Größen seien proportional, weil überhaupt elektrische und mechanische Reaktion einander parallel gingen, während die andere Seite sich auf die tatsächliche Feststellung stützte, wonach die beiden Größen sich nicht proportional veränderten, und daraus folgerte, daß auch das allgemeine Gesetz falsch sein müsse, welches die angedeutete Parallelität behauptete. Die Frage bleibt natürlich interessant, ob aus der Größe des Elektrokardiogramms sich Rückschlüsse auf die Kraft des Herzens (also bzw. auf die Hypertrophie desselben) ziehen lassen. Aber wie diese tatsächliche Feststellung auch ausfällt, die Gültigkeit irgendeines allgemeinen Gesetzes, das die Beziehungen zwischen dem Aktionsstrom und der Kontraktion regelt, wird dadurch nicht tangiert. — Im Gegenteil, wenn wir mit Waller überzeugt sind, daß eine solche Gesetzmäßigkeit überall sonst existiert, so werden wir sie auch für das Herz postulieren dürfen und dementsprechend nach Gründen suchen müssen, welche diese scheinbare Ausnahme erklären.

Jedenfalls geht aus der Gesamtheit dieser Tatsachen unzweifelhaft hervor, daß es sich bei dem normalen Elektrokardiogramm um das Auftreten einer Subtraktion verschiedener Partialströme handelt, die zum Teil in entgegengesetzter Richtung laufen müssen. Damit ist von vornherein bewiesen, daß normalerweise sich die Erregung im Herzen nicht nach allen Seiten hin gleichmäßig ausbreiten kann, sondern in einem Hin und Her besteht. Die durchaus konstante Form des Elektrokardiogramms zeigt ferner, daß es sich dabei um ganz bestimmte vorgeschriebene Bahnen handelt, und die

Frage entsteht, ob wir imstande sind, diese Bahnen aus dem Elektrokardiogramm abzulesen.

Diese Schlußfolgerung bleibt bindend, selbst wenn die Vorstellungen von Bayliss und Starling (1892) richtig wären, nach denen die Form des Elektrokardiogramms durch die ungleiche Dauer des Aktionsstromes an Basis und Spitze erklärt wird. Denn legt man die Vorstellungen dieser Forscher zugrunde, so müßten zwar dementsprechend auch die oben erwähnten Formen der elektrokardiographischen Kurven unter abnormen Verhältnissen etwas von dem Unterschied in der Dauer erkennen lassen, vor allem aber dürften sie auch dann nicht die erwähnten tatsächlichen Größenverhältnisse aufweisen. Diese allein schon beweisen, daß die normale Erregung sich nicht diffus ausbreitet.

Die Atriumschwankung.

§ 44. Die Zackengruppe *A* ist das Äquivalent der Vorhofsystole.

Der Beweis, daß nur die Zacke *A* (= *P* von Einthoven) der Vorhofschwankung entspricht, läßt sich mit Hilfe der Vagusreizung einwandfrei führen, wie wir dies bereits in unserer ersten Mitteilung (1907) angegeben haben. Auch Einthoven hat seine frühere Ansicht, nach der auch noch die Zacke *Ja* (= *Q* von Einthoven) zur Vorhofsschwankung gehörte, heute verlassen. Ganz kürzlich hat endlich Samojloff (1908 S. 181) Versuche publiziert, die von einem neuen Gesichtspunkte aus ebenfalls dafür sprechen, daß diese Zacke selbständig ist und nur dem Vorhof entspricht.

Zum Beweis des Gesagten diene die Kurve der Fig. 45, die wir von einem Hunde mit eröffnetem Thorax gewonnen haben, so daß man mechanisch mittels der Gaskellschen Suspensionsmethode die Vorhof- und die Ventrikelbewegung einzeln registrieren konnte.

Die durch die Kontraktionen hervorgerufenen Hebelbewegungen drückten die Pelotte einer Mareyschen Kapsel nieder und diese Kompression wurde durch Luftleitung auf eine zweite Mareysche Kapsel übertragen, deren Hebel so in den Weg der Lichtstrahlen gestellt war, daß ihre Bewegungen als Schatten die (punktierte) Kurve *Atr.* (Atriumbewegung) und die (ausgezogene) Kurve *Vent.* (Ventrikelbewegung) erzeugten. Da wir nicht, wie Einthoven es getan, eine Prismenkombination verwendeten, welche das senkrechte Fadenbild wagerecht macht, mußten wir auch mit wagerechtem Spalt arbeiten und eine liegende Aufnahmetrommel benutzen; dementsprechend mußte auch der Hebel der Mareyschen Kapsel senkrecht stehen; dies bedingt für die Schreibung sehr viel ungünstigere Verhältnisse insofern, als hierbei der Hebel sehr viel leichter in pendelartige Schwingungen gerät. Da es uns aber nur darauf ankam, die Tatsache der Kontraktion, nicht aber ihre Form festzustellen, haben wir nicht besondere Vorsichtsmaßregeln ergriffen, um diesem Übelstand abzuhelfen.

Es ist eine Kurve ausgewählt, bei der im Elektrokardiogramm die Zacken *Ap* und *Ja* gut ausgeprägt sind, um es anschaulicher zu machen, daß zwar die Zacke *Ap* zur Vorhofschwankung gehört, nicht aber die Zacke *Ja*. Die Linie (*EK*) stellt die Kurve des Fadenschattens, also die elektrische Schwankung dar. Man sieht auf der Kurve zuerst ein normales Elektrokardiogramm, dem auch eine mechanisch verzeichnete Vorhofschwankung und eine darauf folgende Ventrikelschwankung

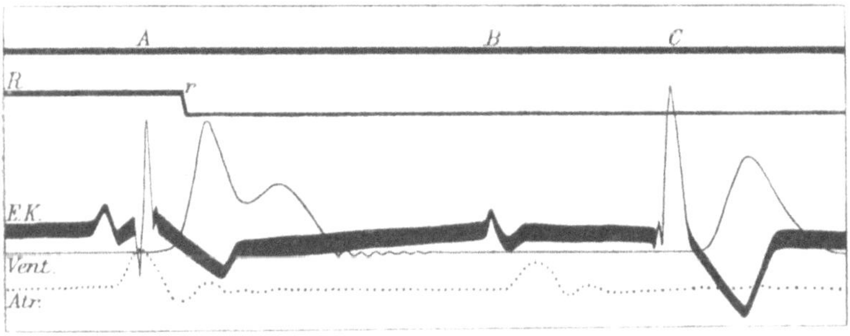

Fig. 45. Isolation der *A*-Zacke durch Vagusreizung.
Bei *A* = normales Elektrokardiogramm;
„ *B* = nur Atriumschwankung;
„ *C* = nur Ventrikelschwankung;
***E. K.* = Elektrokardiogrammkurve;**
***Vent.* = (ausgezogene Linie) Kurve der mechanischen Ventrikelverzeichnung;**
***Atr.* = (punktierte „) „ „ „ Atrium- „**
bei *r* = Beginn der Vagusreizung.

entspricht. (Die Zacke *F* ist aus hier gleichgültigen Gründen in diesem Falle negativ und war es bei dem schon längere Zeit benutzten Hunde schon eine ganze Weile vorher). Die Linie *R* ist durch den Schatten des Reizmarkierers gebildet und der Punkt *r* bezeichnet die Stelle, an der die Vagusreizung beginnt. Man sieht, daß danach eine Dissoziation von Vorhof und Ventrikel eintritt und kann dies einwandfrei an der mechanischen Registrierung der beiden Herzabschnitte erkennen. Aus der Form der Kurven geht deutlich hervor, daß sowohl in mechanischer, als in elektrischer Beziehung die Vorhofschwankung unverändert geblieben ist, d. h. es bleibt eben nur das übrig, was wir als Vorhofschwankung bezeichnen, in diesem Falle also *A* und *Ap*, während die Zacke *Ja* gleichzeitig mit der Ventrikelsystole fortgefallen ist.[1]

Das elektrische Äquivalent der Vorhofsystole kann nun auch aus mehreren Zacken bestehen; dann bleibt die ganze Gruppe bestehen, wenn der Vorhof allein schlägt, bzw. fällt die ganze Gruppe fort, falls der Vorhof aufhört zu schlagen, bzw. wenn Gründe vorhanden, die das elektrische Äquivalent des Vorhofschlages verschwinden lassen. Letzteres sieht man z. B. in Fig. 46, wo die Gruppe *A* aus zwei Zacken besteht, während sie in Fig. 47 zwar auch aus zwei Zacken besteht, aber im wesentlichen nach unten gerichtet ist.

§ 45. Die Deutung der Zacke *A*.

In der Norm besteht jedoch die Gruppe *A* aus der Zacke *A* und *Ap* (wenigstens bei der Ableitung vom freigelegten Herzen) und gerade in der Kurve der Fig. 44 erkennt man deutlich, daß die Atriumschwankung mit einer gewissen Annäherung einem diphasischen Strom entspricht, und man kann die Zacke *A* und *Ap* als erste und zweite Phase der Vorhofschwankung bezeichnen, wie es vor allem den Anschauungen Samojloffs entspricht. Über den Grund für die Tatsache, daß diese zweite Phase der Ventrikelschwankung im menschlichen Elektrokardiogramm, d. h. bei Ableitung von der Körperoberfläche, nicht zum Ausdruck kommt vgl. S. 44, wo gezeigt ist, daß bei einer solchen Ableitung notwendigerweise die flachen zweiten Phasen zuerst verschwinden.

Jedenfalls darf und muß man einem Versuch, die Form des Vorhofelektrokardiogramms zu deuten, diese diphasische Form, die wir beim Hunde erhalten, zugrunde legen; und zwar weist der Umstand, daß die Zacke zuerst nach oben und erst dann eventuell unter die Abszisse heruntergeht, darauf hin, daß die Erregung von Partien ausgeht, die (beim stehenden Menschen)

[1] Es mag hier gleich darauf hingewiesen werden, daß die isolierte Ventrikelschwankung sowohl in elektrischer, als auch in mechanischer Beziehung verändert ist. Es kann dies ja auch nicht wundernehmen, denn die erste Ventrikelkontraktion in Fig. 45 entspricht einer vom Vorhof fortgeleiteten normalen Systole, die zweite einer im Ventrikel entstandenen anomalen Ventrikelschwankung.

oben und rechts gelegen sind, und von hier aus sich gegen die Ventrikelbasis ausbreitet. Die Erregung, welche der *A*-Zacke entspricht, schreitet in derselben Richtung vorwärts, die wir auf S. 140 als die Richtung der initialen Ventrikelerregung erkannt hatten. Dementsprechend muß ebenso wie die *J*-Zacke auch die *A*-Zacke in allen 6 Elektrokardiogrammen der Fig. 44 positiv sein. In der Tat trifft dies zu. Wir hätten also hiernach den Ursprung der Vorhofkontraktionswelle in der Gegend der Einmündungsstelle der Vena cava sup. in das rechte Herz zu suchen, was ja mit den auf anderem Wege gefundenen Tatsachen sehr wohl übereinstimmt.

Man kann also behaupten, daß sich zuerst die sphinkterenartigen Muskelringe an den Venenmündungen kontrahieren, wodurch von vornherein der venöse Rückfluß ziemlich gehemmt wird, und daß dann die Erregung in Form einer peristaltischen Welle das Blut vor sich her gegen den Ventrikel hintreibt. Es ist dies nicht nur der natürlichste, sondern auch der zweckmäßigste Ablauf, denn das Blut wird dabei von vornherein in jener Richtung bewegt, in welcher es in den Ventrikel getrieben wird. Würde die Erregung auch im Ventrikel in derselben Weise als peristaltische Welle von der Basis gegen die Spitze zu fortlaufen, so könnte das vielleicht noch natürlich, aber sicher nicht mehr zweckmäßig erscheinen, da das Blut dabei in die Spitze gedrängt würde, aus der es nur durch rückläufige Bewegung wieder heraus könnte (vgl. hierzu einerseits S. 130f., als auch S. 180).

Die Kleinheit der *A*-Zacke scheint übrigens darauf hinzuweisen, was ja nach dem anatomischen Bau der Vorhöfe auch nur natürlich ist, daß ähnlich wie beim Ventrikel die Form der elektrischen Schwankung nicht der Ausdruck der Gesamttätigkeit ist. Im allgemeinen zwar schreitet die Welle in bestimmter Richtung — aber auch hier heben sich viele zirkuläre Fasern usw. in ihrer elektrischen Wirkung auf.

Übrigens darf es auf keinen Fall wundernehmen, daß die Atriumzacke im Elektrokardiogramm relativ so klein ist, da ja auch die Muskelmasse sowie die geleistete Arbeit des Vorhofs nur gering ist. So sieht man häufig bei völlig normalen Menschen die Vorhofzacke kaum ausgesprochen — ja, eine deutliche Betonung derselben scheint meistens auf eine pathologische Vergrößerung, wie sie im Verlauf eines Herzfehlers auftritt, hinzuweisen (vgl. hierüber Ausführlicheres im II. Abschnitt).

§ 46. Der Fortfall der *A*-Zacke bei vorhandener Vorhofsystole.

Inwieweit aus unseren Experimenten hervorgeht, daß die Größe der *A*-Zacke ein Ausdruck der Kraft ist, mit der sich der Vorhof kontrahiert und inwiefern es berechtigt ist, aus der Größe der *A*-Zacke auf Hypertrophie, aus ihrem Fehlen auf Atrophie bzw. Insuffizienz des Vorhofs zu schließen, soll in dem zweiten Teil auseinander gesetzt werden. Hier genügt es, nochmals darauf hinzuweisen, daß offenbar im Vorhof sich die Erregung

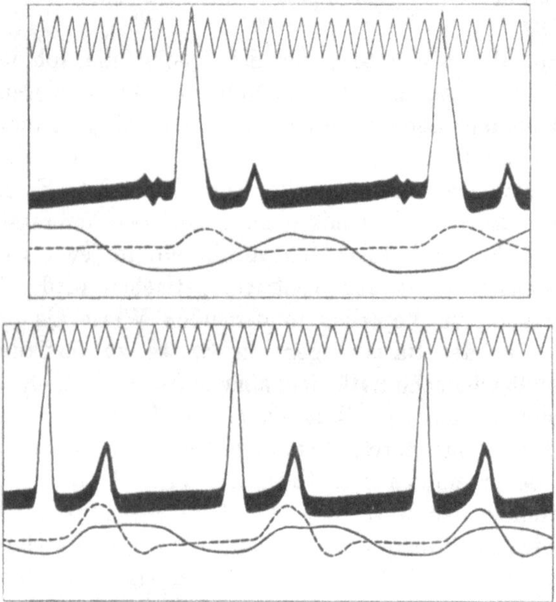

A ein normales Elektrokardiogramm (vom Sinusknoten).

B anomales Elektrokardiogramm (vom Tawaraschen Knoten).

Fig. 46. Das Verschwinden der *A*-Zacke im Elektrokardiogramm ist kein Beweis für das Fehlen der Vorhofkontraktion.
——— Ventrikel (mechanisch);
- - - - Vorhof (mechanisch).

in einer Richtung ausbreitet und daß daher nach den Auseinandersetzungen der §§ 12 und 13 es beim Vorhof — im Gegensatz zum Ventrikel — wenigstens möglich ist, die Kraft der Kontraktionswelle und die Größe der elektrischen Schwankung in Parallele zu stellen.

Ganz besonders soll aber auf einen Umstand hingewiesen werden, der es gerade in Fällen, in denen es außerordentlich interessant wäre, zu wissen, ob der Vorhof geschlagen hat oder nicht, unmöglich macht, dies aus dem Elektrokardiogramm zu erkennen; nämlich dann, wenn die Reizung in der Nähe des Hisschen Bündels erfolgt. Nach unserer Vorstellung muß hierbei die Systole normal ablaufen, da die Erregung dem Ventrikel auf dem normalen Wege zufließt. Es fragt sich nun, ob außerdem auch noch eine rückläufige Erregungswelle auf den Vorhof übergeht oder nicht. Die charakteristische Vorhofzacke *A*, deren Vorhandensein die Frage in positivem Sinne entscheiden würde, ist aber gerade unter diesen Umständen im Elektrokardiogramm keinesfalls zu erkennen, weil sie völlig verdeckt wird durch die gleichzeitig auftretende Initialzacke. Die Fig. 46 zeigt einen Versuch, der dies einwandfrei beweist. Die Kurve *A* ist von einem normalem Hunde, von dem wahrscheinlich infolge einer schwachen Vagusreizung langsam schlagenden Herzen aufgenommen, hier sieht man die mechanisch verzeichnete Vorhofsystole (punktierte Linie) und die kurze Zeit darauf einsetzende mechanisch verzeichnete Ventrikelsystole (ausgezogene Linie). Dementsprechend erkennt man im Elektrokardigramm die kleine (hier etwas unregelmäßig gestaltete) Zackengruppe *A*, und die gut ausgeprägte normale Ventrikelschwankung. Wenn nun aber das Herz infolge frequenter Reizung in erzwungenem Rhytmus schlägt und man als Reizpunkt die Gegend in der Nähe des Hisschen Bündels wählt, oder wenn infolge bestimmter Vergiftungen das sekundäre Herzzentrum scheinbar spontan aktiv wird, dann schlagen, wie wir seit den Arbeiten Engelmanns wissen, Vorhof und Ventrikel nahezu gleichzeitig. Hierbei sieht man dann in den gelungenen Versuchen dieser Art ein vorhofloses, aber sonst fast ganz normales Elektrokardiogramm, so daß man glauben könnte nur der Ventrikel habe geschlagen. Die gleichzeitige mechanische Registrierung, die beim freigelegten Herzen möglich ist, belehrt uns jedoch eines Besseren: Man sieht hierbei, daß zuerst der Ventrikel schlägt, und daß kurz darauf (etwa 0,03 Sekunden später) die Vorhofkontraktion erfolgt. Es hat sich also sicherlich eine vorwärtsschreitende und eine rückläufige Erregungswelle ausgebildet. Daß das Elektrokardiogramm neben der ziemlich normalen Ventrikelschwankung nichts von einer Atriumschwankung erkennen läßt, war fast zu erwarten. Denn obgleich dieselbe sicher vorhanden ist, könnte sie höchstens die Form der Zacke *J* verändern. Ob es möglich ist, durch eine derartige Addition der Zacke *J* und *A* die Abänderung zu erklären, welche die Initialzacke der Kurve *A* in der Kurve *B* erfahren hat, muß deshalb vorläufig dahingestellt bleiben, weil es uns bisher niemals gelungen ist, eine solche rückläufige Atriumzacke isoliert zu registrieren (eventuell müßte man zu dem Zwecke mit einem isolierten Vorhof arbeiten). Von vornherein wäre es allerdings wahrscheinlich, daß eine solche rückläufige Atriumwelle annähernd die Umkehrung der normalen *A*-Zacke darstellt; dann müßte die algebraische Summe von *A* und *J* kleiner sein als die normale *J*-Zacke. In der Tat ist *J* in Kurve *B* kleiner als in Kurve *A*. Doch fehlt in diesem Falle eine isolierte Ventrikelschwankung, die man der Deutung zugrunde legen könnte.

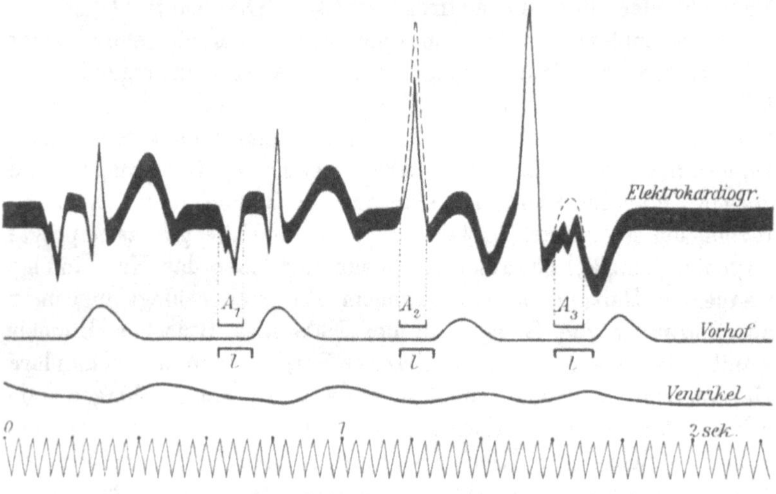

Fig. 47. Analyse eines komplizierten Elektrokardiogramms. Stark gezeichnet ist das wirklich erhaltene Elektrokardiogramm. Punktiert ist die Form, welche die Ventrikelschwankung haben würde ohne die Kombination mit der Atriumschwankung.

A_1 = die isolierte Atriumschwankung.

A_2 und A_3 = die auf die Ventrikelschwankung aufgesetzte Atriumschwankung.

l = Latenz des mechanischen Vorgangs gegenüber dem elektrischen.

Wo diese allerdings vorhanden ist, da ist auch eine Analyse des Elektrokardiogramms möglich, so z. B. in der Kurve der Fig. 47. Hier handelt es sich um ein annähernd regelmäßig schlagendes Hundeherz (die beiden ersten Systolen). Plötzlich treten Extrasystolen auf, und zwar handelt es sich, wie das Elektrokardiogramm beweist, um abnorme Ventrikelschläge; der Vorhof dagegen schlägt — wie die mechanische Registrierung beweist, rhythmisch weiter. Da wir die Form der A-Zacke (bei A_1) kennen und ebenso aus der gleichzeitigen mechanischen Registrierung die Latenz (l) bestimmen können, ist es möglich, die A-Zacke in richtiger Form und an richtiger Stelle in das Elektrokardiogramm einzutragen (bei A_2 und A_3). Nunmehr ist es nur noch nötig, die A-Zacke von der Elektrokardiogrammkurve zu subtrahieren und man erhält die Form, die das Elektrokardiogramm des Ventrikels für sich allein haben würde. Tut man dies, so erhält man im Falle der Fig. 47 die punktierte Linie und man erkennt nunmehr, daß die beiden so verschieden aussehenden abnormen Ventrikelschwankungen in Wirklichkeit identisch sind.

Diese Konstruktion wird sich beim Menschen so gut wie nie ausführen lassen; auch soll hierauf kein Gewicht gelegt werden. Dagegen ist zu betonen, daß die Kurve der Fig. 46 auf alle Fälle beweist, daß, wenn A fehlt, der Vorhof geschlagen haben kann. Das Elektrokardiogramm macht also die Verzeichnung des Venenpulses nach HERING bzw. die ösophageale Kardiographie nach MINKOWSKI und RAUTENBERG nicht überflüssig.

Wichtig sind diese Tatsachen besonders mit Bezug auf den Pulsus irregularis perpetuus nach HERING. Vgl. hierüber den zweiten Teil.

Die Ventrikelschwankung.

§ 47. Die Zackengruppe J und F (= Initialschwankung und Finalschwankung) sind das Äquivalent der normalen Ventrikelsystole.

Mit Hilfe eines künstlichen Reizes kann man sehr leicht isolierte Ventrikelschwankungen erzeugen, denn die Vorhofschwankung bleibt häufig genug fort, wenn man den Ventrikel reizt. Schon KAISER (1895, S. 20) hebt hervor, daß die irreziproke Leitung zwischen Ventrikel und Vorhof leichter aufgehoben wird, als die Leitung in normaler Richtung.[1] Auch der Umstand, auf

[1] Wenn KAISER allerdings aus seinen Helleborein-Versuchen den Schluß ziehen zu müssen glaubt, daß es sich bei der Hin- und Rückleitung um verschiedene Bahnen handeln müsse, so können wir diesen Schluß nicht als bindend ansehen, zumal man nicht einmal weiß, ob diese Bahnen prä- oder postganglionäre Fasern — oder aber Bahnen sind, die sich überhaupt nicht unter diese Zweiteilung der sympathischen Fasern einordnen lassen. Daß manche Nervenelemente nach den verschiedenen Richtungen ungleichartig leiten, scheint doch sicher zu stehen.

den BAYLLISS und STARLING (1892, Journ. of Phys.) zuerst hinwiesen, daß die irreziproke Leitung, wenn sie auftritt, langsamer ist, könnte für diesen Nachweis verwertet werden.

Trotzdem ist der direkte Nachweis, daß die Ventrikelschwankung nur der Systole der Ventrikel entspricht, nicht so einfach zu führen, wie bei der Atriumzacke. Denn — und das gerade ist einer der wesentlichsten Punkte, auf die wir aufmerksam machen möchten — eine normale Systole erfolgt im allgemeinen nur dann, wenn sie durch den normalen, vom Vorhof kommenden Reiz ausgelöst wird. Wenn man also — z. B. durch Vagusreizung — die Verbindung zwischen Atrium und Ventrikel mehr oder weniger blockiert, dann erfolgen zwar die Vorhofsystolen in normaler Weise (der dazu notwendige Reiz wirkt ja wahrscheinlich auch an normaler Stelle), aber die eventuell unabhängig davon auftretenden Ventrikelsystolen können nicht in normaler Weise erfolgen, da sie ja an anderer Stelle, als in der

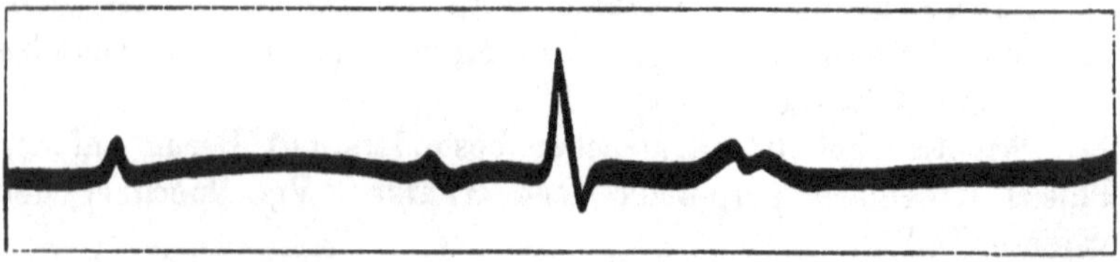

Fig. 48. Normale vorhoflose Systole bei einem Fall von völliger Dissoziation zwischen Vorhof und Ventrikel. Die scheinbar zweigipflige Finalschwankung entsteht dadurch, daß sich zur *F*-Zacke (1. Gipfel) die *A*-Zacke (2. Gipfel) hinzuaddiert.

Norm anfangen müssen. Dies wird sich, wie im voraus bemerkt werden soll, im allgemeinen auch im Elektrokardiogramm dadurch äußern, daß eine anomale Ventrikelschwankung zustande kommt. Eine solche spontan aufgetretene anomale Ventrikelschwankung sieht man z. B. am Ende der Kurve in Fig. 45 auf S. 147.

Nun konnten wir allerdings nachweisen, daß bei künstlicher Reizung einer ganz bestimmten Stelle (des TAWARAschen Knotens) ein — manchmal wenigstens — vorhofloses, aber im übrigen annähernd normales Elektrokardiogramm auftritt (s. oben Fig. 46 auf S. 150); auch kommen solche normalen vorhoflosen Ventrikelsystolen beim Menschen in der sogenannten ADAM-STOKEschen Krankheit vor (vgl. Fig. 48), und wir müssen annehmen, daß hierbei die Erregung an jenem Punkte entsteht, an dem sie normalerweise auf ihrem Wege vom Atrium zum Ventrikel passiert.

Das ist die Gegend des HISschen Bündels, und es bleibt jedem unbenommen, den Ursprungsort in die Muskeln selbst, in die nahe gelegenen Ganglienhaufen oder in den aus beiden gemischten TAWARAschen Knoten zu verlegen. — Es scheint aber, daß diese Stelle durch die Blockierung infolge der Vaguserregung ebenfalls unerregbar werden kann, jedenfalls haben wir in fast allen Fällen, in denen während der Vagusreizung Ventrikel und Atrium unabhängig voneinander schlugen, anomale Elektrokardiogramme gesehen. Daß nach Vagusreizung offenbar der Ort der Reizerzeugung geändert werden kann, hat schon LOHMANN aus der Verschiebung der Vorhofsystole gegen die Ventrikelsystole, die er beide nach der ENGELMANNschen Suspensionsmethode aufschrieb, schließen zu können geglaubt. Er rechnet dabei aus, daß der neue Reizpunkt in dem HISschen Bündel gelegen sei. Es ist dies zum mindesten für den Hund nicht richtig, sonst müßte man annähernd normale Elektrokardiogramme erhalten. Der Ort liegt vielmehr irgendwo im Ventrikel, und zwar nicht an einer bestimmten Stelle, sondern die Reizung geht von allen möglichen Punkten in wechselnder Weise aus. (Die Fig. 46 ist ein Beispiel dafür, bei der die Erregung nahe der Basis entsteht. Fig. 140 auf S. 318 zeigt eine Kurve mit Reizbildung in der Nähe der Spitze.)

Es wäre ja möglich, daß es beim Kaninchen anders wäre, und hier wirklich das HISsche Bündel Reizursprungsort wäre. Doch ist dies kaum wahrscheinlich, zumal auch beim Hunde der Ursprungsort des Reizes nachweislich meist in der Nähe der Basis liegt. Man ist aber nicht imstande, derartig kleine Zeitdifferenzen, wie sie daraus resultieren würden, ob die Reizung an der Basis oder am HISschen Bündel selbst stattfindet, aus den Suspensionskurven mit Sicherheit zu erschließen. (Vgl. hierzu auch die wenigstens teilweise richtigen Bemerkungen von KAISER [1895 S. 2—5] über diese Methode der Leitungszeitbestimmung.)

Wenn man nun auch nicht leicht auf experimentellem Wege isolierte normale Ventrikelsystolen erzeugen kann, so läßt sich doch aus mannigfachen Versuchen mit absoluter Sicherheit folgern, daß nur derjenige Teil des Elektrokardiogramms, den wir als Ventrikelschwankung bezeichnen, — dieser aber auch in seiner Totalität — der Ventrikelsystole entspricht. Von den hierhergehörigen Versuchen ist der am evidentesten, wenn nach schwacher

Vagusreizung — was manchmal geschieht — jener Zustand eintritt, bei dem die Leitung zwischen Atrium und Ventrikel in der Weise gestört ist, daß immer nur der zweite Vorhofschlag von einer Ventrikelsystole gefolgt ist. Wenn man nun bei einer derartigen Reizung gleichzeitig mechanisch die Bewegung des Atriums und des Ventrikels verzeichnet, oder wenn man mit dem Elektrokardiogramm zugleich das Tonogramm der Carotis verzeichnet, so sieht man, wie z. B. die Fig. 49 zeigt, das entweder die Ventrikelschwankung ganz unverändert vorhanden ist, oder daß sie völlig fehlt; dementsprechend ist auch die mechanisch nachweis-

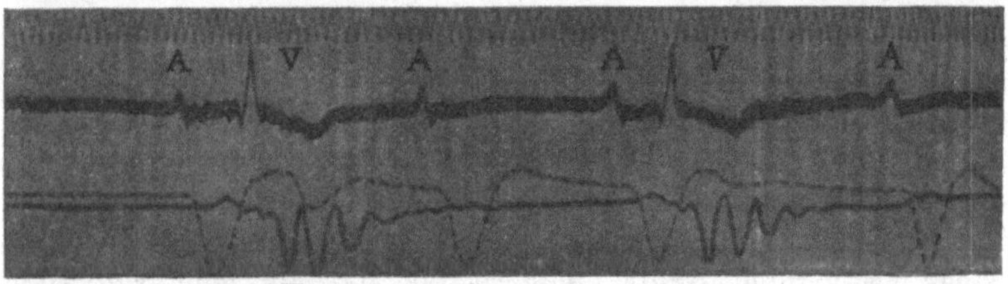

Fig. 49. Schwache Vagusreizung beim Hund. Nur jede zweite Vorhofsystole (*A*) ist von einer Ventrikelsystole gefolgt. Man sieht dies im Elektrokardiogramm und bei der mechanischen Verzeichnung.

━━━━ Elektrokardiogramm;
┈┈┈┈ Vorhof;
──── Ventrikel.

bare Systole entweder völlig normal oder überhaupt nicht vorhanden.

Somit entspricht der Zackengruppe *J* plus der Zackengruppen *F* die Systole des Ventrikels; inwieweit dieselben eine Deutung erlauben, werden wir im zehnten Kapitel sehen.

§ 48. **Das Vorkommen der anomalen Ventrikelschläge.**

Ehe wir daran gehen, die Form der normalen Ventrikelschwankung im einzelnen zu besprechen und daraus den Weg, auf dem die Erregung normalerweise verläuft, abzuleiten, müssen jene anomalen Ventrikelschwankungen beschrieben werden, die wir beobachten:

1. Nach künstlicher Reizung des Ventrikels in allen Fällen.

2. Spontan
   a) vorübergehend nach Vergiftungen (Toxine, vor allem auch Adrenalin),
   b) während und nach starker Vagusreizung,
   c) beim absterbenden Herzen,

   } experimentell beim Hund gefunden,

   d) in pathologischen Fällen beim Menschen (ein Teil der sogenannten Extrasystolen).

Die Ventrikelschwankung, d. h. das elektrische Äquivalent einer Ventrikelzusammenziehung hat nicht immer jene normale Form, die in Fig. 30—36 dargestellt ist. Einmal können die einzelnen Teile derselben: die Initialschwankung, die dann folgende geradlinige Strecke und die Finalschwankung im einzelnen vergrößert oder bis zum Verschwinden verkleinert sein; sie können auch in ihrer Form stark verändert sein, aber im großen und ganzen bleibt dennoch das Charakteristische des Elektrokardiogramms bestehen. Doch soll von diesen Abweichungen, zwischen denen und der Normalform alle möglichen Grade des Übergangs vorkommen, hier nicht gesprochen werden (vgl. hierüber Teil II). Sondern hier sollen nur jene Ventrikelschwankungen abgehandelt werden, die einen durchaus anderen Typus zeigen und zwar den mehr oder weniger ausgesprochenen Typus einer diphasischen Schwankung, wie wir sie von anderen Muskeln her kennen. Wir nennen diese Formen anomale Ventrikelschwankungen.

Dieser Ausdruck dürfte empfehlenswerter sein als der von Einthoven gebrauchte Ausdruck „atypisches Elektrokardiogramm“, denn erstens ist die anomale Schwankung kein Äquivalent des gesamten Elektrokardiogramms, sondern nur ein Äquivalent desjenigen Teils, welcher der Ventrikelsystole entspricht. Zweitens aber ist diese anomale Kurve durchaus nicht atypisch schlechthin, nur zeigt sie einen durchaus anderen Typus, als das normale Elektrokardiogramm. Dieser Typus soll im folgenden auseinandergesetzt werden.

Daneben kann dann die Vorhofsystole an beliebiger Stelle auftreten; in Fig. 47 sieht man z. B. sehr deutlich, sowohl im Elektrokardiogramm, als auch beweisend in der gleichzeitigen mechanischen Registrierung, wie sich zu einer derartigen anomalen Ventrikelschwankung die Atriumzacke hinzuaddiert (daß die Atriumzacke in der Ventrikelschwankung enthalten sein kann, ohne daß es merklich wäre, wurde schon in § 46 auf S. 150 auseinandergesetzt).

Auf den ersten Blick allerdings scheint die anomale Ventrikelschwankung, die wir bei Ableitung von beiden Händen erhalten, sehr verschiedenartig auszusehen, doch sind die meisten Fälle sehr leicht auf zwei (bzw. drei) Grundtypen zurückzuführen, wie wir dies auch bereits in unserer ersten Arbeit getan haben:

Entweder kann die anomale Ventrikelschwankung zuerst nach oben oder zuerst nach unten gehen, immer aber wird sie annähernd die Form einer diphasischen Schwankung aufweisen. Diese beiden Grundtypen können größer oder kleiner sein; sind sie ganz klein, so gehen beide Typen in eine gerade Linie über, welche eine vermittelnde Form zwischen den beiden Grundtypen darstellt und daher aus praktischen Gründen als dritter Typus unterschieden werden kann.

Da also der Grundtyp der abnormen Ventrikelschwankungen immer der diphasische Aktionsstrom ist, so sind hiermit die Formen, welche seiner Zeit Marchand (1877) und später Engelmann (1878), bei ihren Rheotomversuchen gefunden haben, bestätigt (vgl. Fig. 51 auf S. 160). Nur war sich — wenigstens Engelmann — nicht klar darüber, unter welchen Bedingungen der diphasische Aktionsstrom auftritt. Diese Unklarheit ist heute noch vorhanden.

Wenn man das Herz künstlich reizt, so hat dies, je nach dem Zustande, in dem das Herz sich befindet, verschiedene Folgen. Ist das Herz in retraktärem Zustande, so erfolgt gar nichts; sonst kommt es zu einer Kontraktion, und diese ist dann, wie man sagte, annähernd maximal, wobei man es als selbstverständlich voraussetzte, daß die so erzeugten Extrasystolen den normalen Systolen durchaus ähnlich seien. In der Tat sieht man kaum einen Unterschied zwischen den einzelnen Schlägen, ob man nun den Blutdruck in der Carotis mißt, ob man den Spitzenstoß aufschreibt, oder ob man nach dem Gaskellschen Suspensionsverfahren beim Frosche die Bewegung des Ventrikels selbst zu registrieren versucht. Nur, wenn man den Extrareiz einwirken läßt, ehe sich die Kammer von neuem mit Blut gefüllt (bzw. ehe sie sich wieder ausgedehnt hat), muß natürlich der Puls in der Carotis wegfallen, weil dann die Systole des leeren Ventrikels kein Blut in die Aorta befördern kann, und ebenso muß der Spitzenstoß bzw. die Zuckung am Suspensionshebel unter diesen Umständen entsprechend kleiner ausfallen.

Im übrigen aber sehen all die genannten mechanischen Kurven sich sehr ähnlich — sie gehen eben herauf und dann wieder herunter — und es ist natürlich nicht möglich, aus ihrer Gleichheit auf die Gleichheit der zugrundeliegenden Prozesse zu schließen. Bei den Pulskurven vollends leuchtet es von vornherein ein, daß die Art der Kontraktion ziemlich nebensächlich ist — ebenso wie aus einem Ballon Wasser spritzt, wo er auch zusammengedrückt wird, ebenso wird das Blut in die Aorta geworfen, wie sich das Herz auch kontrahiert. Nur eine Verlangsamung bzw. Beschleunigung des Kontraktionsablaufes könnte man an dem langsameren oder schnelleren Hinaufgehen des anakroten Schenkels erkennen. (Vgl. hierzu die ausführlichen Angaben in § 55),

Als Beweis dafür, wie uncharakteristisch Herzkurven sind, möchte ich nur erwähnen, daß Cyon einmal Herzkurven publiziert hat, die er aus Versehen verkehrt gelesen hatte. Als B. F. Hofmann ihn auf seinen Irrtum aufmerksam gemacht, gab Cyon dies zu, meinte aber, richtig gelesen bewiesen die Kurven erst recht das, was er wolle. So ist es in der Tat. Aus diesen Kurven kann man — in vielen Beziehungen wenigstens — das herauslesen, was man erwartete, d. h. man kann also in Wirklichkeit nichts herauslesen.

Viel charakteristischer ist in dieser Beziehung das Elektrokardiogramm. Wenn man dieses ansieht, wird der Unterschied zwischen der normalen Systole und der bei künstlicher Reizung erhaltenen sofort deutlich.

Da die Deutung der anomalen Ventrikelschwankung viel einfacher ist, soll mit ihr begonnen werden.

§ 49. Form der anomalen Ventrikelschwankungen.

Durch die klassischen Arbeiten von Marchand (1877) und Engelmann (1878) ist festgestellt, daß, wenn man eine beliebige Stelle des Herzens reizt, z. B. die Stelle R in Fig. 50 und von beliebigen anderen Punkten ableitet, immer zuerst die näher gelegene Elektrode und dann erst die entferntere negativ wird. Wenn man also beispielsweise die ableitenden Elektroden so der Reihe nach in E_1, E_2, E_3 und E_4 anlegt, daß immer dieselbe Elektrode dem Reizpunkte R näher liegt, so resultiert auch immer dieselbe Kurve, die annähernd so aussieht, wie die unterhalb des Herzbildes gezeichnete. Daß diese Form auch in Wirklichkeit vorkommt, geht aus unserer ersten Publikation hervor. Die Fig. 51, welche einen Rheotomversuch von Engelmann darstellt, soll zeigen, daß es diesem Forscher bereits gelungen ist, mittels der viel schwierigeren Technik zu durchaus richtigen Resultaten zu kommen.

Aus diesen Versuchen, sowie aus denen von Burdon-Sanderson und Page (1879) folgt erstens, daß die Erregung bei künstlicher Reizung vom Reizpunkte ausgeht und zweitens, daß sie sich gleichmäßig nach allen Richtungen ausbreitet.

Fast alle späteren Untersucher sind zu demselben Resultat gekommen, das auch wir bestätigen können. Die entgegenstehenden Angaben von Pagliani und Kaiser scheinen auf irrtümlicher Interpretation von Gesichtseindrücken zu beruhen, denn es wurde hierbei

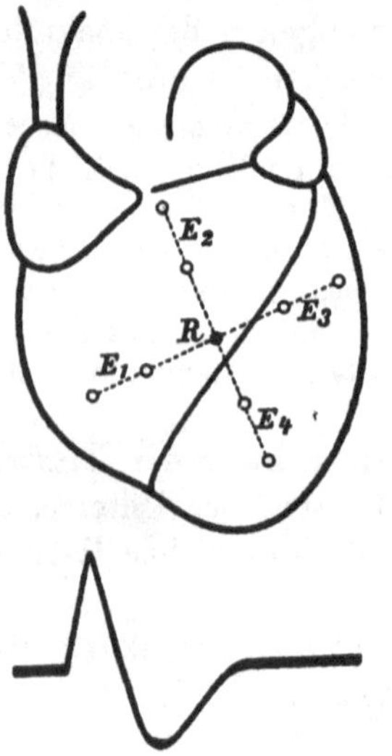

Fig. 50. Schema von Reizungsversuchen am Ventrikel mit festliegender Reizstelle und variierten Ableitungspunkten.

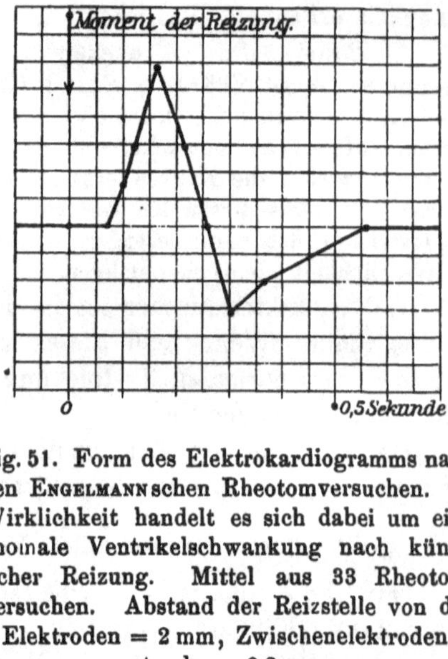

Fig. 51. Form des Elektrokardiogramms nach den Engelmannschen Rheotomversuchen. In Wirklichkeit handelt es sich dabei um eine anomale Ventrikelschwankung nach künstlicher Reizung. Mittel aus 33 Rheotomversuchen. Abstand der Reizstelle von den Elektroden = 2 mm, Zwischenelektrodenstrecke = 3,2 mm.

nicht graphisch registriert. Dagegen erscheint die Angabe von Bethe auf Grund eines zufällig erhaltenen Elektrokardiogramms, das in Fig. 52 abgebildet ist, erwähnenswert. Bethe beschreibt (1903 S. 445) Versuche, bei denen je nach der Reizstärke die Kontraktion eines aus dem Herzen geschnittenen Muskelstreifens, bald an dem Ort der Reizung, bald an dem entgegengesetzten Ende begann, den letzteren Befund erklärt er damit, daß die Erregung im Nervennetz in der einen Richtung lief, dann erst wirksam wurde und wieder zurücklief. Daß ähnliche Dinge, nämlich eine rücklaufende Erregung, vorkommen können, scheint das abgebildete Elektrokardiogramm zu beweisen: Hier war bei *O* der Ventrikel in seinem basalen Teil durch einen Öffnungsinduktionsschlag gereizt worden. (Der erste Teil der Reizschreiberkurve ist durch den Fadenschatten verdeckt), es erfolgte darauf eine vorhoflose Ventrikelzuckung, die mechanisch registriert wurde und eine dementsprechende abnorme Ventrikelschwankung vom Typus *B*. Nachdem diese abgelaufen ist, schließt sich daran eine vollkommen typische *A*-Zuckung, trotzdem eine zweite Reizung nicht erfolgt ist, denn die neuerliche Schließung des Stromes erfolgte erst bei *S*. Dieser zweiten elektrischen Schwankung entspricht eine zweite Zusammenziehung, die sich auch in der mechanischen Registrierung ausspricht. Dasselbe Resultat wurde bei diesem Hunde mehrfach erzielt, bei einem anderen Hunde ist es nicht beobachtet. Es ist nun gar nicht anders möglich, als daß diese zweite Kontraktion durch eine derartige rückläufige Welle im Sinne Bethes entstanden ist. Nur ist der Unterschied, daß im Falle

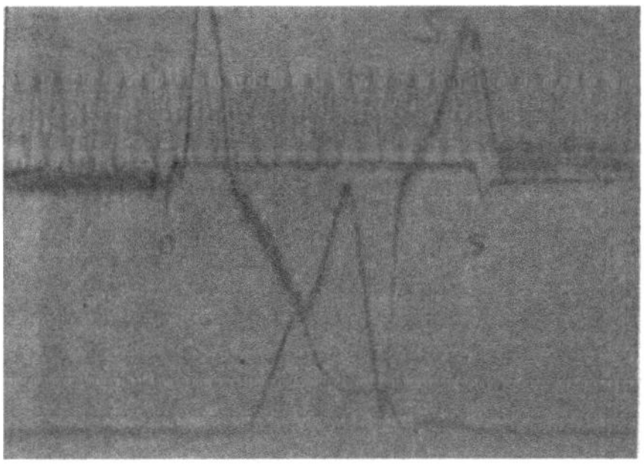

Fig. 52. Eine Doppelschwankung

Bethes der hinlaufende Vorgang nicht von einer mechanischen Kontraktion begleitet war, während hier beidemal eine wahrscheinlich gleichstarke Kontraktion erfolgte. (Daß die mechanische Wirkung auf den Hebel bei der zweiten Kontraktion geringer war, beweist nichts, weil der Ventrikel dabei leer ist und daher nur eine weniger ausgiebige Bewegung machen kann.)

Dieser Befund ist sehr eigentümlich, insonderheit scheint er auch die Erklärung Bethes in gewissem Sinne zu widerlegen, denn diese beruhte gerade darauf, daß einmal nur eine Erregung, das andere Mal auch eine Kontraktionswelle vorhanden war. Wenn derartige Vorgänge auch beim Menschen in pathologischen Fällen vorkommen sollten, so wäre dies wohl als echte Bigeminie anzusprechen.

Wenn man nun aber umgekehrt die Ableitungsstellen konstant läßt und z. B. dauernd vom rechten Vorhof und von der linken Spitze (*Er* und *El* in Fig. 53) ableitet, so wird man Kurven erhalten, die je nach der Reizstelle völlig verschieden sind. Reizt man etwa in der Mitte der beiden Ableitungspunkte, also in der zentralen

Zone *C*, so wird die Erregung sowohl in *Er* als in *El* zu etwa der gleichen Zeit ankommen, und wir werden gar keinen Ausschlag erhalten. (In der Wirklichkeit läßt sich dies natürlich nicht in der idealen Weise darstellen, und wir erhalten Kurven, bei denen unregelmäßige kleine Ausschläge vorhanden sind — etwa entsprechend der in der Fig. 53 punktiert gezeichneten Kurve.

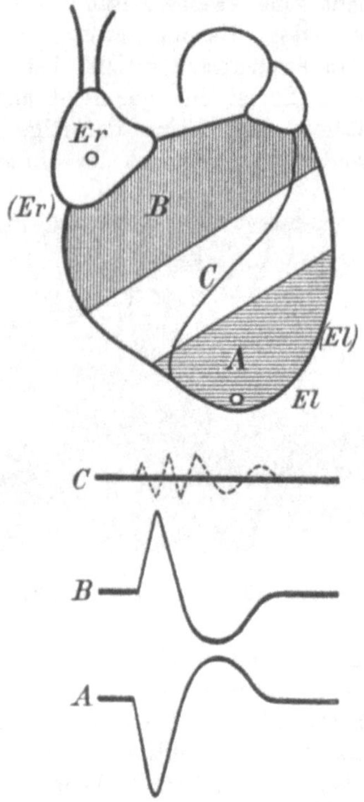

Fig. 53. Schema von Reizungsversuchen am Ventrikel mit festliegenden Ableitungspunkten und mit variierter Reizstelle.

Reizt man dagegen nahe der Basis in der basalen Zone *B*, so wird die Erregung zuerst nach dem Punkte *Er* gelangen, der also früher negativ wird, als *El*. Die daraus resultierenden Kurven werden also ähnlich aussehen wie die in Fig. 53 *B* abgebildete. Umgekehrt liegen die Verhältnisse, wenn der Reizort nahe der Spitze, also in der apicalen Zone *A* gelegen ist, dann gelangt die Erregung zuerst nach *El*; dieser Punkt wird früher negativ, als *Er* und dementsprechend wird auch die resultierende Kurve umgekehrt aussehen, als die unter *B* abgebildete, sie wird zuerst herunter und in der zweiten Phase hinaufgehen (vgl. die Abbildung *A* in Fig. 53).

Zwischen diesen Grenzfällengibt es nun alle möglichen Übergänge, die sich aber alle im Grunde auf die drei angegebenen Grundtypen zurückführen lassen. Genaueres über diese Frage wird Nicolai in einer Arbeit mit Rehfisch veröffentlichen.

Die Grenzlinie, welche die Punkte, bei denen man bei Ableitung in *Er* und *El* Kurven erhält, die nach dem apisalen Typus *A* ausfallen, von jenen Punkten scheidet, bei welchen die Kurven unter den gleichen Bedingungen unter den basalen Typus *B* fallen, ist in Fig. 53 durch die weiß gelassene zentrale Zone *C* angedeutet. Man sieht, daß diese Zone, in welcher die Ventrikelschwankungen vom zentralen Typus *C* entstehen, annähernd zusammenfällt mit der Grenzlinie zwischen linkem und rechtem Ventrikel, die in der Figur der Wirklichkeit entsprechend, durch die *S*-förmig geschwungene Linie angedeutet ist. (Es hängt dies mit der schiefen Lage des Herzens im Thorax zusammen, sowie damit, daß die Spitze ausschließlich dem linken Ventrikel angehört). Das Gesagte bezieht sich auf die direkte Ableitung von rechtem Vorhof und Spitze. Wie aus Fig. 15 auf S. 43 hervorgeht, entspricht dies annähernd der Ableitung von dem rechten und linken Arm, bei dem etwas schräger gestellten menschlichen Herzen. Nur daß der rechte, indirekte, maximal abgeleitete Punkt dabei etwas tiefer, der links abgeleitete etwas höher liegt, also etwa entsprechend den eingeklammerten Punkten *Er* und *El*. Demzufolge steht auch die zentrale Zone etwas schräger und entspricht weit mehr der Grenzlinie von rechtem und linkem Ventrikel.

Kurven vom Typus *A* und *B* sind in der Literatur der letzten Jahre zahlreich abgebildet worden. Kurven vom ausgesprochenen *C*-Typus scheinen seltener zu sein. Anfangs schien es sich dabei nur um ein theoretisches Postulat zu handeln, doch hat Strubell in letzter Zeit eine ausgesprochene *C*-Kurve publiziert; seitdem haben auch wir solche Kurven beobachtet.

§ 50. Hemisystolen.

In diesem Sinne kann man also davon sprechen, daß annähernd die anomalen Ventrikelschwankungen vom Typus B_r Extrasystolen entsprechen, welche vom rechten Ventrikel ausgehen, und die anomalen Ventrikelschwankungen vom Typus A_l solchen Extrasystolen, die vom linken Ventrikel ausgehen. Die abnormen Ventrikelschwankungen vom Typus *C* würden demnach Extrasystolen entsprechen, die etwa von der Grenze der beiden Ventrikel ausgehen. Es ist jedoch hervorzuheben, daß dies nur ein zufälliges Zusammentreffen ist. Es wäre durchaus falsch, anomale Ventrikelschwankungen vom Typus *A* etwa als Elektrokardiogramme des linken, solche vom Typus *B* als Elektrokardiogramme des rechten Ventrikels zu bezeichnen (vgl. hierzu auch Nicolai 1909 S. 827).

Für den unverletzbaren Menschen läßt sich das Gesagte nicht mit Sicherheit beweisen, denn wir besitzen außer dem Elektrokardiogramm kein Mittel, um zu entscheiden, an welcher Stelle der Ursprungsort der spontanen Extrasystolen liegt; für den Hund dagegen läßt es sich leicht experimentell feststellen. Leitet man hier vom rechten Vorhof und der Spitze zum Galvanometer ab und reizt das Herz künstlich mit Induktionsschlägen an verschiedenen Stellen, so geht ausnahmslos die erste Phase der anomalen Ventrikelschwankung nach oben, die zweite nach unten, wenn der Reizpunkt in der Zone *B* liegt, — während bei einer Reizung in der Zone *A* die Schwankung zuerst nach unten und dann nach oben geht. Reizt man an Punkten, welche mehr in der Mittellinie zwischen diesen beiden liegen, so werden die Schwankungen immer kleiner und unbestimmter, was ja nach dem Gesagten selbstverständlich erscheint, da die Erregung dann beide Herzhälften. die Basis und die Spitze (das rechte und das linke Herz, und also auch beim Menschen den rechten und den linken Arm) mehr oder weniger gleichzeitig erreicht, eine Potentialdifferenz zwischen den Ableitungspunkten sich also nicht bemerkbar machen kann. — Man kann also einer Kurve ohne weiteres ansehen, an welcher Stelle des Herzens die Reizung stattgefunden hat, bzw. von welcher der drei Zonen sie ausgegangen ist. Um zu kontrollieren, inwieweit sich die einzelnen Herzabschnitte an dieser Bewegung beteiligen, haben wir mechanisch die einzelnen Punkte des Herzens registriert, indem wir an den einzelnen Herzpunkten kleines Serres fines anbrachten und die Bewegung mittels Schnüren auf Mareysche Aufnahmekapseln übertrugen. Die Bewegung wurde dann auf einen Marey-schen Registriertambur durch Luftübertragung fortgeleitet und gleichzeitig mit dem Elektrokardiogramm verzeichnet.

Hier soll auf die Einzelheiten der Versuche, die NICOLAI inzwischen mit Dr. REHFISCH fortgesetzt hat, nicht näher eingegangen werden. Im allgemeinen hat sich gezeigt, daß bei einer Reizung des rechten Ventrikels das linke Herz, und bei einer Reizung des linken Ventrikels das rechte Herz keine oder nur sehr geringe Bewegungen des Suspensionshebels auslöst; besonders wenn man das rechte Herz an irgendeiner Stelle reizt, bleibt die Spitze fast unbeweglich.

Wir glaubten uns anfangs auf Grund dieser Versuche berechtigt, anzunehmen, daß bei einer Reizung des rechten Ventrikels im wesentlichen immer nur der eine Ventrikel schlägt. Später haben wir dann zur Kontrolle nicht die mechanische Bewegung des Ventrikels geschrieben, sondern den Blutdruck im rechten bzw. linken Herzen, mit Hilfe von Kanülen, die wir in die Ventrikel einführten, registriert. Hierbei zeigte sich nun, wie nach den obigen theoretischen Auseinandersetzungen von vornherein zu erwarten gewesen wäre, daß auch nach Reizung des linken Ventrikels fast immer der rechte Ventrikel voll mitschlägt, und daß nach Reizung des rechten Ventrikels auch der linke Ventrikel immer mit beteiligt ist. Nicht ganz selten ist allerdings auch die Beteiligung der anderen Kammer eine schwächere. Hiermit ist unsere ältere Vorstellung, welche wir mit der Deutung unserer atypischen Elektrokardiogramme als Äquivalent von Hemisystolen verbanden, hinfällig, was der eine von uns (NICOLAI) schon in seiner „Mechanik des Kreislaufs" hervorgehoben hat, wo auch angegeben ist, daß wir seinerzeit den ersten Hinweis HERING verdanken, der seitdem seine Versuche ebenfalls publiziert hat. Der gleiche Hinweis findet sich auch in dem Vortrag, den der eine von uns (KRAUS) in dem Verein für innere Medizin gehalten hat. Auch KAHN kommt in seiner letzten Arbeit zu dem Resultat, daß es keine Hemisystolien seien, dagegen hält er an unserer ursprünglichen Ansicht fest, wonach es sich um einen Gegensatz zwischen rechts und links, nicht aber zwischen Basis und Spitze handelt. Zum Teil dürfte diese Meinung darauf beruhen, daß KAHN mehrfache Ableitungen verwendet hat. Beim Pfotenelektrokardiogramm des Hundes (Ableitung I) spielt z. B. der Gegensatz von rechts und links schon eine größere Rolle als bei unserer Ableitung vom rechten Vorhof und Spitze. Bei Ableitung V wäre der Gegensatz rechts und links ausschlaggebend. Überhaupt handelt es sich bei diesen ganzen Auseinandersetzungen mehr um einen Wortstreit. Die tatsächlichen Verhältnisse dürften in § 48 mit genügender Deutlichkeit auseinandergesetzt sein und eine sinngemäße Anwendung der dort vorgetragenen Grundspitze wird in jedem Falle und bei jeder Ableitung die Erklärung des Elektrokardiogramms von Extrasystolen ermöglichen.

Schreibt man gleichzeitig das Elektrokardiogramm mit dem Saitengalvanometer, den Blutdruck in der Carotis mit Hilfe eines HÜRTHLEschen Tonographen und die Bewegung der Herzspitze und des Herzohres nach der ENGELMANNschen Suspensionmethode, so kann (nicht muß!) die Bewegung der Herzspitze vollkommen sistieren, während der Puls in der Carotis meist deutlich nachweisbar bleibt. Wenn man sich überlegt, von wievielen Momenten die Bewegung eines einzelnen Punktes am Herzen abhängig ist, kann dies auch nicht weiter überraschen. Wenn z. B. die Spitze gegenüber dem übrigen Herzen, sich abwärts bewegt, das ganze Herz aber sich gleichzeitig aufwärts bewegt, so wird das Resultat sein können, daß die Spitze als solche stehen bleibt. Derartige Prozesse müssen hierbei Platz greifen, und es würde daraus hervorgehen, daß die Suspensionsmethode am Hundeherzen als wenig empfehlenswert zu bezeichnen ist. In der Tat ist ja von GASKELL die Suspensionsmethode ursprünglich am Froschherzen angewandt worden. Hier wird das Herz in toto durch den Suspensionshebel in die Höhe gezogen und bildet dementsprechend einen Muskelstrang, der sich zwischen der unten fixierten Basis und der Spitze ausspannt. Jede Verkürzung, die in diesem Muskelstrang Platz greift, muß gleichzeitig eine Bewegung des Hebels hervorrufen.

Anders aber ist es beim Säugetierherzen. Hier ist einmal der Faserverlauf ein viel komplizierterer und andererseits sind die Muskelmassen so mächtig, daß von einer Streckung durch den selbst beschwerten Hebel nicht die Rede sein kann. Dementsprechend kommen die Wirkungen antagonistischer Muskelgruppen, wie sie in dem kompliziert gebauten Säugetierherzen sicher vorhanden sind, nicht zum Ausdruck.

Zehntes Kapitel.

Erklärungsversuche der Form des Elektrokardiogramms.

§ 51. Die bisherigen Deutungsversuche als Äquivalent eines einsinnig gerichteten Vorgangs.

Aus dem Vorausgegangenen folgt mit Sicherheit:

1. daß die anomalen Ventrikelschwankungen, die immer ausnahmslos bei künstlicher Reizung des Ventrikels auftreten, ein

Ausdruck dafür sind, daß die Erregung jedesmal vom Reizpunkt ausgeht und sich dann gleichmäßig im Herzen nach allen Richtungen hin ausbreitet;

2. daß diese Form der Reizausbreitung etwas durchaus anderes ist, als die Reizausbreitung bei der normalen Systole.

Die erste Folgerung ist schon von MARCHAND, besonders eindringlich aber von ENGELMANN hervorgehoben. Die zweite Folgerung ist dagegen bisher nicht berücksichtigt, oder zum mindesten in ihrer Tragweite nicht erkannt worden. Die ganze Schwierigkeit, die sich bisher der Deutung des Elektrokardiogramms entgegenstellte, beruht darauf, daß man immer die normale und anomale Ventrikelschwankung einheitlich zu erklären suchte. Zwar macht HOFMANN (1905, S. 252) als erster und einziger in seiner zusammenfassenden Darstellung bei der Besprechung der Leitungsrichtung einen Unterschied zwischen künstlichen und natürlichen Reizen, doch geht aus seiner Darstellung hervor, daß ihm der Unterschied nur darin zu liegen scheint, daß die Erregung an verschiedenen Stellen ihren Ausgangspunkt nimmt, so daß also gleichsam die natürliche Reizung nur ein Spezialfall der künstlichen Reizung ist, bei der der Reizpunkt an der Stelle des HISschen Bündels gelegen ist. Diese hier vorangestellte HOFMANNsche Ansicht ist auch die der übrigen Autoren: Sie alle suchen die Frage zu entscheiden, ob die Erregung von Basis zur Spitze oder umgekehrt verläuft. MAC WILLIAM (1887, S. 306), der den Ablauf der Erregungswelle an Katzen- und Igelherzen beobachtete, spricht davon, daß die Erregung von der Basis zur Spitze verläuft,[1] — WALLER (1889) spricht von der umgekehrten Richtung usf. — (vgl. hierzu die näheren Angaben in dem § 38 über die Fortpflanzungsgeschwindigkeit der Erregungswelle). Als dann aber BAYLISS und STARLING (1892) der Frage näher traten, wie der von ihnen beobachtete drei-

[1] Wenn MAC WILLIAM dabei ausdrücklich erwähnt, daß die Erregung vom Conus arteriosus gegen die Spitze läuft, so dürfte hieraus schon hervorgehen, daß dies unmöglich der normale Vorgang sein kann, denn dabei würde das Blut ja in die Ventrikelspitze in ungünstigster Weise hineingepreßt. MAC WILLIAM sagt dann aber weiter ganz ausdrücklich, daß unter diesem Kontraktionsmodus die Systolen nicht imstande sind, den Ventrikel zu entleeren. Diese überall in der Literatur übersehene Hinzufügung ist wichtig, denn sie beweist ex effectu — oder besser ex non effectu —, daß er keine normalen Kontraktionen, sondern anomale beobachtet hat.

phasische Aktionsstrom, den sie besonders an abgekühlten Herzen beobachteten, gedeutet werden könnte, da hielten auch sie an der Vorstellung von der einsinnigen Richtung der Erregungsleitung fest, und sie suchten das Phänomen durch die Annahme zu erklären, daß der Aktionsstrom sich an den verschiedenen Stellen verschieden schnell entwickelt und auch verschieden lange andauert. Die Deutung, daß die Erregung in den inneren Muskelbündeln von der Basis zur Spitze geht und in den äußeren zurückkehrt, ist nach der ausdrücklich ausgesprochenen Ansicht jener Verfasser unhaltbar.

Der Meinung von Bayliss und Starling folgte auch Einthoven, dessen Ansichten, die er in seinen vielfachen, in der Literaturübersicht angeführten Arbeiten niedergelegt hat, ich mit den Worten Hofmanns (1905, S. 253) wiedergeben will. „Einthoven hält die Ausschläge $P(= A)$ und $Q(= Ja)$ für den zweiphasischen Aktionsstrom der Vorhöfe $R(= J)$ und $T(= F)$ für den Aktionsstrom der Ventrikelbasis, der länger anhält, als der der Spitze und infolgedessen nur in der Mitte von letzterem ungefähr kompensiert wird. Der Ausschlag $S(= Jp)$ rührt nach ihm vermutlich vom Überwiegen der Stromzweige des linken Ventrikels (der eigentlichen Spitze) her. Nach dieser Analyse ist am ganzen intakten Menschenherzen sowohl im Vorhofe als im Ventrikel der dem nervösen Herzende zu gerichtete Teil zuerst in Erregung, dann erst der davon abgewandte, entsprechend dem Wandern der Erregungswelle vom venösen gegen das arterielle Ende des Herzens hin.“

Mit diesen dem Handbuch für Physiologie entnommenen Worten dürfte am klarsten die allgemein verbreitete Ansicht über das Elektrokardiogramm charakterisiert sein und es muß höchst wunderbar erscheinen, daß man immer wieder zu derartig komplizierten Hilfshypothesen seine Zuflucht nahm und daß niemand auf die an sich so naheliegende Annahme kam, daß am Ende die Systolen und die Extrasystolen verschieden zu erklären seien.

Diese scheinbare Widersinnigkeit wird jedoch verständlich, wenn man den überragenden Einfluß Engelmanns und insonderheit den Wert berücksichtigt, den man ganz allgemein der myogenen Theorie beimaß.

Engelmann aber hatte behauptet, daß der Erregungsablauf bei der normalen Systole und bei der Extrasystole identisch sei.

Da diese Behauptung die Quelle der mannigfachsten Irrtümer der folgenden Jahrzehnte bildet, ist es nötig, sich die tatsächlichen Unterlagen für dieselben genauer anzusehen.

§ 52. Engelmanns Ansicht von der Indentität der Systolen und Extrasystolen.

Auf Grund seiner Bestätigung der MARCHANDschen Versuche schließt ENGELMANN auf die allgemeine gleichmäßige Reizausbreitung der Erregung, wenn er sagt (S. 73): „Es folgt nun aus allen diesen Tatsachen zunächst, daß jeder Teil des Kammermuskels während der Erregung vorübergehend negativ-elektromotorisch wirksam wird, und daß diese Negativität sich vom Ort der Reizung, gleichviel, wo dieser gelegen sei, nach allen Richtungen durch die Kammer fortpflanzt, wie ich dies früher von der Kontraktion — (er meint damit die mechanische Wirkung einer anomalen Ventrikelsystole) — nachgewiesen habe."

Dies ist, wie oben auseinandergesetzt, unzweifelhaft richtig.

Wenn ENGELMANN dann aber weiter davon spricht, daß auch bei Reizung des Ventrikels von den Vorkammern aus eine ähnliche Reizausbreitung statthabe, so ist dies nach unseren neueren Erfahrungen ein Irrtum, und in der Tat wird dann auch für diesen Teil der Behauptung kein einziges Versuchsprotokoll angeführt, ganz im Gegensatz zu den Versuchsprotokollen, die den ersten Teil der Behauptung stützen sollen, und die sämtlich in extenso angeführt sind. Zum Schluß folgert ENGELMANN dann aus seinen Versuchen, „daß die Erregung des Ventrikels unter normalen Umständen an der Basis beginnt", und fügt hinzu, es sei „sehr wahrscheinlich, daß sie direkt überhaupt nur an der Basis statthat". Ein Ausdruck, der — an sich recht unverständlich — doch darauf hinzuweisen scheint, daß ENGELMANN empfunden hat, daß hier ganz besondere, nur nicht näher erörterte Umstände vorliegen. Jedenfalls hat er — und ebenso MARCHAND — keinen wesentlichen Unterschied in der Form des Elektrokardiogramms je nach dem Ort oder der Art der Reizung gefunden.

Der Irrtum an sich ist nicht weiter verwunderlich, da man damals den Ablauf des normalen Elektrokardiogramms noch nicht kannte, und aus leicht begreiflichen Gründen mit dem Rheotom die Schwankung des spontan schlagenden Herzens nicht beobachten konnte.

Denn der Rheotomversuch beruht, wie in § 6 auf S. 12 gezeigt ist, darauf, daß man immer eine ganz bestimmte Zeit, nachdem die Zuckung begonnen hat, ableitet. Es ist also notwendig, daß die Zuckungen in genau gleichem Rhythmus erfolgen. Ein solcher ist aber der natürliche Rhythmus nicht, sondern nur der künstlich erzwungene. Die Schwierigkeiten, welche auch einer Beobachtung der Schwankungen des nach Stanniusligatur stillstehenden und dann künstlich vom Vorhof gereizten Herzens entgegenstanden, beschreibt übrigens MARCHAND (1878, S. 138) selbst ausführlich.

Verwunderlich bleibt nur die positive Angabe ENGELMANNS.

Steht es somit auch fest, daß die Lehre von der gleichmäßigen Ausbreituug der Erregung im Herzen von ENGELMANN aufgestellt ist, ohne daß er jemals eine normale Systole beobachtet, bzw. beschrieben hat, so dürfte dies in der verhältnismäßigen Unvollkommenheit der damaligen Instrumente seine naturgemäße Erklärung finden.

Daß aber auch später, als man zuerst mit Hilfe des Kapillarelektrometers, dann mit Hilfe des Saitengalvanometers das normale Elektrokardiogramm kennen lernte, niemand daran dachte, auf den tiefgreifenden Unterschied zwischen dem normalen Elektrokardiogramm und dem bei künstlicher Reizung erhaltenen hinzuweisen, ist nur durch eine merkwürdige Mischung von kritikloser Entgegennahme des Neuen und unbewußtem Festhalten an der Tradition zu erklären. Daß die Form des ENGELMANNschen Elektrokardiogramms mit der tatsächlich festgestellten Form nicht in Einklang zu bringen ist, muß jeder auf den ersten Blick erkennen. Irgendwo mußte also ein Fehler stecken, aber man suchte ihn an falscher Stelle: Man hielt offenbar, im Besitze der neuen Wahrheit, die von früheren Forschern auf so viel umständlicherem, aber darum nicht minder exaktem Wege festgestellten Tatsachen für falsch, anstatt die daraus gezogenen Schlüsse in Zweifel zu ziehen; es war eben die alte ENGELMANNsche Theorie von der gleichmäßigen Reizausbreitung als leicht faßliches Schlagwort im Gedächtnis haften geblieben, so daß man sich immer und immer wieder bemühte, das Elektrokardiogramm als eine gleichmäßig und in einer Richtung durch das Herz hinlaufende Welle zu erklären. Wie so oft waren nicht sowohl die komplexen Einzeltatsachen, sondern nur die scheinbar einfachen abgeleiteten Schlußfolgerungen haften geblieben.

Man irrte sich: falsch waren nicht die ENGELMANNschen Beobachtungen — falsch war nur die ENGELMANNsche Deutung. Allerdings läßt die ENGELMANNsche Ausdrucksweise diese falsche Wertung seiner Versuche und Schlußfolgerungen fast selbstverständlich erscheinen, denn der Satz, in dem er die am künstlich gereizten Ventrikel gewonnenen Resultate auch für das spontan schlagende Herz in Anspruch nimmt, tritt in der Gestalt auf, als wäre er der Ausdruck einer Schilderung beobachteter Tatsachen, ist jedoch nur der Ausdruck einer Spekulation. Bei der großen und berechtigten Autorität, die dieser Forscher überall genoß, konnte es nicht ausbleiben, daß dieser Satz überall Glauben fand und dadurch imstande war, eine kräftige Wirkung zu entfalten.

§ 53. Die Deutung der Systole.

In den ersten Kapiteln dieses Abschnitts sind die physikalischen Grundlagen für das Zustandekommen des Elektrokardiogramms, in den Kapiteln 7 und 8 die bis jetzt bekannten morphologischen und physiologischen Tatsachen erörtert worden, welche einer Erklärung der Herzsystole zugrunde gelegt werden müssen, und in dem 9. Kapitel ist das Tatsächliche, was wir über die Entstehung und die Bedingungen des Elektrokardiogramms wissen, zusammengestellt worden. Da weiter in den beiden ersten Paragraphen dieses Kapitels gezeigt werden konnte, daß die bisherigen Deutungsversuche zweifellos von unrichtigen Voraussetzungen ausgehen, so ist damit die notwendige Basis gegeben, neuerdings und von neuen Gesichtspunkten aus an die Deutung des Elektrokardiogramms heranzutreten. In der Tat hat denn auch auf Grund unserer gemeinsamen Arbeit der eine von uns schon vor einem Jahre in einem Vortrag in der physiologischen Gesellschaft den vorläufigen Versuch unternommen, den Ablauf der Systole in mechanischer und elektrischer Beziehung zusammenfassend darzustellen, und hat dann in NAGELS Handbuch der Physiologie eine etwas ausführlichere Darstellung gegeben.

Es ergab sich, daß sich alle bekannten morphologischen, physiologischen und elektrischen Tatsachen unter eine einheitliche Vorstellung subsummieren lassen, wenn man es aufgibt, die Systole als eine geradlinig sich fortpflanzende Kontraktionswelle im Sinne ENGELMANNS aufzufassen, sondern annimmt, daß die Erregung vom Sinusgebiet kommend, zwar die Vorhöfe, das HISsche Bündel und die venöse Strombahn (das Papillarsystem) in gerader Richtung durchläuft, aber auf dem ganzen Wege durch das Papillarsystem bereits seitlich Erregungen in das Treibwerk der Herzens entsendet, und endlich — an der Herzspitze angelangt —, umkehrt, um wesentlich in den Fasern der arteriellen Austreibungsbahn wieder zur Herzbasis zurückzukehren.

In den zahlreichen und wertvollen Arbeiten, die seitdem über diesen Gegenstand erschienen sind (HERING, EINTHOVEN, HOFFMANN, EPPINGER und ROTHBERGER u. a.), erscheint diese unsere neue Auffassung fast überall akzeptiert, wenigstens wird von keinem dieser Autoren auch nur der Versuch gemacht, die alte Lehre zu stützen und die von uns vertretene Ansicht wird, wie etwas Selbstverständliches, vorgetragen. Die Abweichungen, im einzeln von denen z. B. EPPINGER und ROTHBERGER sprechen, können wir nicht völlig als solche akzeptieren (vgl. dazu die Anmerkung auf S. 31).

So erfreulich uns auch diese tatsächliche Zustimmung erscheint, so hatten wir sie kaum erhofft — zum mindesten nicht in dieser Form erwartet — und die Zweifel, welche SAMOJLOFF ausspricht, erscheinen an sich völlig berechtigt.

KAHN und SAMOJLOFF sind die einzigen, welche den prinzipiellen Gegensatz unserer Darstellung gegenüber den älteren Vorstellungen erwähnen. KAHN stimmt im wesentlichen unseren Ausführungen auch im einzelnen bei, während SAMOJLOFF das Hypothetische eines derartigen Deutungsversuches betont. Er veröffentlicht mannigfache Versuche, die ihm nur teilweise für unsere, teilweise aber für die alte Auffassung zu sprechen scheinen, und auf Grund deren er zu einem non liquet kommt. Wir hoffen, daß die ausführlichere Darlegung in den vorausgegangenen Kapiteln manchen Zweifel beseitigt hat, vor allem scheinen uns, wie schon erwähnt, die tatsächlichen Feststellungen von SALZMANN (1908) und HERING (1909) sehr zugunsten unserer Hypothese zu sprechen. Was nun die Versuche von SAMOJLOFF im einzelnen anlangt, so glauben wir ihnen eine andere Deutung geben zu müssen. SAMOJLOFF hat an der Herzspitze einen Querschnitt angelegt und dann an der beschädigten Stelle eine der ableitenden Elektroden angebracht. Er erhält dann einen langdauernden monophasischen Aktionsstrom, wie dies nach den

Ausführungen des § 12, Schema der Fig. 8, als selbstverständlich zu erwarten ist — was für Vorgänge auch immer in dem unverletzten Muskel vor sich gehen, der doch niemals so negativ werden kann, wie der verletzte. Deshalb glauben wir aus der Tatsache dieses monophasischen Aktionsstroms keine weitgehenderen Schlüsse gegen unsere Hypothese ziehen zu können. Abgesehen davon dürfte auch jede Verletzung des Herzens nicht nur den Fortfall der Funktion der betreffenden Stelle, sondern überhaupt eine Allodromie zur Folge haben, vor allem wenn dabei z. B. der Ludwigsche Herzwirbel verletzt ist. Ähnliches gilt auch für die Versuche von Eppinger und Rothberger, die wir im übrigen auch darum nicht eingehender diskutieren können, weil wir ihre theoretische Voraussetzung für falsch halten (vgl. hierzu § 12 S. 31).

§ 54. Ablauf der Erregungswelle auf Grund des Elektrokardiogramms.

Auf dem Wege vom Ursprungsorte der Erregung (Sinusmuskulatur — Sinusknoten — Ganglien?) über das Atrium hin bis zum Papillarsystem läuft die Erregung auf einem einheitlichen ungeteilten Wege. Hier haben wir einen diphasischen Strom zu erwarten, der, wie wir oben theoretisch zu zeigen versuchten, wie aber vor allem Samojloff experimentell bewiesen hat, in zwei einzelne diphasische Ströme zerfallen kann, wenn die Leitungsbahn in der Mitte geschädigt oder auch nur eingeengt wird.

Als diesen doppelten diphasischen Strom nehmen wir *A* und *Ap*, sowie *J* und *Jp* in Anspruch. In den §§ 43—45 ist gelegentlich der Atriumschwankung schon das Notwendigste darüber gesagt, warum die im Tierexperiment bei direkter Ableitung stets vorhandene *Ap*-Zacke beim Menschen nicht immer zum Ausdruck kommt.

Daß auch im menschlichen Elektrokardiogramm die *Jp*-Zacke (im Gegensatz zur *Ja*-Zacke) als normal zu bezeichnen ist und vor allem bei Kindern auch immer vorhanden ist, wurde schon im Kapitel VI, S. 100 auseinander gesetzt. Immerhin scheint es bei der Größe der *J*-Zacke auffällig, daß — wenn auch nur manchmal — von deren zweiter Phase garnichts bemerkbar sein sollte. Doch findet dies darin seine Erklärung, daß offenbar die Erregungswelle nicht das ganze Papillarsystem einheitlich und ungeteilt bis zur Spitze durchläuft. Wie in Fig. 38 auf S. 115 angedeutet, verzweigt sich die Muskulatur und mit ihr die Erregungswelle im Verlaufe des ganzen Ventrikels, indem aus dem Papillarsystem quer verlaufende Muskelbündel (die sogenannten ALBBRECHTschen intramuralen Fasern) abgehen; dieser Umstand bewirkt natürlich, daß, wenn die Erregung an der Spitze angelangt ist, sie gleichzeitig (eben durch die intramuralen Fasern) im Herzen einigermaßen gleichmäßig verteilt ist. Es kann daher nicht zur Ausbildung einer deutlichen zweiten Phase (*Jp*-Zacke) kommen.

Im einzelnen ist über diesen ersten Teil des Elektrokardiogramms noch folgendes hinzuzufügen.

Nach Ablauf der Vorhofkontraktion, die in §§ 43—45 bereits abgehandelt ist, kommt die Strecke *h*, während der die Kurve horizontal weiterläuft, was ein Ausdruck dafür ist, daß die Erregung keine irgendwie ausgedehnten Muskelmassen durchläuft. Wir werden annehmen, daß die Erregung während dieser Zeit das HISsche Bündel bzw. dasjenige Gebilde durchläuft, das wir funktionell mit ihm identifizieren; die langsame Leitung in demselben, die ja schon von ENGELMANN — wenigstens für das Froschherz — nachgewiesen wurde, erklärt die relativ lange Dauer dieser Periode, wobei es gleichgültig ist, ob man diese Verzögerung auf Rechnung einer langsamen Leitung in Nerven (bzw. Muskeln) setzt oder ob man eine Verzögerung in den Ganglienzellen annimmt. Zu bemerken ist, daß eine Erregungsleitung in der Muskulatur des HISschen Bündels natürlich einen Aktionsstrom bedingen müßte. Aus den Ausführungen über die Ableitungsart durch Vermittelung anderer Muskelfasern, geht aber hervor, daß es nicht erwartet werden darf, daß eine so kleine Muskelmasse innerhalb der mächtigen Muskelmassen des Herzens einen merkbaren Ausschlag im Galvanometer hervorruft.

Nach dieser Periode, die wir mit *h* bezeichnen, wird dann der basale Teil des Papillarsystems negativ. Als Ausdruck hiervon steigt die Kurve im Elektrokardiogramm steil an (*J*). Wie man die Richtung, welche die Erregung entsprechend der *J*-Zacke einschlägt, bestimmen kann, ist im § 41 an der Hand der 6 Elektrokardiogramme der Fig. 43 auf S. 139 gezeigt worden. Es folgt daraus, daß die Erregung sich bis zur Spitze fortpflanzt; wenn sie dort anlangt, ist die Kurve bereits wieder abgesunken. Der erste steilste und größte Teil des Elektrokardiogramms ist also nicht etwa deshalb steiler und größer als sämtliche übrigen, weil während[1] dieser Zeit der Herzmuskel stärker erregt ist oder kräftigere Kontraktionen ausführt als später, sondern nur deshalb, weil während dieser Zeit die Erregung in ein und derselben Richtung verläuft und die elektrischen Spannungsdifferenzen der einzelnen Muskelfasern sich zueinander addieren und nicht, wie später, subtrahieren. Wenn das Elektrokardiogramm eine *Ja*-Zacke aufweist, so ist das ein Beweis dafür, daß die Erregung im PURKINJEschen Reizleitungssystem ziemlich weit gegen die Spitze hinabgestiegen ist, ehe sie das eigentliche Papillarsystem ergriff. Unter diesen Umständen werden offenbar die freien Papillarmuskeln zuerst ergriffen und zwar diese von ihrer Basis aus. Die Erregung schreitet dann also in ihnen zur Papillarmuskelspitze fort (also in bezug auf das Herz läuft hier die Erregung von der Spitze zur Basis). Ein solcher Erregungsablauf bedingt selbstverständlich eine nach unten gerichtete Spitze. Über das Vorkommen bzw. Nichtvorkommen der *Jp*-Zacke haben wir schon oben auf S. 100 und 173 gesprochen.

Darauf folgt die Periode, in welcher das Herz sich im großen und ganzen nur wie ein einfacher Hohlmuskel ohne bevorzugte Faserrichtungen allseitig kontrahiert; sowohl die quer verlaufenden Fasern des Treibwerks, als auch die längs verlaufenden Fasern des Spiralsystems geraten annähernd gleichzeitig in Tätigkeit, und zwar beginnt die Kontraktion im gewissen Sinne an der Basis der Papillarmuskeln, d. h. nahe an der Spitze des Herzens, was zweifellos in mechanischer Beziehung sehr viel vorteilhafter erscheint (vgl. oben S. 131 f.).

Dieser Beginn der Erregung nahe der Spitze ist anatomisch für die Spiralfasern selbstverständlich, aber auch für das Treibwerk ist er dadurch begründet, daß die Papillarmuskulatur eben nur an ihrem Ansatze, d. h. nahe der Spitze, mit dem Treibwerk vornehmlich in Verbindung steht. Elektrisch kommt dies dadurch zum Ausdruck, daß die Zacke *J* steil und plötzlich abfällt, was ein Hinweis darauf ist, daß in diesem Zeitpunkt die Erregung sich

[1] „Während dieser Zeit" ist hier und an den folgenden Stellen nicht ganz korrekt, denn die Kontraktion des Herzens erfolgt erst später und zwar ist die Latenz eine sehr lange. Auf diesen Umstand hat neuerdings DE MEYER im Juniheft des Arch. intern. de Physiol. auf Grund von mechanischen Registrierungsversuchen hingewiesen. KRAUS und ich haben schon früher (Berl. klin. Wochenschrift 1908 Nr. 25) angegeben, daß die Latenz des Herzmuskels etwa 0,06 Sekunden beträgt.

noch nicht auf das diffuse allseitig verzweigte Netzwerk des Treibwerks verbreitet hat, was der Fall sein müßte, wenn gleich am Anfang die intramuralen Fasern in erheblicher Menge vom Papillarsystem abgingen. Wir haben uns etwa vorzustellen, daß nicht wie in der Fig. 39 auf S. 122 schematisch gezeichnet ist, die einzelnen Ringe, die als Repräsentanten des Treibwerks gezeichnet sind, in gleichmäßigen Abständen vom Papillarsystem abgehen, sondern daß die Zahl dieser abgehenden Ringe gegen die Spitze hin größer wird.

Wenn nun aber das Treibwerk, und gleichzeitig auch die Spiralfasern, von der Erregung ergriffen werden, so bewirken die sich durchkreuzenden Muskelfasern synergistisch eine allseitige Verkleinerung des Lumens. Während sich hierbei die mechanischen Wirkungen addieren, heben sich, wie auf S. 48 genauer auseinandergesetzt ist, die partiellen elektrischen Spannungsdifferenzen der verschiedenen Muskelfasern gegenseitig auf. Als Ausdruck dieses Geschehens sehen wir, daß die Kurve nach Ablauf der durch die Kontraktion des Papillarsystems hervorgerufenen diphasischen Schwankung noch einmal geradlinig weiterläuft.

Diese Geradlinigkeit der Elektrokardiogrammkurve ist hier etwas ganz anderes, als die Geradlinigkeit zwischen Vorhof- und Ventrikelzacke. Wenn sie dort der Ausdruck dafür ist, daß wenig geschieht (d. h. daß die Erregung auf das schwache Hissche Bündel bzw. die Nerven beschränkt ist), ist sie hier der Ausdruck eines mehrfachen, sich gegenseitig kompensierenden Geschehens.

Es erscheint allerdings nicht völlig ausgeschlossen, daß nicht doch eine bevorzugte Faserrichtung vorhanden ist. Es ist möglich, daß das elektrische Äquivalent der Kontraktion dieser Fasern nur deshalb nicht zum Ausdruck kommt, weil die entstehende Potentialdifferenz sich im Körper derartig verteilt, daß sie bei der gewählten Ableitung nicht zum Ausdrucke kommt. Nach der anatomischen Lage könnte es sich dabei hauptsächlich um die zirkulären Fasern handeln. Daß die Kurve des Querelektrokardiogramms (vgl. Fig. 43 V auf S. 139) nichts davon erkennen läßt, trotzdem die Ringfasern doch annähernd in der Richtung zwischen linkem Arm und rechtem Bein liegen, ist kein Gegenbeweis, denn in § 17 auf S. 48 ist gezeigt worden, daß Ringmuskeln überhaupt kein Elektromyogramm zu ergeben brauchen.

Nunmehr folgt die zweite Zackengruppe der Ventrikelschwankung, die Finalzacke *F*. Dabei wird die Basis wieder negativ, aber das liegt nicht daran, daß dieser Teil dauernd negativ geblieben ist, wie man früher mit BAYLISS und STARLING angenommen hat, sondern es ist ein Ausdruck dafür, daß die Erregung wieder zur Herzbasis aufgestiegen ist.

Nach allem, was in dem vorigen Kapitel über die Entstehung der Herzsystole aus einer ursprünglichen peristaltischen Welle, die von den venösen Gefäßen zu den arteriellen fortschreitet, gesagt ist, werden wir annehmen müssen, daß diese sich zuletzt kontrahierenden Fasern, die nachweislich in der Nähe der Basis liegen, zu Muskelmassen gehören, die in der Nähe des Bulbus Aortae bzw. der Pulmonalis gelegen sind, also etwa dem entsprechen dürfen, was man anatomisch als Conus arteriosus bzw. als Austreibungsbahn des Blutes bezeichnet (vgl. S. 130). Daß dieser Conus arteriosus sich zuletzt kontrahiert, ist ungemein zweckmäßig, weil dadurch der peristaltische Charakter gewahrt bleibt, der das Blut in einer einheitlichen Bewegung von den venösen Ostien bis zu den arteriellen treibt.

Das Vorhandensein der Finalschwankung *F* (selbstverständlich nur bei Ableitung I) ist also der Ausdruck einer guten Herzkontraktion, d. h. einer solchen, die in mechanischer Beziehung zweckmäßig verläuft. Das Kleinerwerden oder Fehlen oder gar Negativwerden der Finalschwankung ist demgegenüber der Ausdruck einer schlechten, d. h. unzweckmäßigen Kontraktion. Es wird also ceteris paribus immer günstig sein, wenn in einem Elektrokardiogramm die Nachschwankung groß und deutlich ausgesprochen ist, es wird immer ungünstig sein, wenn die Nachschwankung fehlt oder gar negativ ist.

Aber ebenso wie ein Herz die außerordentlich große Schädigung durch einen Klappenfehler völlig kompensieren kann, ebenso ist es natürlich auch denkbar und vielleicht sogar wahrscheinlich, daß dieser fehlerhafte Ablauf der Erregungswelle durch andere Eigenschaften des Herzens korrigiert werden kann.

Es ist also durchaus nicht eine notwendige Konsequenz des Gesagten, daß Herzen mit fehlerhafter Nachschwankung klinisch unbedingt die Zeichen der Insuffizienz aufweisen müssen, aber es wäre eine notwendige Konsequenz der vorgetragenen Anschauungen, Herzen mit fehlerhafter Nachschwankung als minderwertige Herzen zu betrachten (vgl. hierzu § 55).

Auf die Nachschwankung folgt dann endlich wiederum eine horizontal verlaufende Strecke des Elektrokardiogramms, die der wirklichen Herzpause entspricht, in der also jede aktive Herztätigkeit ruht, dann beginnt die Herztätigkeit mit der Vorhofszacke von neuem.

Eine Herzrevolution setzt sich demnach im normalen Elektrokardiogramm aus sechs Abschnitten zusammen:

Aus drei Zackengruppen und drei dazwischen liegenden horizontalen Abschnitten. Die drei Zackengruppen, die wir mit den drei großen Buchstaben *A*, *J* und *F* bezeichnen, sind immer der Ausdruck einer aktiven Tätigkeit.

Die drei horizontalen Strecken, die wir mit kleinen Buchstaben bezeichnen, sind entweder der Ausdruck von Tätigkeit (*t*), schwacher Tätigkeit (*h*) oder absoluter Ruhe (*p*).

In folgender Tabelle sind diese sechs Perioden übersichtlich zusammengestellt, wobei jedoch zu bemerken ist, daß die beigefügte Art der Tätigkeit nur als kurzes Kennwort zu betrachten ist und daß im übrigen auf den vorausgehenden Text verwiesen wird.

Einteilung der Herzperiode nach dem Elektrokardiogramm.

Phase des Elektrokardiogramms		entspricht	annähernd[1]
A	Tätigkeit der Vorhöfe	Praesystole	Anfüllungszeit
h	„ im Hisschen Bündel		
J	„ des Papillarsystems	(Intersystole)	Anspannungszeit
t	„ des Treibwerks (vornehmlich)	Systole	Austreibungszeit
F	„ des Conus arteriosus (vornehml.)		
p	„ Ruhe des ganzen Herzens	Herzpause	Anfüllungszeit

§ 55. Nomodromie und Allodromie des Herzens.

In den bisherigen Kapiteln ist der Versuch gemacht, aus der Form des Elektrokardiogramms Rückschlüsse auf den Ablauf der Erregungs- bzw. Kontraktionswelle abzuleiten, und zwar haben wir — abgesehen von den anomalen Ventrikelschlägen — bis jetzt zu zeigen versucht, wie der normale Erregungsablauf von Statten geht.

[1] Das Genauere über diese Einteilung siehe bei Nicolai, Mechanik des Kreislaufes, §§ 84 und 85 im Handbuch der Physiologie. I. S. 828ff. Braunschweig 1908.

Ob dies nun im einzelnen richtig ist oder nicht, bleibe dahingestellt; auf alle Fälle steht fest, daß wir mittels des Elektrokardiogramms imstande sein müßten, Abweichungen von diesem normalen Geschehen nachzuweisen. Wir können also den normalen, oder, wie wir in folgendem sagen wollen, nomodromen Erregungsablauf im Herzen vom allodromen unterscheiden (*νομος* = Gesetz, *δρομος* = [Erregungs-]Ablauf, *ἀλλος* = andersartig). Die Frage ist nur, ob die Konstatierung solcher Abweichungen von Wert ist.

Daß man bisher kein Bedürfnis hatte, die Allodromie von der Nomodromie zu unterscheiden, erklärt sich leicht aus der Tatsache, daß es kein Mittel gab, beide voneinander zu unterscheiden. Es ist unnötig, hier nochmals darauf hinzuweisen, daß in dieser Beziehung bisher alle Versuche gescheitert sind, und zwar nicht nur die Versuche mittels klinischer Methoden beim Menschen, sondern auch die Versuche mittels experimentell-vivisektorischer Methoden beim Tier (vgl. hierzu S. 4f. und 164f.).

Da wir nun aber im Elektrokardiogramm ein Mittel besitzen, den Erregungsablauf und etwaige Abweichungen zu erkennen, so resultiert daraus ein neues Interesse, und die bis jetzt kaum aufgeworfene Frage entsteht von selber, ob die Art des Erregungsablaufs für die Funktion des Herzens von Bedeutung sei. Wir werden also die Allodromien genauer zu bestimmen und zu erforschen versuchen, und zwar nicht bloß rein theoretisch, sondern auch von praktisch-klinischen Gesichtspunkten aus.

Zwei Perspektiven eröffnen sich: Einmal besteht die Möglichkeit, das Elektrokardiogramm rein semiologisch zu verwenden. Die Erfahrung kann uns zeigen, daß gewisse Formen von Elektrokardiogrammen pathognostisch sind, für gewisse Erkrankungen, sei es des Myokards, sei es der Klappen, sei es des Herzrhythmus, und wir könnten demzufolge das Elektrokardiogramm zur Diagnose solcher Herzkrankheiten verwenden. In der Tat ist dies bis zu einem gewissen Grade möglich, und im zweiten Teil soll gezeigt werden, wie weit in dieser Beziehung unsere Erfahrungen reichen.

Weiter aber ist es denkbar, daß Abweichungen vom normalen Erregungsablauf nicht nur als Zeichen einer anderen Herzerkrankung wichtig erscheinen, sondern an und für sich der Ausdruck einer Kreislaufschädigung sind.

Daß die „Herzpumpe“ schlecht funktioniert, wenn die Klappe geschädigt, der Herzmuskel geschwächt, oder der Rhythmus gestört ist, das wissen wir und sprechen betreffenden falls von Vitium, Myopathie oder Arhythmie. Das Elektrokardiogramm belehrt uns nun aber außerdem, ob die Art und Weise der Herzzusammenziehung normal ist oder nicht. Dies hat man bisher für belanglos gehalten, man sagte sich, so wie aus einem Gummiball, der irgendwo ein Loch hat, das Wasser hinausspritzt, wo und wie man auch auf ihn drückt, so spritzt auch das Blut in die Aorta, gleichgültig wie das Herz sich zusammenzieht. Und die Erfahrung gibt solcher Meinung scheinbar recht. Ein Puls, der von einer nomodromen Systole erzeugt ist, läßt sich von einem Puls, der von einer allodromen Systole herrührt, nicht ohne weiteres und jedenfalls nicht immer unterscheiden. Aber ebensowenig läßt sich beispielsweise der Puls einer Mitralinsuffizienz ohne weiteres agnostizieren.

Nun ist es aber unzweifelhaft, daß bei einer nomodromen Systole das Blut mit sehr viel geringerer Anstrengung des Herzens in die Aorta geworfen wird, als bei einer allodromen Systole. In beiden Fällen kann zwar die geleistete Arbeit die gleiche sein, aber die geleistete Arbeit ist durchaus kein Maß für die angewendete Kraft. Wenn zwei gleichschwere Menschen einen Berg ersteigen, leisten sie gleichviel nutzbare Arbeit, aber der eine, der sich dabei sachgemäß bewegt, muß relativ wenig Kraft aufwenden, der andere aber, der überflüssige und vielleicht sogar schädliche Bewegungen macht, braucht weit mehr Kräfte. Genau so ist es mit dem Herzen; wenn in ihm überflüssigerweise das Blut hin- und hergeworfen wird, ist ein Übermaß von Kraft notwendig; ein solches Herz arbeitet also unökonomischer.

Schon der große Harvey hat im sechsten Kapitel seines unsterblichen Büchleins mit Bezug auf das Herz gesagt, die Natur tut immer das, was das Bessere ist. Und so haben wir uns denn auch im Geiste dieses ersten Physiologen in den vorigen Kapiteln zum Teil im Anschluß an Ausführungen E. Albrechts mehrfach bemüht zu beweisen, daß die nomodrome Systole die Art der Kontraktion ist, bei der das Blut mit dem Mindestmaß von Kraft und unter Vermeidung aller überflüssigen Wirbel entleert wird. Ist dies aber richtig, so kann es gar nicht anders sein, als daß jede Abweichung eine Schädigung bedeutet. Zwar das normale Schlagvolum wird auch fernerhin gefördert, denn ohne dies könnte ja auch kein Lebewesen existieren, aber um dieses Schlagvolum zu fördern, ist bei einer Allodromie ebenso ein plus von Herzarbeit notwendig, wie es bei einer Störung infolge eines Klappenfehlers notwendig ist. Wenn nun auch aus leicht begreiflichen Gründen die mechanische Schädigung durch Allodromie niemals so groß sein kann, wie bei einem Vitium, so ist doch auch bei jeder Allodromie die Verwendung eines gewissen Maßes der Reservekraft notwendig.

Aus dem Gesagten folgt, daß bei einer kompensierten Allodromie ebensowenig, wie bei einem kompensierten Vitium eine klinisch nachweisbare Schädigung vorhanden zu sein braucht, um so weniger, als ja eine Allodromie, die wie erwähnt niemals so schwerwiegende Folgen hat wie ein Vitium, natürlich leichter und besser kompensiert werden kann. Es ist daher gar nicht wunderbar, daß wir häufig scheinbar völlig intakte Herzen mit schlechter Nachschwankung finden werden; es ist aber durchaus falsch, aus dieser Konstatierung, die der eine von uns mit Simons besonders hervorgehoben hat, folgern zu wollen, daß die fehlende Nachschwankung bedeutungslos sei, ebensowenig wie es gerechtfertigt wäre, eine Mitralstenose für belanglos zu erklären, weil es Menschen gibt, die mit sicher nachweisbarer Mitralstenose dennoch leistungsfähig sind. Vollends unsinnig erscheint aber die mehrfach aufgestellte Behauptung, als ob Nicolai und Simons die Bedeutung des Fehlens der Finalschwankung unterschätzt hätten.

Herzen mit einem nicht normalen Elektrokardiogramm und folglich auch mit einem fehlerhaften Erregungsablauf sind also ohne weiteres minderwertige Herzen, aber es kann von vornherein nicht erwartet werden, daß diese Minderwertigkeit mit einem der bekannten Krankheitstypen durchaus parallel geht, wohl aber ist anzunehmen, daß jede Herzkrankheit ungünstiger zu beurteilen ist, wenn sie gleichzeitig mit einer Allodromie verknüpft ist.

Ob nun einerseits die durch Allodromie gesetzte Schädigung so groß ist, daß sie praktisch für die Beurteilung eines klinischen Falls in Betracht kommt, und ob andererseits nicht gleichzeitig gewisse Allodromien für gewisse bekannte Herzkrankheiten pathognomisch sind, kann nur an der Hand klinischer Erfahrung beurteilt, und soll daher im zweiten Teil ausführlich auseinandergesetzt werden.

Hier sollte nur darauf hingewiesen werden, daß eine gewisse Notwendigkeit besteht, jede Allodromie als Schädignng aufzufassen, mag es sich dabei um so starke Abweichungen von der Norm handeln, wie sie in der anomalen Ventrikelschwankung zutage treten, oder nur um so geringfügige Abweichungen, wie sie sich z. B. in der verkleinerten Finalschwankung dokumentieren. Und weil allen diesen Abweichungen ein gewisses schädigendes Moment gemeinsam ist, erscheint es gerechtfertigt, dieselben als Allodromien zusammenzufassen und den Nomodromien entgegenzustellen.

Daß unter bestimmten Umständen, z. B. bei völliger Dissoziation zwischen Vorhof und Ventrikel, eine Allodromie für den Gesamtorganismus von großem Nutzen sein kann, hat der eine von uns (Nicolai) jüngst gezeigt, doch ändert dies natürlich nichts an der generellen Feststellung.

Zusammenfassung.

Versuchen wir nun das Ergebnis der in den vorausgegangenen zehn Kapiteln des ersten Teils dargestellten Tatsachen zusammenzufassen, so können wir das Resultat dahin präzisieren.

Das Elektrokardiogramm ist ein brauchbarer Indikator der mechanischen Herztätigkeit (I). In mehr als halbsäkularem Studium (II) wurde es als die Negativitätswelle (III) des Herzens erkannt, die zwar abhängig ist von der Art der Ableitung (IV) und von der Technik der Aufnahme (V), die aber unter gleichartigen Bedingungen eine konstante Form aufweist (VI). Diese Form läßt sich in Übereinstimmung mit allen morphologischen (VII) und physiologischen (VIII) Tatsachen analysieren (IX) und weist auf einen eindeutig bestimmten Erregungsablauf im Herzen (X).

Dieser nomodrome Erregungsablauf ist im ersten Teil geschildert, der zweite wird sich mit der Deutung der Allodromien beschäftigen.

Zweiter Teil.

Klinik des Elektrokardiogramms.

Elftes Kapitel.

Allgemeines über die Elektrokardiographie als klinische Methode.

§ 56. Einleitende Bemerkungen.

Die Lektüre der EINTHOVENschen Schriften und die Gelegenheit, welche wir beide selbst seit 1906 zunächst im Berliner physiologischen Institut, dann in der von G. F. NICOLAI gegründeten diagnostischen Privatanstalt, endlich auch in der II. med. Klinik der Charité zur Gewinnung eigener experimenteller und klinischer Erfahrungen fanden, haben uns bald veranlaßt, das Elektrokardiogramm auch als klinische Methode lebhaft zu empfehlen. Wir möchten aber schon hier besonders betonen, wie sehr, wenigstens jetzt noch, die Kombination einschlägiger experimenteller und klinischer Untersuchungen sowohl für eine erfolgreiche wissenschaftliche Behandlung des Gegenstandes wie überhaupt zur Bildung eines umfassenden Urteils über denselben notwendig ist. Der fortgesetzte Gebrauch der Methode hat seither die Überzeugung von der Nützlichkeit der Elektrokardiographie für pathologische Forschungs- und für diagnostische Zwecke bei uns — und übrigens bereits auch bei Andern — wesentlich befestigt. Trotz gewisser Schwierigkeiten, welche, wie aus dem Folgenden hervorgeht, teilweise noch der Deutung der Elektrokardiogramme im Wege stehen, glauben wir sogar, daß es bereits an der Zeit ist, das Verfahren auch für die allgemeine Praxis zu empfehlen. Die Kliniken können die Methode kaum mehr unberücksichtigt lassen. Ist das Instrumentarium auch teuer, die Handhabung kompliziert (vgl. den theoretischen Teil dieser Abhandlung § 26 ff.), so braucht der praktische Arzt in unserer Zeit der Arbeitsteilung doch ebenfalls auf das Elektrokardiogramm nicht zu verzichten. Auch sonst setzt ja heutzutage eine vollständige Analyse der Insuffizienz des Kreislaufs nicht mehr bloß die Vertrautheit mit einer Summe klinisch pathologischer Erfahrungen und der gewöhnlichen physikalischen Krankenuntersuchung, sondern vielfach noch die Bekanntschaft mit zahlreichen anderen besondere Übung erfordernden Methoden, sowie zum Teil kostspieligen und verwickelten Apparaten voraus. Auf die grundsätzliche Frage der Möglichkeit, die hier zu stellenden Aufgaben zu lösen, läßt sich immer noch leichter antworten, als auf die zweite, wie die einschlägigen, zunächst ja der Forschung dienenden Verfahrungsweisen wenigstens — je nach ihrem Wert — teilweise in der Praxis durchdringen sollen. Die Schaffung physikalisch-diagnostischer Institute, wie es chemisch-mikroskopisch-bakteriologische bereits gibt, kann es aber leicht verhindern, daß unnötigerweise die Erkrankungen des Kreislaufsapparats etwa Gegenstand einer besonderen Spezialität werden. Der Hausarzt, dem auf die Dauer der Herzkranke unbedingt zugehört, muß sich nur auf dem Laufenden darüber halten, was alle wichtigeren technischen Hilfsmittel nach dem jeweiligen Ergebnis für den Einzelfall bedeuten (vgl. die demnächst erscheinende funktionelle Diagnostik von F. Kraus).

§ 57. Allgemeine Gründe für den klinischen Wert des Elektrokardiogramms.

Als aussichtsvolle klinische Methode empfiehlt sich das Elektrokardiogramm aus allgemeinen und speziellen Gründen.

Von den generellen sei nur ganz beiläufig folgendes gesagt. Zur Erkennung und Beurteilung der Herz- und Gefäßkrankheiten werden in der Praxis zunächst gewöhnlich unsere altgewohnten „künstlerischen“ diagnostischen Methoden herangezogen: Anamnese, Erhebung der subjektiven kardialen und sonstigen Störungen, Beobachtung des Patienten in der Ruhe und bei der Berufsarbeit, Untersuchung des Gefäßsystems durch Inspektion, Palpation, Perkussion, Auskultation, eventuell noch mittels Röntgenstrahlen. Das sogenannte physikalische Syndrom (Feststellung der Frequenz und des Rhythmus des Herzschlags, die Berücksichtigung der tastbaren Pulsqualitäten, vor allem der arteriellen Spannung, die Beschreibung von Lage, Breite, Höhe, Resistenz, „Beweglichkeit“ des Spitzenstoßes, der Zwerchfellstand, die Wahrnehmung von Pulsationen im Skrobiculus, die perkussorische und eventuell die röntgenologische Umfangsbestimmung des Herzens, die Behorchung seiner Töne und Geräusche, die Akzentuation, Abschwächung, Spaltung der Töne, das Auftreten akzidenteller Geräusche usw. usw.) unterrichtet uns jedoch vor allem über den anatomischen Zustand des Herzens. Wesentlich für unser Urteil im Einzellfall bleibt aber darüber hinaus die Frage: Wie arbeitet dieses Herz, bis zu welchem Grade ist der Patient durch sein Leiden geschädigt? Es handelt sich also jeweils auch darum, die Grenzen der Leistungsfähigkeit des Herzens und des Kreislaufs zu beurteilen. Wenn wir nun nicht stehen bleiben z. B. bei einem konstatierten Klappengeräusch, das uns an sich bestenfalls etwas zu lehren vermag über die Intensität einer Läsion, aber nichts über die Schwere einer Krankheit, wenn wir vielmehr immer den ganzen Körper des Patienten untersuchen und alles, aber auch alles diagnostisch Ermittelte immer aus dem einheitlichen Gesichtspunkte physiologischer Betrachtungsweise in Leistungsstörungen umwerten und demgemäß ordnen, können wir auch schon mit den erprobten einfachen Mitteln der gewöhnlichen physikalischen Untersuchung funktionelle Herzdiagnostik treiben. Wert und Unentbehrlichkeit des physikalischen Syndroms bleiben sonach unangetastet und eine irgendwie stärkere Trennung zwischen zweierlei kardialen Symptomen, den physikalischen und den funktionellen, erscheint überhaupt widersinnig. Auch stellt die funktionelle Diagnostik, die zum Teil ausschließlich „künstlerischen“, vollständig subjektiven Mittel der älteren physikalischen Untersuchung nicht etwa grundsätzlich in den Hintergrund; sie ist aber natürlich bestrebt, die Zahl der anwendbaren physiologischen Methoden zu erweitern und bevorzugt im allgemeinen solche Daten, die mit Hilfe objektiver Untersuchungsbehelfe gewonnen sind und gegenständliche, auch Andern vorlegbare Merkmale zutage fördern.

Es fällt uns also nicht ein, die physikalische Diagnose der Herzkrankheiten unabhängig machen zu wollen von den subjektiven Sinneswahrnehmungen des Arztes, wir suchen bloß nach weitgehendster exakter Verifizierung und Kontrolle derselben. Schon jetzt kann man mit Bestimmtheit aussprechen, daß gerade das Elektrokardiogramm nicht etwa bloß die Registrierung des gewöhnlichen Kardiogramms (der mechanisch verzeichneten Spitzenstoßkurve), welches bis jetzt fast bloß Enttäuschungen gebracht hat, bei weitem an physiologischem und klinischem Wert übertrifft, sondern daß es mit und neben der exakten Methode der graphischen Verzeichnung der Herztöne und Geräusche, z. B. der von O. WEISS (Königsberg) ersonnenen, der kombinierten Sphygmo-Phlebographie, der Blutdruckmessung, der Bestimmung des Minutenvolums und der Untersuchung der Blutverteilung am meisten zu einer solchen Verifizierung und Kontrolle, aber außerdem, zum Teil ebenfalls in Verbindung mit den genannten Verfahrungsweisen, auch noch zur Erforschung bisher nicht untersuchbarer Aktionen und unbekannter Krankheitsäußerungen des Herzmuskels berufen ist.

§ 58. Durchgreifende Geltung des negativen Aktionspotentials auch bei pathologischen Änderungen des Muskels.

Zugegeben nun, daß überhaupt alle objektiven physikalischen Äußerungen von Organen im lebenden Menschen zum Zwecke der Erkennung etwaiger krankhaft veränderter Zustände unsere volle Aufmerksamkeit verdienen, zugegeben ferner, daß gerade speziell elektrische Vorgänge wegen der Anwesenheit von Elektrolyten und wegen der beständig eintretenden Konzentrationsunterschiede ihrer Lösungen das normale und das pathologisch gestörte Leben ununterbrochen begleiten: wie ist zunächst der prinzipielle Nachweis zu erbringen, daß sich besonders durch Feststellung des Verhaltens der an die Tätigkeit der Organe sich knüpfenden elektrischen Veränderungen des Potentials, welche, durch ein Meßinstrument als Ströme abgeleitet, „Aktionsströme" (M. SCHIFF, L. HERMANN) heißen, unter pathologischen Bedingungen neue Aussichten auf eine Lösung mannigfacher klinisch-diagnostischer Aufgaben eröffnen?

Vor allem hat die Vervollkommnung der zur Beobachtung der bioelektrischen Erscheinungen und der Verzeichnung ihres zeitlichen Ablaufes dienenden Instrumentarien, speziell das EINTHOVENsche Saitengalvanometer (dem in absehbarer Zeit vielleicht ebenso brauchbare folgen), uns eine Möglichkeit verschafft, diese mindestens genau so sicher, wie andere physikalische Äußerungen an gewissen Organen des lebenden Menschen zu benützen.

Man könnte einwenden, daß die zur Zeit der Entdeckung dieser bioelektrischen Erscheinungen an ihre Bedeutung für eine Erklärung des Wesens der Nervenleistung und der Muskelkontraktion geknüpften Hoffnungen sich keineswegs sofort erfüllt haben. Aber die allgemeinste Voraussetzung einer Verwertung der Aktionsströme für die Diagnostik ist sicherlich vorhanden. Erstlich eröffnen die jüngsten Fortschritte der physikalischen Chemie uns wiederum neue Gesichtspunkte für ein umfassendes Verständnis dieser wichtigen Probleme. Andererseits hat die Elektrophysiologie uns doch ebenso bereits praktisch diagnostische Früchte getragen, wie sie weitere verspricht. Die Elektrophysiologie umfaßt bekanntlich nicht bloß die elektrischen Zustandsänderungen, welche als Lebensäußerungen zutage treten, sondern auch die Wirkungen elektrischer Zustandsänderungen auf die lebenden Organismen. Gerade die Gesetzmäßigkeiten der elektrischen Reizung (und Hemmung) — zunächst innerhalb der Breite des Normalen — waren es, welche weit früher und unmittelbarer ein Verhältnis zur praktischen Heilkunde gewonnen haben (E. DU BOIS-REYMONDS Aufstellung des allgemeinen Erregungsgesetzes, PFLÜGERS Auffindung der elektrotonischen Wirkungen und des Zuckungsgesetzes am Nervmuskelpräparat, der nach vorausgegangenen Versuchen von DUCHENNE, BRENNER, REMAK, ERB, v. ZIEMSSEN durch A. D. WALLER und DE WATTEVILLE erbrachte Nachweis, daß es sich beim Menschen wie beim Frosch verhält). Die Kenntnis des Zuckungsgesetzes für den lebenden Menschen auf Grund des genauen Studiums der besonderen Verteilung von Ein- und Austrittsstellen des Stromes gestattete eine wissenschaftliche Begründung unserer Elektrodiagnostik, d. h. der Diagnostik von Krankheiten der Nerven und Muskeln durch elektrische Untersuchung. Bei Erkrankung von Nerven und Muskeln mit Funktionsverlust (Degeneration) ändern dieselben erfahrungsgemäß in bestimmter Weise ihr Verhalten gegen die beiden Pole von entgegengesetzten Vorzeichen („Entartungsreaktion"). Ich erwähne diese Dinge hier bloß, um mit Nachdruck darauf hinzuweisen, daß auch hier das polare Erregungsgesetz (PFLÜGER), nach welchem bei Schließung des Stromes die Erregung nur an seiner negativen Elektrode, der Kathode, stattfindet, erhalten bleibt. Die vermeintliche „Umkehr des Zuckungsgesetzes" bei (qualitativer) Entartungsreaktion (nicht mehr die Kathoden- sondern die Anodenschließung erregt am stärksten) ist eine bloß scheinbare (Wiener, Schenck, Boruttau): es verlieren nur diejenigen Teile des Muskels, an welchen die Kathode wirkt, nämlich die mittleren, in der Nähe des Nerveneintritts, beim Absterben zuerst die Erregbarkeit, während diejenigen sie noch besitzen, an denen sich (bei der am Lebenden allein zulässigen „polaren" Methode) sogenannte virtuelle Kathoden finden, wenn man in der Mitte die Anode ansetzt. Die Entartungsreaktion hat also den Sinn eines lokal beginnenden und fortschreitenden Absterbeprozesses im Muskel, welcher anfängt, wenn bereits der Nerv abgestorben ist, und nicht den einer Umkehrung der Lebenseigenschaften der kontraktilen Substanz. Die Sache interessiert uns auch an dieser Stelle, weil das polare Erregungsgesetz (die Gesetze der elektrischen Reizung), wie Boruttau wahrscheinlich gemacht, Beziehungen hat zum ebenfalls — auch unter pathologischen Bedingungen — sich erhaltenden Gesetz des Aktionspotentials und zu den Leitungsvorgängen in lebenden Gebilden.

Darauf, daß die elektrischen Tätigkeitserscheinungen an Nerven und Muskeln unter dem Einfluß von schädigenden (chemischen, physikalischen) Agenzien und beim schnellen oder langsamen Absterben zwar wesentlich in Stärke und zeitlichem Verlauf varieren, daß aber niemals eine tätige Stelle einer Nerven- und Muskelfaser auch im lädierten Zustand gegen ihre Umgebung statt des normalen negativen etwa ein positives Potential erhält: auf dieser durchgreifenden Gültigkeit des negativen Aktionspotentials (Boruttau) auch bei vorhandenen pathologischen Veränderungen beruht die wesentliche allgemeine Voraussetzung der Verwertung der Aktionsströme für klinisch diagnostische Zwecke.

Im theoretischen Teil dieser Abhandlung (vgl. § 8) ist die von L. Hermann aufgestellte, von E. Hering ausgebaute Alterationstheorie der Verletzungs- und Aktionsströme bereits eingehend auseinandergesetzt worden. Diese führt jeden Potentialunterschied zwischen zwei Stellen eines lebenden Gebildes auf Unterschiede des chemischen Geschehens an diesen beiden Orten zurück: jede absteigende Alteration, i. e. jede Verstärkung der Dissimilationsprozesse oder auch Verminderung der Assimilationsvorgänge an einer Stelle im Nerven, Muskel usw. wird begleitet von einer Änderung des elektrischen Zustandes in der Weise, daß sie (den äußeren Schließungsbogen — bei angenommener Anordnung der Gebilde nach dem du Boisschen oder Hermannschen Schema — als Teilstrom der inneren Schließung durch den Elektrolyten gedacht) sich negativ zu ihrer Umgebung verhält. Eine Strömung von Elektrizität in Flüssigkeiten ist identisch mit der Bewegung elektrisch geladener Teilchen (Ionen). Eine solche Bewegung kann nur dadurch erfolgen, daß ihre Konzentration an verschiedenen Stellen ungleich ist (Theorie der bioelektrischen Erscheinungen als Konzentrationsketten). Als vorbereitender Prozeß ist die absteigende Alteration, der stärkere Zerfall bei (mechanischer, chemischer, elektrischer) Reizung, bzw. bei Verletzung anzusehen. Besondere Merkmale der bioelektrischen Erscheinungen, speziell die Fähigkeit, daß die Konzentrationsströme kettenartig hintereinandergeschaltet erscheinen, machen noch einen weiteren Faktor wahrscheinlich, welcher die Diffusion in den verschieden konzentrierten Flüssigkeiten nach bestimmten Bahnen lenkt: vorhanden angenommene halbdurchlässige Membranen lassen gewisse Bestandteile durch (positiv geladene Alkalimetallionen?), während andere (negativ geladene? Kolloide, Salze, Ionen) zurückgehalten werden (Ostwald, Tschagowetz, Bernstein). Jede Neuro- oder Muskelfibrille wird (besonders von Boruttau) als ein Rohr gedacht, welches im Innern eine flüssige Substanz enthält, und konzentrisch umgeben ist von einer semipermeablen Grenzschicht und der äußeren Gewebeflüssigkeit. Diese Anordnung würde eine Bedeutung besitzen für die Erklärung sowohl der lokalen Potentialdifferenzen wie besonders für die wellenförmige Leitung der Aktionsnegativität: an jeder erregten Stelle der Faser finden wirkliche Stoffwechselvorgänge statt, deren Folge eine Änderung der Ionenkonzentration ist; diese hat dann den Aktionsstrom als Ausgleich des Konzentrationspotentials durch die Umgebung zur Folge. Der Aktionsstrom bewirkt in der Umgebung wieder Dissimilation, Veränderung der Ionenkonzentration. Damit ist auch schon der innere Zusammenhang des Gesetzes des negativen Aktionspotentials (negativ werden gerade die alterierten Stellen infolge der besseren Durchlässigkeit der Grenzschicht für den Kationen bildenden Anteil der Spaltungsprodukte) mit dem „polaren“ Erregungsgesetz (Erregung am negativen Pol bei Schließung des Stromes) nahegerückt: Boruttau sagt anschaulich, das eine bilde das „Spiegelbild“ des anderen. Uns interessiert hier, wie gesagt, vor allem die universelle Gültigkeit beider Gesetze gerade auch unter pathologischen Verhältnissen als Grundlage ihrer diagnostischen Brauchbarkeit. Ebensowenig wie bei Schädigung oder

Absterben ein Muskel auf einen Reiz hin, statt sich kontrahieren, erschlafft (sich verlängert), und ebensowenig, wie er unter denselben Bedingungen, statt wärmer zu werden, sich abkühlt, ebensowenig gewinnt, wie schon erwähnt, eine tätige Stelle einer Nerven- und Muskelfaser im pathologisch-lädierten Zustande gegen die Umgebung ein positives Potential. Dies ist für Nerven und quergestreifte Muskeln kaltblütiger und warmblütiger Tiere, einschließlich des Menschen, sichergestellt (Biedermann, Boruttau F. W. Fröhlich, Alcock und Tait). Was das Herz betrifft, hat weder im Experiment noch beim kranken Menschen das Elektrokardiogramm eine Abweichung vom Gesetze der Aktionsnegativität wahrscheinlich gemacht.

Die elektrischen Organe der Zitterfische sind bekanntlich physiologische Modifikationen von Muskeln und Nervenendigungen: die resultierenden „elektrischen Platten" in ihrer säulenartigen Anordnung lassen Summen elektromotorischer Kräfte entstehen bis über 100 Volt. Nichts aber spricht dafür, daß etwa auch unter pathologischen Verhältnissen in Muskelelementen die Größenordnung der bioelektrischen Erscheinungen im Rahmen der produzierten Gesamtenergie überhaupt absolut wachsen könne.

Sonach wird das Saitengalvanometer lediglich bestimmte Variationen der Stärke der Aktionsnegativität anzeigen und zeitliche oder sonstige Änderungen des Verlaufes. In dieser Beziehung reicht aber natürlich der klinische Wert der Verzeichnung der bioelektrischen Erscheinungen über das Elektrokardiogramm hinaus: Affektionen der quergestreiften Muskeln (in Pipers Versuchsanordnung), die Tätigkeitsströme der Haut(?) als Äquivalente psychischer Vorgänge (Veraguth) und manches Andere werden, trotz momentaner Schwierigkeiten, jedenfalls ebenso noch mit in Betracht kommen, wenn die Dinge hier auch womöglich noch komplizierter liegen.

Im theoretischen Teil dieser Abhandlung ist bereits darauf hingewiesen worden (vgl. S. 7), daß im Herzen auch die Tätigkeit der Nerven mit dem Auftreten elektrischer Erscheinungen verknüpft sein müsse. Da aber diese elektrischen Tätigkeitsäußerungen offenbar nicht von einer Größenordnung sind, welche ihren speziellen Nachweis gestatten würde, ist es überflüssig, an dieser Stelle anderweitige Beziehungen des Elektrokardiogramms zu diskutieren als diejenigen zur Substanz des Myokards. Bei den Skelettmuskeln ist allerdings die Konfiguration des Elektrogramms wesentlich mit davon abhängig, ob in der Gegend des Nerveneintritts oder an anderer Stelle abgeleitet wird. Auch beim Herzen kommt (vgl. unten) die Art der Ausbreitung der Erregung ausschlaggebend in Betracht. Das wichtigste Ergebnis der Elektrokardiographie in dieser Beziehung ist der grundsätzlich verschiedene Typus, welchen die Abweichung vom normalen Ablauf der auf bestimmten anatomischen Bahnen sich vollziehenden Systole verursacht (vgl. unten).

§ 59. Neue Ergebnisse der elektrokardiographischen Methode. 1. Möglichkeit phasischer Trennung von Leitung der Aktionsnegativität und Fortpflanzung der Kontraktilität. 2. Unterscheidung von Herzschlägen mit gebahnter und ungebahnter Reizausbreitung.

Was weiterhin die speziellen Gründe betrifft, welche die Elektrokardiographie als klinische Methode empfehlen, so wäre zunächst hervorzuheben, daß dieselbe neue Tatsachen zu erbringen vermag.

Dieses Neue liegt besonders in der Art, wie das Elektrokardiogramm als Indikator der mechanischen Herztätigkeit und der **Herzaktion überhaupt** sich darstellt.

Gewöhnlich werden gegenwärtig (abgesehen vom Tonus) vier Teilvermögen der Reaktionsfähigkeit des Herzens (Reizerzeugung, Anspruchsfähigkeit, Reizleitungsvermögen [inklusive Koordination und Sukzession der einzelnen sich kontrahierenden Herzabteilungen], Kontraktilität) unterschieden, durch deren Zusammenwirken der Herzschlag entsteht. Es mag hier zunächst dahingestellt bleiben, inwieweit dies wirklich selbständige Eigenschaften des Herzens sind, ob sie sich auf weniger Grundvermögen zurückführen lassen (Reizerzeugung und Reizleitung, Kontraktilität), usw. Über die Natur der normalen und natürlichen pathologischen Herzreize wissen wir kaum etwas sicheres. Nicht einmal soviel läßt sich völlig bestimmt entscheiden, ob die künstlichen Reize Nerven- oder Muskelreize darstellen. Bei Limulus, bei welchem in gewissem Sinne eine neurogene Natur des Herzschlags während des erwachsenen Lebens in bestimmten Umfange als erwiesen gelten darf, ist trotzdem der embryonale Herzrhythmus ein myogener, wie bei den Vertebratenembryonen; ebenso wird das Myokard des Limulusherzens, aus welchem das Ganglion entfernt worden ist, durch isotonisches Chlornatrium derartig verändert, daß es nicht nur für sich automatisch tätig ist, sondern daß auch die Kontraktionen von einem Punkt aus über das ganze Herz durch Leitung über die Muskelsubstanz sich posteroanterior oder anteroposterior verbreiten (Carlson). Hier ist es die einfachste Annahme, auch die Leitung als Resultat gesteigerter Muskelerregbarkeit anzusehen, so daß etwa der Aktionsstrom des einen Muskelfadens (Fibrille) imstande wäre, den Nachbar zu erregen. Daraus ergibt sich nun die Frage, ob auch beim Vertebraten, bzw. beim Menschen, nachdem bereits (ontogenetisch) das Herznervengewebe beim Automatismus usw. einmal die Führung erhalten (bzw. neben Regulation irgend eine wirkliche motorische Funktion sich zugeeignet) hat, das Myokard später nochmals eine völlig unabhängige Automatie betätigen kann, wenn z. B. pathologische Prozesse den nervösen Mechanismus ausgeschaltet haben u. dergl. Wie bei Limulus, dürften in solchen Fällen Reizbildung und Erregungsleitung wohl parallel gehen. Es ist schon angedeutet worden und wir werden es weiter unten noch ausführlicher zu erörtern haben (§ 73), daß uns das Elektrokardiogramm (auch unter spontanen pathologischen Verhältnissen) in den Stand gesetzt hat (vgl. ferner noch den theoretischen Teil § 49) Kammerschläge mit gebahnter und ungebahnter Reizausbreitung scharf zu unterscheiden. Ventrikelkontraktionen von letzterem Typus kann man nun experimentell durch künstliche, den normalen Leitungsreiz ersetzende Reize hervorrufen, wenn diese entfernt vom Atrioventrikularsystem angreifen; auch unter natürlichen Bedingungen kommen aber diese abnormen Herzschläge bei Tieren und beim Menschen zur Beobachtung. Engelmann hatte es geradezu als Beweis für die myogene Herztheorie ansehen wollen, daß es sich bei den erwähnten künstlichen Reizen bloß um Muskel- und nicht um Nervenreize handeln könne. In Wirklichkeit kann man aber — bloß aus der Natur dieser Reize und dem Erregungsablauf — kaum absolute Schlüsse betreffend die Alternative: Myogen — Neurogen ziehen. Auf die große Frage, ob beim Vertebraten (beim kranken Menschen) gewisse Bedingungen die Automatie des Myokards wieder ans Licht treten lassen können, gibt, wie wir noch zu erörtern haben werden, überhaupt auch die Elektrokardiographie keine völlig bestimmten Aufschlüsse. Aber der Nachweis abnormer Ventrikelschläge ist an sich etwas völlig Neues. Über den Zusammenhang dieser letzteren mit erhöhter Anspruchsfähigket des Myokards vgl. unten S. 311.

Der übliche Terminus „Reizleitung" ist mindestens bloß cum grano salis zu gebrauchen. Reiz ist jeder chemische oder physikalische Faktor, welcher den Stoffwechsel der betreffenden lebendigen Substanz in irgend einem Sinne beeinflußt. In dem schon früher angedeuteten Sinne E. HERINGs ist der Lebensprozeß eine autonome doppelsinnige Veränderung, welche gleichzeitig in aufsteigend assimilatorischer und in absteigend dissimilatorischer Richtung verläuft. Äußere Einwirkungen (Nervensystem) rufen denselben nicht hervor (autochthones Leben der Organe), sie beeinflussen aber dominierend Stoff-, Kraft-, Formwechsel. Diese Einflußnahme geschieht entweder zeitweilig, vorübergehend: alterative Leistung des Nervensystems, welche Erregung oder Hemmung bewirkt. Einen zweiten Modus der Beeinflussung, welcher beim Herzen besonders in Betracht kommen dürfte, stellt die tonische Innervation (A. v. TSCHERMAK) dar. Durch diese wird das Erfolgsorgan in einem bestimmten Zustand erhalten, in welchem gewisse peripher begründete Eigenschaften erst hervor- oder aber zurücktreten. Es ist wie beim Dauereinflusse eines gewöhnlichen äußeren Reizes, welcher durch Adaptation zu einer speziellen Zustandsbedingung wurde; es handelt sich um ein (absolutes, relatives) Bedingungsverhältnis. Aus energetischen Gesichtspunkten wiederum ist kaum ein anderer Schluß möglich, als daß durch Einwirkung verschiedenster Reize auf einen Nerven die an diesem geleistete Arbeit in eine andere Art Energie übergeht, deren Menge jedoch allerdings in einem Verhältnis steht zur Reizbarkeit. Nicht die unmittelbar in Gestalt des Reizes auf den Nerv wirkende Energie wird fortgeleitet, sondern dieser besitzt in seiner ganzen Länge die Eigenschaft, zugeführte Energie differenter Art in die (unbekannte) im Nerv fortgeleitete Energie zu verwandeln. Wo der Nerv in einen Muskel übergeht, findet eine Auslösung statt, denn in der Muskelzusammenziehung werden Energiemengen betätigt, welche weit über die zur Reizung erforderlichen Beträge hinausgehen. Wenigstens beim gewöhnlichen Muskel ist ebenfalls Reiz und Wirkung verhältnismäßig, die Auslösung ist also von der Beschaffenheit, daß sie auch eine Regelung der betätigten Energie ermöglicht. Die Nervenenergie reguliert gewissermaßen einen Durchlaß, durch welchen dem tätigen Gebilde die Energie zugeführt wird (OSTWALD). Dieser „Durchlaß" soll natürlich nicht mechanisch vorgestellt zu werden. Jedenfalls wird aber auch im kontraktilen Gewebe durch die Reizwirkung der eigene Energiestrom geändert. Die Leitung der Änderung kommt in folgender Weise zustande. Es ist ein größerer Energievorrat vorhanden, welcher eine Umsetzung erfahren kann, wenn gewisse Bedingungen eintreten. Finden diese Bedingungen an einer kleinen Stelle Verwirklichung, so werden durch den eingeleiteten Vorgang selbst an den angrenzenden Teilen des Gebildes die gleichen Bedingungen hergestellt und diese geht weiter und weiter. Das Wort „Reizleitung" kann also natürlich immerhin angewendet werden, aber nur im dargelegten oder doch in einem ähnlichen prägnanten Sinne.

Einen besonderen prinzipiellen Vorzug der Elektrokardiographie und wiederum etwas Neues gegenüber allen anderen Mitteln der Untersuchung des Herzens dürfen wir nun gerade darin erblicken, daß sie uns am tiefsten eindringen läßt in das zuletzt angedeutete Geschehen, daß sie uns phasisch unterscheiden lehrt zwischen wellenartiger Leitung der Aktionsnegativität und Fortpflanzung der Kontraktilität selbst.

Das mechanische Problem der Verkürzung unter entsprechender Verdickung als sichtbare Massenbewegung bei der Muskelkontraktion im allgemeinen (das Gesamtvolum des Muskels ändert sich dabei nicht), stellt sich immer mehr als ein wesentlich morphologisches heraus. Die kontraktilen Fibrillen besitzen (wenigstens teilweise) festen (nicht starren) Aggregatzustand (Konsistenz einer „weichen Gelatinegallerte" oder dergl.). Das Sarkolemm ist flüssig. Die Kontraktion selbst ist die Folge einer Wasserverschiebung (Quellung). Die Querstreifung wird durch Wechsellagerung isotroper (*J*) und anisotroper (*Q*) Substanz (regelmäßige Aufeinanderfolge in Schichten) hervorgerufen. Bei der Zusammenziehung nehmen die doppeltbrechenden Schichten (*Q*) Wasser auf, durch die Quellung werden sie zur Verkürzung und Verdickung gebracht (Engelmann, Hürthle). Diese Wasserverschiebung scheint nicht intrafibrillär vor sich zu gehen, sondern auf Aufnahme von Flüssigkeit aus der Umgebung (dem Sarkolemm) zu beruhen (Mc Dougall, Hürthle, Meigs). Ursache dieser Wasserverschiebung wiederum dürften Veränderungen des osmotischen Druckes sein. Die Quellung ist die mechanische Ursache der Formänderung und Verkürzung jedes einzelnen Fibrillensegments. Über die Voraussetzungen dieser Quellung differieren noch die Ansichten. Jedenfalls ist die Kontraktion in diesem Sinne nur eine Teilerscheinung des Gesamtkomplexes von morphologischen, physikalischen und chemischen Vorgängen, deren Summe als Muskel**aktion** bezeichnet werden kann.

Das Wesen der „Erregung“ ist noch heute bei den Physiologen Gegenstand heftiger Kontroversen. So wenig wir auch von den speziellen Veränderungen wissen, welche durch irgend einen Reiz in irgend einer lebendigen Substanz verursacht sind, wird man doch kaum in Abrede stellen wollen, daß es sich zuletzt um chemisches Geschehen handelt. Ein grundsätzlicher Unterschied zwischen der Erregungsleitung in Nerven und im Muskel läßt sich nicht annehmen. Vom Standpunkt der „Alterations“-theorie ist die Negativität einer von einem Reiz getroffenen und daher erregten Nerven- bzw. Muskelstelle als unmittelbare Folge und Begleiterscheinung dieses chemischen Prozesses der Erregung anzusehen; mit dem Aktionsstrom pflanzt sich dann auch der chemische Vorgang der Erregung fort. Negativitäts- und Erregungswelle sind auf diese Weise für Viele völlig identische Begriffe geworden. Die gleichzeitige Registrierung der elektrischen und der mechanischen Geschehnisse im Muskel hat nun aber ergeben, daß beide einen zeitlich verschiedenen Ablauf besitzen; die negative Schwankung eilt immer voran. Bernstein hat diese Tatsache so formuliert, daß jedes Element einer Muskelfaser erst den Prozeß der negativen Schwankung vollzieht, bevor es in den Zustand der Kontraktion eintritt. Für den Gesamtmuskel aber braucht dies nicht streng zu gelten, es gilt auch tatsächlich nicht. Der größte und wesentliche Teil der Schwankung eines Muskelelements mit seinem enorm schnell erreichten Maximum liegt im Stadium der Latenz desselben; das langsam ablaufende Ende der Schwankung dagegen fällt je nach den Zuständen des Muskels mehr oder weniger weit in den Anfang der Kontraktion hinein. Lehrreich ist folgender Vergleich Bernsteins: Der chemische Prozeß in der Ladung beim Abfeuern eines Gewehres muß der Bewegung der Kugel vorausgehen. Es ist aber weder nötig, noch geschieht es wirklich, daß der chemische Prozeß vollendet ist, bevor die Kugel sich in Bewegung setzt. Garten hat nachgewiesen, daß auch unter pathologischen Bedingungen (Veratrinkontraktion) dieser zeitlich verschiedene Ablauf der mechanischen und elektrischen Vorgänge bestehen bleibt. Das Elektrokardiogramm endlich beweist, daß es in dem überhaupt langsamer sich kontrahierenden Herzen ganz ebenso ist.

Wenn auch nach dem Vorstehenden der Stoffwechselvorgang der Erregung, welcher sich im Aktionsstrom kundgibt, erst sekundär die Kontraktion anregt, muß doch jeder kontrahierte Muskel, insofern er ein lebendiges Gebilde darstellt, als im Zustand der Erregung befindlich angesehen werden. Bei der Unsicherheit des Wesens der Erregung überhaupt empfiehlt es sich deshalb, streng objektiv bloß die Leitung der Aktionsnegativität von der Fortpflanzung der Kontraktilität phasisch zu trennen, und nicht etwa das Elektrokardiogramm bloß als ausschließliches Maß der Erregungs- und nicht auch mit als Funktion des Kontraktionsvorganges zu betrachten. Dagegen darf nach dem Bisherigen behauptet werden, daß die Elektrokardiographie uns ein vollständigeres, den Gesamtablauf vom ersten Anfang an umfassendes Bild der Herzaktion im oben entwickelten, umfassenden Sinne liefert als jede andere Untersuchungsmethode.

Es dürfte immerhin nicht ganz überflüssig sein, nochmals den allgemeinen inneren Zusammenhang der Aktionsnegativität (als unmittelbaren Ausdruck der chemischen Prozesse, welche die Quelle der Muskelarbeit bilden) und der mechanischen Leistung zu betonen. Direkt kann die mechanische Leistung schon deswegen nicht aus der chemischen Struktur des Muskels abgeleitet werden, weil eine Reihe ganz verschiedenartiger mit positiver Wärmetönung einhergehender chemischer Prozesse als jene Quellen festgestellt sind und weil es keine Aufspeicherung von Sauerstoff im Muskel gibt. Die weitgehende morphologische Differenzierung des Muskels und die Wiederholung dieses Strukturbildes überall in der Tierreihe, wo eine schnelle mechanische Leistung angetroffen wird, führt uns auf einen Zusammenhang zwischen dieser Gestaltung und dem bekannten hohen Nutzeffekt des Muskels bei Umwandlung chemischer in mechanischer Energie. Wenn das elektrische Geschehen an einer erregten Muskelstelle die Kontraktion einleitet und wenigstens den teilweisen Ausdruck des chemischen Prozesses darstellt, welcher die Quelle der Muskelenergie bildet, und wenn die Kontraktionsprozesse nur die Folge der vorangehenden chemischen Änderungen sein können, muß z. B. bei isometrischer und bei isotonischer Belastungszuckung neben erhöhter Zuckungsarbeit auch die elektromotorische Kraft des Muskelstroms größer sein, als bei gewöhnlicher isotonischer, muß im ermüdeten Zustande der Muskel ebenfalls veränderte elektrische Tätigkeitsäußerungen darbieten usw. Die festgestellte Tatsache der anpassungsweisen Variation von Umsatzgröße und Nutzfaktor einer- und des analogen Verhaltens des elektrischen (und übrigens auch thermischen) Prozesses andererseits steht damit im vollen Einklang.

Die vermeintliche absolute Getrenntheit von Erregungswelle (gleich Aktionsstrom) und Kontraktionswelle macht sich in der klinischen Literatur des Elektrokardiogramms bereits übel bemerklich. Man hat z. B. das Fehlen der Finalschwankung (vgl. unten § 70) im Kammerelektrogramm bei Menschen mit anscheinend gesundem Herzen einfach auf ein disparates Verhalten beider genannter Vorgänge beziehen wollen. Nach dem Vorstehenden ist aber klar, daß allenfalls eine Erregungswelle ohne Kontraktionswelle im Muskel (im Herzen) denkbar ist, aber auf keinen Fall das Umgekehrte.

Wenn man erwägt, daß die einschlägigen klinischen Untersuchungsmethoden in Betreff der ventrikulären Muskelaktion im allgemeinen gerade über das Prinzipielle des normalen Geschehens und dessen detaillierten Ablauf nichts auszusagen vermögen, und daß augenblicklich die leistungsfähigeren vivisektorischen Mittel einigermaßen erschöpft sind, wird der Wert der beiden vorstehend auseinander gesetzten elektrokardiographisch gewonnenen und analysierbaren Momente besonders hervortreten. Die Sphygmo-Phlebographie z. B. kann uns manches berichten über einen abnormen Kontraktionsverlauf im Bereich des ganzen Herzens: das Elektrokardiogramm aber verschafft uns darüber hinaus exaktere Vorstellungen über die gesamte normale und krankhafte Aktion gerade der Ventrikel, und zwar unabhängig von allen komplizierenden Bedingungen, wie solche etwa in den Zuständen der Blutgefäße gegeben sind.

§ 60. Das Elektrokardiogramm im Verhältnis zu anderen Registriermethoden.

Die Elektrokardiographie vermag aber ferner auch schon anderweitig bekannte Dinge in neuer, sehr einfacher Form und in einer für den Patienten sehr bequemen Weise zu demonstrieren. In dieser Beziehung stellt also das Elektrokardiogramm, gestützt auf experimentelle Erfahrungen und

Obduktionsbefunde, eine sehr willkommene Ergänzung der vorhandenen Untersuchungsmethoden dar.

Die Teilvermögen der Reaktionsfähigkeit des Herzens, von denen oben die Rede gewesen ist, lassen das Bedürfnis bzw. die Frage nach der Möglichkeit entstehen, sowohl alle pathologisch anatomischen Befunde als auch alle klinisch anwendbaren Untersuchungsmethoden mit diesen funktionellen Komponenten in Beziehung zu setzen.

Gerade auch unter pathologischen Bedingungen scheinen dieselben für sich unabhängig von den anderen, aber ebenso wiederum in den verschiedensten Kombinationen positiv und negativ verändert werden zu können. Es wäre also zu untersuchen, wie Art, Intensität, Ausbreitung und besonderer Sitz degenerativer und entzündlicher Veränderungen, sowie „funktionelle“ Läsionen des Herzens bewirken können: Störungen des Automatismus des Herzens in bezug auf Stärke der Erregung, die wahre Größe der Reizfrequenz usw., sowie auf das Wirksamwerden vorübergehender oder dauernder fremder speziell pathologischer Herzreize, hinsichtlich des Verhältnisses der letzteren zu den autochthonen, des Wie und Wo ihrer Entstehung, ihres Angriffspunktes, ferner Schädigungen der Anspruchsfähigkeit des Herzens und endlich der mechanischen Leistungsgröße selbst, sowie der Sukzession und Koordination der einzelnen sich kontrahierenden Herzabteilungen. Für die Rolle, welche Störungen der Reizbarkeit spielen, bzw. für die Intensität der physiologischen Erregung im Herzen besaßen wir bis jetzt, insofern diese sich eben nicht in Kontraktion, also in mechanischer Leistung kundgibt, keine direkten Masse. Über die Veränderungen der automatischen Reizerzeugung ließ sich klinisch gar nichts aussagen. Im vorstehenden ist nun allgemein dargelegt, daß die Elektrokardiographie hier bereits im beschränkten Sinne grundsätzlich Neues gebracht hat. Einiges Besondere erhalten noch die folgenden Kapitel. Die Zurückgewinnung der Fähigkeit gewisser Herzabschnitte (Atrioventrikulargrenze, des Atrioventrikularsystems der Kammern selbst) zur Auslösung von automatischer Bewegung und der Gegensatz zwischen veränderter spontaner, automatisch ausgelöster Schlagfolge und von Extrareizen aufgezwungenen Rhythmen führt uns stets auf Störungen von Koordination und Sukzession der sich kontrahierenden Herzabschnitte. Zu letzteren konnte auch mit anderweitigen Untersuchungsbehelfen bereits früher eine ganze Reihe klinisch analysierbarer Syndrome in Beziehung gebracht werden. Ebenso ist mittels verschiedener Methoden die mechanische Leistungsgröße des Herzens direkt oder indirekt messend zu schätzen. Also, wir können und müssen zum mindesten immer Herzschwäche im gewöhnlichen Sinne (hypodynamische Zustände) und Herzirregularität (Allodromie) auseinanderhalten. Wir werden nun im folgenden sehen, daß das Elektrokardiogramm — allerdings auch nur in beschränkter Weise — manches direkt aussagt über die Kontraktionsgröße des Herzens und seiner einzelnen Abschnitte. Was aber die Koordination und Sukzession der Herzabteilungen betrifft, so hat die Elektrokardiographie nicht bloß zuerst den Unterschied von gebahnter und ungebahnter Ausbreitung der Erregung im Herzen wahrscheinlich gemacht, wodurch gewisse physiologische Irrtümer der Myogenisten berichtigt und auch die spontanen „ventrikulären" Extrasystolen in ein ganz neues Licht gerückt worden sind. Sie gestattet auch, wie nachstehend sich ergeben wird, schon seither bekanntere Daten der Arrhythmia cordis in neuer Form zu demonstrieren, zu analysieren und zu vertiefen.

Die erste Frage, mit der wir uns speziell zu beschäftigen haben werden, lautet somit: inwiefern sind Änderungen der Aktion, bzw. der mechanischen Leistungsgröße, einerseits des Vorhofs anderseits der Kammertätigkeit an der Entstehung von Form- und Größenabweichungen der Einzelwellen und des Gesamtprofils des Elektrokardiogramms beteiligt? Die zweite Frage geht dahin, wie sich Anomalien der Koordination und Sukzession der einzelnen sich zusammenziehenden Herzabteilungen im Elektrokardiogramm kundgeben. Beide Fragen sind bisher nicht lediglich auf Grund klinischer Erfahrungen oder Obduktionen zu erledigen, das Experiment muß unbedingt zur Gewinnung von pathologischen Musterbeispielen mit herangezogen werden. Ebenso müssen die elektrokardiographischen Befunde stets mit (womöglich gleichzeitig gewonnenen) Ergebnissen aller andern hier in Betracht kommenden Methoden der Untersuchung des Tier- und Menschenherzens verglichen werden. Die einschlägigen (experimentellen und klinischen) Methoden sind: das Suspensionsverfahren, die Bestimmung des Minutenvolums bzw. der Herzarbeit, die Registrierung des Druckablaufs in den Abteilungen des Herzens, bzw. den großen Gefäßen, die Untersuchung der Schwankungen der Blutverteilungen im Körper, die Spitzenstoßkurve des Herzens, die kombinierte Sphygmo-Phlebographie, welche indirekten Aufschluß gibt über den rechten Vorhof, die direkte Verzeichnung der Kontraktion des linken Atriums von der Speiseröhre aus, die (selten mögliche) unmittelbare Betrachtung der Vorhofpulsation an der äußeren Brustwand, die Röntgenmethode (Fluoreszenzschirm, eventuell ein noch auszubildendes kinematographisches Verfahren). Für die Analyse speziell der Herzirregularitäten hatte sich bisher experimentell und klinisch unleugbar die gleichzeitige Verzeichnung des arteriellen und des Halsvenenpulses (Trichtermethode [Wassermanometer]) am meisten bewährt. Neben dem (experimentellen) Suspensionsverfahren ist sie auf diesem Gebiete die wichtigste „Konkurrenz"-methode des Elektrokardiogramms: selbstverständlich ist dieser Ausdruck nur im Sinne einer gegenseitigen Ergänzung der gewonnenen Resultate gemeint.

Der theoretische Teil (vgl. § 44ff.) enthält alles, was charakteristisch ist für das Elektrokardiogramm des gesunden Menschen und was sich auf physiologische Bedingungen bezieht, welche typische Abweichungen verursachen können. Auf einzelnes, wie Geschlecht, Alter, Einfluß der Körperlage, der Respirationsphasen u. dgl. werden wir des Vergleichs halber wohl auch hier nochmals zurückkommen müssen.

Ganz allgemein sieht sich die klinische Beurteilung des Elektrokardiogrsmms gestellt: erstlich vor Störungen des Ablaufs der normalen Systole und deren elektrographische Äquivalente aus im Herzen selbst gelegenen Ursachen, wie sie soeben auseinandergesetzt worden sind; zweitens werden aber vielleicht auch korrelative Wachstumsanomalien des Thorax und des Herzens, Lageveränderungen des Herzens infolge abnormen Zwerchfellstandes, bei pleuralen, perikardialen Adhäsionen usw. Formabweichungen im Elektrokardiogramm hervorrufen können.

Im einen wie im anderen Falle besteht technisch die Aufgabe der Analyse nur darin, zu zeigen, inwiefern eine vorhandene abnorme Gestalt der elektrischen Kurve (Vergrößerung, Verkleinerung, Formänderung der typischen Zackengruppen, sich ergebende neue ungewöhnliche Zacken, zeitliche Anomalien) auf eine Störung des Ablaufs der normalen Herzsystole hinweisen. Es braucht dem Kundigen kaum gesagt zu werden, daß die Ergebnisse der Elektrokardiographie und der übrigen

Untersuchungsmethoden im Anfang nicht immer glatt übereinstimmen werden. Besonders aber in prognostischer Beziehung ist für die praktische Verwertung der Elektrokardiographie noch Vorsicht geboten.

Zwölftes Kapitel.

Atriumschwankung.

§ 61. Mechanische Leistung des Vorhofs.

Im theoretischen Teil dieser Abhandlung haben wir (vgl. § 44) gesehen, daß die erste Zacke des Elektrokardiogramms (vgl. Fig. 54) (und nur diese) der Atriumschwankung ent-

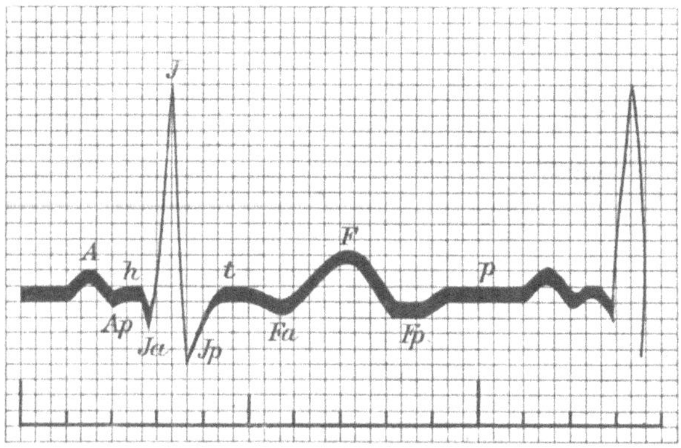

Fig. 54. Schema der vorkommenden Zacken im Elektrokardiogramm.

A = (*P* Einthovens) Atriumzacke;
J = (*R* „) Initialzacke } Ventrikelschwankung;
F = (*T* „) Finalschwankung } Ventrikelschwankung;
Ap = die der Atriumzacke folgende (negative) Zacke;
Jp = (*S* Einthovens) die der Initialzacke folgende (negative) Zacke;
Fp = die der Finalschwankung folgende (negative) Zacke;
Ja = (*Q* Einthovens) die der Initialzacke vorangehende (negative) Zacke;
Fa = die der Finalschwankung vorangehende (negative) Zacke;
h = Zeit in der die Erregung im Hisschen Bündel verläuft;
t = „ „ „ „ „ „ Treibwerk verläuft;
p = Herzpause.

spricht. Experimentell sind durch eine Reihe von Mitteln isolierte Vorhofkontraktionen hervorrufbar: Kammerstillstand durch mechanische Schädigung des Übergangsbündels, durch Digitalisstoffe, Vagusreizung. Wir selbst haben in unseren Tierversuchen hierzu bisher bloß die letztere benutzt. Klinische Fälle von Blockierung im Atrioventrikularsystem gestatten maßgebende Vergleiche beim kranken Menschen. Die Atriumschwankung des Hundes, dessen Herzkammern durch Vagusreizung zum Stillstand gebracht sind, stellt (vgl. ebendort § 45 S. 149) annäherungsweise einen diphasischen Aktionsstrom dar. Nur kommt wegen der Art, wie das menschliche (vielfach auch das tierische) Elektrokardiogramm gewonnen wird (Ableitung von der Körperoberfläche), die zweite Phase nicht zum Ausdruck, indem bei solcher Ableitung die flachen zweiten Phasen zuerst verschwinden (Fig. 55). Legen wir aber auch für den Menschen der Deutung des Geschehens im Vorhof bei dessen Erregung (dessen Aktion) die Form des Hundelektrokardiogramms zugrunde, so

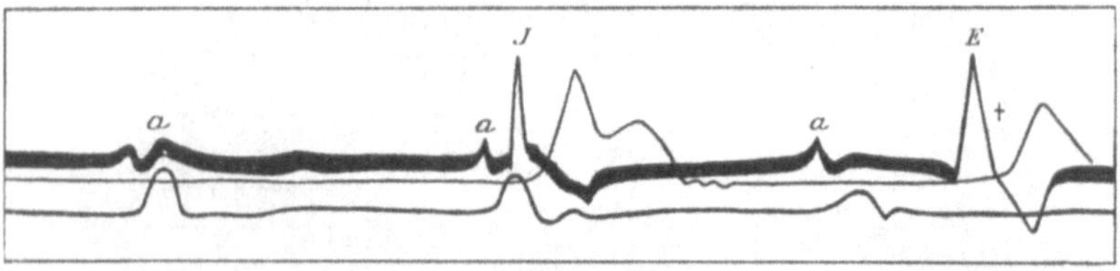

Fig. 55. Hund in Urethannarkose. Herz freigelegt, auf dem an den Thorax genähten eigenen Perikard als Teller. Vagusreizung. Mechanische Registrierung der (nicht völlig bzw. anhaltend aufgehobenen) Atrium- und Kammerbewegung (Suspensionsmethode). Obere Kurve: Elektrokardiogramm, mittlere: Herzspitze (linke Kammer), untere: r. Ohr. *a*, *a*, *a* Vorhofausschläge; *J*: Ventrikelschlag mit (was unter solchen Bedingungen häufig der Fall ist) negativer Finalschwankung; *E*: abnormer Kammerschlag (r.).

ist im Sinne früherer theoretischer Ausführungen (vgl. oben S. 150) im Atriumbereich eine nach allen Richtungen annähernd gleichmäßige Reizausbreitung, eine Erregungsleitung wie in einer einheitlichen Masse, ein einsinnig in derselben Richtung sich abspielender Aktionsablauf als wahrscheinlich anzunehmen. (Ob vielleicht die [diastolische] Dehnung für die einzuschlagende Richtung irgendwie mit eine Direktion gibt, bleibe dahingestellt). Unter dieser Voraussetzung muß aber dann die Kurve der Potentialschwankung einen starken Ausschlag aufweisen, wenn (z. B. nach Maßgabe gleichzeitiger Anwendung des Suspensionsverfahrens) die Aktion eine kräftige ist und demgemäß auch der Schreibhebel größere Kontraktionen verzeichnet. Auch im menschlichen Elektrokardiogramm würde also ein größerer Ausschlag der Atriumschwankung, (soweit nicht in pathologischen Fällen eine Superposition mit anderweitigen Wellen des Aktionsstroms Schwierigkeiten macht, auf kräftige Aktion überhaupt und auch auf eine mechanisch stärkere Vorhofskontraktion hinweisen. In der Norm (besonders bei Aufnahme des Elektrokardiogramms von der Körperoberfläche) ist die Vorhofzacke nach oben gerichtet, was damit zusammenhängt, daß die Erregung von oben rechts gelegenen Teilen kommt und von da im allgemeinen fortschreitet gegen die Ventrikelbasis. Wenn die Atrien überhaupt in Aktion geraten, verläuft diese scheinbar immer in derselben Weise; wenigstens können wir, auch im Experiment, den rechten und linken Vorhof elektrokardiographisch nicht voneinander unter-

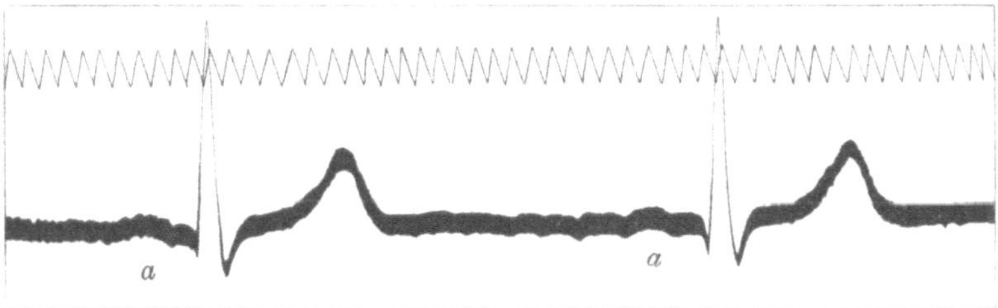

Fig. 56. (Genau nachgezeichnetes) Elektrokardiogramm eines gesunden Soldaten (22 Jahre alt).

scheiden, die Ausschläge beider Atrien (beim Tierversuch mit direkter Ableitung hat man öfter Gelegenheit eine Dissoziation der beiden Vorhöfe zu sehen) drücken sich im Elektrokardiogramm identisch aus. Unter abnormen Bedingungen wird aber nicht selten beim Versuchstier und gelegentlich auch beim Menschen die Zacke negativ (d. h. sie erscheint nach unten gerichtet, vgl. Fig. 55).

Gewöhnlich ist im Elektrokardiogramm des Menschen die Atriumschwankung klein (Fig. 56). Dies entspricht wohl der geringen Muskelmasse und der normalerweise geleisteten geringen Arbeit des Vorhofs. Besonders bei (der allerdings für den Patienten etwas unbequemen) Ösophagus-Anusableitung, aber auch sonst bei ruhigem Verhalten des Patienten (Rückenlage!) ist in gelungenen Kurven fast immer die Vorhofszacke genügend scharf abgesetzt und ausgeprägt, entweder als niedriger schmaler Gipfel oder auch als Plateau mit seichter Depression. Den Ausdruck einer Vorhofstätigkeit überhaupt erhält man elektrokardiographisch unter normalen wie unter pathologischen Verhältnissen jedenfalls viel häufiger, als es mittels des registrierten Halsvenenpulses möglich ist. Schlecht abgesetzte, sehr niedrige Atriumschwankungen im Elektrokardiogramm kommen allerdings auch leider recht oft vor. Ja, eine sehr schöne, etwas größere Vorhofs-

a

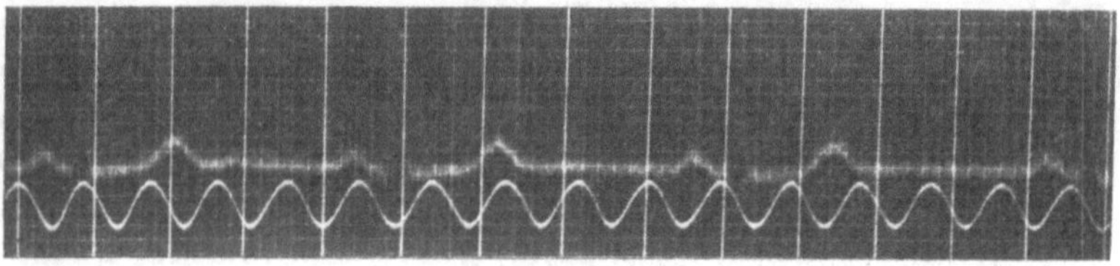

b

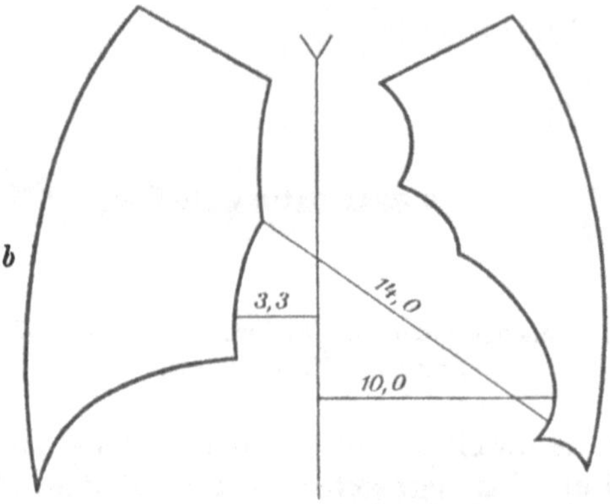

Fig. 57 *a* und *b*. 51jähriger Mann (Körpergröße 147 cm) mit (leichter) Angina pectoris. Arterielle Hypertension. *a* Nachgezeichnetes Elektrokardiogramm; *b* Röntgenorthogramm.

zacke, besonders neben gewissen andern Merkmalen, ist sogar schon als pathologisch verdächtig anzusehen. So findet sich besonders in einem frühen Stadium von Arteriosklerose mit Myodegeneratio cordis incipiens neben arterieller Hypertension, mäßiger Vergrößerung der linken und rechten Kammer, eventuell auch neben sonst erkennbarer Erweiterung des linken Vorhofs eine solche größere Atriumschwankung im Elektrokardiogramm, deren Profil noch dadurch charakterisiert ist, daß die Initialschwankung relativ hoch und steil, die Finalzacke verhältnismäßig niedrig ist (vgl. Fig. 57). Bei extremen oder wenigstens stark ausgesprochenen Veränderungen, besonders über die Norm nach oben, ist ein spezieller Schluß auf die Kraft der Atriumkontraktion sicher. Isolierte Vorhofzusammenziehungen (bei Vagusreizung im Tierexperiment, bei Block im Atrioventrikularsystem des kranken menschlichen Herzens, selbst bei umgekehrter Schlagfolge von Kammern und Vorkammern [retrogade ventrikuläre Extrasystole]) sind glücklicherweise ganz gewöhnlich sehr deutlich ausgeprägt, so daß man sie oft selbst an abnormer Stelle in der Kurvenreihe gut erkennt, sofern man darin eine gewisse Übung hat.

a

b

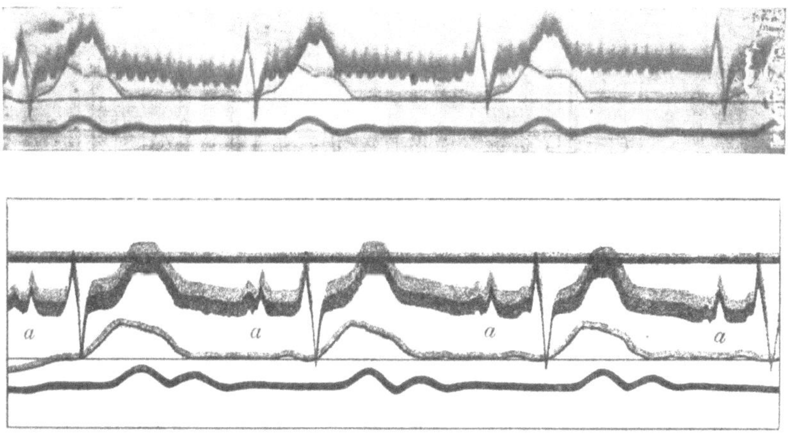

Fig. 58 *a* und *b*. Hund in Urethannarkose. Obere Kurve: Elektrokardiogramm (Ableitung: Anus, Ösophagus). Mittlere: Druckablauf in der linken Kammer. Untere Kurve: Druckablauf in der Aorta, beide manometrisch registriert. In *a* fehlt die Vorhofschwankung, in *b* ist sie aufgetreten (*b* unter Digitoxinwirkung). Die Überleitungszeit *a*—*V* ist relativ groß. In Betreff anderer Einzelheiten vgl. noch unten, *a* direkt reproduziert, *b* nachgezeichnet.

(Schwierigkeiten kann in fraglichen Fällen nur eine „verdoppelte" Finalschwankung machen.)

Es fragt sich, ob man aus dem Fehlen der Atriumschwankung in einem gegebenen Elektrokardiogramm auf ein Fehlen der Vorhofkontraktion schließen kann. Fig. 58 *a* und *b* gibt die Elektrokardiogramme desselben Hundes vor und nach Digitoxininjektion bei sonst völlig gleichen Versuchsbedingungen wieder (Ösophagus-Anusableitung); Kurve *a* zeigt keine Vorhofzacke, in *b*

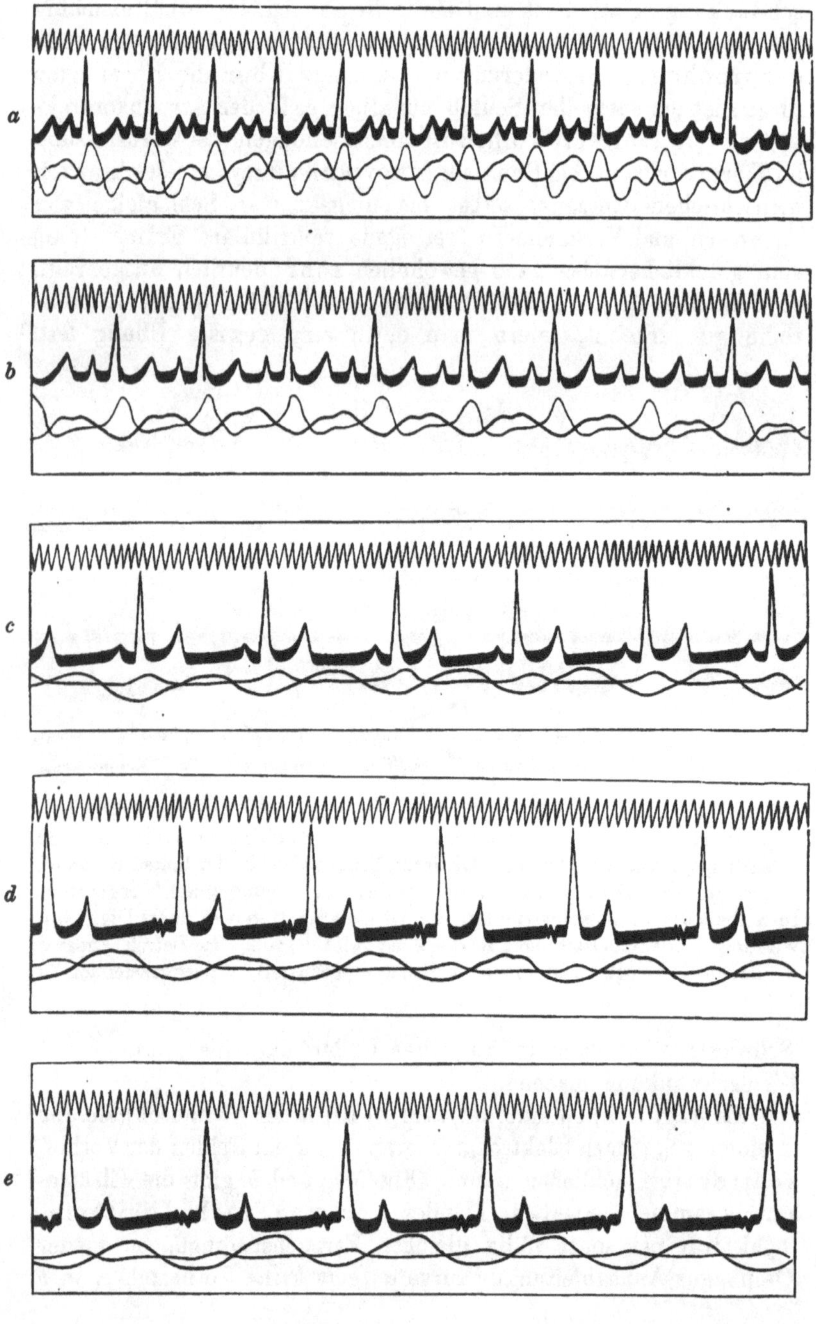
a
b
c
d
e

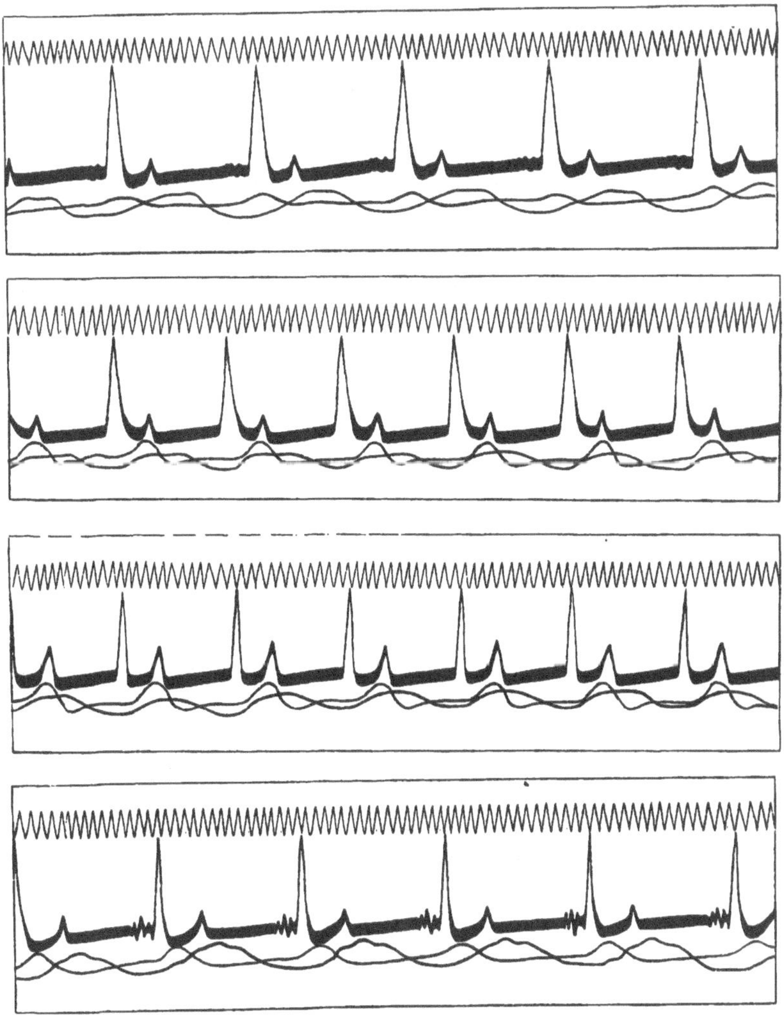

Fig. 59 *a*—*i*. El-Torversuch. Hund in Urethannarkose. Anus-Ösophagusablenkung. Erste Kurve: Zeit. Obere Kurve: Elektrokardiogramm. Rot: Kammern (Spitze). Blau: Atrium (r. Ohr). Einmalige (schwache) Vergiftung. Kurven, wie hierstehend, der Reihe nach (innerhalb einer halben Stunde) aufgenommen. Beginn des Versuchs um 7^h^. 7^h^ 6^m^ Beginn des Einfließens des El-Tortoxins (erhalten von Prof. Paltauf, Wien). Das Herz sieht alsbald etwas kleiner aus und wird blaß. Die ersten elektrographischen Aufnahmen 7^h^ 12^m^. Um 7^h^ 13^m^ wird das Herz größer, regelmäßiges Schlagen. 7^h^ 15^m^ Kontraktionen abgeschwächt. Herzaktion verlangsamt. 7^h^ 21^m^ Herz ebenfalls langsam, aber regelmäßig schlagend. Bezüglich anderer Details vgl. noch unten.

(Digitoxinwirkung) ist sie sehr ausgeprägt (*a*). Bei Verlangsamung der Herzaktion durch schwache Vagusreizung finden sich ebenfalls größere Atriumschwankungen im Elektrogramm. Der Schluß, daß hier eine überhaupt kräftigere Herzaktion, bzw. eine stärkere Herzfüllung die Atriumschwankung zum Vorschein gebracht und vergrößert hat, ist kaum von der Hand zu weisen. Dem gegenüber unterliegt es nun aber keinem Zweifel, daß die Vorhofzacke im Elektrokardiogramm von überhaupt normalen und speziell scheinbar herzgesunden Menschen auch nach Maßgabe wiederholter, unter allen Kautelen ausgeführter Aufnahmen und bei verschiedenen Ableitungsarten bisweilen vollständig fehlt. Soll bzw. darf in allen solchen Fällen, da Ursachen für eine „Lähmung" sonst nicht nachzuweisen sind, wirklich angenommen werden, daß die Atrien hier bloß als „Reservoirs" fungieren und gar nicht pulsieren? Trotz der soeben erwähnten Tierversuche kann dies nicht ohne weiteres geschehen. Nur so viel glauben wir als verhältnismäßig sicher annehmen zu dürfen: daß, wenn in einer längeren, zusammenhängend verzeichneten Reihe von Elektrokardiogrammen desselben Individuums in einzelnen Kurven die Atriumschwankung deutlich ausgeprägt ist, während sie in anderen ebensogut gelungenen Einzelkurven derselben Reihe völlig fehlt, entweder Superposition die Zacke zum Verschwinden gebracht hat oder das Atrium wenigstens im zugehörigen Zeitmoment wirklich nicht schlägt (vgl. z. B. Fig. 59*g*, 59*h*, atrioventrikuläre Herzschläge, vgl. unten). In gewissen Fällen müssen bzw. können noch anderweitige Gründe für die Annahme eines Nichtpulsierens der Atrien beigebracht werden. Mehr oder weniger normal aussehende isolierte Kammerelektrogramme ohne Vorhofschwankung sehen wir nämlich bei Herzschlägen, welche vom Übergangsbündel ausgehen oder auch bei Blockierung im Atrioventrikularsystem. Das Elektrogramm atrioventrikulärer Extrasystolen weist keine Vorhofzacke auf, obwohl z. B. das Suspensionsverfahren oder die Sphygmophlebographie beim Versuchstier und beim Menschen eine Atriumkontraktion sicher nachweisen. Bei Dissoziation läßt sich die entsprechende Vorhofzacke ganz gewöhnlich an anderer Stelle in der Kurvenreihe auffinden, mindestens andeutungsweise. In Fällen von P. irregularis perpetuus (vgl. unten § 72), in denen ebenfalls isolierte Kammerelektrogramme sich finden, werden wir die Entstehung der zugehörigen Herzschläge von der Übergangsstelle noch speziell zu diskutieren haben; hier sind ebenfalls andere Registriermethoden mit entscheidend gewesen. Schon aus dem Bisherigen kann aber ersehen werden, wie wichtig es ist, bzw. wäre, in jedem klinischen Einzelfall das Fehlen der Atriumschwankung im Elektrokardiogramm pathologisch richtig zu beurteilen. Auch das Phlebogramm (Jugularvenen-Leberpuls) kann schon deshalb hier nicht immer zur Entscheidung herangezogen werden, weil seine Verzeichnung öfter gerade da nicht gelingt, wo man es am nötigsten brauchte.

Beim absterbenden, beim vergifteten Herzen pflegt die vorher normal ausgeprägte Atriumschwankung allmählich verloren zu gehen. Ich verweise diesbezüglich auf Fig. 59; *c—f* zeigt das zunehmende Kleinerwerden der Vorhofzacke bei (schwacher) El-Tor-Intoxikation. In derartigen experimentellen Fällen, in welchen das Hintereinander genau verfolgt werden kann und schließlich auch die allgemeine Herzschwäche immer deutlicher wird, in denen überdies die Kontrolle mittels des Suspensionsverfahrens möglich ist, liegt es besonders nahe, an „Lähmung" der Atrien zu denken. Unter Umständen läßt sich da auch wiederum die „Erholung" feststellen, vgl. Fig. 59*i*. In 59*g* und *h* schlägt das Herz, wie Supensionsverfahren und Elektrokardiogramm beweisen, von der Übergangsstelle aus; in diesem Falle fehlt, wie schon erwähnt, in dem letzteren überhaupt sehr häufig (fast immer) die Atriumzacke (infolge von Superposition).

Es ist bei ganz fehlendem Vorhofschlag tatsächlich im allgemeinen zweierlei zu unterscheiden. Der eine dieser Typen ist vor allem repräsentiert durch den experimentellen Fall, in welchem die inotrope Vaguswirkung sich nur auf den Vorhof erstreckt nach dem Schema Fig. 60 (Engelmann, O. Frank, F. B. Hofmann, Bayliss-Starling, Knoll u. A.): die Vorhöfe stehen still, Hohlvenen und Kammern pulsieren isorrhythmisch weiter. Kontraktilität und Leitungsvermögen sind in diesem Versuchsfalle getrennt. Die Vorkammer antwortet nicht auf den Ursprungsreiz vom Sinus her, aber wenn z. B. das ganze Herz aufgehört hat spontan zu klopfen, können bei Reizung in der Nähe des Sinus nach der gesetzmäßigen Zeit Kammerkontraktionen auftreten, ohne daß eine Spur von Vorhofspulsation zu beobachten ist. Wir selbst haben bei solchen Versuchen nie gesehen, daß die Atriumschwankung im Elektrogramm etwa allein, wirklich ohne zugehörige mechanische Bewegung erscheint. Eine ganz ähnliche Trennung von Kontraktilität und Leitungsvermögen kommt ferner noch (experimentell) zustande durch Wasserstarre, durch isotonisches Natriumsulfat usw., aber z. B. auch bei Muskarinvergiftung des Herzens. Der zweite einschlägige Typus beruht darauf, daß das Vorhofsgebiet des Vertebratenherzens aus zwei physiologischen Abschnitten besteht, wodurch auch bei ihm ein Trialismus zum Ausdruck kommt: oberer Cavatrichter und Herzohr, wo der Sinusknoten, in dessen Gegend das primäre Zentrum für die Entstehung der kardialen Bewegungsreize sich findet, liegt, einer = und ein unterer Abschnitt mit dem Atrioventrikularknoten, bzw. dem sekundären Bewegungszentrum andererseits. Trotz der innigen muskulären Beziehungen zwischen allen Teilen des Vorhofs führt dieser untere Vorhofabschnitt mit dem Ventrikel zusammen Pulsationen aus, wenn der obere funktionell oder durch morphologisch nachweisbare Läsion ausgeschaltet (geschädigt)

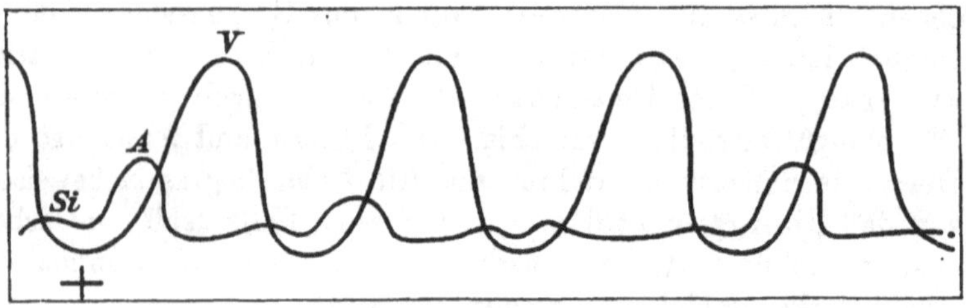

Fig. 60. Das Kreuz entspricht dem Reizmoment. *Si*: Sinus, *A*: Atrium, *V*: Ventrikel.

ist und infolgedessen das subsidiäre Zentrum (Gegend des Tawaraschen Knotens) die Oberhand gewinnt. In den wechselnden Phasen eines Tierexperiments können beide Typen auftreten, sie lassen sich da durch Reizversuche, das Suspensionsverfahren und elektrokardiographisch analysieren. Klinisch sind, wie bereits erwähnt und wie wir noch sehen werden, Unregelmäßigkeit der Reizbildung im Sinusgebiet, Überleitungsstörungen vom Sinus zum Vorhof, atriventrikuläre „Extra"systolen und andauernd Schlagen des Herzens von der Gegend des Tawaraschen Knotens (vom Atrioventrikularsystem) zu diagnostizieren (vgl. u. noch den Pulsus irregularis perpetuus, den „nodular rhythme" Mackenzies): das Wesentliche bezieht sich fast immer wieder auf eine Affektion der Gegend des Keith-Kochschen

Sinusknotens, bzw. auf die geschädigte Leitung (Koordination) von hier aus zu den tieferen Abschnitten. Hinsichtlich des ersterwähnten Typus (Sinus- und Atrioventrikularknoten, sowie die Überordnung des obern Cavatrichters samt Leitung intakt, aber Kontraktilität der Vorhofsmuskulatur herabgesetzt), kommen wir dagegen am Krankenbett, wenn wir etwa vom RAUTENBERG schen Verfahren (für das linke Atrium) absehen, mit sämtlichen beim lebenden Menschen anwendbaren Methoden in Verlegenheit. Hoffentlich wird wenigstens niemand, wie es bei der Finalschwankung im Ventrikelelektrogramm tatsächlich versucht wurde, annehmen wollen, daß (bei Ausschluß von Superposition) trotz fehlender elektrischer Atriumschwankung der Vorhof mechanisch ausgiebig pulsiert. Es ist übrigens mindestens fraglich, ob in Fällen von derart getrennter Leitung und Kontraktilität des Vorhofs bei künstlicher Reizung des rechten Herzohrs stets ein normaler Ventrikelschlag (geordneter Zweikammerschlag) mit gebahnter Ausbreitung der Erregung resultiert. Wir werden weiter unten (S. 236) noch sehen, daß, wenn man ein längere Zeit im Vagusstillstand sich befindliches Herz eines narkotisierten Hundes am rechten Ohr mittels Induktionsschlägen reizt, man — ohne jede Andeutung einer Vorhofszusammenziehung (Suspension, Elektrogramm — ganz dieselben abnormen Ventrikelelektrogramme mit ungebahnter Reizausbreitung erhält, als ob z. B. die rechte Kammer selbst (im Vagusstillstand) gereizt worden wäre. Die Leitung vom obern Vorhofabschnitt zu den Kammern muß also irgendwie erhalten sein, aber es resultiert, vermutlich, weil hier die Koordination durch die zentralen (nervösen) Apparate des Herzens gestört ist, keine gebahnte Ausbreitung der Erregung, welche allein die typische Konfiguration des Ventrikelelektrogramms herstellt. Das ist physiologisch und pathologisch recht interessant, auch bisher ausschließlich elektrokardiographisch analysierbar. Klinisch-diagnostisch aber können auch hieraus nur Irrtümer resultieren, weil hier der elektrische Ausdruck von ventrikulären „Extra"systolen vorliegt, trotzdem der Vorhof (bzw. dessen oberer Abschnitt) Reizangriffspunkt gewesen. Nicht zu verkennen ist, daß in einschlägigen Tierversuchen die Suspensionsmethode öfter vielleicht als die „empfindlichere" sich herausstellen kann (vgl. z. B. auch Fig. 59*g*). Beim Herzschlag von der Übergangsstelle (ausgenommen ist die künstliche Reizung der Gegend des Knotens selbst: da fehlt auch in der Suspensionskurve öfter der Vorhofsausschlag ganz) z. B. sieht man in den Suspensionskurven recht gut die Beteiligung des Atriums usw. Bei abnormen Kammerelektrogrammen (ventrikulären Extrasystolen) verhält sich die Sache gewöhnlich eher umgekehrt (vgl. unten §§ 73, 76).

Einen starken praktischen Beweis wenigstens dafür, daß ein exquisit größerer Ausschlag der Atriumschwankung auch auf eine mechanisch stärkere Vorhofkontraktion hin-

1)
2)
3)

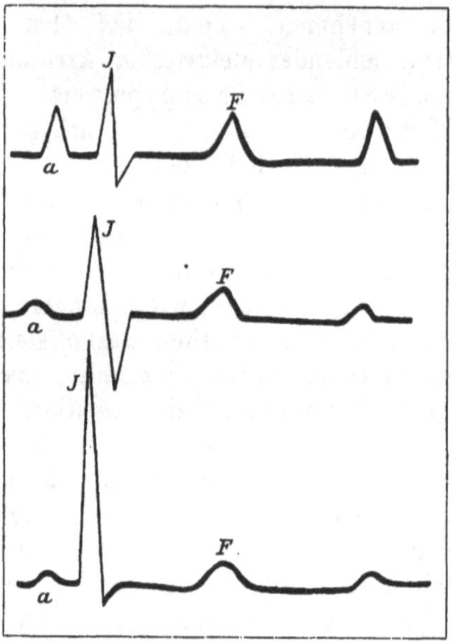

Fig. 61. Typen des Elektrokardiogramms bei Klappenfehlern. Schematisch. Gesamtprofil und (nach Messungen aufgestellte) durchschnittliche Einzeldimensionen: 1) Mitralstenose, 2) Mitralinsuffizienz, 3) Aorteninsuffizienz.

deutet, erblicken wir vor allem gerade in den Elektrokardiogrammen von klinischen Fällen, in denen ein lautes präsystolisches Crescendogeräusch, ein entsprechendes palpables Schwirren, der „Schnapp", eventuell die Perkussion und eine röntgenologisch zu beobachtende starke Ausladung des linken mittleren Bogens des Herzgefäßschattens, — jetzt bereits auch in einem Dutzend von Fällen die Obduktion — das Vorhandensein einer Mitralstenose mit mehr oder weniger bedeutender Hypertrophie und Erweiterung des linken Atriums feststellen läßt. Wie auch schon EINTHOVEN gesehen hat, zeichnen sich diese Elektrokardiogramme durch Verlängerung, Verstärkung, eventuell durch Trennung der Atriumzacke in zwei oder selbst mehr Teile aus. Nicht selten erweist sich dem gegenüber die Initialschwankung des zugehörigen Kammerelektrogramms niedrig, dessen ganzes Profil überhaupt kümmerlich ist. S. STERIOPULO, der in der II. med. Klinik der Charité soeben eine größere Untersuchung über das Elektrokardiogramm bei Klappenfehlern abgeschlossen hat, stellte nach dem

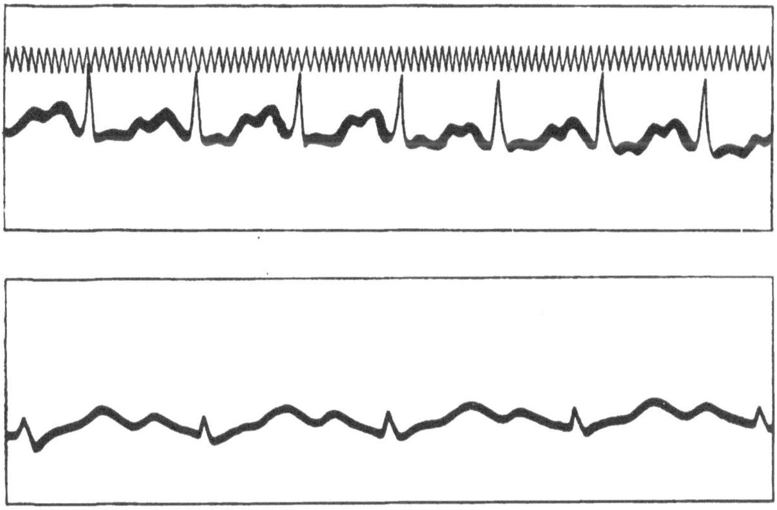

Fig. 62. Elektrokardiogramme zweier Fälle von Stenosis ost. ven. sin mit „Schuapp".

Durchschnitt seiner genauen Messungen folgende Schemata auf in Betreff der absoluten und relativen Verhältnisse der Atriumzacke zu den anderen Erhebungen des Elektrokardiogramms (Fig. 61). Die Ordinaten von *a* 1), *a* 2) und *a* 3) verhalten sich wie 20 : 10; die Ordinatenhöhe von *a* kann größer werden als die von *J*. Auch die Länge der Präsystole ist manchmal ganz merklich größer. Es gibt kein anderes klinisch anwendbares Verfahren, durch welches diese Verhältnisse im Zusammenhange und unbeeinflußt durch andere Bewegungen des Herzens so unzweideutig zum Ausdruck kommen. Einzelne typische Beispiele von Elektrokardiogrammen bei Mitralstenose bietet Fig. 62. (Eine ganze Reihe einschlägige Fälle bei Steriopulo.) Wenn bei Mitralstenose es zu Degeneratio myocardii kommt, wird auch in der elektrischen Kurve unter Umständen die Zacke *a* niedrig und schließlich unabgrenzbar. Die Änderung der Ordinatenhöhe stellt dann ein beiläufiges Maß der verringerten Leistungsfähigkeit dar. Ähnliches sah auch Samojloff. Ein wirkliches absolutes Verschwinden der *a*-Zacken haben wir selbst bisher noch nicht gesehen. Für das linke Atrium beweist diese Verschlechterung von *a* allerdings direkt nichts, da die Vorhofschwankung im Elektrogramm ja beide Vorkommen repräsentiert. Wir fügen nochmals ausdrücklich

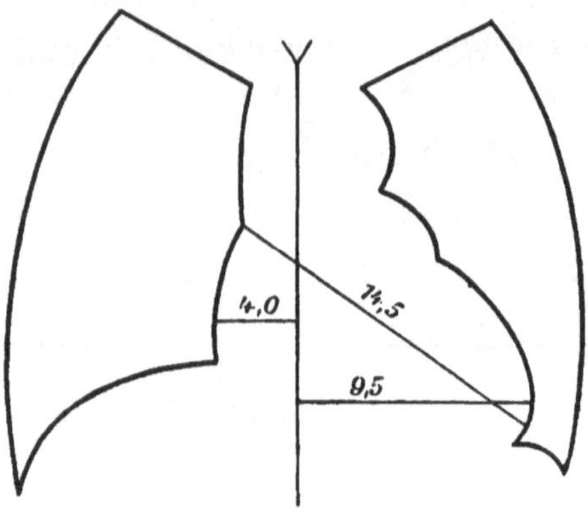

Fig. 63*a*.

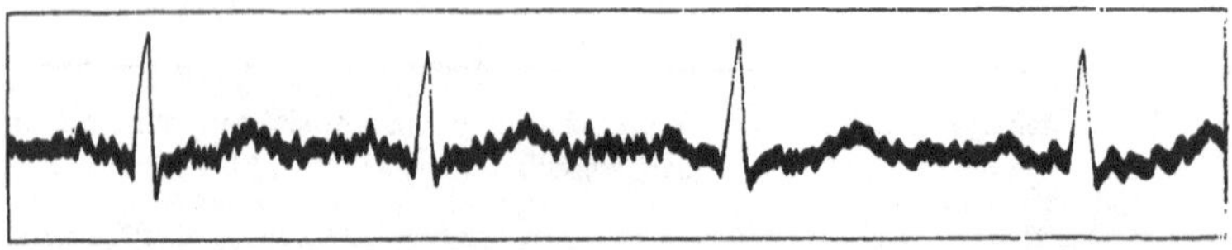

Fig. 63*b* (Zeitkurve fortgelassen).

hinzu, daß wenigstens eine ganz ähnliche Vergrößerung der Vorhofzacke, wie bei Mitralstenose, sich auch in andern klinischen Fällen findet, in welchen Symptome vorliegen, die auf mechanische Insuffizienz des linken Ventrikels, eine Erweiterung des linken Atriums, Stauung nach den Lungenvenen und Lungen sprechen (Fig. 63*a*, *b*; vgl. auch oben Fig. 57). Unter allen diesen Verhältnissen ist die Atriumschwankung so groß und ihre Abgrenzbarkeit eine solche, daß wir nicht zweifeln, es werde bis zu einem gewissen Grade beim Arbeiten unter streng vergleichbaren Bedingungen selbst möglich sein, den Wechsel von Schwächung und Erstarkung der Vorhofaktion im gegebenen Falle auch aus der elektrischen Kurve zu entnehmen.

§ 62. Das Elektrogramm des Vorhofs im Verhältnis zum Phlebogramm.

An das Vorstehende möchten wir einen Versuch anschließen, noch weiter (vgl. oben) auseinanderzusetzen, wie sich hier die Elektrokardiographie mit den anderen in Betracht kommenden Methoden in die Analyse einschlägigen Fälle zu teilen haben wird. Es kann sich natürlich bloß um Beispiele, nicht um etwas völlig Abschließendes handeln.

Was wiederum zunächst das Phlebogramm, welches zusammen mit Arterien- und Spitzenstoßkurven uns indirekten Aufschluß gewährt über den rechten Vorhof, betrifft, so ist bekanntlich nicht bloß die Atriumtätigkeit selbst, sondern auch die Aktion der Kammer an der Entstehung seiner Einzelwellen beteiligt. Die Wellen der (besonders mittels der empfindlichen Trichtermethode gewonnenen) Halsvenenkurve des Menschen sind a (Vorhofswelle), v_k, v (nach Hering-Rihl $v_s + d$), eventuell v_p (vgl. Fig. 64). Nur a, die erste der drei Venenpulszacken, entspricht direkt der Vorhofkontraktion, und ausschließlich dieser. Sie kommt zustande als Stauungswelle und ist (unterhalb der Klappen) auch unter „normalen" Verhältnissen mitbedingt durch einen Rückfluß des Blutes aus dem Vorhof in die Venen. Der durch den Rückfluß bewirkte Stoß pflanzt sich durch die normalen Klappen hindurch mit fort. Unzweifelhaft findet sich eine Verkleinerung der a-Welle bei Abschwächung der Atriumtätigkeit; sie kann dann aus dem Phlebogramm auch selbst völlig schwinden. Bei hoher Pulsfrequenz und leistungsfähigem Vorhof wiederum kann die Venenpulskurve sozusagen nur aus a-Wellen bestehen. Jede wirkliche Verstärkung der Vorhofkontraktion ist im allgemeinen auch mit Vergrößerung der a-Welle verbunden. Alle diese Angaben beruhen auf eigenen und aus der vorliegenden Literatur geschöpften experimentellen und klinischen Erfahrungen. In der Krausschen Klinik ist den Größenverhältnissen der a-Welle des Phlebogramms in Krankheitsfällen besondere Aufmerksamkeit geschenkt worden (Pletnew). Bei kompensierter Mitralstenose ist, wenn überhaupt ein Halsvenenpuls registriert werden kann, diese Welle gewöhnlich gut ausgesprochen. Ganz schön findet man sie oft auch bei „positivem" Venenpuls, stark entwickelt ist die *a*-Welle (Leberpuls!) bei Trikuspidalstenose. Gewiß wird auch bei Mitralfehlern ein Teil der Mehrarbeit auf die rechte Kammer, und selbst das rechte Atrium übertragen. Darin liegt zum Teil die Erklärung für die erwähnten Befunde; im übrigen mögen spätere Ausführungen verglichen werden. Auch die Schwankungen der Größe der *a*-Welle bei ein und demselben Individuum beanspruchen eine gewisse Bedeutung in der funktionellen Diagnostik für die Beurteilung der mechanischen Leistungsgröße einzelner Herzabteilungen. Wenn man z. B. Gelegenheit hat, einen Fall von Mitralstenose lange Zeit (Jahre hindurch) zu beobachten und

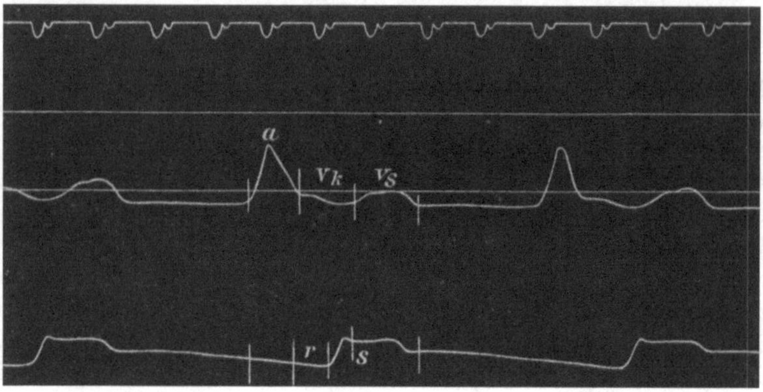

Fig. 64. Obere Kurve: Jugularis. Untere Kurve: Art. brach.

immer wieder die entsprechenden Kurven (Sphygmo-Phlebogramme, Kardiogramme) aufnimmt, kann man öfter schon aus diesen allein ablesen, in welchem Zustand der Patient jeweils sich befindet. Bei Vorhandensein von stärkerer Dilatatio cordis, Dyspnoe, Zyanose, Ödemen ist auch der Arterienpuls kleiner als gewöhnlich, kaum fühlbar; im Phlebogramm erscheint die *a*-Welle kaum angedeutet. Die *v*-Welle ist viel weniger verkleinert. Mit dem Schwinden der *a* Welle schwindet ganz gewöhnlich auch das präsystolische Geräusch. Nach Besserung des Zustandes (Digitalis), welche sich durch Verminderung der Dyspnoe, der hydropischen Erscheinungen kundgibt, sind die Ausschläge des Cubitalpulses höher, die *a*-Welle im Phlebogramm erscheint viel größer, die Senkung *x*, nach welcher die Atriumdiastole beurteilt wird, steiler (vgl. Fig. 65). Dies stimmt völlig zu den oben angeführten Ergebnissen der Elektrokardiographie bei Mitralstenose. Es ist dringend erwünscht, daß mechanische Kurvenanalyse und Elektrokardiographie hier künftig Hand in Hand gehen. Mackenzie schloß bekanntlich seinerzeit aus Erscheinungen, wie die vorstehend erwähnten (aus dem „Fehlen“ der Vorhofswelle im Phlebogramm und dem Auftreten eines „ventrikulären“ Venenpulses) auf Vorhofslähmung, indem er das Fehlen der *a*-Welle

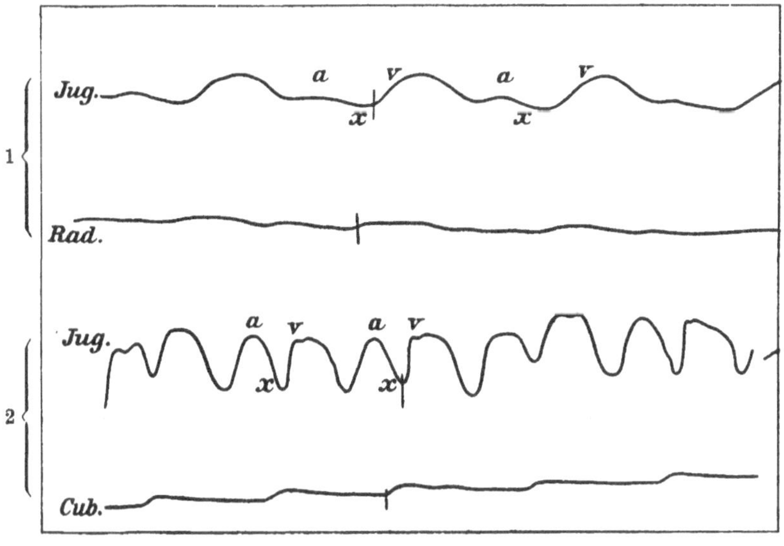

Fig. 65. 1) und 2) sind mit verschiedener Geschwindigkeit geschrieben, was hier gleichzeitig ist; es kommt bloß auf das Verhalten der *a*- zur *v*-Welle in ein- und derselben Kurve an.

mit gleichzeitig vorhandenem, „reinem Kammervenenpuls“ auf die Paralyse speziell des rechten, das Schwinden des präsystolischen Geräusches (bei rein ventrikulärem Venenpuls hörte er nie ein präsystolisches Geräusch), auf eine solche des linken Atriums bezog. Er nahm an, zur Zeit der Dekompensation werde der linke Vorhof überdehnt und stelle deshalb seine Tätigkeit ein. Das erwähnte Verhalten des Venenpulses als Stütze seiner Annahme war natürlich nur unter der Voraussetzung möglich, daß linkes und rechtes Atrium stets zusammen schlagen und auch stets miteinander das Pulsieren einstellen. Auf diese Fragen der Lähmung, bzw. besonders auch der Dissoziation der Vorhöfe werden wir bei nochmaliger Erwähnung des Minkowski-Rautenbergschen Verfahrens der direkten Verzeichnung der Kontraktion des linken Atriums vom Ösophagus aus noch kurz zurückkommen. Uns scheinen wenigstens auf Grund der Auskultation und der kombinierten Sphygmo-Phlebographie allein gezogene Schlüsse, betreffend Vorhofslähmung (rechtes Atrium), überhaupt sehr unsicher. Um so mehr, als in solchen Fällen ganz gewöhnlich ein reiner Kammervenenpuls nicht auftritt und immer noch eine kleine *a*-Welle bestehen bleibt. Ganz besonders begrenzt stellt sich aber der klinische Wert der Phlebographie gerade in einschlägigen Fällen deshalb heraus, weil gerade bei dauernder Besserung ein sicht- und registrierbarer Venenpuls sehr oft gänzlich verschwindet.

Gleich Hering möchten wir uns also dagegen wenden, daß das Fehlen der *a*-Welle im Phlebogramm ohne weiteres eine Lähmung des rechten Atriums beweist. Wir zweifeln nicht, daß der Vorhof sich kontrahieren kann, auch ohne an der Venenpulskurve, wenn diese registriert werden kann, eine erkennbare Erhebung (*a*-Welle) zu verursachen. Vorsichtigerweise darf man unter entsprechenden Bedingungen nur eine schwächere Aktion des Atriums annehmen, ohne selbstverständlich die Möglichkeit des Vorkommens einer wirklichen Paralyse überhaupt im allgemeinen zu bestreiten.

Eine Vergrößerung der (im Experiment mittels des Wassermanometers bzw. der Trichtermethode, am Krankenbett mit der letzteren erhaltenen) *a*-Welle des Phlebogramms findet sich überdies nicht nur bei wirklich verstärkter Vorhofaktion, sie tritt auch hervor bei mehr oder weniger gleichzeitiger Kontraktion von Atrium und Ventrikel, sowie bei venöser Stauung. Der erstere Fall gilt sowohl für das Zusammentreffen von ventrikulären Extrasystolen und normalen Atriumkontraktionen oder von Vorhofextraschlägen und normalen Kammersystolen (vgl. Fig. 66), wie (nicht immer) für Herzschläge vom Übergangsbündel (vgl. Fig. 67). Unter den angeführten Bedingungen stellt die Kammerkontraktion ein Entleerungshindernis für den Vorhof dar, das Atrium kann sein Blut nur in die Vene entleeren, die Atrioventrikularklappen sind geschlossen. Wenn hier somit die Phlebographie eine *a*-Welle ergibt, welche die Aktion bzw. mechanische Leistung des Atriums überschätzen ließe, so ist schon darauf hingewiesen worden und wird noch weiter unten zu besprechen sein, daß bei atrioventrikulären und ventrikulären „Extra“systolen durch Superposition die Vorhofzacke des Elektrodiogramms wiederum völlig eliminiert sein kann und oft ist (vgl. S. 294 und 318).

Vagusreizung, besonders eine solche, die nur geringfügige Verlangsamung des Herzschlages hervorruft, läßt öfter eine starke

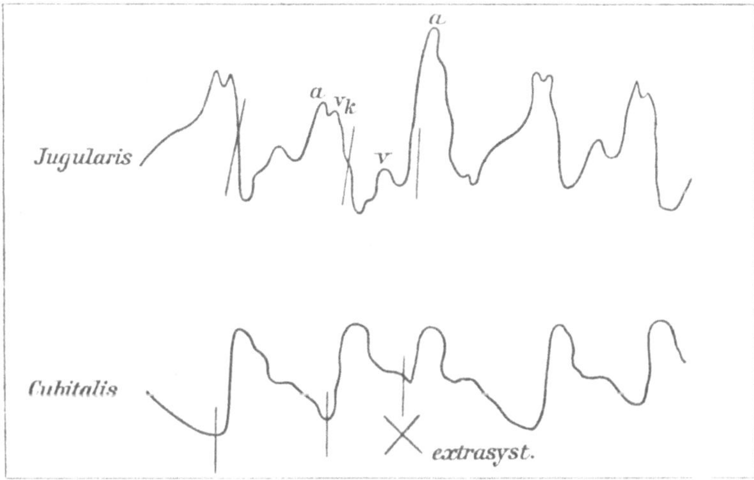

Fig. 66.

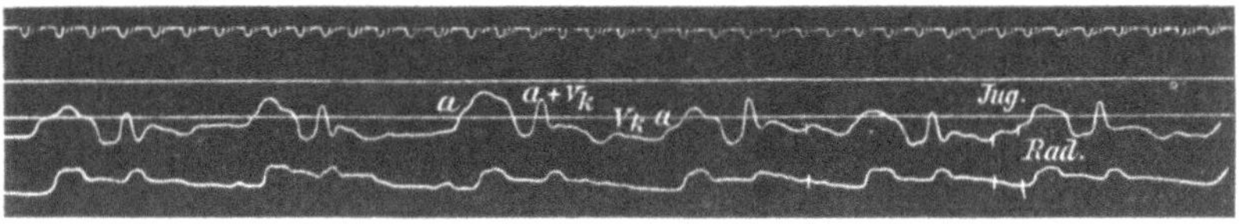

Fig. 67.

kontraktionsschwächende Wirkung auf das Atrium (Trichter- und Manometermethode) erkennen (vgl. oben S. 210). Nur müssen wir demgegenüber hervorheben, daß, wie auch unschwer zu erklären sein dürfte, gerade die im Vagusstillstand vereinzelt auftretenden Atriumzusammenziehungen, sowohl nach Maßgabe des Augenscheins und des Suspensionsverfahrens wie im Elektrogramm, besonders ausgiebig sich darstellen (vgl. Fig. 56 und andere). Ferner kann eine Verkleinerung der a-Welle im Phlebogramm experimentell beobachtet werden bei aurikulären Extrasystolen, welche möglichst wenig in den Ablauf der vorangegangenen Kammerkontraktion hineingeraten, also nur wenig vorzeitig einfallen (HERING-RIHL). Mit Rücksicht darauf sei schon an dieser Stelle darauf verwiesen, daß von ganz seltenen (noch zu besprechenden Ausnahmen abgesehen) im Elektrokardiogramm aller (experimentell erzeugten oder „spontanen") aurikulären Extrasystolen die Vorhofzacke sehr deutlich abgesetzt und genügend groß in Erscheinung tritt.

Die der Kammertätigkeit entsprechenden Wellen des Phlebogramms sind v_k (früher c genannt und als „Carotiswelle" gedeutet) und v_{s+d}. Die Venenklappenwelle v_k ist durch den (Trikuspidal-) Klappenschluß bedingt. Uns interessieren hier nur Vergrößerungen der v_k-Welle bei Verstärkung der Kammerkontraktion und zunehmender venöser Stauung, sowie ihre Beziehungen zur vorangehenden a-Welle. Bei Verkleinerung des Intervalls Vorhofkammersystole rückt die Venenklappenwelle in die a-Welle hinein, bis sie sich schließlich nicht mehr deutlich von dieser abhebt. Je größer die a-Welle, desto früher ist ihr Ablauf durch v_k abgeschnitten. Die (öfter zweigeteilte) v_{s+d}-Welle kommt (nach HERING) zustande durch Stauung des venösen Blutes an den während der Kammerkontraktion geschlossenen Atrioventrikularklappen. Sie beginnt bereits während der Kammersystole; ein „der Diastole angehöriges Moment" ist an der Gestaltung der v_{s+d}-Welle beteiligt (HERING-RIHL). Bei (hochgradiger) venöser Stauung (auch Vagusreizung und Herzschlagverlangsamung aus andern Ursachen gehört hierher) kommt es gleichzeitig zu einer Vergrößerung der Welle v_{s+d} und zu einer Verfrühung ihres Beginns; sie kann mit der Venenklappenwelle v_k zu einer einzigen Erhebung verschmelzen. Es kommt auch, selbst im Experiment, vor, daß einer vorhandenen v_k-Welle eine a-Welle nicht vorangeht, ohne daß der Vorhofschlag wirklich ausgeschlossen werden kann und trotzdem ein anatomischer Kammerschluß bestimmt anzunehmen ist; es wird in solchen Fällen oft eher wahrscheinlich, daß die a-Welle im Phlebogramm bloß nicht zum Ausdruck kommt, etwa, weil sie abgeschwächt ist. Nach MACKENZIE (1899) mußte eine Verfrühung und Vergrößerung der Welle v stets eine Trikuspidalinsuffizienz bedeuten; wegen der Zunahme der durch diese Inkompetenz bewirkten Stauung im rechten Atrium sollte die Welle so lange an Größe wachsen, bis sie den ganzen Zeitabschnitt der Kammersystole einnehme. Auch GERHARDT bezeichnete früher (1894) die Form des „systolischen" Venenpulses, d. h. jene, bei welcher die größte Erhebung der Vene mit der Kammersystole zusammenfällt, als charakteristisch für dieses valvuläre Vitium; er glaubte, nur der Trikuspidalinsuffizienz käme eine solche Venenpulsform zu. Später (1902) machte GERHARDT zunächst die Einschränkung, daß auch, wenn Vorhof und Ventrikel gleichzeitig schlagen, eine hohe systolische Venenpulswelle resultiert, weil dann das Blut nicht auf dem gewöhnlichen Weg nach dem Ventrikel abfließen kann. Und 1907 gelangten GERHARDT und THEOPOLD, HEWLETT, HERING zu einer weiteren Einschränkung in dieser Hinsicht; sie bezogen einen bei Arrhythmia perpetua (Pulsus irregularis perpetuus

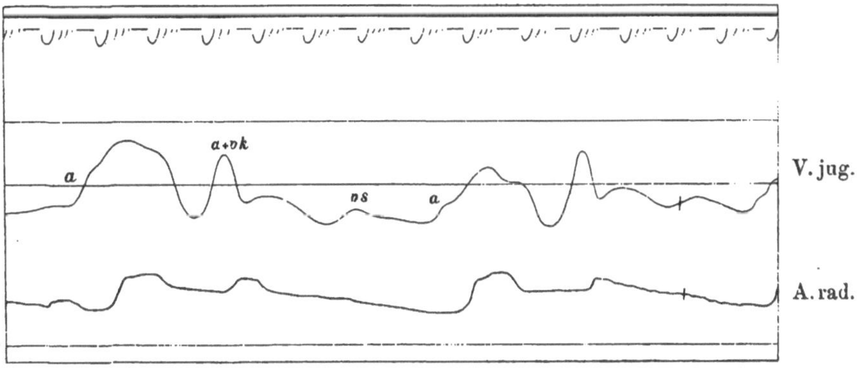

Fig. 68. Sphygmo-Phlebogramm in einem Fall von atrioventrikulären Extrasystolen.

HERING) vorhandenen systolischen Venenpuls auf primären Atriumstillstand. RIHL hat experimentell festgestellt, daß bei hochgradigen anatomischen (mechanischen) Läsionen der Trikuspidalklappe eine von der v_{s+d}-Welle deutlich zu sondernde Kammerpulswelle (v_p) auftritt, welche vor, gleichzeitig mit oder unmittelbar nach dem Carotispuls erscheinen kann. Bei immerhin gröberen Verletzungen des Klappenapparates aber kommt es bloß zu einer Vergrößerung und Verfrühung (bezogen auf den Beginn der Kammerkontraktion) der Welle v_{s+d}. In Verhältnissen, welche eine bloß muskuläre Trikuspidalinsuffizienz wahrscheinlich machen, hat man es ebenfalls meist nur mit Vergrößerung und Verfrühung der v_{s+d}-Welle, die von v_k nicht mehr

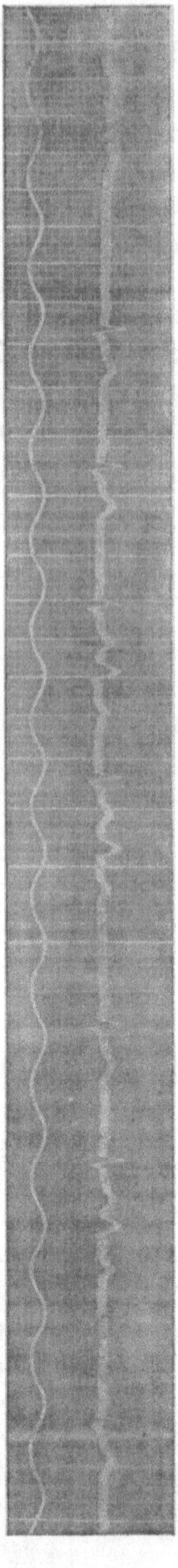

Fig. 69. Elektrokardiogramm desselben Falles (vgl. Fig. 68). Vgl. auch noch Fig. 123. Zeit 0·6 Sek.

zu sondern ist, zu tun. Wir führen alle diese Einzelheiten hier bloß an, um darzulegen, daß unter den verschiedenen hier in Betracht kommenden klinisch-pathologischen Bedingungen die klinische Analyse des Phlebogramms sehr großen Schwierigkeiten begegnet. Öfter scheint eine sichere Deutung der einzelnen Wellen unmöglich. v_p vermag man in Kurven, die bei kranken Menschen gewonnen sind, von v_{s+d} wohl nicht zu unterscheiden. Aber auch die *a*-Welle kann unsicher werden. Hier gestaltet nun manchmal das Elektrokardiogramm die Schwierigkeit mit einem Schlage zu lösen. Ein spezielles Beispiel mag dies illustrieren. Unter dem Einfluß von Digitalisstoffen findet man bei herzkranken Menschen nicht selten (neben Pulsverlangsamung, Stauung usw.) eine kontinuierliche atriaventrikuläre Bigeminie. Aus Fig. 68 und 69 ist zu ersehen (Atrium und Ventrikel schlagen wohl nicht genau gleichzeitig), daß die Vorhofwelle (*a*) des Phlebogramms des vorzeitigen (atrioventrikulären) Herzschlages stark vergrößert ist ($a + v_k$); die Kammerstauungswelle tritt weniger hervor, entsprechend den Beobachtungen von Hewlett, welche dafür sprechen, daß es die aurikuläre Diastole ist, welche die *v*-Welle aus der Venenkurve verschwinden macht. Vielleicht spielen übrigens hier auch ventrikuläre Momente mit. Nicht leicht zu deuten ist wegen der venösen Stauung (muskuläre Trikuspidalinsuffizienz?) das Phlebogramm der verkürzten Periode des Bigeminus. Im Elektrokardiogramm (Fig. 68 und 69) ist die *a*-Welle, welche in der Venenkurve viel weniger bestimmt sich abgrenzen läßt, sicher und scharf zu erkennen; auch darüber kann in diesem Falle ein Zweifel nicht aufkommen (vgl. unten S. 293), daß der vorzeitig einfallende Herzschlag ein vom Übergangsbündel ausgehender ist.

Das Vorstehende mag genügen, um zu zeigen, wie die Elektrokardiographie andere hier in Betracht kommende Methoden, vor allem die Verzeichnung des Venenpulses, ergänzt, wenn auch natürlich nicht verdrängt. Angenehm hervorstechend ist nur die Einfachheit der Deutung aller (fast aller) elektrischen Kurven!

§ 63. Elektrokardiogramm und Ösophagogramm.

Mit Hilfe seiner schon angedeuteten Methode, die Vorhofpulsation von der Speiseröhre aus zu registrieren, hat in jüngster Zeit auch RAUTENBERG versucht, unsere bisherigen einschlägigen Kenntnisse zu kontrollieren und zu erweitern. Das Verfahren gibt direkten Aufschluß über den Kontraktionsablauf im linken Atrium, wäre also der Phlebographie an die Seite zu stellen, die uns über den rechten Vorhof orientiert. RAUTENBERG glaubt festgestellt zu haben, daß meistens die beiden Vorhöfe gleichartig arbeiten. Doch gebe es, allerdings selten, auch isolierte Lähmungen eines Atriums. Eine Dissoziation beider Vorhöfe kann man, wie ebenfalls schon erwähnt, mit der Suspensionsmethode und im Elektrokardiogramm experimentell beim bloßgelegten Hundeherzen öfter nachweisen. Es wäre nun immerhin interessant, auch in klinischen Fällen von Asynergie der Atrien, wie sie RAUTENBERG beschreibt, das Elektrokardiogramm aufzunehmen. Fest steht schon jetzt, daß unter Umständen, welche nach MACKENZIE den rechten Vorhof „gelähmt" erscheinen ließen, die Vorhofzacke der elektrischen Kurve nicht fehlt, bzw. zu fehlen braucht. Nach RAUTENBERGs an Ösophagogrammen gemachten Messungen ist die Abszissenlänge von *a s*, welch letztere allein den Ausdruck der Vorhofwelle darstellt, unabhängig von der Dauer der Systole in der ganzen Dauer der Herzrevolution; die Länge der systolischen Phase schwankt (vgl. unten) merklich mit der Pulsfrequenz. RAUTENBERG mißt eine sehr stetige Durchschnittslänge von *as* bei gesunden Individuen mit verschiedener Schlagfrequenz des Herzens von 0,11 Sekunden (0,1—0,13; sehr ausnahmsweise bis 0,18). Es ist immerhin von Interesse festzustellen, daß wir (indem wir allerdings die Überleitungszeit $a—V$ mitzählen) bei Herzrevolutionen, welche zwischen 0,76 (Systole 0,36) und 1,24 (Systole 0,44) liegen, ungefähr dasselbe finden. Bei kranken Herzen (Klappenfehler) ist (vgl. die Arbeit von STERIOPULO) die Phasendauer von *a* allerdings viel schwankender, bei Mitralstenose fast bis um 50 %.

Das (mechanische) Bild der Vorhofspulsation ist, beurteilt nach den Ösophagogrammen RAUTENBERGs, ein vielgestaltiges. Ausdruck der Vorhofsystole in den Ösophagogrammen ist die *as*-Welle. RAUTENBERG gibt an, daß die Welle *as* mit seinem Verfahren bei allen normalen Menschen und in den meisten pathologischen Fällen registrierbar ist. Diese *as*-Welle stellt aber nicht bloß eine Senkung als Ausdruck der systolischen Verkleinerung des Atriums dar, sondern eben eine Welle. RAUTENBERGs Kurven machen es also wahrscheinlich, daß abgesehen von der Verkleinerung sich gleichzeitig am Vorhof noch andere Bewegungsvorgänge abspielen; RAUTENBERG selbst denkt an eine Dislokation des ganzen Atriums nach dem Speiserohr hin. In gewissen Körperlagen (Rückenlage) kann im Ösophagogramm eine Erhebung fehlen, die Vorhofsystole zeichnet dann bloß einen Kurvenabfall. Mit der gebotenen Vorsicht verwertet RAUTENBERG auch die Höhe der *as*-Welle zu Schlüssen auf die Kraft der Atriumsystole. Bedeutende diagnostische Schlußfolgerungen schreibt er einer Verkleinerung (dem Schwinden) dieser Welle (Schwächung, Lähmung des Vorhofs) zu. Die Erhebung *as* der Vorhofpulsation steht in enger Beziehung zur Ventrikelsystole. Das Ösophagogramm ist also abhängig von verschiedenen im Herzen selbst gleichzeitig oder nacheinander sich abspielenden Bewegungsvorgängen. Abgesehen davon wäre das neue interessante Registrierverfahren (wenigstens in den Händen seines Urhebers) in dieser Beziehung der Elektrokardiographie überlegen. Wir haben vorläufig nur folgende, grundsätzliche Bedenken, d. h. es wird Aufgabe vergleichender Prüfung sein, die jetzt vorhandenen Widersprüche aufzuklären. RAUTENBERG findet bei „kompensierter“ Mitralinsuffizienz ungeachtet der zeitweiligen Belastung des Atriums durch den systolischen Kammerdruck keine „neue“ Zacke, überhaupt keine Änderung der äußeren Form seiner Pulsation. Während der Dekompensation verkleinern sich die *as*-Welle und die Ventrikelzacke bis zum Verschwinden, um bei Besserung wiederzukehren. Von einer Blähung des Atriums kommt nichts hervor. Das scheint ganz plausibel. In Fällen von leichter und schwerer Mitralstenose aber ist nach RAUTENBERGs Befunden ganz allgemein eine starke Abflachung der Vorhofskurve zu erwarten: es fehlt normaler steiler Abfall zu Beginn der Ventrikeldiastole; dieser erfolgt ganz langsam, Ventrikelzacke und systolische Senkung zeichnen nur geringe Ausschläge. Die Vorhofswelle *as* „kann dann noch von normaler Größe und Dauer sein". RAUTENBERG gibt nach seinen bisherigen Untersuchungen ferner an, daß *as* in denjenigen Fällen, welche ein präsystolisches Geräusch vermissen lassen, fehlt. Er

1)

2)

3)

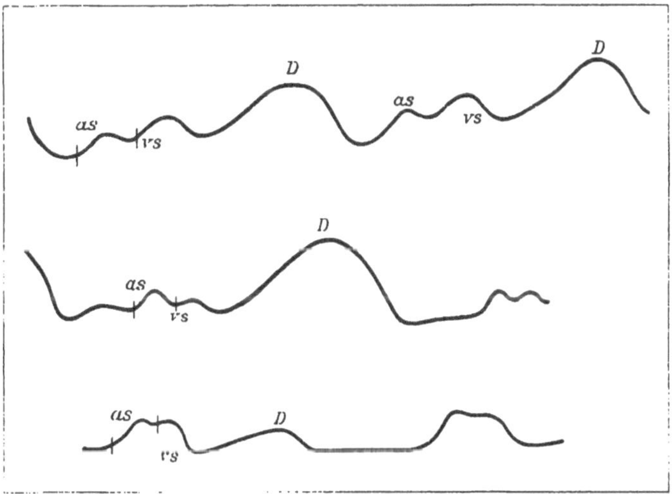

Fig. 70. Ösophagogramm nach RAUTENBERG (schematisch): 1) normal, 2) Herzinsuffizienz, 3) Mitralstenose.

schließt daraus mit Sicherheit auf Lähmung des Atriums (Fig. 70). Einerseits ist es klar, daß hier noch andere Momente als die Vorhofaktion selbst die Atriumkurve wesentlich mitbestimmen Andererseits geht aus den Ausführungen S. 213 direkt hervor, daß die Elektrokardiographie, obwohl sie über einen Vorhof speziell nichts auszusagen vermag, die einschlägigen Verhältnisse doch teilweise anders und wie uns scheint treuer wiedergibt (wir verweisen speziell auf die verstärkte Aktion des Vorhofs in gewissen Fällen von Mitralstenose).

§ 64. Vorhof und Herzarrhythmie.

Wir treten nunmehr in die elektrokardiographische Analyse gewisser Herzarrhythmien, bei denen speziell der Vorhof (oberer Vorhofsabschnitt) als Ausgangspunkt eine Rolle spielt, ein.

Es wird sich ganz im allgemeinen zeigen, daß man nach

Maßgabe experimenteller und am kranken Menschen gemachter Untersuchungen mit Hilfe des Elektrokardiogramms nicht bloß wie mit andern einschlägigen Methoden (wiederum vor allem mit der kombinierten Sphygmo-Phlebographie), Herzunregelmäßigkeiten untersuchen und gruppieren kann, sondern daß sich daraus prinzipiell neue und auch für die Herzphysiologie wichtige Gesichtspunkte ergeben haben.

Eine präzise Definition des Begriffes Arrhythmie im allgemeinen aufzustellen, ist bekanntlich schwer; die bisherigen Versuche haben ein ziemlich unbestimmtes Ergebnis gehabt. Als der Begriff der Arrhythmie in neuerer Zeit von WENCKEBACH zum erstenmale von physiologischen Gesichtspunkten aus analysiert wurde, ja als schon gewisse Überleitungsstörungen zwischen Vorhof und Kammer mit einbezogen waren, konnte man sich besonders für den kranken Menschen im wesentlichen bloß an Arteriogramme halten, welche hauptsächlich Verschiedenheiten in der Periodenlänge und den Ausfall von Einzelpulsen aufwiesen. Der P. bigeminus (speziell wiederum beim Menschen) z. B. ist ursprünglich ebenfalls vorwiegend sphygmographisch studiert werden. Das Tierexperiment führte in einschlägige Untersuchungen das Suspensionsverfahren ein (Extrasystole, Überleitungsstörung), wodurch die tatsächlichen Grundlagen sehr wesentlich vertieft und erweitert wurden. Unmerklich gelangte man so aber, eigentlich im Gegensatz zu dem, wovon ausgegangen war, u. a. dazu, einen in Wirklichkeit sehr annähernd rhythmischen (wenn auch sehr wenig frequenten) Arterienpuls, wie denjenigen bei vollständiger Dissoziation von Kammern und Vorhöfen, mit unter den Arrhythmien zu führen. Abgesehen von den Untersuchungsmitteln sind es aber besonders die neuen zuerst von WENCKEBACH hereingezogenen physiologischen Ideen gewesen, welche eine Umbildung und Anpassung unserer klinischen Vorstellungen notwendig machten. Teils mehr äußerlich, teils dem Wesen der Sache nach hat man in der letzten Zeit unter Arrhythmie gewöhnlich eine Abweichung von der Norm des Herzrhythmus verstanden, welche entweder charakterisiert ist durch gewisse Veränderungen der Verhältnisse, die zwischen einzelnen Herzperioden vorhanden sind, oder durch Dissoziationen einzelner Herzabteilungen. Wir werden sehen, daß gerade auch das Elektrokardiogramm dazu beitragen kann, das Wesentliche der Arrhythmien schärfer abzugrenzen.

Wenn wir von den in der klinischen Pathologie jetzt allgemein angenommenen „typischen" Formen der Arrhythmie ausgehen, tritt uns als besonders häufig vorkommend die bisher sogenannte extrasystolische Arrhythmie entgegen. Unter „Extra"-systolen, die seit den Feststellungen von WENCKEBACH, H. E. HERING und MACKENZIE eine so große praktische Bedeutung erlangt haben, versteht man bekanntlich — vorwiegend äußerlich besehen — solche Systolen, welche vor dem Eintritt der nach normal langen Pausen erfolgenden Kontraktionen, also vorzeitig, einfallen. Sie können entstehen am Orte der Einmündung der großen Venen (Sinusgebiet), in den Vorhöfen, den Ventrikeln und im atrioventrikulären Bündel. Die Extrasystolen treten vereinzelt oder gruppenweise auf. Man griff hier nun ohne weiteres zurück auf den Begriff P. bigeminus usw.; eine Extrasystole, vorhanden zwischen andern normalen Kontraktionen, ist der Bigeminus; folgen zwei Extrasystolen einander, spricht man von Trigeminus usw. Im folgenden soll gezeigt werden, daß man bei Übertragung auf das Herz selbst streng genommen höchstens von einem aurikulären Bigeminus sprechen sollte, denn nur in diesem Falle von Extrasystolie erfolgt gewöhnlich in beiden Ventrikeln der Ablauf der Erregung (Aktion) und die Erregungsleitung in normaler Weise. Die Annahme der Herz„bigeminie" ist ja tatsächlich viel älter, als die Lehre der extrasystolischen Arrhythmie. Man muß bedenken, daß vorher durch RIEGEL und KNOLL kaum die klinische Erscheinungsform der Herzbigeminie in gröbster Weise gekennzeichnet war und daß überhaupt erst die Betrachtung des Pulsus bigeminus als Ausdruck einer in den Herzrhythmus eingeschalteten Extrasystole wenigstens in topischer Beziehung mehr an das Wesen des Vorgangs heranreicht. RIEGEL hatte von „unvollständiger", QUINCKE und HOCHHAUS von „frustraner" Herzkontraktion bei Herzbigeminie gesprochen. Das Suspensionsverfahren, die Sphygmo-Phlebographie, vor allem aber das Elektrokardiogramm beweisen das Unbestimmte dieser letzten Vorstellungen.

Bei aurikulärer Extrasystolie, mit welcher zunächst wir uns zu beschäftigen haben werden, handelt es sich um einen (beinahe) typischen, „ganzen", wenn auch vielleicht, aber nicht einmal immer schwächern Herzschlag. Hier kommt für eine rein extrasystolische Auffassung der Herzbigeminie das Hauptgewicht wirklich bloß auf ein verfrühtes Einfallen der zweiten Systole zu legen. Bei sogenannter ventrikulärer Extrasystolie, wenn der Extrareiz entfernt vom Atrioventrikularsysten angreift, liegt aber, wie wir sehen werden, eigentlich immer eine Dissoziation der Herzabteilungen, bzw. nach dem unabweisbaren Ergebnis der Elektrokardiographie auch sonst ein im Wesen abnormer Herzschlag (ungebahnte Ausbreitung der Erregung) vor. Der Name Pulsus extrasystolicus, der immerhin schon eine gewisse pathologische Erklärung einschließt, verdient sonach wenigstens den Vorzug vor der Bezeichnung „Herzbigeminie“ im ältern Sinne. Aber vorausgesetzt, daß eine die elektrokardiographischen Tatsachen berücksichtigende noch wichtigere weitere Einteilung: extrasystolische Arrhythmie mit normalen und abnormen Herzschlägen (gebahnter und ungebahnter Ausbreitung der Erregung) nicht vernachlässigt wird, faßt dieser Begriff im eigentlichen Wesen disparate Dinge zusammen. Gerade eine extrasystolische Auffassung müßte ferner auch der Art der pathologischen Herzreize maßgebenden Einfluß einräumen auf die Gruppierung der einschlägigen Arrhythmien. Experimentell werden Extrasystolen hervorgerufen durch künstliche Reizung der genannten verschiedenen Herzabteilungen (mechanische, thermische, elektrische, chemische Auslösung), durch Druckerhöhung im großen und kleinen Kreislauf, reflektorisch und sonst vom Nervensystem aus (letzteres vielleicht nur relativ und indirekt?). Analoge Annahmen werden nun auch in der Klinik für die spontanen pathologischen „Extra“reize gemacht, dazu noch einige andere (Verhältnis der Herzkraft zu den vorhandenen Widerständen, erhöhte Erregbarkeit des Myokards usw.). Pathologisch auffallend ist es, daß, obwohl gewöhnlich die Anspruchsfähigkeit des rascher schlagenden Herzens als größer angenommen wird, bei ein und demselben Patienten oft dann besondere Tendenz zu einschlägigen Irregularitäten der Herztätigkeit vorhanden ist, wenn stärkere Pulsverlangsamung (Vagustonus!) aus irgend einem Grunde besteht, und daß dann bei schnellerer Schlagfolge die Arrhythmie zurücktritt. Fruchtbarer als diese Versuche einer Gruppierung nach Reizen und Erregbarkeit hat sich aber bisher die klinische Untersuchung nach dem Entstehungsort der verschiedenen Extrasystolen erwiesen.

Nach allem werden auch wir die einmal historisch gewordene Bezeichnung Extrasystolie mit ihrer allerdings mehr äußerlichen Tendenz ebenfalls gebrauchen, besonders hinsichtlich des Auslösungsortes. Es kommt uns übrigens nicht darauf an, eine Einteilung der Arrhythmie von mehreren Gesichtspunkten aus zu akzeptieren. Jedenfalls glauben wir auch hierbei das Elektrokardiogramm ausgiebigst verwerten zu sollen und zu können. In den Mittelpunkt stellen wir wie überall die Abweichung vom normalen Ablauf der Systole und zwar der Reizausbreitung über das ganze Herz in seinen verschiedenen Abteilungen, welche durch keine Methode dem Wesentlichen noch so wiedergegeben werden kann, wie eben durch die Elektrokardiographie. Schon weiter oben (§ 60) wurde zwischen den hypodynamischen Zuständen des Myokards (Herzschwäche im gewöhnlichen Sinne) und Herzirregularität (im weitesten Wortsinn) gesprochen. Letztere läßt sich im allgemeinen als Allodromie (der Zeit und dem Ort nach) definieren. Die Beurteilung der Anspruchsfähigkeit, deren direkte Messung gegenwärtig kaum möglich scheint, tritt, wie auch die Störung des Automatismus in bezug auf die Stärke der Erregung notgedrungen im klinischen Interesse zurück. Die Größe und etwaige Irregularitäten der Reizfrequenz fallen aber, wenigstens in zeitlichem Sinne, schon unter den Begriff der Allodromie. Die Natur der krankhaften Herzreize an sich ist wiederum klinisch kaum diskutierbar. Die Tatsache des Wirksamwerdens abnormer Herzreize, ihr Verhältnis zu den autochthonen Reizen, das Wie und Wo ihrer Entstehung, ihres Angriffspunktes, die gestörte Sukzession und Koordination der Herzabteilungen, das alles kann mit der Bezeichnung Allodromie zusammengefaßt werden. Ein neuer Terminus ist aber geradezu notwendig, seitdem die Elektrokardiographie nachgewiesen hat, daß es grundsätzliche Abweichungen des Ablaufs der Systole in den Kammern gibt, welche ein maßgebendes Kennzeichen der als ventrikuläre Extrasystoli geführten abnormen Herzschläge bilden. Der vorgeschlagene Ausdruck Allodromie (der nach unserer Meinung überhaupt den Terminus Arrhythmie ganz gut ersetzen könnte), findet, wie wir sehen werden, eine Anwendung auch auf Dinge, welche bisher unter den Herzirregularitäten gar keine Rolle spielten, weil sie erst die Elektrokardiographie aufgedeckt hat (vgl. unten das Fehlen der Finalschwankung § 70).

An einige wichtige physiologische Tatsachen, welche bei Besprechung von Herzarrhythmien immer wieder Verwertung finden, muß auch hier zuvor noch ganz kurz erinnert werden. Jede Systole beraubt das Herz bekanntlich für eine gewisse Zeit seiner

Grundvermögen: der Reizbarkeit, der Kontraktilität, der Eigenschaft, die Erregung weiterzuleiten. Nach MAREYS Ausdruck ist das Herz in diesem Zustande „refraktär". Nur allmählich kehrt die Erregbarkeit wieder, gegen Ende der Diastole erreicht sie ihr Maximum. Der Extrasystole, (ausgenommen sind fast nur diejenigen, welche am Orte der automatischen Ursprungsreize entstehen), folgt gewöhnlich eine größere Pause als in der Norm, eine „kompensatorische" (v. CYON 1866, MAREYS „tendence du coeur à conserver son rhythme", ENGELMANNS Gesetz von der „Erhaltung der physiologischen Reizperiode"). Bei Entstehung eines abnormen Herzschlags im Ventrikel beträgt ihre Zeitdauer zusammen mit der ihr folgenden kompensatorischen Pause und der ihr vorausgegangenen Systole mit verkürzter Diastole etwa das doppelte der Dauer einer Normalperiode. Wegen der refraktären Phase des Extraschlages fällt nämlich der Effekt eines normalen Leitungsreizes fort, erst der nächste löst wieder eine Kontraktion aus. Wenn die Extrasystolen vom normalen Entstehungsort der physiologischen Herzreize ausgehen, folgt keine kompensatorische, sondern eine normal lange Pause. Die in den Vorkammern (nicht vom Sinusgebiet selbst) zustande kommenden Extrasystolen sind von einer kompensatorischen Pause gefolgt; die Dauer der letzten spontanen Systole und der Extrasystole mit ihren Pausen ist jedoch geringer als eine doppelte Normalperiode. Dasselbe gilt auch von den atrioventrikulären Extrasystolen. Durchgreifend ist der Satz nicht, daß hinsichtlich des Zeitwertes verkürzte Bigemini gerade aurikulären Ursprungs sind. Retrograd vom Ventrikel her ausgelöste Vorhofextrasystolen ergeben auch verkürzte Bigemini. Ebenso entstehen bekanntlich verkürzte ventrikuläre Bigimini durch Interpolation einer ventrikulären Extrasystole, wenn keine übernormale Schlagfrequenz vorliegt und die Ventrikelextrasystole relativ stark vorzeitig einfällt (interpolierte Extrasystolen ohne retrograde Vorhofsystole). Einerseits sind dann die Überleitungsfasern nach der vorausgehenden Normalaktion noch nicht wieder anspruchsfähig und andererseits findet wegen der großen Vorzeitigkeit des Extraschlages der nächste normale Leitungsreiz einen nicht mehr refraktären Ventrikel, so daß der nächst normale Ventrikelschlag nicht ausfällt.

Vorerst wollen wir uns also mit Arrhythmien beschäftigen, in denen Herzschläge eine Rolle spielen, welche durch normalen oder pathologischen Reiz in der Nähe des richtigen Ortes, i. e. in der Gegend des embryovalen Sinusrestes bzw. im (obern Abschnitt des) rechten Atrium, aber zu falscher Zeit hervorgerufen werden. Über die sogenannten retrograd ausgelösten Vorhof-(extra-)systolen vgl. unten S. 318.

Wenigstens experimentell sollte man annehmen dürfen, daß oberhalb des Ventrikels einwirkende künstliche Reize (von der unten zu besprechenden direkten Reizung des Übergangsbündels abgesehen) gewöhnlich die Stelle der Entstehung der normalen Herzreize beeinflussen. Tatsächlich folgt zwar manchmal jedoch nicht immer bei Reizung an der rechten Aurikel die der Atriumextrasystole folgende normale Vorhofkontraktion annähernd im beiläufigen Abstande der Normalperiode. Bei Auslösung einer Extrasystole an den Venenostien (Sinus) fehlt eine kompensatorische Pause.

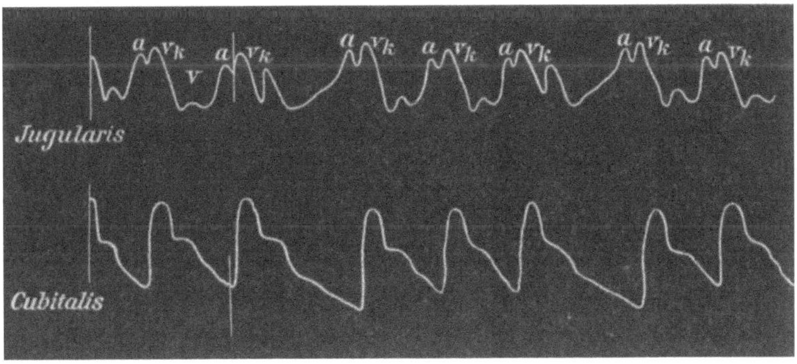

Fig. 71. Aurikuläre Extrasystole.

Wie sich die aurikuläre Extrasystole im menschlichen Sphygmo-Phlebogramm darstellt, mag die zum Vergleich hierhergestellte halbschematische Fig. 71 zeigen. Eingehende klinische und experimentelle Abhandlungen über die aurikuläre Extrasystole finden sich bei Hering, Rihl, Pan.

Das Aussehen solcher experimentell erzeugter Extrasystolen (Suspensionsverfahren) demonstriert unsere folgenden Kurven (und andere spätere). In Elektrokardiogramm derselben sieht man sofort, daß die a-Wellen nicht durchaus in gleichen Abständen sich folgen. Es fehlt nämlich zunächst niemals die Vorhofschwankung, in welchem zeitlichen Moment auch der erfolgreiche Extrareiz eingefallen ist. Der Kammerteil der elektrischen Kurve der Extrasystole verhält sich gewöhnlich insofern typisch, als die Initial- und Finalschwankung ähnlich wie in der Norm zur Erscheinung kommen. Beides erklärt sich aus dem schon erwähnten Umstand, daß in diesem Falle der Aktionsablauf und die Erregungsleitung vertikal undissoziiert und in überhaupt normaler Weise erfolgt. Bei derartigen Unregelmäßigkeiten muß es sich aber auch ereignen, daß der Extrareiz in einem Zeitpunkt wirksam wird, kurz nach der vorangehenden Systole, wo das Atrium seine diastolische Füllung noch nicht beendet hat und es deshalb nur eine kleinere Kontraktion ausführt; auch die Kammersystole wird dann weniger groß ausfallen, als in der Norm. Dementsprechend finden sich auch ganz deutliche Verschiedenheiten des Gesamtprofils derartiger in eine Reihe normaler Herzschläge eingestreuter (z. B. durch Induktionsreiz am rechten Ohr hervorgerufener) Extrasystolen: besonders die Initialschwankung ist niedriger, zweigeteilt usw. Ein weiteres Merkmal des Elektrogramms aurikulärer Extrasystolen ist, daß immer der Abstand $A-A_1$ (A_1 entspricht der a-Welle der Extrasystole), gleich ist $J-J_1$ (J_1 ist die Initialschwankung des Kammerelektrogramms der aurikulären Extrasystole), und ebenso $A-J=A_1-J_1$. Die durch die Extrasystole abgekürzte Periode schneidet an einer beliebigen Stelle der Finalschwankung ab. Die ganze Extrasystole (Vorhof, Kammer) läuft rascher ab, als die spontane. Das eventuelle Vorhandensein kompensatorischer Pausen ist natürlich auch in der elektrischen Kurve gut zu erkennen. Die Sphygmo-Phlebographie verzeichnet übereinander gestellt (indirekte) Vorhofskurve hinter Vorhofskurve, Arterienpuls hinter Arterienpuls. Das Elektrokardiogramm gibt ein einziges zusammenhängendes Bild einer ganzen Herzrevolution. Obwohl die mechanischen Kurven viel mehr Details enthalten und, wenn sie überhaupt registrierbar sind, gewiß auch ihre Vorzüge haben, ist das Elektrokardiogramm in solchen Fällen doch nicht weniger übersichtlich und gibt direkte Aufschlüsse. Im wesentlichen liegt bei den aurikulären Extrasystolen das Unterscheidendste in einer Kurvenreihe nur in der Länge der Perioden.

Eine Reihe von Abbildungen soll das Gesagte illustrieren.

Fig. 72 zeigt eine Reihe von Elektrokardiogrammen eines sonst gesunden, in Urethannarkose befindlichen Hundes (Thorax geschlossen, Anus-Ösophagusableitung). Fig. 73 stellt eine Kurvenreihe desselben Tieres bei geöffnetem Thorax und künstlicher Atmung dar (das Herz liegt auf seinem, an die Thoraxwand an-

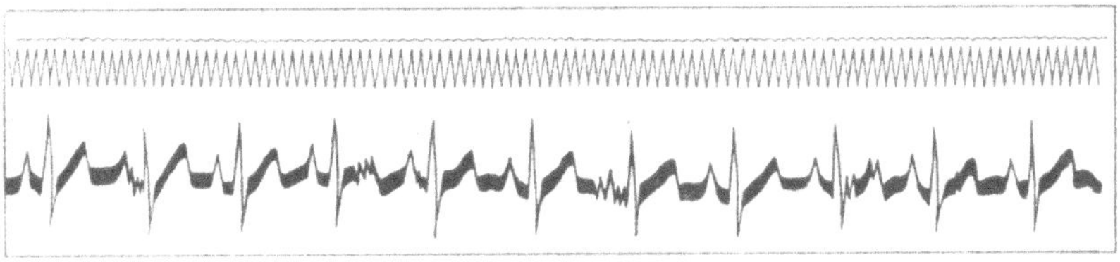

Fig. 72. Hund in Urethannarkose (Thorax geschlossen, Anus-Ösophagusableitung).

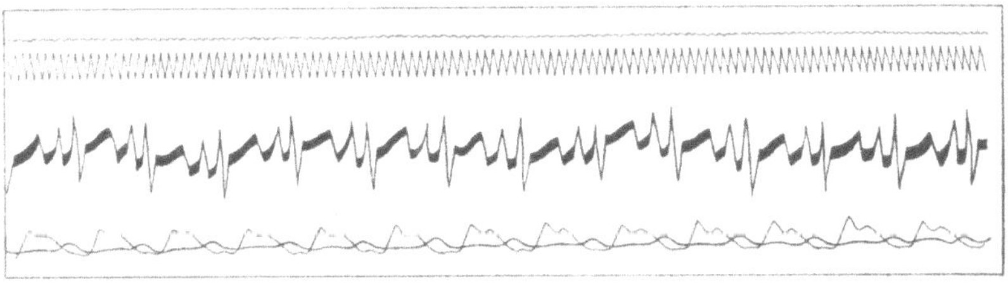

Fig. 73. Thorax eröffnet. Oberste Kurve Zeit; die nächste das Elektrokardiogramm; die niedrige der unteren (mechanischen) Kurve [Suspension] entspricht dem Atrium (r. Ohr), die mit den größeren Ordinaten der linken Kammer.

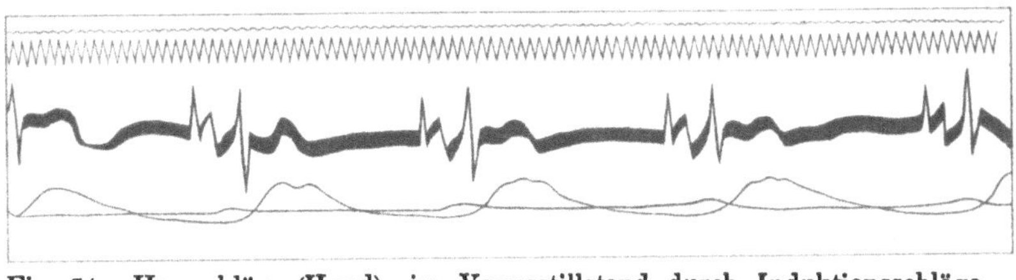

Fig. 74. Herzschläge (Hund), im Vagusstillstand durch Induktionsschläge vom r. Ohr hervorgerufen.

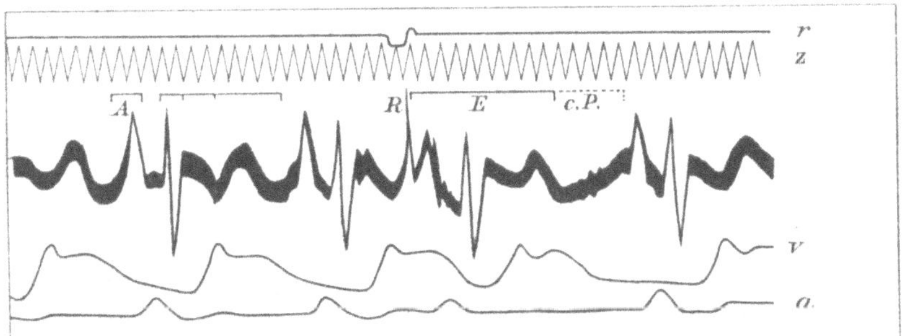

Fig. 75. Aurikuläre Extrasystole (*E*), in die unbeeinflußte Schlagfolge durch Induktionsschläge eingeschaltet. *r*: Reizmarkierer; *z*: 0,04 Sek.; *a*: Atrium; *v*: Ventrikel; *c. P*: kompensator. Pause.

genähtem Perikard gewissermaßen wie auf einem Teller; mittels des Suspensionsverfahrens sind die Bewegungen des rechten Ohres (*a*) in der linken Kammer, Spitze (*v*), verzeichnet. Ableitung vom rechten Atrium und Herzspitze. Man erkennt die Identität des Profils der Elektrokardiogramme bei geschlossenem und eröffnetem Brustkorb, wenn die Form im letzteren Fall auch etwas „stylisiert" aussieht. Die Zeit ist in 0,04 Sekunden mitgeschrieben.

Fig. 74 zeigt Elektrokardiogramme von Herzschlägen dieses Hundes, welche im Vagusstillstand durch regelmäßig sich folgende Induktionsschläge vom rechten Ohr aus hervorgerufen sind. Es sind typische ganze Elektrokardiogramme. Die Pausen natürlich willkürlich vom Experimentator verlängert. Wiederum direkte, Ableitung vom Herzen unter gleichzeitiger Verzeichnung der mechanischen Vorhof- und Ventrikelbewegung. *R*, Stromschleife des reizenden Induktionsstroms.

Fig. 75 enthält das Bild einer in die unbeeinflußte normale Schlagfolge (eröffneten Thorax) eingeschalteten aurikulären Extrasystole. Das normale Elektrokardiogramm hat (vgl. die vorangehenden Figuren) eine Initialschwankung *J* des Kammerelektrogramms, welche (beim Hund ist es überhaupt häufig, bei direkter Ableitung vom Herzen die Regel), deutlich als auf- und abgehende Doppelschwankung sich darstellt. Man lasse sich nicht irreführen dadurch, daß die mechanische Reaktion erst spät (0,06 Sek.) nach der elektrischen folgt: Dies weisen natürlich alle unsere Kurven gleichmäßig auf (lange Latenz des Herzmuskels). Bei *R* Reizung des rechten Atriums (Induktionsschlag), eine entsprechende Stromschleife. Daran schließt sich die sowohl im Elektrokardiogramm wie auch in der mechanischen Verzeichnung erkennbare Extrasystole, gefolgt von einer kompensatorischen Pause.

Fig. 76 gibt eine experimentell unter denselben Bedingungen wie Fig. 75 ausgelöste aurikuläre Extrasystole ohne vollständige kompensatorische Pause wieder.

Fig. 79 bildet eine spontane aurikuläre Extrasystole ab (Hund in Urethannarkose, Pfotenableitung).

Im (länger dauernden) Vagusstillstand sieht man beim Hund nicht selten isolierte (normale und abnorme) Kammerschläge ohne Vorhofkontraktion (sowohl nach Maßgabe des Elektrokardiogramms, wie der mechanischen Verzeichnung). Reizt man in diesem Versuchsstadium das Herz elektrisch am rechten Ohr, bekommt man ausnahmsweise keine aurikuläre Extrasystole nach

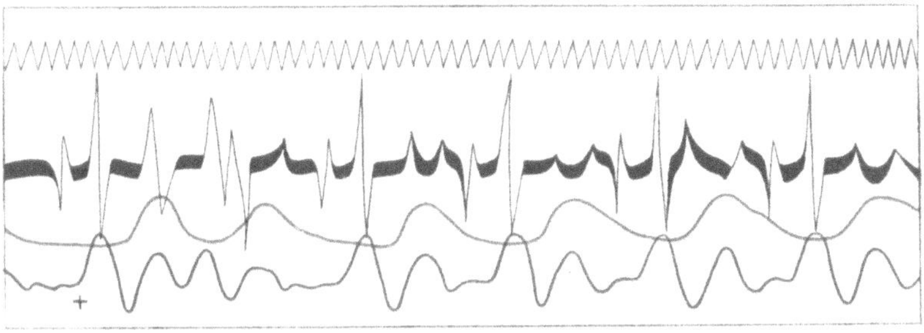

Fig. 76. Bei + aurikulärer Bigeminus (Induktionsschlag r. Ohr) Rot: Kammer, Blau: Vorhofpuls.

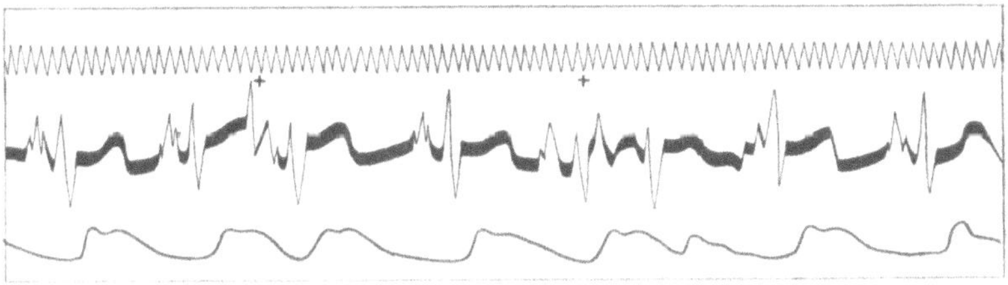

Fig. 77. Zwei aurikuläre Bigemini +, +; einer mit, der zweite ohne komplementäre Pause. (Nur die mechanische Ventrikelkurve fällt in die Platte.)

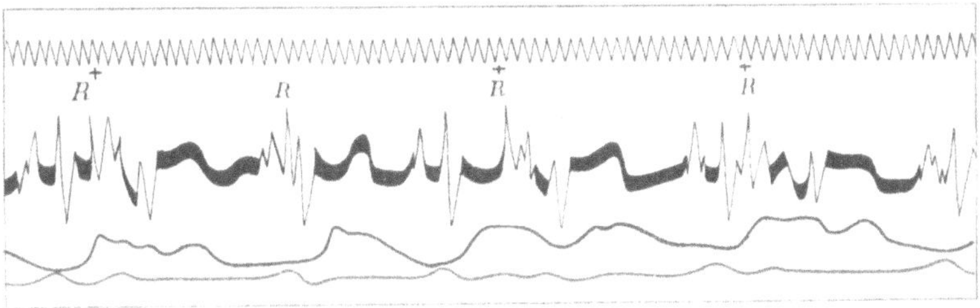

Fig. 78. Eine ganze Anzahl aurikulärer Extrasystolen +, +, +; *R*: Induktionsschläge, 3 mal von Erfolg begleitet. Keine kompensator. Pausen.

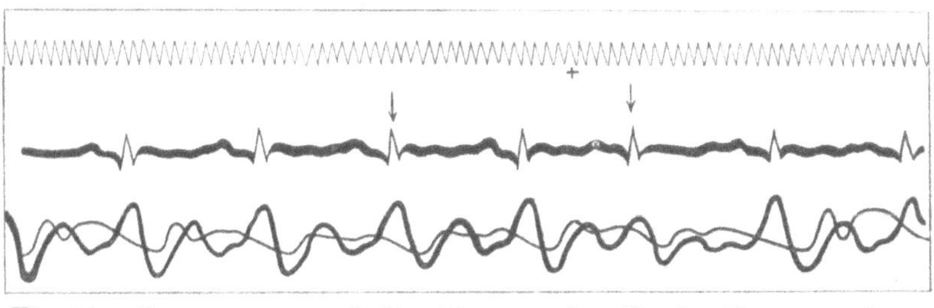

Fig. 79. Spontane aurikuläre Extrasystole. Hund. Thorax eröffnet. Pfotenablenkung. *E* beim Pfeil. Dick gezeichnet: Atrium.

obigem Paradigma, sondern abnorme Kammerelektrogramme, vgl. Fig. 80 und 81. Auch die Suspensionsmethode läßt in solchen Fällen eine Beteiligung des Atriums am Herzschlag als unwahrscheinlich erkennen. Mag die Sache auch selten sein, ist die Beobachtung doch bemerkenswert. Wir haben gesehen, wie wichtig zur klinischen Unterscheidung die Bestimmung des Entstehungsortes verschiedener Extrasystolen geworden ist. Solche experimentelle Ausnahmefälle zeigen nun, daß Reiz- und Erfolgort nicht immer identisch sein müssen unter abnormen Bedingungen (vorhandenes Leitungsvermögen, bei aufgehobener Kontraktion, vgl. oben S. 211).

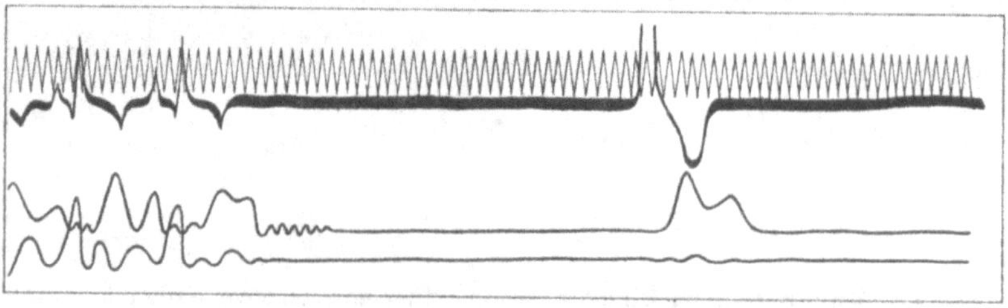

Fig. 80. Abnormes Kammerelektrogramm (Hund) nach Reizung des r. Ohres im Vagusstillstand.

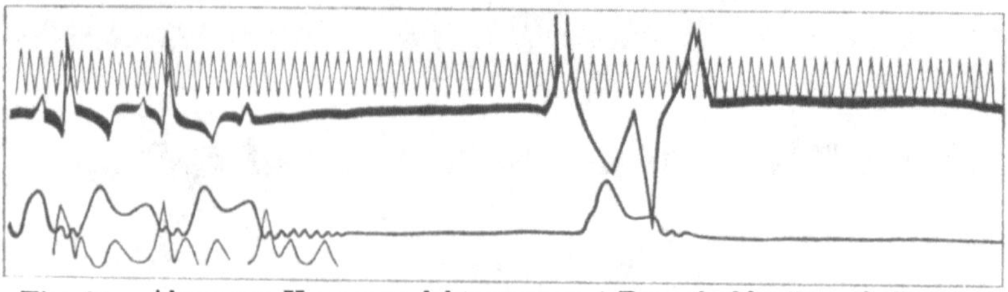

Fig. 81. Abnormes Kammerelektrogramm („Doppelschlag") nach Reizung wie in Fig. 80. Die obere der Suspensionskurven entspricht der Kammer.

Fig. 82 zeigt eine Extrasystole vom Sinus beim Menschen (keine nachfolgende kompensatorische Pause).

Gegenüber den häufigen abnormen Kammerschlägen (ventrikulären Extrasystolen) müssen die Extrasystolen vom Vorhofgebiet als ziemlich selten bezeichnet werden (Mackenzie, Hering, unsere eigenen Erfahrungen). Es kann aber nach dem Vorstehenden wohl keinem *Zweifel* unterliegen, daß die aurikulären Extrasystolen in allen ihren Formen (sporadische, aurikulare Bigeminie als Allorrhythmie, aurikuläre extrasystolische Tachykardie) auch elektrokardiographisch gut analysierbar ist.

Volle Gleichheit in den Intervallen zwischen den einzelnen Herzkontraktionen gibt es bekanntlich nicht. Schon bei ganz gesunden Menschen zeigt dies auch das Elektrokardiogramm, denn Unterschiede bestehen nicht nur in der Länge der Systolen (vgl. darüber unten § 68), sondern auch deren Zwischenpausen. Schon VIERORDT, MAXIMOWITSCH u. A. haben darauf hingewiesen. Jüngst hat REHFISCH gezeigt, daß bei 97 % gesunder Individuen eine Differenz der Dauer einzelner Pulswellen im Durchschnitt von 20 % existiert. Diese palpatorisch gar nicht feststellbaren (beim Tasten unterscheiden wir bloß zeitliche Unterschiede von mehr als $^1/_4$ Sekunde) „physiologischen" Schwankungen fallen nicht unter den klinischen Begriff der Arrhythmie. Bei Hunden (in seltenen Fällen auch beim Menschen), sind diese Schwankungen in der Größe der Perioden allerdings öfter auffallend groß (Fig. 83). Beim Menschen müßte man das, was hier vom Hunde abgebildet ist, schon als anhaltende Arrhythmie primaria oder vera (Abweichung der Reizerzeugung im Sinusknoten) erklären. Als unmittelbar aus physiologischen Zuständen sich entwickelnde typische Form von Arrhythmie haben ferner die eigentlichen Atmungsunregelmäßigkeiten zu gelten. Normalerweise bewegen sich diese Schwankungen (aktive Inspiration beschleunigt, Exspiration verlangsamt die Herztätig-

Fig. 82. Extrasystole vom Sinusgebiet (Mensch).

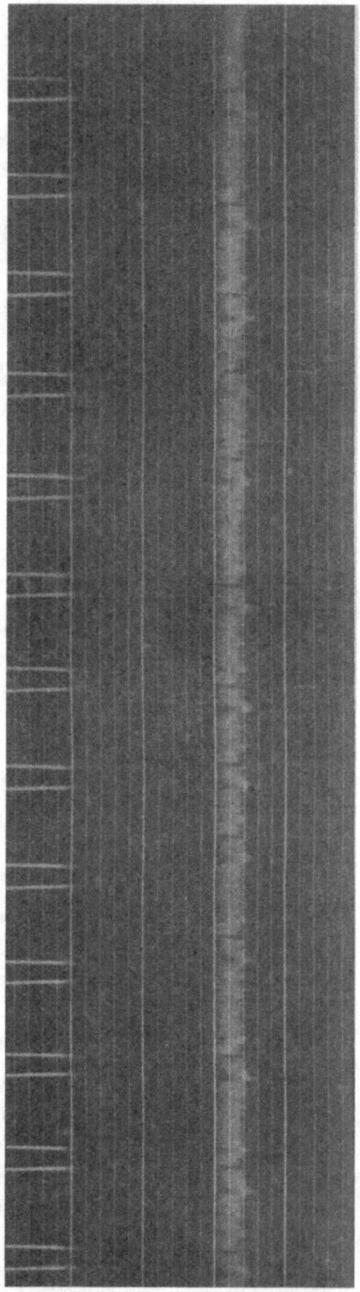

Fig. 83. Hund nicht narkotisiert. Geschlossener Thorax. Pfotenableitung. Primäre Arrhythmie.

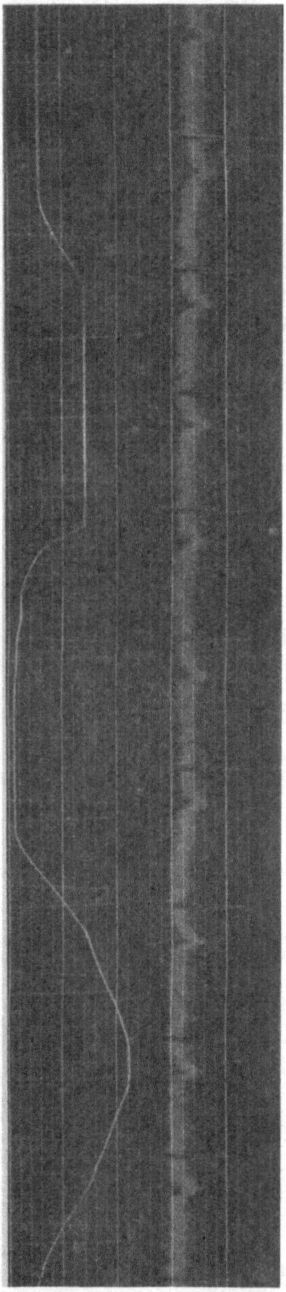

Fig. 84. Mensch. Stärker atmend. Respirationskurve, Elektrogramm (oben). Unten Zeitkurve.

keit) innerhalb enger Grenzen. Qualitativ ein normales Geschehen, müssen sie bei Labilität des Vagus (wohl auch mit des vasomotorischen Zentrums) quantitativ als pathologisch gelten. Durchschneidet man einem Hund mit ausgeprägten Atmungspulsschwankungen die Nn. vagi, bzw. injiziert man einem Patienten mit respiratorischer Arrhythmie Atropin, verschwindet dieselbe.

Der Einfluß des Vaguszentrums ist ein reflektorisch entstandener (E. HERING) und ein im Zentrum selbst resultierender (FRÉDERICQ); solche den Rhythmus beeinflussende Faktoren sind: wechselnde Weite der Lungengefäße, der intrathorakale und intraabdominale Druck usw. Die erwähnte Labilität des Vaguszentrums selbst findet sich bei (reizbaren) Kindern, bei Neurasthenikern, Rekonvaleszenten, bei Gehirnkrankheiten. Von Bedeutung für das Folgende ist, daß die leichteren Fälle von Arrhythmie perpetua dieser „respiratorischen" Arrhythmie, welch letztere übrigens (z. B. bei Kindern, aber öfter auch bei Erwachsenen) die Abhängigkeit von der Respiration oft wenig zur Schau trägt, ähnelt.

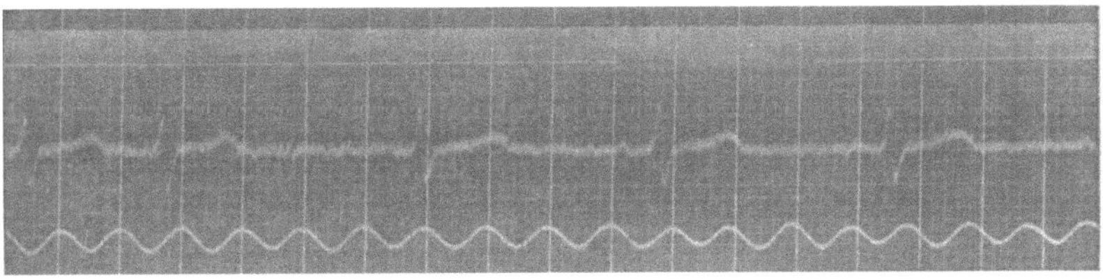

Fig. 85. Respiratorische Arrhythmie (Mensch). Gelegentlich fehlende Atriumzacke.

Fig. 84 enthält das Elektrokardiogramm eines solchen Falles. Das Bemerkenswerteste solcher Fälle ist manchmal, daß die langen Pulsperioden fast alle eine gewöhnliche Atriumzacke aufweisen, während die letztere in den kurzen öfter fehlt (Fig. 85). Nach einem früher ausgesprochenen Grundsatz hätten wir, da die Vorhofschwankung in einer zusammenhängenden Reihe von Einzelkurven hier bald vorhanden ist, bald gar nicht hervortritt, und da die Elektrogramme sonst in allen Details sehr gut ausgeprägt sind, etwaige technische Mängel auszuschließen. Pulsbeschleunigung, durch Atropin z. B., hat beim sonst gesunden Menschen auf die Atriumschwankung keinen Einfluß, nur die Pause wird verkürzt. Soll man also in solchen Fällen von „respiratorischer" Arrhythmie (ähnliche Überlegungen werden wir unten S. 296 in Betreff des Pulsus irregularis perpetuus anzustellen haben) annehmen, daß hier Kammer und Vorkammer gleichzeitig schlagen, bzw. daß es sich um Herzschläge vom Übergangsbündel aus handelt, oder daß (bei Reizursprung im Sinusgebiet) nur das Atrium nicht schlägt? Die Verzeichnung des Venenpulses in diesem speziellen Fall gelang leider nicht. Der betreffende Patient besitzt ein außerordentlich „reizbares" Herz. Beim Schluckakt z. B. erfolgt eine kolossale Zunahme der Pulsfrequenz; berührt eine in den Ösophagus eingeführte Sonde die linke Vorkammer, bekommt er aurikuläre Extrasystolen. Das Kammerelektrogramm weist eine *Jp* auf (vgl. unten § 69).

Über das Elektrokardiogramm des P. paradoxus besitzen wir selbst bisher keine Erfahrungen. Was ferner das Verhalten der Vorhofzacke bei Arrhythmia perpetua betrifft, wird an einer späteren Stelle besprochen.

§ 65. Atrium und Sukzession der Herzabteilungen.

Wir gelangen nunmehr zur zweiten oben gestellten Frage, wie sich Anomalien der Koordination und Sukzession der hier in Betracht kommenden Herzabteilungen elektrographisch kundgeben?

Die beiden Kammern einer- und die beiden Vorhöfe andererseits konstituieren zwei, bis zu einem gewissen Punkt voneinander unabhängige physiologische Einheiten, welche besonders unter pathologischen Bedingungen eine weitgehende Dissoziation erfahren können. Immer mehr befestigt sich ferner (vgl. oben S. 231) die Lehre von einem Trialismus des Herzens: Rest des embryonalen Sinusgebiets, Atrien, Kammern. Der muskuläre Rest des embryonalen Sinus venosus des Menschen ist nunmehr anatomisch und physiologisch annähernd definiert. Koch hatte beobachtet, daß beim absterbenden Säugetierherzen das Umrandungsgebiet der Koronarvenenöffnung (Koronarvenentrichter) länger rhythmische Bewegungen ausführt, als die Einmündungsstelle der obern Hohlvene. Dieser Trichter entspricht nun entwicklungsgeschichtlich einem wichtigen Sinusteil (Sinusquerstück). Das betreffende Gebiet konnte in der eben angegebenen Weise auch beim erwachsenen Menschen begrenzt werden. Es wäre dadurch wahrscheinlich geworden, daß gerade von hier aus durch das Reizleitungssystem Atrium und Kammer beherrscht werden. Hering wendete aber anfangs dagegen ein, daß durch die

Vorhofsöffnung die Einmündungsstelle der obern Hohlvene (der trichterförmige Überzug des Kavaendstücks mit Herzmuskulatur: „oberer Kavatrichter") verletzt und deshalb die normalen Verhältnisse zerstört seien. WENCKEBACHs Befunde besonderer Muskelfasern zwischen dem obern Kavatrichter und dem rechten Vorhof als Weg zum Reizleitungssystem sind durch SCHÖNBERG im allgemeinen bestätigt worden (allerdings in Form mehrerer zerstreuter Muskelzüge vom Vorhof zum obern Kavatrichter). KOCH aber hat jüngst sowohl gegen diese, wie auch gegen THORELs einschlägige Befunde ernste Bedenken erhoben. Die Frage einer direkten muskulären Verbindung zwischen dem sofort zu erwähnenden Sinus- und dem TAWARAschen Knoten ist augenblicklich eine offene. KEITH ist es gelungen, an der Grenze zwischen oberem Kavatrichter und Herzohr einen muskulösen Knoten zu finden, der große Ähnlichkeit mit dem Atrioventrikularknoten TAWARAs besitzt: Sinusknoten. Dieser Knoten besitzt längliche Form und erstreckt sich von der obern Kante des rechten Herzohrs an in der Grenzfurche zwischen Kavatrichter und Herzohr über einige Zentimeter schräg nach außen und abwärts. Zahlreiche aus Ganglienzellen der Grenzfurche zwischen Kavatrichter und Herzohr stammende Nervenfasern lagern sich ihm an und ein. KEITH und MACKENZIE haben die Gegend des Sinusknotens mit der Entstehung der Bewegungsreize des Herzens (Ursprungsreiz) in Beziehung gebracht, von hieraus werde unter normalen Bedingungen der Herzrhythmus beherrscht. Unter abnormen Bedingungen können die Ursprungsreize in die Gegend des Atrioventrikularknotens und selbst nach dem Kammerabschnitt des Reizleitungssystems verschoben werden (LOHMANN, HERING, KRAUS und NICOLAI u. A.). H. E. HERING hat nun schon 1900 an (absterbenden) Kaninchenherzen beobachtet, daß gelegentlich erst auf mehrere Pulsationen der Vene eine Vorhofkontraktion folgt; 1906 bestätigte er den Befund unter für das Leben des Versuchstieres günstigeren Umständen. Abgesehen von einschlägigen klinischen Beobachtungen MACKENZIEs und JOACHIMs hat zuerst (1906) WENCKEBACH Kurven publiziert, welche gar nicht anders gedeutet werden können, als daß es sich in dem betreffenden Krankheitsfall um Elimination von Vorhofssystolen durch Leitungsstörung handelt. Auch HEWLETT und RIHL veröffentlichten bemerkenswerte Beobachtungen von Überleitungsstörung zwischen den Einmündungsstellen der großen Hohlvenen und den Atrien. Das

Merkmal einer solchen Überleitungsstörung besteht darin, daß im Kurvenbild der Abstand der *a*-Welle allmählich immer größer wird, bis schließlich eine Vorhofswelle ganz ausfällt. Die Dauer einer langen Vorhofsperiode, während welcher ein Vorhofssystolen-Ausfall besteht, ist stets kürzer, als die Dauer zweier normaler Atriumperioden. An der Atriventrikulargrenze kann sich die gleiche Verzögerung der Erregungsleitung wiederholen; es entsprechen dann in einer längeren Serie von Herzschlägen z. B. fünf Sinuspulse bloß vier Vorhofs- und nur drei Ventrikelkontraktionen. Es scheint, daß diese Reizleitungsstörung besonders auch unter Digitaliseinwirkung zustande kommt. Oder (gleichzeitige Aufnahme von Arterien und Venenpuls) es treten Kammersystolenausfälle mit oder ohne Vorhofsystolenausfälle auf. Der Zeitwert der Vorhof- und Kammerstillstände beträgt ein Vielfaches der Dauer einer Vorhofperiode bei regelmäßiger Herztätigkeit. Zur Zeit dieser Vorhof- und Kammerstillstände besteht die (zeitweilige) Überleitungsstörung zwischen dem Bildungsort der Ursprungsreize und dem Vorhof (Rihl). Die Dauer einer langen Vorhofperiode, während der ein Atriumschlag ausbleibt, ist übrigens auch hier gewöhnlich etwas kürzer, als zwei normale Vorhofperioden. Nach den Vorhofsystolen vollzieht sich eben der Übergang der Erregung vom Sinus zum Vorhof schneller, als bei einem Herzschlag, dem kein Vorhofsystolenausfall vorangegangen ist.

Die Herzunregelmäßigkeiten, welche aus Störung der Überleitung der Erregung von den Vorhöfen zu den Kammern resultieren, sind die Reizleitungsstörungen *κατ' ἐξοχήν*. Wenckebach war der erste, welcher gewisse Fälle von Herzunregelmäßigkeiten beim Menschen ganz richtig als solche Leitungsstörungen gedeutet hat; es fehlten aber zum vollen Beweis die Venenpulskurven. Mittels des Phlebogramms hat zuerst Mackenzie (1902) zeitweiligen Kammersystolenausfall beim Menschenherzen demonstriert. Dissoziation des aurikulären und ventrikulären Rhythmus hat bereits 1885 Chauveau in einem klinischen Fall beschrieben. 1902 veröffentlichte dann Mackenzie Arterien- und Venenpulskurven, aus denen die Unabhängigkeit des Vorhof- und Kammerrhythmus hervorgeht. Hering unternahm es, experimentell den Begriff Dissoziation dahin zu fixieren, daß unter derselben bloß eine zur Zeit vollständig aufgehobene Erregungsüberleitung, bzw. ganz unabhängig von den Vorhöfen sich vollziehendes Schlagen der Kammer in ihrem eigenen Rhythmus zu verstehen sei. Er gelangte dazu durch Versuche, durch welche er ebenso wie His, Humblet, Frédericq und Erlanger den Beweis erbrachte, daß das von His entdeckte, von Aschoff-Tawara genau beschriebene Atrioventrikularsystem die (einzige) funktionelle Verbindung zwischen Vorhöfen und Kammern des Säugetierherzens darstellt. Überleitungshemmung („Herzblock") wäre dann dem Kammersystolenausfall und der Dissoziation gemeinsam; im ersteren Fall resultiert aber Kammerruhe, im zweiten ventrikuläre Automatie. Kammersystolenausfall kann bei Dissoziation auch noch vorkommen. Die Unterscheidung beider sei aber schon deshalb berechtigt, weil zwar Kammersystolenausfall, nicht aber dauernde Dissoziation als Folge von (spontan-pathologischer?) Vagusreizung bisher sicher bekannt ist.

Wenn also die Überleitungsstörung auf die atrioventrikuläre Verbindung beschränkt ist, so ergibt sich: 1. bloß eine besonders lange Zeit zwischen Vorhof und Ventrikelsystole, 2. die a-Wellen folgen sich in gleichen Abständen, aber die entsprechenden s-Wellen des Arterienpulses treten immer später auf, bis eine ganz ausfällt; so kann jeder 4., 3., 2. Arterienpuls eliminiert sein, 3. es fällt ohne zunehmende Verspätung der Arterienpulse eine Kammersystole aus; nicht selten folgt der ausgefallenen Ventrikelkontraktion ein atriventrikulärer Herzschlag (Atrium- und Kammerzusammenziehung treffen zusammen). Neben Kammersystolenausfall findet sich häufig auch lange Überleitungszeit. Die Vorhoffrequenz ist bei zeitweiligem Kammersystolenausfall (auch wenn z. B. Digitalis angewendet worden ist), oft (nicht immer) hoch, 4. vollständige Dissoziation (mit oder) ohne ausfallende Kammersystolen.

Das Elektrokardiogramm gestattet nun, alle Überleitungsstörungen außerordentlich schön zu demonstrieren und zu analysieren; es versagt auch niemals in solchen Fällen, während, manche publizierte schwer zu beurteilende Kurve beweist es, die Sphygmo-Phlebographie wenigstens oft in verschiedener Weise Schwierigkeiten macht.

Fig. 55 stellt, als Folge von (schwacher) Vagusreizung (Hund in Äthernarkose, Verzeichnung der Bewegung des rechten Atriums und der Herzspitze mittels des Suspensionsverfahrens) isolierte Vorhofskontraktion, verzögerte Reizübertragung und (ausnahmsweise) abnormen Ventrikelschlag dar. Die Regel ist nämlich, daß bei (experimentell hervorgerufenen und klinisch zu beobachtenden) Überleitungsstörungen zwischen Atrien und Kammern im Elektrokardiogramm ein (offenbar vom Atrioventrikularsystem ausgehender) typischer Ventrikelschlag mit Initial- und Finalschwankung sich findet.

Über einen sichern klinischen Fall von exklusiv gestörter Reizübertragung zwischen Sinusgebiet und Atrien mit Elektro-

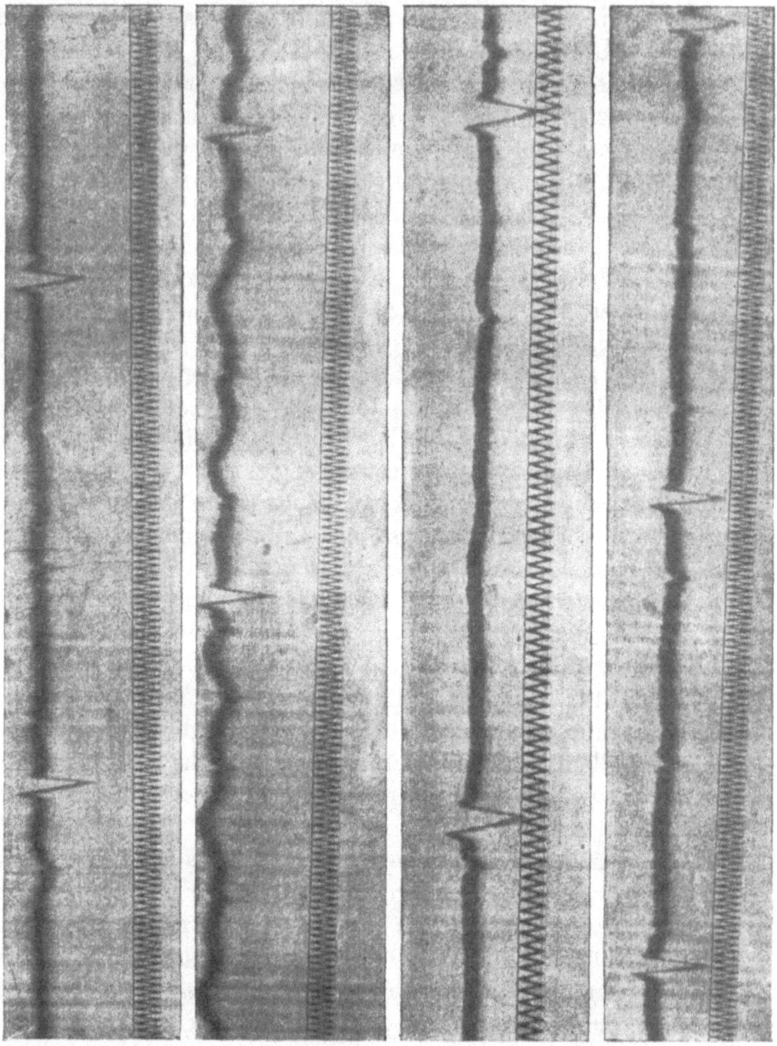

Fig. 86. Überleitungsstörung zwischen Vorhof und Kammer (vollständige Dissoziation) bei einem an Adams-Stokesscher Krankheit leidenden Manne. Größere Vorhofs- als Kammerfrequenz. Die *a*-Zacken treten überall deutlich hervor.

kardiographie verfügen wir selbst bisher nicht. Dagegen besitzen wir zahlreiche Fälle von Überleitungsstörung zwischen Vorhöfen und Kammern, bzw. von Dissoziation.

Fig. 86—87 rührt von einem 57jährigen Manne mit ADAMS-STOKESscher Krankheit her (Obduktion fehlt).

Patient, nie luetisch, kein Potator, litt seit 1906 an Schwindelanfällen, welche an Intensität rasch zunahmen, so daß der Kranke dabei zu Boden stürzte. Im November 1906 traten solche Attacken alle 3—4 Tage ein, im Januar 1907 mehrmals täglich. Die Anfälle waren mit Bewußtlosigkeit verbunden. Den Attacken ging Brustbeklemmung voran. Im Beginn der Anfälle 26, auf der Höhe 24 Pulsschläge in der Minute. Periodische Atmung. Nach vorausgegangener Miosis folgt maximale Dilatation der Pupillen. Manchmal klonische Zuckungen der Muskulatur. Nach 3 Minuten wird die Atmung regelmäßig, das Bewußtsein kehrt wieder.

Keine starke Sklerose jener Arterien, welche der Betastung zugänglich sind. Mäßige arterielle Hypertension (222 bis 130 aq). Pulsfrequenz für gewöhnlich 28—32, eine Zeitlang 24. Bisweilen stärkere Pulsarrhythmie (Fig. 88), gelegentlich (scheinbare) ventrikuläre Extrasystolen. Gewöhnlich scheinbar regelmäßiger Radialpuls. Das Röntgenorthogramm, Fig. 89, zeigt (mäßige) Dilatation des Herzens. Systolisches Geräusch über der Aorta.

Es handelt sich um Dissoziation mit größerer Vorhofs- als Kammerfrequenz. Die gleichzeitige Verzeich-

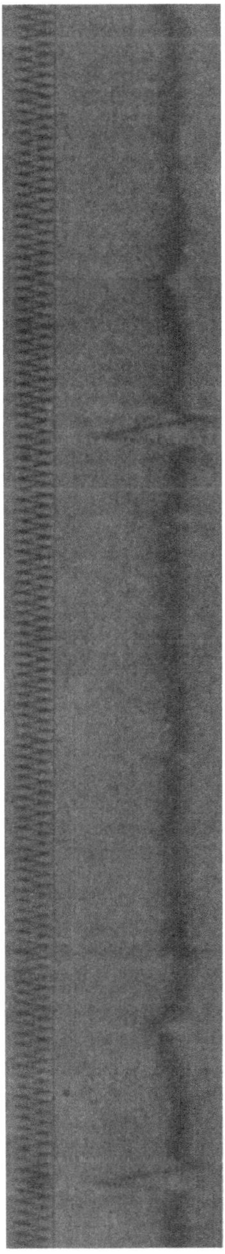

Fig. 87. Elektrokardiogramm desselben Patienten wie in Fig. 86. Muskelarbeit.

nung von Halsvenen- und Arterienpuls (das Kardiogramm konnte nicht aufgenommen werden, das Phlebogramm gelang schlecht) ergab Bilder, welche nur dieselbe Deutung zuließen (Fig. 90). Bei der Röntgenuntersuchung (Fluoreszenzschirm) konnte man übrigens auch ganz gut sehen, daß jedem tastbaren Radialpuls ein Ventrikelschlag entsprach und daß das (rechte) Atrium sich (bisweilen 2—3mal) öfter als die (linke) Kammer kontrahierte. Die Vorhöfe schlugen

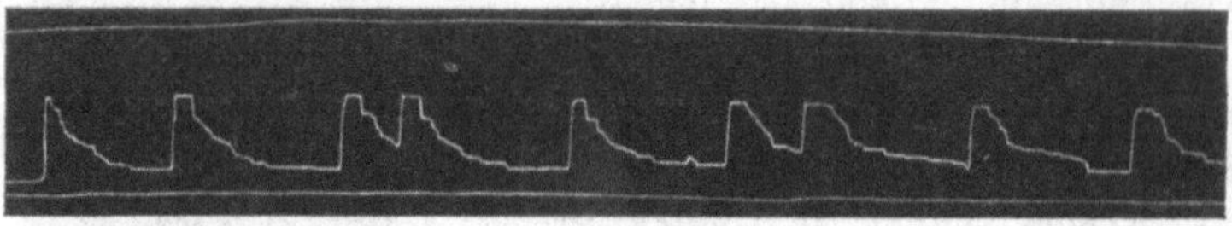

Fig. 88.

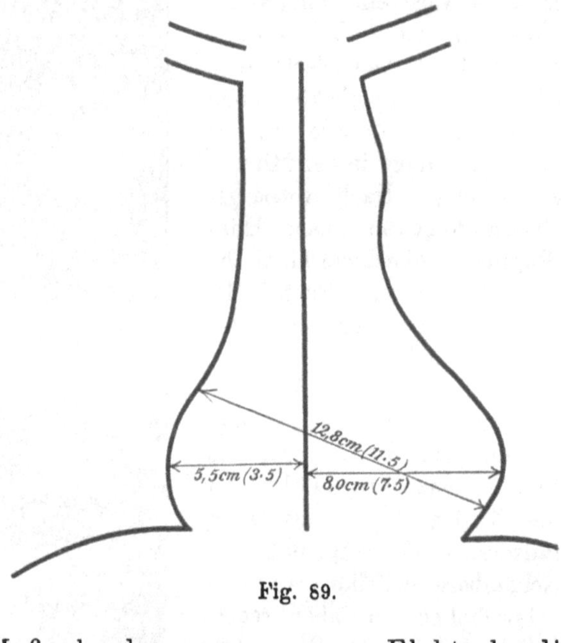

Fig. 89.

nach Maßgabe des ausgemessenen Elektrokardiogramms bei körperlicher Ruhe des Patienten alle Sekunden einmal, die Ventrikel bloß alle 2,7 Sekunden; auf 60 Atriumkontraktionen entfielen also nur 22,2 Ventrikelschläge. Dabei pulsierten die Vorhöfe völlig rhythmisch, annähernd auch die Kammern. In drei Arbeitsversuchen gelang es die Frequenz der Atrien auf 79, 67, 63 in der Minute zu erhöhen; die Zahl der Ventrikelschläge

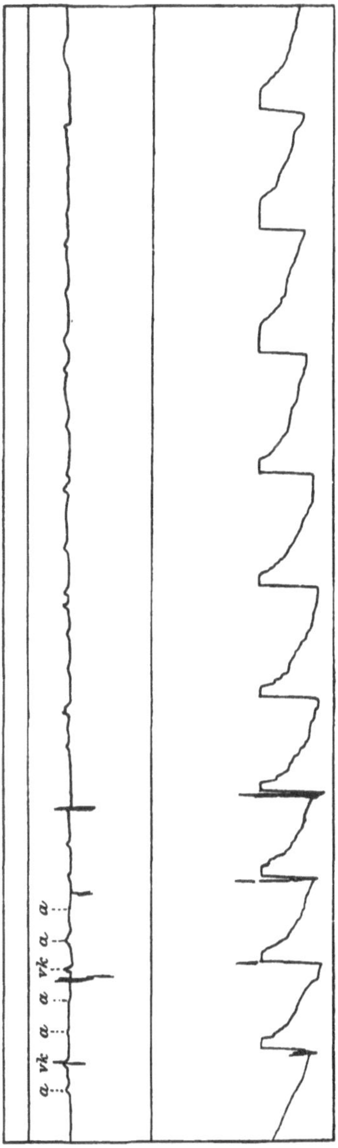

Fig. 90. Sphygmophlebogramm des Patienten Fig. 86. Dissoziation, größere Vorhofs- als Kammerfrequenz.

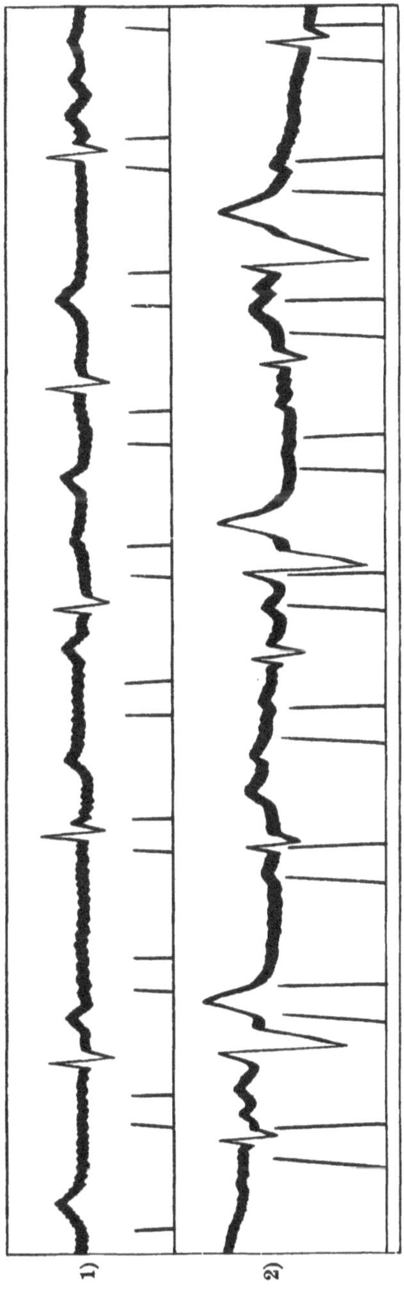

Fig. 91. Ein anderer Fall von vollständiger Dissoziation: 1) in Muskelruhe aufgenommen; 2) bei Muskelarbeit (Raddrehen). Die erfolgte Zunahme der Kammerfrequenz ist zustande gekommen durch eingeschaltete ventrikuläre Extrasystolen (li. u.). Zeit 1 Sek.

jedoch blieb bei 20,8, 21 stehen; sie wurde also merklich geringer als in der Ruhe. So verhält sich das subsidiäre Herzzentrum in vielen einschlägigen Fällen. Es geht daraus hervor, daß die Kammer, wenn die supraventrikulären Herzabschnitte vom N. accelerans stärker erregt sind, unter (antagonistischer) Vaguswirkung steht. Der Mann vermochte übrigens nur sehr wenige und nur geringfügige Muskelarbeit zu leisten. Andere Patienten dieser Art, welche sich dadurch als Leichterkranke erweisen, daß sie für Muskelanstrengung einigermaßen besser befähigt sind, bekommen während des Arbeitsversuches eingeschaltete abnorme Ventrikelschläge (ventrikuläre Extrasystolen) (vgl. Fig. 91). Über diese Tatsache vgl. noch unten S. 312. Atropin ist ohne Einfluß auf die Kammerschlagzahl.

Fig. 92 zeigt die Elektrokardiogramme eines jungen Mannes, der im Anschluß an leichten Gelenkrheumatismus Herzunregelmäßigkeiten bekam. Außer einem gewissen Grad von Herzschwäche war sonst nichts nachzuweisen. Bei einer Pulsfrequenz von 78 pro Minute ergab das Elektrokardiogramm das Vorhandensein einer Störung der Reizleitung, wobei eine Art Gruppenbildung mit (ziemlich) regelmäßigem Ausfallen eines Pulsschlages resultierte. Regelmäßiges Auftreten von Extrasystolen (welche ebenfalls eine regelmäßige Intermision des Ventrikelschlags herbeiführen kann), ist auf den ersten Blick auszuschließen. Das Prototyp des vorliegenden Falles ist die Schädigung des Leitungsvermögens und die Folgeerscheinungen, welche das Intervall $a_s - V_s$ des absterbenden Froschherzens darbietet (Suspensionsverfahren, vgl. Fig. 93). Auch klinisch sind, wie besonders schon ein Fall von Rihe zeigt, mittels Sphygmo-Phlebographie bereits ganz gleiche Beobachtungen gemacht. Sowohl in der mechanischen Kurve vom Frosch wie in dem Elektrokardiogramm unseres klinischen Falles (in letzterem wohl besonders prägnant) erkennt man, daß $a_s - V_s$ — wegen der allmählich schlechter werdenden Leitung — immer länger wird. Es kommt so weit, das V_s erst ganz kurz vor dem Auftreten der folgenden a_s einfällt. Wer die langsame Entstehung dieser Erscheinung nicht verfolgt hätte, könnte aus einer etwa aufgenommenen mechanischen Kurve den Eindruck gewinnen, daß a_s auf V_s folge (daß also eine Umkehr der normalen Schlagfolge vorliege). Elektrokardiographisch läßt sich dies sofort unterscheiden: im Falle einer Umkehr müßte ein „abnormer“ Ventrikelschlag vorliegen,

1) 2) 3)

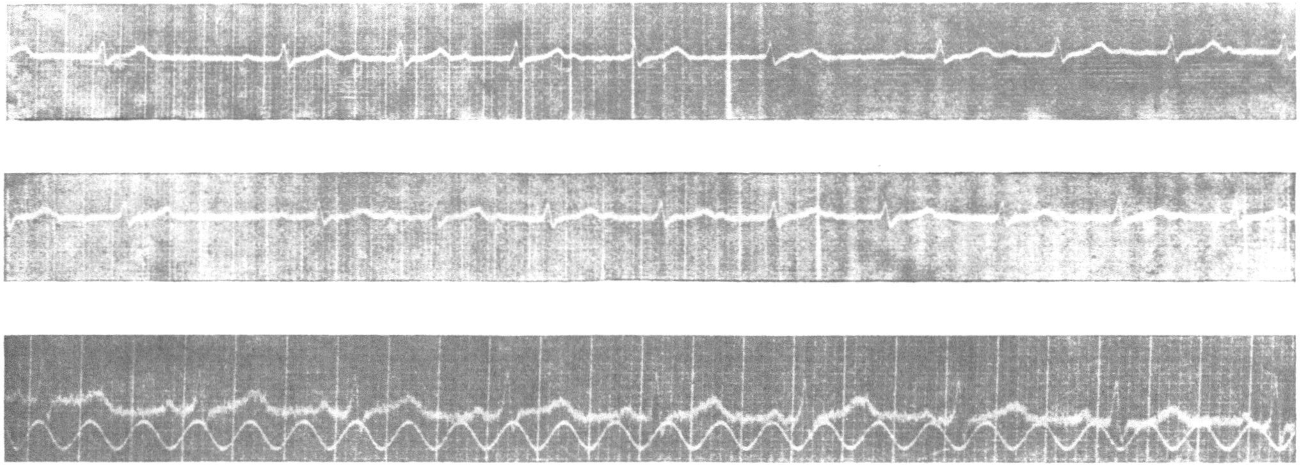

Fig. 92. 1), 2) Störung der Reizleitung zwischen Vorkammer und Kammer in einem Fall von Gelenkrheumatismus (Gruppenbildung mit Ausfallen einzelner Pulsschläge). Zeitkurve fortgelassen. 3) Ein Jahr später aufgenommen, keine Überleitungsstörung mehr, bei gleicher Pulsfrequenz. Zeit 0·2 Sek.

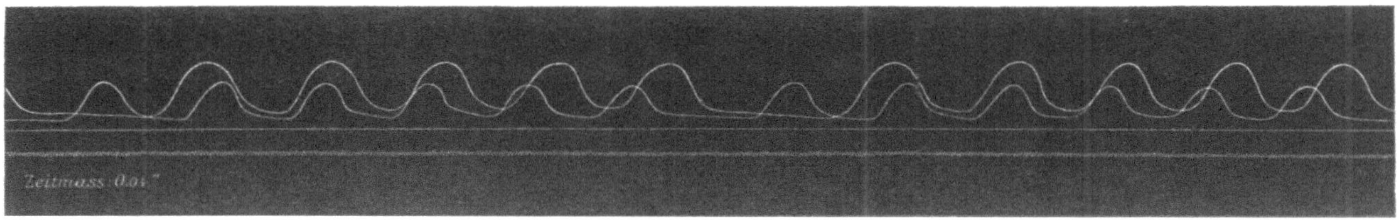

Fig. 93. Froschherz („absterbend"). Schädigung der Überleitung zwischen Atrium und Kammer.

was in Wirklichkeit nicht der Fall ist. — Schließlich kommt, bei fortschreitender Lähmung der Leitung, der Moment, wo $a_s - V_s = \infty$ wird, d. h. wo die nächste Kammerkontraktion ausfällt. In der durch den Ausfall entstandenen Pause findet dann die Leitung Zeit, sich wieder herzustellen, so daß der nächst folgende Ursprungsreiz wieder zum Ventrikel geleitet wird. Nachdem jedoch wiederum einige Systolen stattgefunden haben, fällt wieder ein Kammerschlag aus usw. usw. Die Atrien schlagen in unserem Fall in annähernd gleichen Abständen. Nach einem Jahre, als der Patient wegen einer frischen Attacke von Rheumatismus mit beginnender Endocarditis mitralis wiederum zur Klinik gekommen war, stellte sich die Herzaktion völlig regelmäßig heraus (Puls wiederum etwa 80, Elektrokardiogramm ganz normal, bis auf die mittlerweile hervorgetretene Jp) (Fig. 92 s). Die Leitungsstörung muß also seinerzeit eine ausgleichsfähige, vielleicht bloß auf funktioneller Toxinschädigung beruhende gewesen sein. Aus der Gerhardtschen Klinik ist jüngst eine ähnliche Beobachtung mitgeteilt worden.

Dreizehntes Kapitel.

Die normale Ventrikelschwankung und ihre Abweichungen.

§ 66. Deutung des normalen Erregungsablaufs im Herzen. Das Elektrokardiogramm sagt nichts aus über die Aktion des Treibwerks.

Im Schema des menschlichen Elektrokardiogramms (Fig. 94 und 54) entspricht J und F (Initial-, Finalschwankung) dem Aktionsstrom der Ventrikel. Bei Ableitung von rechter und linker Hand (rechter Hand — linkem Fuß) oder Anus — Ösophagus sind J und F in der Norm nach oben gerichtet (positiv). Man könnte zur Feststellung dieser Zugehörigkeit — etwa experimentell — irgend eine isolierte Kammerkontraktion hervorrufen. Für die manometrische oder die mittels des Suspensionsverfahrens vorgenommene Registrierung erscheint ja jede Systole, deren gesamter Ablauf während eines Vorhofstillstandes vor sich geht, gleichwertig. Diese geforderte Bedingung ist verwirklicht bei „ventrikulären Extra“systolen, wenn der Rhythmus cordis so verlangsamt ist (Vagusreizung, Abkühlung), daß die auf den Extrareiz hin zustande kommende Kammerkontraktion bereits ablaufen konnte, ehe der nächste spontane Vorhofspuls einfällt. Zum Studium des Venenpulses, bzw. der Kammerwellen desselben, kann man in der Tat so vorgehen. Gerade das Elektrokardiogramm hat aber (vgl. oben §§ 42, 49) gezeigt, daß es dem Wesen nach ganz verschiedenartige Ventrikelkontraktionen gibt. Während eines längeren infolge von starker Vagusreizung eingetretenen Vorhofs- und Kammerstillstandes kommt es öfter zu spontanen isolierten Ventrikelschlägen, welche aber manchmal, wie es bei künstlichen Extrasystolen der Kammern immer der Fall ist, elektrographisch auch als abnorme Herzschläge sich herausstellen. Das abgebildete Schema entspricht bloß der normalen Kammersystole, bei welcher die Erregung (Leitungsreiz) in der Gegend des Hisschen Bündels in die Kammern eintritt

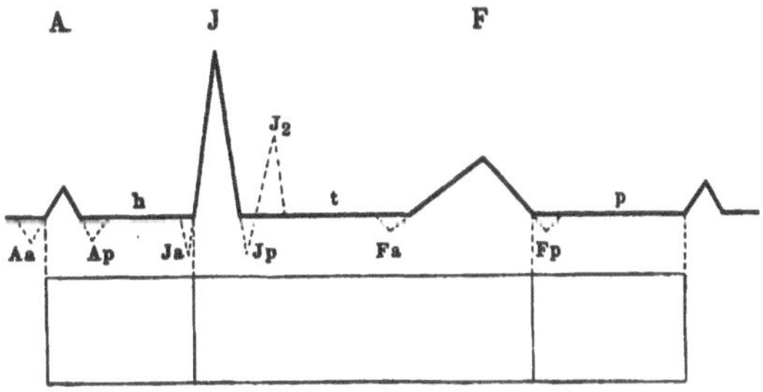

Fig. 94.

und von hier aus auf komplizierten, aber ganz bestimmten Bahnen und in einer (vorläufig in allen Einzelheiten noch nicht sicher bekannten, aber) zweifellos ebenfalls festgelegten Reihenfolge die verschiedenen anatomischen Fasergruppen des Herzmuskels ergreift. Wie im theoretischen Teil ebenfalls bereits auseinandergesetzt ist (vgl. oben § 54), wurde überhaupt die Form des Elektrokardiogramms ein wertvolles Mittel für die physiologischen Versuche, die Richtung und Ausbreitungsweise der Erregungs- (Aktions-) Welle im Herzen schärfer zu bestimmen. Eine solche Aufklärung mittels neuer Methoden ist aber bei den widersprechenden Ergebnissen der direkten mechanischen Registriermethoden dringend erwünscht gewesen. Eine in meßbarer Zeit fortschreitende Erregungswelle hatten auch bereits diese letzteren zum Ergebnis gehabt. Seitdem durch die vergleichend-kardiographischen Versuche von CHAUVEAU und MAREY im normalen Zustand ein scheinbar absoluter Synchronismus der Bewegungen in den homologen Abteilungen der beiden Herzen demonstriert war, behielt allerdings, besonders bei den Klinikern, eine ebenso absolute funktionelle Solidarität der beiden Herzhälften ohne Widerspruch Geltung. Aber gegenwärtig steht nach graphischen experimentellen Untersuchungen besonders der Schüler von FRÉDÉRICQ (SCHMIDT-NIELSEN, STASSEN, FOUCONNIER) fest, daß ein solcher Synchronismus der Systole der Atrien und der beiden Ventrikel untereinander auch nicht einmal in der Norm existiert. Selbst die einzelne Kammer zieht sich nicht simultan in der ganzen Masse zusammen. Auch da ist eine Propagation der Kontraktionswelle nachweisbar. Es gibt ein Gesetz der normalen Sukzession der verschiedenen Phasen des Herzschlages, in welchem der gewöhnliche Rhythmus begründet ist: vom Atrium dextrum zum linken Vorhof, zur linken und schließlich zur rechten Kammer mit meßbarer Verzögerung an den Übergängen. Dem gegenüber steht auch schon nach Maßgabe des graphischen Verfahrens fest, daß bei (künstlich erzeugten) ventrikulären Extrasystolen (abnormen Ventrikelkontraktionen) die Erregungswelle an jedem Punkt des Herzens beginnen und von da radiär sich ausbreiten kann.

Was den typischen Ablauf der ventrikulären Erregungswelle auf Grund des normalen Elektrokardiogramms betrifft, so halten wir auch für klinisch-pathologische Erörterungen bisher wenigstens die folgenden Bemerkungen maßgebend.

Die Ventrikel besitzen bekanntlich drei Muskelsysteme: Äußere Muskelschicht, Treibwerk, Papillarsystem (vgl. oben § 34). Die Vorhöfe stehen bloß durch das HISsche Bündel mit den Kammern, vermittelst der TAWARAschen Fasern bloß mit dem Papillarsystem in Verbindung. Letzteres hat sowohl Brücken zum Treibwerk wie zu den äußeren Spiralfasern. Schon aus anatomischen Gründen liegt also wohl die Annahme nahe, daß die Erregung vom Vorhof in das Papillarsystem hineingeht, in diesem von der Herzbasis zur Spitze verläuft, um endlich einerseits ins Treibwerk, andererseits in die äußeren Spiralfasern zu gelangen. Als erster hat GOTCH (1907) Versuche an Fröschen veröffentlicht, welche zeigten, daß auch bei dem einfach gebauten Ventrikel dieses Tieres die Kontraktion, keineswegs als einfache Welle ablaufend, sondern, nachdem sie an der Basis begonnen, zur Spitze läuft, um schließlich wiederum zur Basis zurückzukommen. Eine detailliertere Deutung des Erregungsablaufes im Herzen des Säugetieres hat dann auf Grund unserer gemeinsamen Experimente Nicolai unternommen. Nachdem, wie wir gesehen, die Vorhofkontraktion als eine diphasische Schwankung verlaufen ist, folgt (vgl. das Schema Fig. 94) eine horizontale Strecke *h*, was ausdrückt, daß die Erregung ausgedehnte Muskelmassen nicht durchläuft. Wir nehmen an, daß dieselbe während dieser Zeit durch das Hissche Bündel geht. Darauf wird der basale Teil des Papillarsystems negativ, dementsprechend steigt die Kurve im Elektrokardiogramm steil an (*J*); langt die Erregung in der Spitze an, erscheint die Kurve bereits wieder abgesunken. Schon vor zwei Jahren haben wir uns experimentell überzeugt, daß die Initialschwankung dem systolischen Druckablauf im Kammerinnern und der Aortenwurzel vorausgeht (vgl. Fig. 58). Kahn hat dies jüngst ebenfalls festgestellt und Rehfisch, Saltzmann und H. E. Hering konnten auch graphisch immer sicherer nachweisen, daß das Papillarsystem sich zuerst, vor der Herzbasis und selbst vor der Spitze, zusammenzieht. Dafür spricht endlich auch, daß das Maximum der Braunschen (kinematographisch nachgewiesenen) Wölbungszunahme in die erste Phase der Systole fällt. Daraus ist nämlich zu schließen, daß sich zunächst die inneren mehr vertikalen Fasern der Herzhöhle und Papillarmuskeln kontrahieren, deren Zusammenziehung natürlich eine starke Ausbuchtung bewirkt. *J* stellt den steilsten und höchsten Teil des Elektrokardiogramms dar. Dies ist aber nicht etwa die Folge davon, daß der Herzmuskel dementsprechend stärker erregt ist und sich kräftiger kontrahiert als nachher, sondern davon, weil in dieser Phase der Systole die Erregung in einem und demselben Sinne verläuft und die elektrischen Spannungsdifferenzen der einzelnen Muskelfasern sich summieren und nicht, wie später, subtrahieren (vgl. den theoretischen Teil § 43). Nach Ablauf dieser durch die Kontraktion des Papillarsystems hervorgerufenen diphasischen Schwankung erscheint die Kurve (*t*) nochmals horizontal. Die horizontale Strecke *t* ist der Ausdruck dafür, daß die Erregung im Treibwerk angelangt ist; die Geradlinigkeit der Kurve an dieser Stelle bedeutet also etwas ganz anderes als diejenige zwischen Atriumzacke und *J*: sie ist hier Ausdruck eines sich kompensierenden Vorgangs, bzw. das elektrische

Äquivalent der zirkulären Fasern des Treibwerks kommt nur deshalb nicht zum Ausdruck, weil die entstandene Potentialdifferenz sich derartig im Körper verteilt, daß sie bei der Ableitung, an welche wir beim Menschen gebunden sind, nicht zur Geltung kommt. Bekanntlich ist es nun gerade das Treibwerk, das Mittelstück des Herzmuskels, dessen Kontraktion vor allem zur Verkleinerung des Lumens des Herzens und zur Austreibung des Blutes beiträgt. Für eine Beurteilung speziell der mechanischen Leistungsgröße des Herzens aus dem Elektrokardiogramm ist es überaus wichtig, daß es nichts aussagt gerade über die Aktion des Treibwerks. Schon in unserer ersten Mitteilung haben wir dann ferner darauf hingewiesen, daß die Finalschwankung *F* nicht etwa einen Rest der anfänglichen Negativität der Basis darstellt; die Basis wird zum Schluß nochmals negativ, indem die Erregung wiederum zu dieser aufgestiegen ist. Wir sind geneigt anzunehmen, daß es sich hier um die Kontraktion vorwiegend der äußeren Muskelschicht (Kammerbasis) handelt. Der letzte horizontale Teil des Elektrokardiogramms *p* entspricht der Herzpause, in welcher die Muskulatur völlig ruht. Wir betonen nochmals die für einschlägige klinische Erörterungen überaus wichtige Tatsache, daß (abgesehen von *A* und *J*) das Elektrokardiogramm nicht der Ausdruck einer nur in einer Richtung verlaufenden Aktion sein kann. Dafür haben wir ebenfalls schon in unserer ersten Mitteilung direkte Beweise angeführt. Aus dem theoretischen Teil (vgl. oben § 49) erinnere ich hier nur an die doppelte, dreifache Größe der negativen Schwankung bei direkter künstlicher Kammerreizung. Es läuft eben in der Norm nicht eine einsinnige Aktionswelle über das Herz hin, sondern es spielen sich gleichzeitig mehrfache Erregungen im Herzen ab, welche mechanisch zusammenwirken, deren elektrisches Äquivalent jedoch sich teilweise aufhebt. Auch dies ist entscheidend für Bewertungsversuche der mechanischen Leistungsgröße des durchaus nicht einfachen, sondern sehr komplizierten systolischen Vorganges aus dem Kammerelektrokardiogramm.

Normale isolierte Kammerelektrokardiogramme, welche beweisen, daß, obwohl die Atriumzacke fehlt, doch auch hier die Erregung vom Atrioventrikularsystem (HIS schen Bündel) her in die Ventrikel einstrahlt und die verschiedenen Fasergruppen des Myokards sukzessive in der bestimmten richtigen Reihenfolge ergreift, lassen sich experimentell dadurch und nur dadurch gewinnen, daß man die Stelle des ASCHOFFschen Knotens (z. B. elektrisch) reizt (Fig. 95). Umgekehrt läßt sich, wenn ausreichender Grund für die Annahme vorliegt, daß in einem speziellen klinischen Fall dem Elektrokardiogramm nur die Atriumzacke wirklich fehlt, während es eine Initial- und eine Finalschwankung ausgeprägt besitzt, eine spontane atrioventrikuläre Extrasystole diagnostizieren (vgl. unten § 72). Auch in allen (bzw. den meisten) Fällen von totaler Überleitungshemmung zwischen Vorkammern und Ventrikeln findet sich ein typisches Kammerelektrogramm bezw. ein Herzschlag vom Atrioventrikularsystem (S. 244). Hier sind diese beiden Musterbeispiele nur angeführt worden, um zu rechtfertigen, daß das Stück von *J* bis *F* im Elektrokardiogramm wirklich als Ventrikelschwankung (gleich Ventrikelsystole) zu bezeichnen ist.

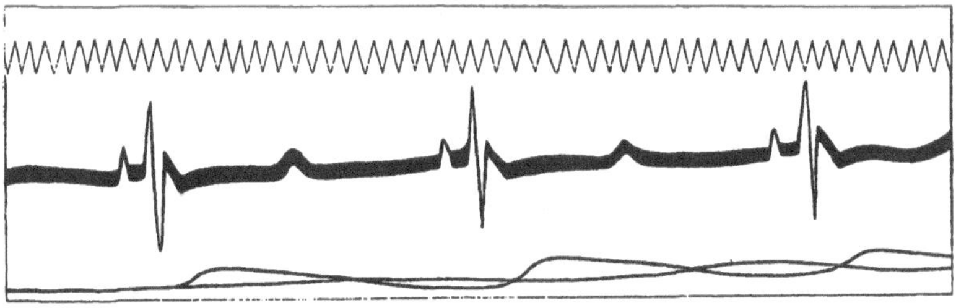

Fig. 95. Ventrikelelektrogramm (Hund) nach elektrischer Reizung der Gegend des ASCHOFFschen Knotens. Die Zacke vor *J* entspricht bloß dem Induktionsschlag (*r*). Mechanisch verzeichnet (Suspension) bloß die Kammer deutliche Ausschläge.

Der Begriff „normale Systole" bedeutet dabei keinen gewöhnlichen Tetanus und keine gewöhnliche Muskelzuckung, sondern eine ganz besondere, bloß dem Herzen zukommende Kontraktionsform, nämlich die mechanisch zu verstehende Summation von Tätigkeiten hintereinandergeschalteter Muskelabteilungen. Ventrikelsystole ist die „Zeit von dem Moment an, in welchem sich die erste Kammerfaser zu kontrahieren beginnt, bis zu dem Augenblick, in welchem die letztere Kammerfaser erschlafft ist". Diese Zeit dauert natürlich auch etwas länger, als diejenige, während welcher in der (linken) Kammer ein meßbarer Druckablauf vorhanden ist und nicht unerheblich länger als der sogenannte „systolische Teil der Pulswelle".

§ 67. Formen des Elektrokardiogramms unter verschiedenen physiologischen Bedingungen.

Mag das Elektrokardiogramm des Hundes in der Form auch nicht absolut mit dem des Menschen übereinstimmen, weist es doch sicher, wie wir stillschweigend auch bisher angenommen, prinzipielle Unterschiede mit demselben keineswegs auf. Was den gesunden Menschen auf der Höhe des Lebens betrifft, zeigen auch bei vollkommen gleicher Untersuchungstechnik, speziell bei der gleichen Art der Ableitung, die Gipfel der Initial- und Finalschwankung, aber vor allem auch J_p („S“ bei Einthoven) gewisse Differenzen mit Bezug auf Konfiguration und Ordinatenhöhe. Durchschnittswerte lassen sich bei Gesunden für gewisse Altersgruppen aufstellen. Unzweifelhaft die schönsten Kurven sind diejenigen, wo (Ableitung rechte Hand — linke Hand oder rechte Hand — linker Fuß) bei entsprechend hoher Ordinate von J die Initial- und die Finalschwankung auch noch möglichst hoch sind. Wir haben 40 Gardefüsiliere und 20 Charitéwärterinnen, welche ihren Dienst ohne jede Einschränkung gut zu verrichten imstande sind und nach dem klinischen Untersuchungsergebnis normale Individuen waren, daraufhin genauer untersucht. Wir erhielten ebensolche Elektrokardiogramme besonders von denjenigen Soldaten und Wärterinnen, welche nicht zu lang ausgedehnte mittelgroße Muskelanstrengungen „mit Schlagvolumen“ und nicht „mit (stark) erhöhter Schlagfrequenz“ zu bewältigen vermochten und demgemäß große Zunahmen der Amplitude des Blutdrucks beim Arbeiten aufbrachten. Es sei an dieser Stelle zurückverwiesen auf die Zahlenwerte der Tabelle S. 102 des theoretischen Teils: für das Alter von 25, 37, 49 Jahren Mittelwerte für J 42, 57, 68, für F 19, 15, 12; F in Prozenten von J: 34, 28, 15. Einthoven meint, bei mehrfacher Ableitung gewinne man soviel induviduelle Eigentümlichkeiten des Elektrokardiogramms in jedem Falle, daß das letztere gewissermaßen als polizeiliches Erkennungsmittel der fraglichen Person Verwendung finden könnte. Leider ändert sich aber, wie die Erfahrung lehrt, gerade das Herz und damit auch das Elektrokardiogramm sehr oft in verhältnismäßig kurzen Zeiträumen: schon deshalb dürfte die Aktionsstromkurve im „Kanon der Persönlichkeit“ doch nur mit einer gewissen temporären Einschränkung eine Rolle spielen. Richtig ist, daß, abgesehen von individuellen Eigentümlichkeiten, das normale Elektrokardiogramm eine bemerkenswerte Typizität und Konstanz selbst unter verschiedenen physiologischen Bedingungen aufweist. Die Lage der Versuchsperson bei der Aufnahme, die Phasen einer forcierten Respiration, wechselnder Blutdruck sind wenigstens ohne sehr einschneidenden, aber immerhin von sehr merkbarem Einfluß auf die Formeinzelheiten. Weniger als die Körperlage (Fig. 96) macht sich eine Änderung bei (auch nicht übermäßig) forcierter Atmung (Fig. 97) geltend. Vgl. darüber auch noch den theoretischen Teil. Wechsel der Pulsfrequenz beein-

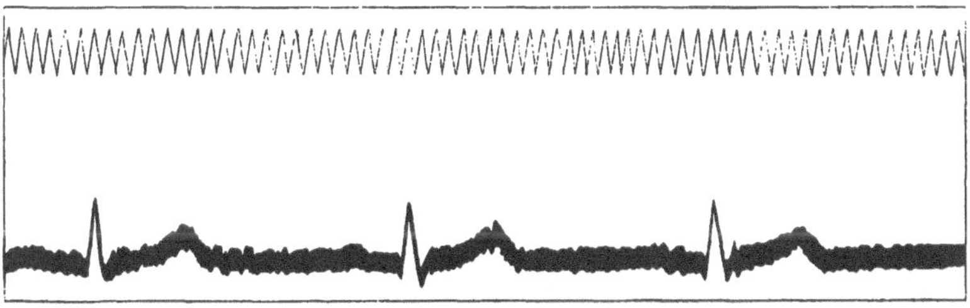

Gerade Haltung.

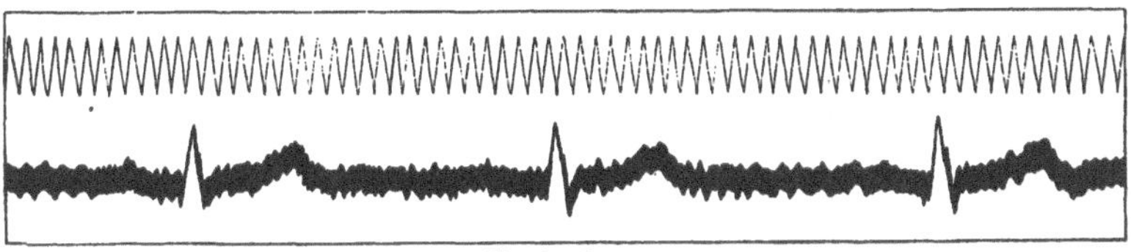

Rechtslage.

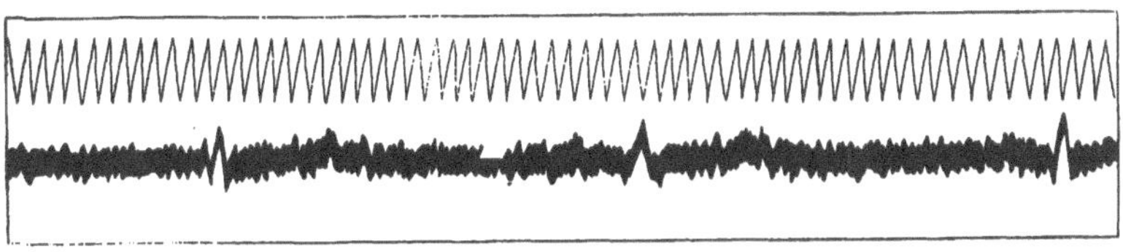

Linkslage.

Fig. 96. Junger Mann, Ableitung r., li. Hand.

flußt, wie wir im einzelnen noch sehen werden, vor allem die Dauer der Pause, viel weniger der Ventrikelschwankung (Systole); je nach der Ursache einer Erhöhung der Schlagfrequenz des Herzens (individuelle Eigentümlichkeit, Atropin, Muskelanstrengung usw.) kommen dann noch weitere, teilweise nicht unwichtige Unterscheidungsmomente hinzu. Das Elektrokardiogramm von erwachsenen männlichen und weiblichen Personen zeigt keinerlei an das Geschlecht geknüpfte grundsätzliche Differenzen; dasjenige des Weibes besitzt aber öfter als das der Männer eine Abweichung, die wir ohne alles Präjudiz „Infantilismus“ nennen wollen. Diese Aussage können wir auf Grund vieler hunderter von Elektrokardiogrammen, die wir bereits besitzen, machen. Genaue Messungen sind allerdings erst möglich, seitdem wir unter streng vergleichbaren Bedingungen elektrokardiographieren.

Schon bei unseren ältesten einschlägigen Untersuchungen haben wir bemerkt, daß im Elektrokardiogramm der jungen Kinder nach der ersten aufwärts gerichteten Ventrikelzacke eine

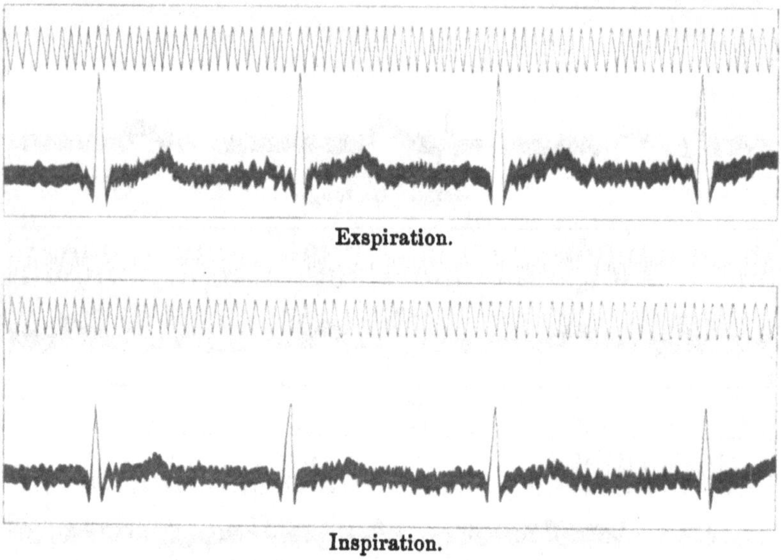

Exspiration.

Inspiration.

Fig. 97. Derselbe bei gleicher Ableitung.

gegenüber der Norm beim Erwachsenen sehr stark ausgesprochene entgegengesetzt, d. h. also nach unten gerichtete Zacke (J_p bei Einthoven. *S*) folgt. Nicolai hat dann zusammen mit Funaro, welcher das Material der Heubnerschen Klinik benutzen durfte, den Gegenstand weiter verfolgt. Herr Heubner interessiert sich auch selbst dankenswerterweise sehr für die Sache des Elektrokardiogramms. Zunächst konnte festgestellt werden, daß die Methode auch beim Säugling verwendbar ist. Das ist an und für sich sehr wichtig, weil in den ersten Lebensmonaten (Jahren) ein anderes Verfahren der Kardiographie überhaupt kaum benutzt werden kann. FUNARO und NICOLAI haben die Elektrokardiogramme von 45 gesunden Säuglingen und kleinen Kindern aufgenommen und gefunden, daß die Nachschwankung, welche anfänglich sehr klein ist, im Laufe der ersten Monate schnell größer wird. Weiter aber zeigte sich vor allem die schon beschriebene negative Zacke (J_p), welche der normalen Initialschwankung folgt (Fig. 98); sie ist oft sogar größer als die eigentliche aufwärts gerichtete Ventrikelzacke. Im Laufe des ersten Jahres verschwindet dann allmählich die Zacke mehr oder

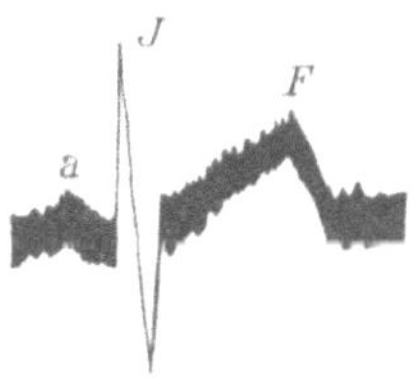

Fig. 98. Elektrokardiogramm eines Säuglings, Ableitung von beiden Händen.

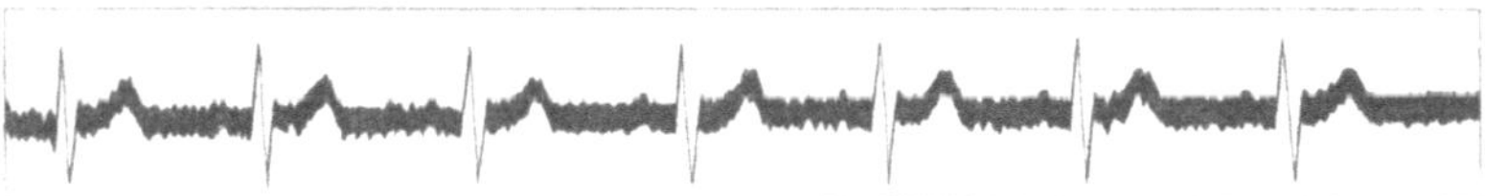

Fig. 99. Kind von 6 Jahren.

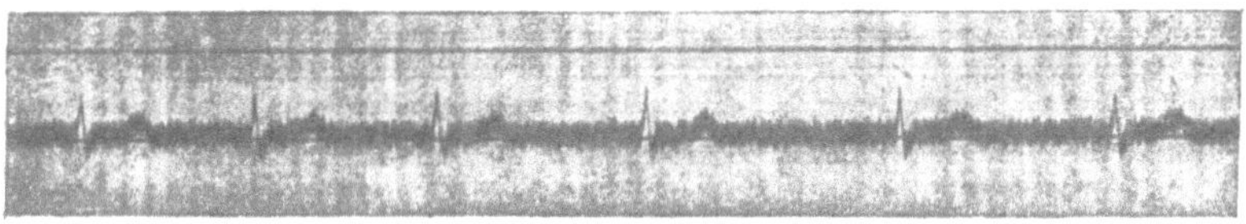

Fig. 100. 5 jähriges Kind.

weniger vollständig. Bei jungen Kindern findet man einen Rest desselben verhältnismäßig häufig (Fig. 99). Notwendig ist dies durchaus nicht (vgl. Fig. 100). Daß sie in nicht seltenen Fällen auch im späteren Leben persistiert, soll weiter unten erörtert werden (vgl. § 69); die Beziehungen dieser Abweichung zu eventueller **Linkslagerung** des Herzens sind gleichfalls dort nachzulesen.

Wie wir gleichfalls schon in unserer ersten Mitteilung erwähnt haben, nimmt mit dem **höheren Alter** im allgemeinen die Höhe der Finalschwankung absolut und relativ ab (vgl. auch die obenstehenden Durchschnittszahlen nach Altersgruppen S. 102). Wir werden aus späteren Ausführungen Gründe kennen lernen, welche es wenigstens wahrscheinlich machen, daß es durchaus kein Vorzug des Seniums ist, wenn die Zacke *F* verflacht und verloren geht.

Der Einfluß der Muskelarbeit auf das Elektrokardiogramm des Menschen ist von Nicolai und Müller näher studiert worden. An neun verschiedenen Versuchspersonen wurde das Elektrokardiogramm früh in ausgeruhtem Zustande und vollkommen nüchtern aufgenommen. Darauf arbeiteten diese teils am Zuntzschen Bremsergometer bis zur Erschöpfung, teils erzielten sie eine starke Muskelermüdung durch Stemmen schwerer Gewichte. Nach auch sonst bekannten Erfahrungen ist bei der Arbeit ganz gewöhnlich (bald mehr bald weniger) die Herzperiode und die Pause verkürzt. Auch die Dauer der Gesamtsystole des Herzens, gemessen an der Zeit, welche vom Beginn der Vorhofzacke bis zum Ende der Nachschwankung verfließt, nimmt, allerdings in viel geringerem Grade, ab. Während die Herzperiode im Durchschnitt aller Versuche Müllers und Nicolais um 36 % und die Pause um 61 % verkürzt wird, nimmt die Systole bloß um 16 % ab. Bemerkenswert erscheint, daß von den untersuchten Personen die einzige Herzkranke, eine Patientin mit (kompensiertem) Aortenfehler, die stärkste Abnahme nicht bloß der Pause, sondern auch der Systolendauer aufwies: 82 bzw. 30 %. Eine Änderung der Überleitungszeit zwischen Vorkammern und Ventrikel, geschätzt nach dem Abstand des Beginns der Atriumschwankung bis zum Beginn der Ventrikelzacke, ergab sich nicht konstant. In einigen Fällen (normal ist eher eine geringe Verkürzung), und zwar wie es scheint, besonders dann, wenn durch die Arbeit die Versuchsperson besonders stark erschöpft worden war, zeigte sich deutliche Verlängerung. Besonders charakteristisch aber ist, wie wir seither in sehr vielen Fällen bestätigen konnten, daß nach der Arbeit die Höhe der Ventrikelzacke des Elektrokardiogramms abnimmt, eine negative Zacke der positiven *J* folgt, die Höhe der Nachschwankung aber, oft recht beträchtlich, zunimmt. Wir haben uns auf Grund unserer Erfahrungen geradezu gewöhnt, ein Herz, dessen Aktionsstromkurve bei Arbeit dieses Höherwerden von *F* aufweist, trotz eventuell sonst vorhandener anderweitiger Krankheitssymptome für ein relativ gutes zu halten. Nach sehr stark erschöpfender Arbeit kann dagegen bisweilen ein vollkommenes Verschwinden der Vorhofzacke festgestellt werden.

Soll aus solchen Messungen sich wirklich eine brauchbare Funktionsprüfungsmethode des Herzens herausgestalten, ist vieles zu berücksichtigen; auch wären die Versuche, zum Teil aus neuen Gesichtspunkten, fortzusetzen.

§ 68. Dauer der Systole. Refraktäre Phase.

Wir haben gesehen, daß das Stück von J bis F als Ventrikelschwankung zu bezeichnen und gleich Kammersystole zu setzen ist. Systole bedeutet aber hier die ganze Ventrikelzusammenziehung, einen Teil der gesamten Herzperiode nach dem Tätigkeitszustand (dem Aktivitätsgrad). Gewöhnlich wird jedoch die Hürthlesche Einteilung (nach den vom Herzen ausgeübten Wirkungen) festgehalten: Anspannungszeit, Austreibungszeit, Entspannungszeit, Anfüllungszeit. Letztere Einteilung stützt sich auf die Klappenstellung als Ausdruck der Herzwirkung. In Wirklichkeit fallen nicht bloß der „systolische", sondern auch der „diastolische" Ton in die Systole nach dem oben definierten strengeren Wortsinn, der diastolische Ton gehört der Entspannungszeit an. Die in der Klinik konventionell als Systole gerechnete Zeit vom ersten bis zum zweiten Herzton umfaßt die Phase Anspannung plus Austreibung, exakt gemessen werden kann gerade diese Zeit auch im Tierexperiment, etwa durch Registrierung des Druckablaufs in der Kammer, nicht werden, denn da fällt die Entspannungszeit mit hinein. Weil überdies mit Herz-(Spitzen-)Stoßkurven nichts Rechtes anzufangen ist (die Verzeichnung des mechanischen Kardiogramms ist oft mit unüberwindlichen Schwierigkeiten verbunden und die Analyse und Ausmessung dieser Kurve ist nicht selten zur reichen Quelle fehlerhafter Erklärungen geworden), hat man bekanntlich in der Klinik versucht, als beiläufiges Maß der Systole eine bestimmte Strecke des Sphygmogramms zu verwenden. Es handelt sich dabei, wie wir sehen werden, um eine Schätzung der Zeit, während welcher die Semilunarklappen geöffnet sind (Austreibungszeit); An- nnd Entspannungszeit sind darin vernachlässigt. Der Begriff der Systole, wie er oben nach der Ventrikelschwankung des Elektrokardiogramms zeitlich, sachlich nach dem Aktivitätsgrad definiert wurde, läßt sich sonach grundsätzlich nicht mit Anfang und Ende der

HÜRTHLEschen Perioden, welche, wenigstens mit anderen Mitteln, klinisch faßbarer sind, zur Koinzidenz bringen. Dies muß in einschlägigen Betrachtungen wohl berücksichtigt werden.

Als systolischer Teil der Arterienpulskurve wird nun gewöhnlich der Abschnitt des Sphygmogramms angesehen, welcher sich vom Fußpunkt der primären Erhebung bis zur dikroten Welle erstreckt. Ist die Übergangsstelle bei der dikroten Welle ein Bogen, wird als Trennungspunkt die Mitte desselben angenommen. Ein Fehler von 0,03 Sekunden (etwa 12 % der Systole) ist dabei kaum zu vermeiden, auch bei Anwendung des JAQUETschen Kurvenanalysators. Der Fehler kann dadurch sehr verkleinert werden, daß man den Wert für die Systole aus 10, 20 Einzelpulsen entnimmt. Es wird bei solchen Messungen von der heute wohl allgemein angenommenen Deutung ausgegangen, daß die dikrote Welle durch den Schluß der Semilunarklappen bedingt ist. Der Beginn dieser Welle markiert also das Ende der Austreibungsperiode. Der jähe Anstieg der primären Erhebung des Arterienpulses beginnt in dem Moment, in welchen die Semilunarklappen sich öffnen. Fast um ebensoviel, wie die primäre Welle des Pulses dem Beginn der Systole (Anspannungszeit) folgt, hinkt (wenigstens nach HÜRTHLE) auch der Beginn der dikroten Welle dem Ende der Systole nach; das würde sich also für das Maß der Systole ausgleichen. Die verschiedene Geschwindigkeit, mit welcher die Wellen sich im Arterienrohr bei verschiedener Spannung fortpflanzen, muß vernachlässigt werden.

Schon vor vielen Jahren (1891) hat nun der eine von uns (KRAUS) die Beziehung zwischen Pulsfrequenz und der so geschätzten Systolendauer näher zu bestimmen versucht. Bei Berechnung der absoluten und relativen Systolendauer an 44 „herzgesunden" Individuen bei Pulsfrequenzen von 46 bis 120 pro Minute zeigte sich, daß die Zahlen für die absolute Dauer der Systole bei steigender Schlagfrequenz geordnet eine fallende Reihe, die Zahlen für die prozentische Systolendauer dabei eine steigende Reihe bilden. Innerhalb der mittleren Pulszahlen (bei mässigem Bewegtsein 66—76 pro Minute) verändern sich die Werte etwas langsamer. Wie beim einzelnen trifft die größere Pulsfrequenz ganz ebenso wie bei verschiedenen Individuen in höherem Maße die Diastole als die Systole, es variiert aber doch auch die Systolendauer entsprechend. Die Zahlen für die absolute Dauer der Systole (NB. in diesem Wortsinn!) schwanken zwischen 0,353 und 0,216 Sekunden; die Prozentzahlen zwischen 26,78 und 45,60. Dr. Reckzeh, früherer Assistent der hiesigen II. med. Klinik, hat mittels genauester Analysen (Jaquets Kurvenanalysator) diese Befunde bestätigt. Es schien uns nun immerhin zweckdienlich, zu untersuchen, ob ähnliche Beziehungen existieren zwischen der Dauer der Ventrikelschwankung des Elektrokardiogramms und der Pulsfrequenz. Von den Ausmessungen der Elektrokardiogramme der normalen Soldaten und weiblichen Wartpersonen seien ohne spezielle Auswahl, nur unter Berücksichtigung der Pulsfrequenz, folgende Beispiele hierhergestellt.

Pulsfrequenz	Absolute Dauer der Systole	Systole in Prozent der Herzperiode
42	0,44	29,7
47	0,40	31,3
50	0,42	36
50	0,43	36
50	0,48	40
50	0,44	35
52	0,42	35,6
52	0,40	35
56	0,42	38,9
56	0,40	39
60	0,44	44,5
62	0,40	41
64	0,38	43
65	0,40	43,5
66	0,40	45
68	0,40	45
68	0,42	47
79	0,36	47
81	0,34	46
82	0,35	48,8

Die Messungsfehler bei der Analyse der Elektrokardiogramme sind wohl noch etwas größer als bei den mechanischen Kurven. Das Gefundene beweist aber doch, daß (die Zahlenwerte sind natürlich absolut nicht unmittelbar vergleichbar) ganz dieselben Beziehungen auch hier sich ableiten lassen. Wenn also in einem gegebenen Fall bei Muskelarbeit die Systolendauer überhaupt variiert, so handelt es sich eventuell um zwei Faktoren, einmal um den Einfluß der erhöhten Pulsfrequenz an sich, welcher unter Umständen die (absolute) Systolendauer verkürzt, zum andern um denjenigen der „Ermüdung“ des Herzens.

Zuntz und Schumburg haben nun in zahlreichen Fällen Systole und Diastole im Sphygmogramm gemessen, um die spezielle Einwirkung von Märschen und Belastung auf das Herz zu ermitteln. Es zeigte sich hierbei, daß schon durch eine Marschleistung mit 20 kg Gepäck von 18 km die Zeitdauer der Systole absolut verlängert wird und zwar zuweilen bis zu 30 %. Gepäckvermehrung um 5 kg machte die Systole länger bis um 19 %, ein weiterer Zuwachs der Last bis in maxim. 6 %. Zuntz sieht in dieser Verlängerung der Systolendauer, welche in der Regel erreicht wird bei einer Pulsfrequenz von 100—150, wirklich einen Ausdruck der Ermüdung des Herzmuskels. Arbeit am Bremsergometer von Zuntz bis zu ausgeprägter körperlicher Ermattung, beginnender „Kontraktur“ der Arme, Herzklopfen, Oppression, Dyspnoe, bewirkt nach unseren Beobachtungen eine Zunahme der Schlagfrequenz um 20—33 (25—30) % bei den gesunden Individuen, um 15 (12) % bei geschwächten Kranken ohne Herzaffektion, bei Vasomotorischen um 20 (25) %, um einen nur sehr geringen Bruchteil bei den Schwerherzkranken. Also einmalige maximale Anstrengung kann zwar nach unseren eigenen Erfahrungen gleichfalls trotz steigender Pulsfrequenz die Systolendauer in diesem Sinn absolut verlängern, wobei allgemeine Gesundheit oder Schwächung, funktionelle und organische Herzleiden keinen differenten Einfluß für sich zu üben scheinen. Gewiß sind aber länger dauernde Muskelübungen mit Belastung für solche Versuche im allgemeinen vorzuziehen. Und noch eines scheint nicht unwichtig zu sein. Es ist nicht absolut notwendig, daß die Ergebnisse der Messungen des Elektrokardiogramms und des Sphygmogramms bei Muskelarbeit wirklich vollständig gleiche sind. Kraus hat z. B. hinsichtlich des Phasenablaufes des schlagenden Herzens bei Aortenklappeninsuffizienz mittels Sphygmogramms fast regelmäßig eine beträchtliche Vergrößerung der absoluten Dauer der Systole feststellen können (deren mittlere Dauer beträgt bis über 0,1 Sek. mehr als beim Gesunden), ebenso der relativen auf Kosten der Diastole. Wir haben deshalb nunmehr auch die Elektrokardiogramme von 13 Fällen dieses valvularen Vitiums diesbezüglich analysiert und Ventrikelschwankungen gefunden, deren Dauer zum mindesten nicht so stark abwich, wie es nach den sphygmographischen Ergebnissen zu erwarten gewesen wäre. Es schien uns aber immerhin erwünscht, beide Methoden in dieser Richtung nochmals zu vergleichen. S. STERIOPULO, der, unter ganz vergleichbaren Bedingungen arbeitend (was in dieser Exaktheit in unseren alten Untersuchungen nicht möglich war), auch die Systolendauer messend verglich, fand dann bei Aorteninsuffizienz im Verhältnis zur Dauer der Herzperiode und und der Pause doch auch eine merklich längere Systole, z. B. durchschnittlich 0,27 ($P = 0{,}68$), gegenüber 0,24 ($P = 0{,}67$). Nur kurz erwähnt sei (der Gegenstand wird in der Klinik eingehend studiert), daß in Fällen von Myodegeneratio cordis (mit mechanischer Insuffizienz, Dilatation) die Systole (im Verhältnis zur Pulsfrequenz) abnorm lang sich herausstellt, z. B. bei einer Pulsfrequenz von 46 absolute Systolendauer 0·52 (statt etwa 0·49), bei 85 Pulsen i. M. 0·38 (statt 0·34), bei $P = 66$ eine Sy, 0·52 (statt 0·4) usw.

Die Ventrikelschwankung gibt uns auch ein Mittel an die Hand, die jeweilige Dauer der refraktären Phase des Herzens, speziell auch unter pathologischen Bedingungen, zu messen. Bisher mußte man sich hier auch mit der Sphygmographie behelfen. H. E. HERING bestimmte, um beim unregelmäßig schlagenden Herzen die Beziehung zwischen Schlagfrequenz und refraktärer Phase zu finden, die Pulsfrequenz pro Minute, berechnete hierauf, wie lange eine Pulsperiode sein müßte, wenn das Herz bei regelmäßiger Aktion die gleiche Schlagfrequenz aufweisen würde, und sah dann nach, um wieviel die unregelmäßigen Pulsperioden kürzer bzw. länger sind als die berechnete Pulsperiode. Nun fällt nach HERING die kürzeste abnorme Pulsperiode um so kürzer aus, je häufiger, und umgekehrt um so länger, je seltener das Herz schlägt: die Länge der kürzesten abnormen Pulsperiode ändert sich also mit der Schlagfrequenz. Ferner soll bei allen Schlagfrequenzen die kürzeste Periode auch immer ungefähr um den gleichen Bruchteil kürzer sein als die aus der Schlagfrequenz berechnete Durchschnittsperiode, so daß also das Verhältnis der kürzesten Periode zur berechneten ein nahezu konstantes wäre. Der Bruchteil beträgt nach HERING stets etwa 0,6 (0,55—0,68). Die Erklärung hierfür liegt darin, daß beim spontan schlagenden Herzen das Auftreten einer Periode, die wesentlich kürzer ist als die Perioden, in welchen das Herz bei gleicher Frequenz regelmäßig schlägt, auf das verfrühte Einwirken eines Reizes zu beziehen ist, der stärker als jene normale Reize ausfällt, welche das Herz bei gleicher Frequenz zur regelmäßigen Schlagfolge anregen. Bei ein- und derselben Schlagfrequenz würde die kürzeste gelegentlich auftretende Periode durch den frühesten und stärksten Extrareiz ausgelöst werden. Beliebig, über eine gewisse Grenze hinaus, kann aber der Extrareiz eine spontane Reizperiode nicht verkürzen: Die Länge der kürzesten Periode findet natürlich eine Grenze an der Dauer der refraktären Phase. In der KRAUSschen Klinik hat RECKZEH, welcher Frequenz und mittlere Dauer der Pulsperiode aus einer möglichst großen Anzahl möglichst gleicher Perioden berechnete, bestätigen können, daß mit steigender Pulsfrequenz die Dauer der kürzesten Pulsperioden abnimmt, somit auch die Dauer der refraktären Phase, welche für die letzteren bestimmend ist. Bemerkenswert scheint, daß auch an demselben Herzen mit der Änderung der Frequenz die Länge der gelegentlich auftretenden kürzesten Periode sich gleichmäßig ändert. Nur ergab sich das Verhältnis zwischen beobachteter kürzester und berechneter Durchschnittsperiode etwas weniger konstant. Abgesehen von anderen Fehlerquellen liegt die Ungenauigkeit solcher Messungen daran, daß man nicht bei allen Schlagfrequenzen gerade auch die allerkürzeste gelegentlich auftretende Pulsperiode herausgefunden haben muß, wodurch immerhin das Ergebnis beeinträchtigt werden kann.

Wir haben nun in sehr zahlreichen Experimenten gesehen, daß die Elektrogramme der abnormen, durch vorzeitigen Reiz am falschen Ort, an einer der Kammern (entfernt vom Atrioventrikularsystem) hervorgerufenen Ventrikelkontraktionen (ventrikuläre Extrasystolen) die vorausgegangene verkürzte Periode am frühesten nach Ablauf der Finalschwankung abschneiden (vgl. unten § 76). Klinische Beobachtungen über ventrikuläre Extrasystolen stehen damit ganz im Einklang. Wir setzen somit die Dauer der Ventrikelschwankung von J bis F auch annähernd gleich der refraktären Phase und glauben so eine direkte und einfache Messung gewonnen zu haben.

§ 69. Pathologische Formabweichungen des Ventrikelelektrogramms bei Hypertrophie der linken Kammer, beider Kammern. Zacke J_p.

Pathologische Abweichungen der Ventrikelschwankung prägen sich sowohl im Gesamtprofil, wie in den einzelnen Abschnitten (Vergrößerung, Verkleinerung, Formveränderung der normalen Zacken, abnorme neue Zacken) derselben aus. Eine scharfe Trennung der Änderungen von Gesamtprofil und Einzelabschnitten scheint nicht zweckmäßig, weil ersteres von letzteren zu stark beeinflußt ist. Wir möchten deshalb zunächst die Anomalien der Initialschwankung besprechen und dabei gleich eingehen auf die Art, wie dadurch das Profil überhaupt verändert wird.

Wenn, wie es den Anschein hat, J, der steilste und höchste Teil des Elektrokardiogramms, eine diphasische Schwankung darstellt, werden die elektrischen Spannungsdifferenzen der einzelnen Muskelfasern, in welchen die Erregung in ein und demselben Sinn verläuft, sich sämtlich nur summieren, und einem größeren Ausschlag der Kurve der Potentialschwankung muß auch eine mechanische stärkere Kontraktion wenigstens im Papillarsystem der Kammermuskulatur (gemeint ist hier nicht etwa das gesamte

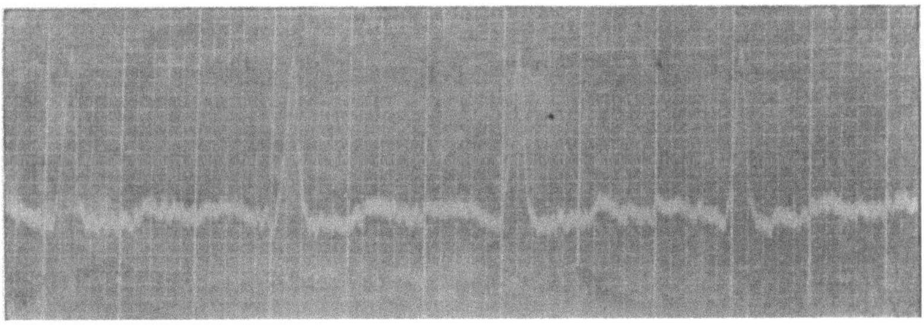

Fig. 101. Hypertrophie, leichte Insuffizienz der l. Kammer.

Reizleitungssystem) entsprechen. Damit steht im Einklang, daß (ob man nun rechte Hand — linke Hand, rechte Hand — linker Fuß oder linke Hand — linker Fuß ableitet) tatsächlich bei Hypertrophie des Herzens, besonders des linken Ventrikels, wenigstens weitaus in der Regel die Initialschwankung steil und hoch ist (vgl. Fig. 101). Wir selbst haben im Laufe der Zeit diesbezüglich über 40 Elektrokardiogramme genau durchgesehen. Schon Fälle von mäßiggradiger Hypertrophie und Erweiterung ohne Klappenfehler (indurative Nephritis, (frische) Sklerose der Aorta) sind hier zu nennen. Bereits EINTHOVEN kennt die Kurven mit besonders steiler und hoher J. Da er sie zunächst bei Insufficientia v. mitralis fand, glaubte er, im Zusammenhang mit seiner allgemeinen Auffassung des Einflusses des Elektrogramms der rechten und linken Kammer aufeinander, es entspreche dieser Befund einer Hypertrophie des rechten Ventrikels. Es ist nun ganz richtig, daß sich Elektrokardiogramme mit hoher steiler J auch bei Herzen mit diesem Klappenfehler (und nachweislich größerer rechter Kammer) finden; aber das Charakteristische der elektrischen Kurve bei Mitralinsuffizienz überhaupt liegt nach unseren erweiterten Erfahrungen in einer anderen Anomalie. Sicher findet sich, wie gesagt, die hohe steile Zacke auch in Fällen, z. B. von frischer Arteriosklerose mit Hypertrophie des linken Ventrikels, wobei die rechte Kammer kaum vergrößert erscheint. Auch Obduktionen haben uns bereits überzeugt, daß eine sichere Beziehung dieser Form von J ausschließlich zum rechten Herzen nicht besteht. Die hohe steile Zacke bleibt bestehen, wenn gewisse anderweitige klinische Symptome und auch das Elektrokardiogramm (große Atriumschwankung, stärkere röntgenographisch

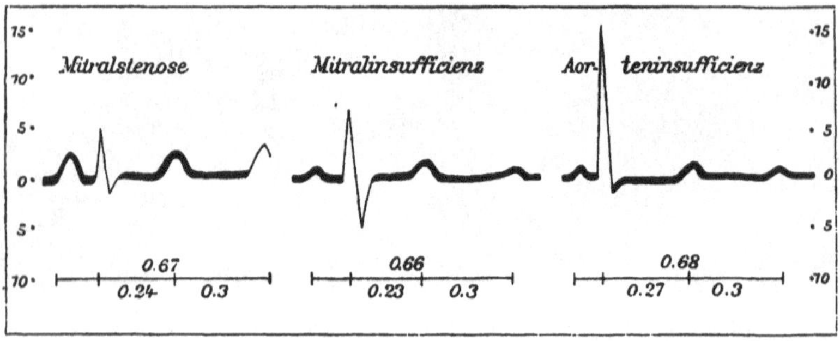

Fig. 102. Schematisch, auf Grund der Messungen von STERIOPULO.

nachweisbare Ausladung des linken mittleren Bogens der Herzsilhouette u. a.) für eine bereits eingetretene (mäßige) Insuffizienz der hypertrophischen linken Kammer sprechen.

Schon in unserer ersten Arbeit haben wir (neben der seiner Zeit von EINTHOVEN als maßgebend hingestellten Form: unmittelbar nach der ersten steil aufwärts gerichteten Ventrikelzacke mit hoher oder niedriger Ordinate folgt eine gegenüber der Norm beim Erwachsenen sehr stark ausgesprochen entgegengesetzt, das heißt nach unten gerichteten Zacke [nach unserer jetzigen Nomenklatur J_p], wobei die J_p sogar größer werden kann als J) bei Aortenklappeninsuffizienz eine zweite, ausdrücklich als häufig bezeichnete Type gerade in den weniger vorgeschrittenen

Fällen festgestellt. Bei dieser letzteren geht die Katakrote von J nicht über die Abszisse, sie erscheint (gewöhnlich) nur steiler. Unsere fortgesetzte Erfahrung, insbesondere aber die schon mehrfach erwähnte Untersuchung von STERIOPULO hat ergeben, daß die J_p gar nicht charakteristisch für unkomplizierte Fälle von Aortenklappeninsuffizienz, d. h. für reine Hypertrophie der linken Kammer, ist. Wir müssen nunmehr folgende schematische Profile bei den einzelnen Klappenfehlern zugrunde legen (Fig. 102). Bezeichnete STERIOPULO die J-Zacke bei Aorteninsuffizienz mit reiner Hypertrophie der linken Kammer mit 100, so erhielt er für die anderen Erhebungen bei diesen und den anderen Klappenfehlern folgende Prozentzahlen:

	Mitralstenose	Mitralinsuffizienz	Aorteninsuffizienz
J	34,6	42	100
a	20,6	9	12
F	21,3	16	10
J_p	14	31,6	9

Neben der hohen J-Zacke ist bei unkomplizierter (frischer) Aorteninsuffizienz charakteristisch die kleine a- und F-Zacke, sowie die längere Systole. Es braucht kaum betont zu werden, daß für diese Merkmale nicht etwa der Klappenfehler an sich, sondern die Vergrößerung der linken Kammer bzw. die Lage des Herzens im Thorax unter diesen Bedingungen entscheidend ist.

Die tiefgehende J_p-Zacke, welche wir früher, EINTHOVEN folgend, vor allem auf Hypertrophie (Vergrößerung) der linken Kammer zu beziehen geneigt waren, gehört gar nicht den Fällen von Aorteninsuffizienz mit rein linksseitiger Vergrößerung (Hypertrophie) an. Diese tiefgehende J_p-Zacke ist (außer mittelgroßer J- und a-Schwankung) das wesentliche Merkmal zunächst der Mitralinsuffizienz (mit Hypertrophie beider Kammern). Abgesehen von diesem Vitium ist ein solches Profil (oft nur mit sehr kleiner a-Zacke und eventuell negativer F) den Fällen von Hypertrophie, Dilatation und Insuffizienz beider Ventrikel ohne Klappenfehler eigentümlich. Fig. 103 a und b entspricht 2 Fällen von Dilatatio cordis totius (ohne Klappenfehler).

Von Fällen von Insufficientia v. mitralis rühren Fig. 104 a und b her.

Auch in Fällen von Aorteninsuffizienz mit Vergrößerung beider Kammern sieht man natürlich solche Bilder.

Im Experiment kann man eine Umformung von J im Sinne der ausgeprägten J_p künstlich hervorrufen. Beim Hund bewirkt z. B.

a

b

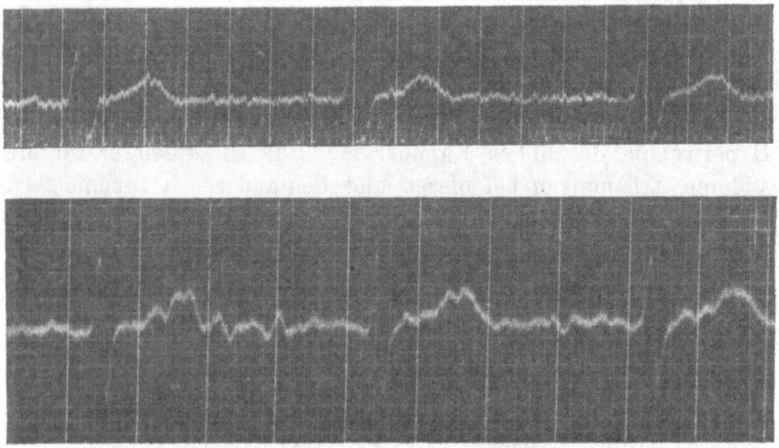

Fig. 103. Dilatatio cordis totius.

a

b

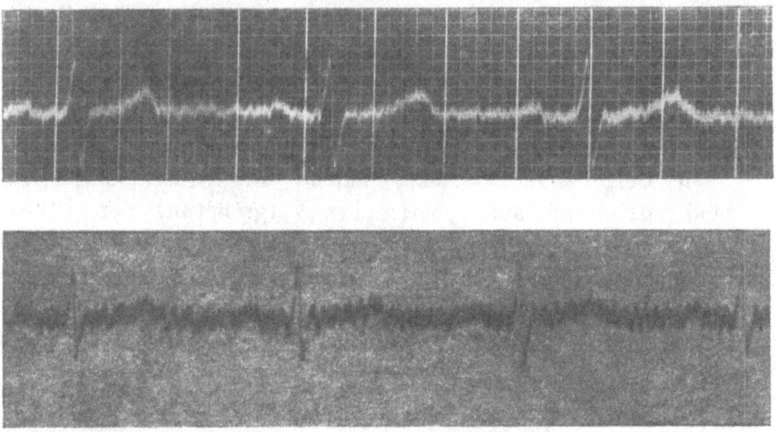

Fig. 104. Insufficientia v. mitralis.

sehr oft schon die Bloßlegung des Herzens ein Sinken von J mehr oder weniger tief unter die Abszisse. Ob nun vorher dies schon der Fall ist oder nicht, gelingt es durch Injektion von

Digitalisstoffen, einen der normalen Initialschwankung folgenden negativen Ausschlag hervorzurufen, bzw. zu vergrößern; die normale J wird dabei nur wenig niedriger. Während des ersten Lebensjahres ist, wie wir schon gesehen haben, eine solche Form immer vorhanden, in den nächsten Kinderjahren erscheint sie noch besonders häufig (vgl. oben S. 259). Bei Erwachsenen, welche angestrengte Muskelarbeit leisten, tritt die erwähnte negative Zacke ebenfalls mehr oder weniger typisch hervor.

Wenn wir noch hinzufügen, daß durchaus nicht jede röntgenorthographisch (und auch pathologisch anatomisch) feststellbare mäßige Dilatation des ganzen Herzens im Elektrogramm sich prägnant ausdrücken muß, so ist im Zusammenhang mit dem Vorstehenden wohl klar, daß die teilweise Umkehr des Vorzeichens von J kein exklusives und pathognomonisches Zeichen für etwas Morphologisches (Hypertrophie eines bestimmten Herzabschnittes oder einen speziellen Situs cordis) darstellt, sondern daß sie zusammenhängt mit funktionellen Dingen, mit dem Ablauf des Erregungsvorganges und dessen quantitativen Verhältnissen im ganzen Herzen.

Der Form und dem zeitlichen Ablauf nach fast vollkommen gleich, fanden wir die erwähnte Abweichung des instantanen Teils des Elektrokardiogramms, das Herabsteigen der Katakroten von J, mehr oder weniger tief unter die Abszisse neben sehr verschieden hoch nach oben ausschlagender Initialschwankung und neben andern noch zu besprechenden Anomalien von J, bei zahlreichen Individuen, bei welchen selbst eine mehrjährige genaueste Untersuchung eine durch irgendeine unserer klinischen Methoden erkennbare wirkliche Hypertrophie (Erweiterung) eines Herzabschnittes bzw. des ganzen Herzens nicht hat erkennen lassen. Schon in unserer ersten Mitteilung haben wir dieser Beobachtung Erwähnung getan. Der eine von uns (Kr.) verfügt jetzt über 24 Elektrokardiogramme mit ausreichenden Notizen über den klinischen Charakter der betreffenden Fälle. Mit Rücksicht auf das gleiche Profil des Elektrokardiogramms beim Säugling kann man die fragliche Anomalie am besten als „Infantilismus“ bezeichnen (Fig. 105). Da bekanntlich das Säuglingsherz eine stärkere Querlagerung besitzt, haben wir eine Zeitlang geglaubt, daß vielleicht dieser Umstand, der ja auch dem Verhalten des Herzens in vielen Fällen von stärkerer Hypertrophie (Erweiterung) des Herzens entspräche, das Maßgebende für das Zustandekommen der ausgeprägten J_p sein möge. Tatsächlich haben einige solche Individuen auch einen Hochstand der linken Zwerchfellspange (Magen-, Darmblähung) im Röntgenbild und eventuelle kardiale Beschwerden treten bei Füllung (Überfüllung) des Darms stärker hervor. Im allgemeinen kann aber die Querlagerung nicht als das Entscheidende für diese Anomalie sein, denn dieselbe kommt auch bei senkrecht und median stehenden Herzen (z. B. dem kleinen bzw. klein gewesenen „Tropfen"herzen) vor. Man muß vielmehr wohl auch hier auf den Ablauf und auf quantitative Verhältnisse des Erregungsablaufs in beiden Kammern reflektieren. Die erwähnten 24 Fälle betreffen nicht Kinder, sondern (allerdings fast ausschließlich jüngere) Erwachsene, unter diesen vorwiegend weibliche Personen, aber auch Männer, selbst z. B. Soldaten usw. In unserer ersten Mitteilung sagten wir, daß den

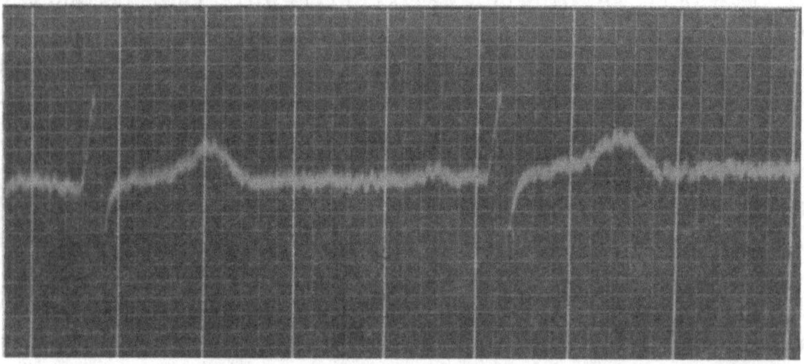

Fig. 105. J_p **(zu Unrecht „nervöse" Zacke genannt) bei einem neurasthenischen 20jährigen Mann mit labilem Vasomotorius.**

betreffenden Individuen mehr oder weniger ausgeprägt ein Etwas gemeinsam sei, das als Infantilismus, Feminismus, ein Überwiegen des Sympathikus über die Regulatoren (z. B. den Vagus), ein „labiler" Vasomotorius bezeichnet werden könnte. Zwei Drittel der oberen Fälle sind wegen funktionellen („nervösen") Herzaffektionen zugeschickt worden oder wenigstens als strittige Typen vager Herzleiden überhaupt. Zur Einschränkung haben wir von Anfang an nicht versäumt hinzuzufügen, und wir betonen es hier auf Grund unserer sehr erweiterten Erfahrungen nochmals, daß es genug „Nervöse" (Neurastheniker, Hysterische usw.), und zwar sowohl solche mit Herzbeschwerden und auch solche mit gewissen objektiven kardiovaskulären Symptomen gibt, welche ein ziemlich normales Elektrokardiogramm besitzen. Mehrere der Menschen, deren Elektrogramm diese Anomalie des instantanen Teiles der Kammerschwankung aufweist, wissen überdies kaum etwas davon, daß sie „ein Herz haben“. In der Literatur ist von dieser Beobachtung, welche EINTHOVEN entgangen war, auch bereits wieder-

a

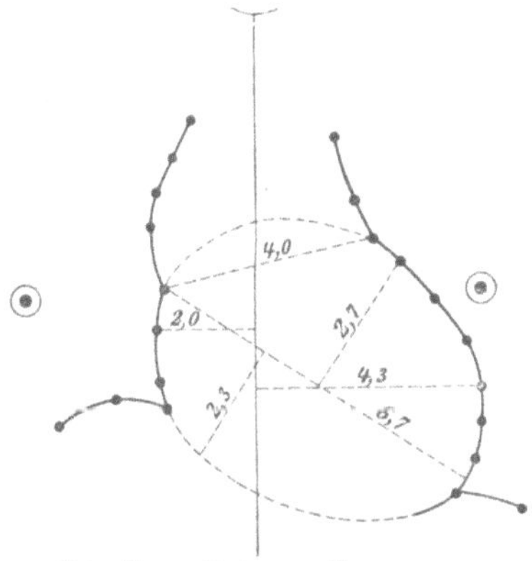

Säuglingsröntgenorthogramm.

b

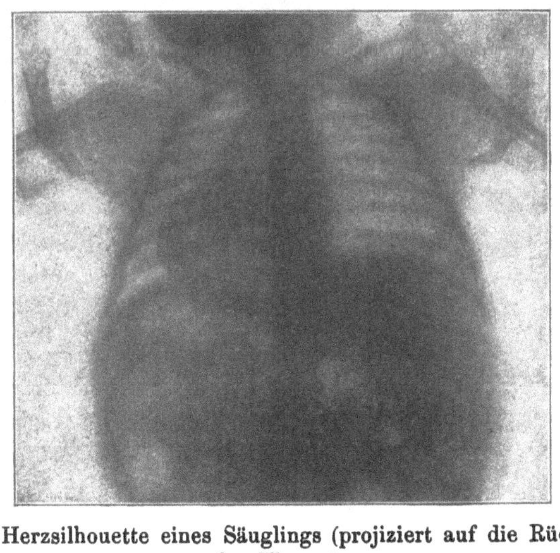

Fig. 106. Herzsilhouette eines Säuglings (projiziert auf die Rückenfläche des Thorax).

holt seither Notiz genommen worden: HOFFMANN, SIMONS, PŘIBRAM kennen solche Elektrogramme ebenfalls. Etwas wesentlich Neues über unsere eigenen Erfahrungen hinaus haben diese Autoren jedoch nicht mitgeteilt.

Um ja nicht Mißverständnisse hervorzurufen, möchten wir hier ein Wort beifügen über den sogenannten Infantilismus im allgemeinen. Durch die höchst verdienstvollen anatomischen und klinischen Untersuchungen von W. A. Freund ist diese Bezeichnung sehr populär geworden. Ein großer Teil der somatischen Merkmale, welche klinisch den Infantilismus charakterisieren helfen, entsprechen aber durchaus nicht etwa bloß einem einfachen Stehenbleiben des Körpers und seiner Teile auf einer kindlichen Vegetationsstufe. Man vergleiche z. B. einmal die

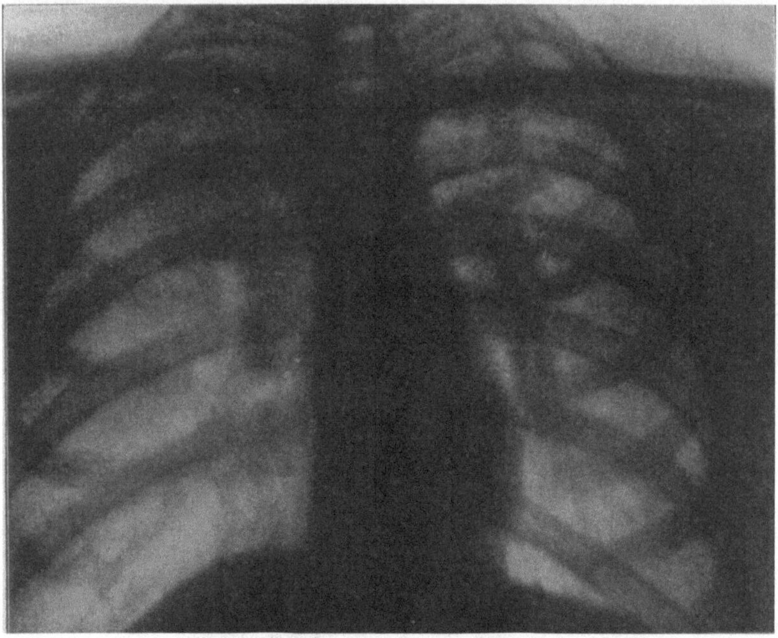

Fig. 107. „Tropfenherz".

Röntgenogramme des Thorax bzw. des Herzens eines Säuglings (Fig. 106*a* u. *b*) und eines „konstitutionell schwachen" Individuums mit „Tropfenherz" (Fig. 107). Vielmehr liegt z. B. bei konstitutioneller Herzschwäche (mit oder ohne Angustie der Aorta) allerdings eine Wachstumsinsuffizienz zugrunde, aber das Wesentliche der letzteren gipfelt in einer Verschiebung der absoluten und relativen Größenverhältnisse verschiedener Teile des Körpers, speziell des Stammes und Thorax. Nicht um isolierte schwache Veranlagung eines einzigen Organes handelt es sich also, sondern um ungünstige, den Gesamtorganismus in störender Weise beeinflussende Korrelationsverhältnisse. Eine eingehende Stigmatisierung des Habitus asthenicus und speziell der konstitutionellen Herzschwäche hat der eine von uns (KR.) an anderer Stelle ausführlich darzulegen versucht. Die vorstehend angeführten Figuren (bei allen Thoraxformen und Herztypen findet sich tatsächlich jenes Herabsteigen des abfallenden Gipfels der Ventrikelschwankung unter die Abszisse!) zeigen unmittelbar zur Genüge, daß die J_p nicht auf eine bestimmte Herzlage (Querlage) allein bezogen werden kann, wie übrigens schon ausgeführt worden ist. Nicht alle Fälle von Tropfenherz weisen ein abnormes Elektrokardiogramm mit J_p auf. Nicht alles, was wir von angeborener, bzw. im Laufe des postembryonalen Wachstums hervortretender Herzschwäche wissen, bezieht sich ausschließlich aufs Tropfenherz, oder überhaupt auf ein irgend scharf stigmatisiertes Herz. Erfahrungsgemäß können aber mit dem Tropfenherzen zurzeit besonderen Wachstums, um die Pubertätsperiode herum oder noch nachher, wenn das (oft rasch sich „auswachsende") Tropfenherz zum Kugelherzen geworden, unzweifelhaft Symptome der funktionellen Schwäche zusammenhängen. Das Tropfenherz ist eben ein konstitutionell halbwegs charakterisiertes, klinisch und anatomisch beschreibbares Herz, und das Herz mit dem Herabsteigen des abfallenden Gipfels der Ventrikelschwankung über die Abszisse ist ein anderes, ebenfalls stigmatisiertes, welches in so und so vielen Fällen sonstige Symptome aufweist, in anderen keine, wenigstens keine leicht faßbaren. Der Infantilismus als Habitus und der Infantilismus des Elektrokardiogramms decken sich nicht einfach. Aufs Pathognomonische lossteuernde Kliniker mögen es bedauern, wenn exklusiv physikalisch-diagnostisch betrachtet, die geschilderte Abweichung des Ablaufs des instantanen Anteils des Kammerelektrogramms kein absolutes und kein einsinniges Zeichen einer gewöhnlichen Hypertrophie oder einer sonst mit anderen Methoden analysierbaren Herzanomalie ist. Von einem höheren Standpunkt wächst der Wert des Elektrokardiogramms, wenn es etwas, was auch nur öfter mit einer offenkundigen vitalen Störung sich verknüpft, anzeigt, während andere Untersuchungsbehelfe nichts zu melden wissen. Selbst aus rein praktischen Gesichtspunkten aber ist bisher zu schließen, daß die der erwähnten Anomalie zugrunde liegenden Vorgänge bei Menschen mit pathologisch herabgesetzter Schwelle für alle sensiblen Reize, äußere und innere, auch mit subjektiven Beschwerden verbunden sein kann. Auch ist wenigstens eine Gruppe von „Schwächlichen“ und „Nervösen“, die den Hausarzt mit ewigen Klagen über ihren Kreislauf behelligen, vor dem Forum der objektiven Untersuchung gewissermaßen gerechtfertigt, wenn das Funktionieren des Herzmuskels irgendeine wirklich faßbare, exakt charakterisierte, wenn auch subtile Abweichung aufweist. So scheint es uns denn von geradezu grundsätzlicher Bedeutung zu sein, daß auch ohne Hypertrophie im engeren Wortsinn noch viele (öfter gleichzeitig irgendwie herzleidende) Menschen eine ähnliche Anomalie darbieten.

Eine niedrige Initialschwankung ist schwieriger zu beurteilen. Im Experiment findet sich öfter bei aurikulären Extra-

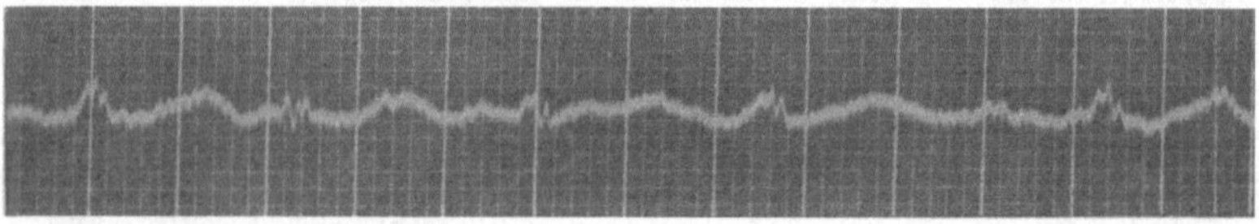

Fig. 108. Niedrige Initialschwankung bei grober Insuffizienz des Herzmuskels.

systolen unter bestimmten Bedingungen eine *J* mit kürzerer Ordinate, sowie überhaupt eine entsprechende Abweichung des Gesamtprofils der Ventrikelschwankung, dann nämlich, wenn der Extrareiz am rechten Herzohr wirksam wird kurz nach der vorangehenden Systole, wo das Atrium seine diastolische Erschlaffung noch nicht beendet hat und es deshalb nur eine mechanisch schwächere Kontraktion ausführt. Auch die Kammersystole wird dann weniger groß ausfallen, als in der Norm (vgl. oben S. 232 und Fig. 75). Selbstverständlich unter Voraussetzung genau bekannter sonstiger Versuchsbedingungen (Berücksichtigung der Federspannung, jedes Millimeter in der Ordinate soll dieselbe Potentialdifferenz repräsentieren usw.) scheint wenigstens nach unseren bisherigen Erfahrungen auch klinisch die Niedrigkeit aller Ausschläge des Ventrikelelektrogramms, speziell der Initialschwankung für Insuffizienz des Herzmuskels zu sprechen. Überraschungen beim Vergleich mit anderen Symptomen kommen aber hier vor (Fig. 108).

Auch die (mit Niedrigkeit oft gepaarte) Verdoppelung der Initialzacke scheint kein gutes Zeichen zu sein. Experimentell sahen wir eine solche Verdoppelung bei mit Digitalisstoffen vergifteten Hunden (in einem späteren Stadium der toxischen Wirkung) (Fig. 109). Klinisch begegneten wir einer solchen häufig (inkonstant) neben der von „Infantilismus" (Fig. 110). Eine

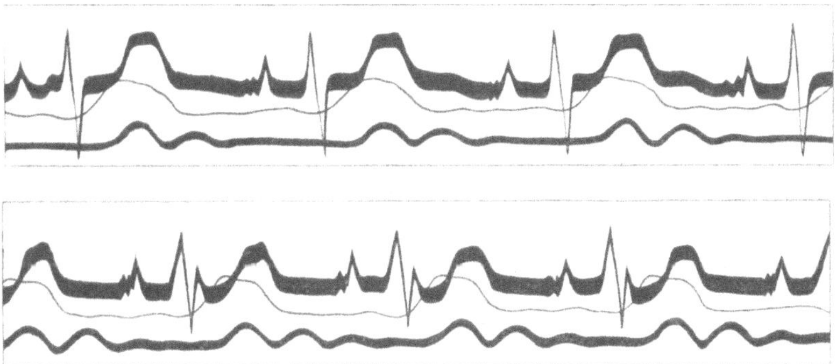

Fig. 109. Verdoppelung der Initialzacke, bei einem digitalisierten Hund.

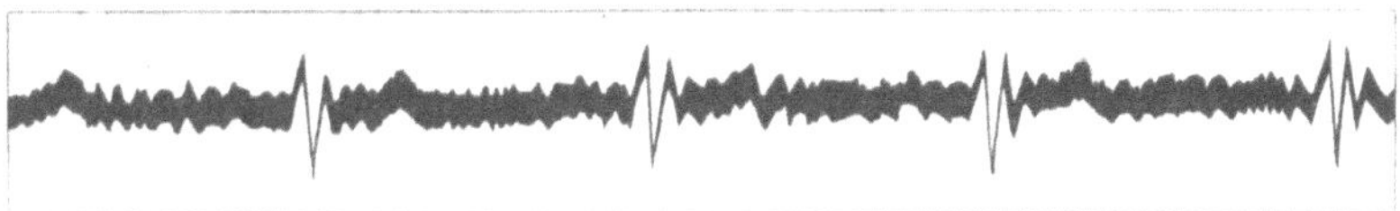

Fig. 110. 29jähr. Frau mit Tropfenherz und vasomotorisch charakterisierter Neurasthenie.

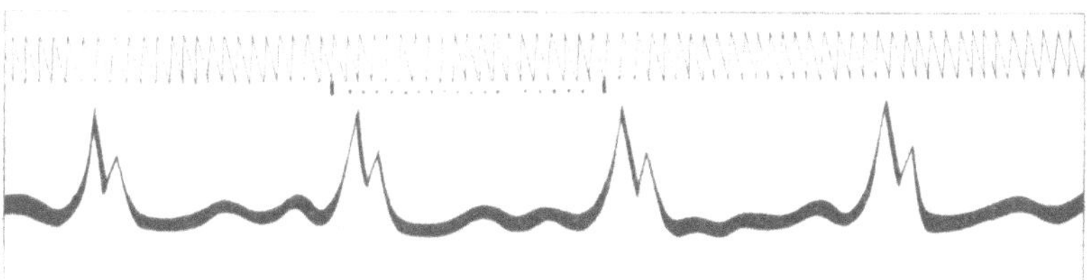

Fig. 111. Verdoppelung der J, Verbreitung der J in einem Fall von schwerster Herzinsuffizienz.

Bedeutung besitzt die Verdoppelung nur, wenn sie in langen Kurvenreihen in allen Elektrokardiogrammen sich immer wieder gleichmäßig findet. Bisher nur in sechs Fällen sahen wir eine Abweichung der Initialschwankung, welche darin besteht, daß dieselbe ihren steilen Charakter verliert, indem sowohl die Ana-

wie die Katakrole einen spitzeren Winkel mit der Abszisse bilden und die Basis von *J* viel breiter erscheint. Die Schenkel sind gewöhnlich gleichzeitig öfter unterbrochen. Wir haben diese Anomalie bis jetzt bloß bei entschieden schlechten Herzen gefunden (vgl. Fig. 111). Daß bei atrioventrikulären Extrasystolen die *J*-Zacke öfter atypisch aussieht, wird unten (S. 295) besprochen. In Fällen von Überleitungsverzögerung und Hemmung pflegt sie sich aber ganz normal zu verhalten.

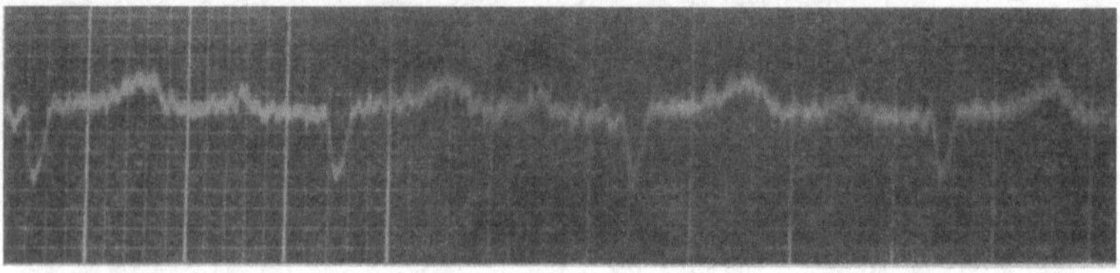

Fig. 112. **Totale Umkehr des Instantanteils des Ventrikelelektrogramms in einem sicheren Fall von Persistenz des Ductus Botalli.**

Endlich gibt es noch eine seltene reine totale Umkehr des Instantanteiles des Kammerelektrogramms, fast immer neben auffallender Kleinheit. Ob auch diese (bei Ableitung von Körperoberfläche) nur zu einem schwachen Herzen gehört (im Tierexperiment bei direkter Ableitung vom Herzen ist eine absolute Negativität nicht so selten), scheint uns zweifelhaft. Unter anderem haben wir sie auch bei angeborenem Vitium cordis (z. B. Persistenz des D. Botalli) gesehen (Fig. 112).

§ 70. Fehlen (Umkehr) der Nachschwankung.

Auch die Nachschwankung (*F*) weist unter bestimmten physiologischen und pathologischen Bedingungen eine Reihe wichtiger Verschiedenheiten auf.

In unserer ersten Mitteilung haben wir als Erste hervorgehoben ein vollständiges Fehlen von *F* im Elektrokardiogramm als Ausschlag nach oben. Ferner fanden wir, daß *F* auch in toto ein negatives Vorzeichen haben kann (nach unten gerichtet ist). Wir meinten damals, die betreffenden Fälle danach in zwei differente Gruppen teilen zu sollen. Davon sind wir aus später sich ergebenden Gründen zurückgekommen. Zwischen den beiden Typen von *F* existieren übrigens alle Übergänge. Wir haben uns seinerzeit keineswegs festgelegt auf eine ganz bestimmte pathologische Individualursache für diese Abweichung. EINTHOVEN, der nach uns in klinischen Fällen denselben Typus des Elektrokardiogramms sah, schloß sich uns im allgemeinen an, bezog jedoch die Anomalie bestimmt auf „Myokarditis“, wobei dieser Begriff von ihm allerdings sehr weit gefaßt sein mag; EINTHOVEN hat wohl in Wirklichkeit nichts anderes im Auge gehabt als „Myopathie“. Seither existiert über das Fehlen von *F* schon eine kleine Literatur: HOFFMANN, H. E. HERING, PŘIBRAM u. A. äußerten sich über den Gegenstand. Die folgende Zusammenfassung beruht auf unserer eigenen seither sehr erweiterten, auf Hunderte von Fällen sich erstreckenden Erfahrungen und auf einer einschlägigen Mitteilung von NICOLAI und SIMONS, in welcher besonders die in Betracht kommenden „Ausnahmen“ Berücksichtigung finden.

Eine genauere Beurteilung dieses Verhaltens von *F* erscheint von vornherein schwierig. Nicht ganz so sicher, wie wir es hinsichtlich der Initialschwankung und des ventrikulären Papillarsystems (im engeren Sinn) wissen, kennen wir die funktionellen Beziehungen von *F* zu einer bestimmten anderen Abteilung der Kammermuskulatur (äußere Muskelschicht, Kammerbasis). Über den Treibkörper besagt ja nämlich das Elektrokardiogramm vermutlich gar nichts (vgl. S. 254). In dem in Betracht kommenden Teil der Ventrikelschwankung hinter *J* handelt es sich jedenfalls nicht wie bei der Initialzacke um eine gleichmäßige Reizausbreitung, hier stellt das Elektrokardiogramm eine Subtraktionskurve dar, den Ausdruck einer Kompensation verschiedener Partialströme, die zum Teil in entgegengesetzter Richtung laufen. Es handelt sich um ein Hin und Her der Erregung in ganz bestimmten Bahnen. Um ein Verlorengehen des Wesentlichen, um eine Aufhebung des „Negativwerdens“ der tätigen Herzmuskelelemente gegenüber der Umgebung an und für sich kann es sich bei dem Fehlen von *F* als Ausschlag nach oben prinzipiell natürlich nicht handeln (vgl. § 58). Aber auch deshalb kann die betreffende Strecke des Elektrokardiogramms nicht horizontal verlaufen, weil etwa ein einzelnes bestimmtes Muskelsystem wirklich ruht. Allerdings wäre, obwohl die schmalen Brücken zwischen Papillarsystem einer- und Treibkörper und äußerer Muskelschicht andererseits (intramurale Fasern und Herzwirbel) nicht ohne weiteres dem HISschen Bündel an die Seite gestellt werden dürfen (strukturelle

Verschiedenheiten gegenüber den anderen Herzmuskeln weisen nur das Atrioventrikularsystem und der Sinusknoten bzw. vielleicht die Verbindung desselben mit dem ersteren auf [?]), doch in ihnen — für unseren Fall speziell im Herzwirbel — unter irgendwelchem Verhältnisse eine Verzögerung oder Hemmung der Aktionsübertragung ganz im allgemeinen nicht völlig unmöglich. Partiarkontraktionen des Herzens unter pathologischen Verhältnissen sind ja in der neueren Literatur nichts Befremdliches mehr. Allein wenn wirklich hier so etwas vorläge, dürfte es ja nicht dazu kommen, daß *F* tatsächlich nicht selten auch in toto ein negatives Vorzeichen bekäme. Es muß sich also beim Fehlen von *F* als Ausschlag nach oben wohl um kompensierende Vorgänge handeln. Eine „Allodromie" im weitesten Wortsinn liegt dann hier doch vor. Damit stellte sich die fehlende und negative *F* in die Nähe der Herzunregelmäßigkeiten (Arrhythmien). Mit eigentlich hypodynamischen Zuständen des Herzens hätte sie sonach a priori nichts zu tun.

Abgesehen von diesen allgemeinen gibt es spezielle praktisch technische Schwierigkeiten der Beurteilung, die bereits im ersten Teil dieser Arbeit auseinandergesetzt worden sind. Die Größe der einzelnen Elektrokardiogrammzacken, bzw. das Verhältnis von *F* zu *J* ist von verschiedenen Komponenten abhängig. Direkt untereinander vergleichbar sind nur solche Kurven, die mit demselben Saitengalvanometer unter völlig identischen Bedingungen aufgenommen sind. Wir haben gesehen, daß z. B. die Unempfindlichkeit eines dicken Fadens durch größere Entspannung aufgewogen werden kann, wobei aber die Reaktionsgeschwindigkeit leidet und *F* relativ zu groß wird. Nicolai findet, daß man leicht, durch Auswahl eines geeigneten Fadens, bei einer passenden Spannung desselben und dementsprechendem eventuellen Nebenschluß ein Elektrokardiogramm „nach Wunsch" herstellen, vor allem die relative Größe von *F* beeinflussen kann. Einthoven verlangt, daß immer 3 Ableitungen vorgenommen werden: rechte Hand — linke Hand, rechte Hand — linker Fuß, linke Hand — linker Fuß. Im theoretischen Teil kann nachgelesen werden, wie wir uns speziell zu dieser Frage verhalten. Richtig ist, daß *F* auch bei diesen verschiedenen Ableitungen bei denselben untersuchten Personen wirklich verschieden aussehen kann.

Bisher kann rein erfahrungsgemäß (bei einwandsfreier

Technik) über die Größe der Nachschwankung etwa folgendes ausgesagt werden.

Beim Hund senkt sich ganz gewöhnlich *F* nach Vagusreizung und kann negativ werden (Fig. 113*a* u. *b*). Aber auch bei durchschnittenen Vagis kann die Nachschwankung kleiner werden,

a

b

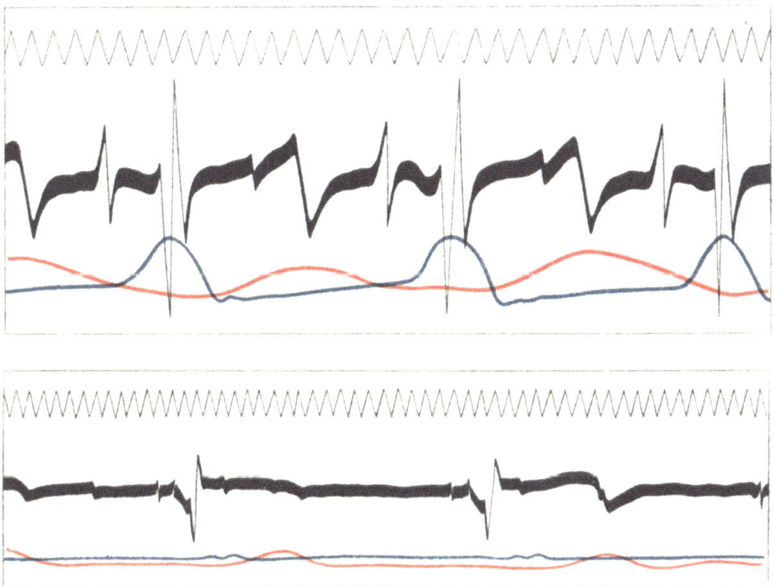

Fig. 113. Hund, Vagusreizung: negative *F*.

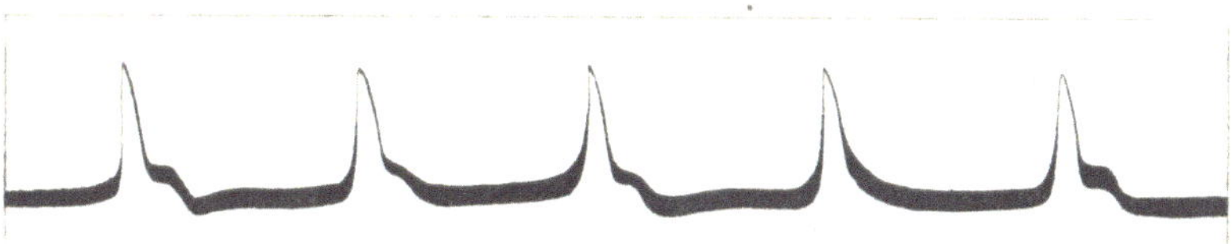

Fig. 114. „Absterbendes" Hundeherz (nicht flimmernd), regelmäßig klopfend.

wie zuerst EINTHOVEN fand. Die im Vagusstillstand elektrisch (mechanisch) vom rechten Ohr ausgelösten Herzschläge müssen nicht eine negative *F* aufweisen. Im Elektrokardiogramm des absterbenden Herzens (Hund, Fig. 114) wird *F* kleiner und verschwindet. Das bloßliegende (den Reizen der Abkühlung, Vertrocknung ausgesetzte) Herz des narkotisierten Hundes bot nicht selten nosch zu Beginn des eigentlichen Versuchs eine negative *F*.

Manchmal findet sich unter diesen Fällen auch ein Alternieren von positiver und negativer Nachschwankung (Fig. 115). Dieses Alternieren hängt sicher von im Herzen selbst gelegenen Bedingungen ab! Nach Einspritzung von Herzgiften (z. B. El Tor, Fig. 116, Glyoxylsäure) kann die Nachschwankung erst größer werden; regelmäßig aber wird sie später kleiner und schwindet. Diese beiden Tatsachen sind von uns zuerst festgestellt. EINTHOFEN findet, daß wachsender Blutverlust und Chloroformnarkose beim Versuchstier *F* kleiner, gleich Null oder negativ macht. Adrenalininjektionen bewirken nach NICOLAI und M. LEWANDOWSKY

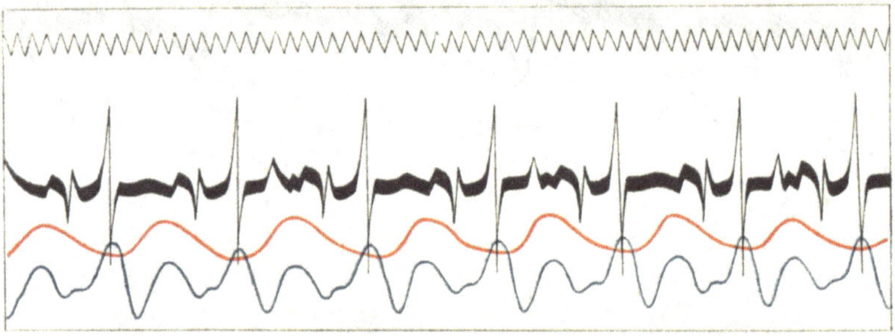

Fig. 115. Alternieren von positiver und negativer *F*.

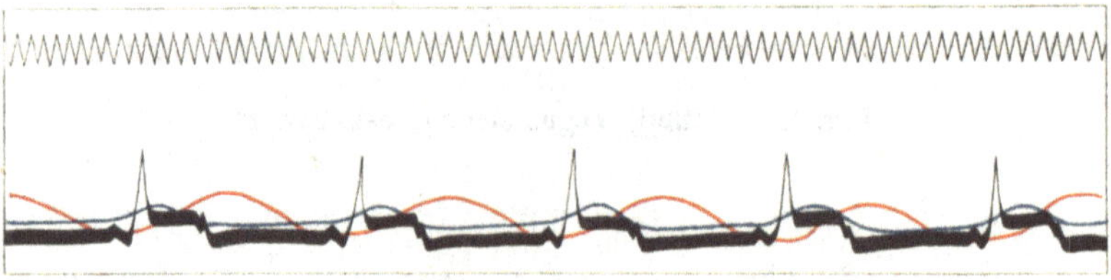

Fig. 116. El-Toxintoxikation (Hund).

ein Kleinerwerden und Verschwinden der Nachschwankung. Meist tritt dies ein, wenn der Blutdruck zu sinken anfängt. Hört das Adrenalin auf zu wirken, tritt die Nachschwankung wieder auf. Wir möchten glauben, daß diese Einwirkung auf *F* abhängig ist von einer direkten Beeinflussung des Herzens selbst durch die Nebennierensubstanz. Neuere Versuche mit Adrenalin hat noch KAHN ausgeführt.

Beim normalen Menschen ist bei querer Ableitung (rechte Hand — linke Hand) und bei schräger Ableitung (rechte Hand — linker Fuß) die Nachschwankung im allgemeinen nach oben gerichtet. Bei Längsableitung (linke Hand — linker Fuß) erscheint sie im Elektrokardiogramm desselben Individuums kleiner, selbst gleich Null oder negativ (EINTHOVEN und eigene Versuche). Bei Einnahme der linken Seitenlage erscheint die Nachschwankung etwas kleiner (EINTHOVEN). Bezüglich des Einflusses der Körperstellung vgl. noch Fig. 96. Tiefe Atmung übt auf *F* wenigstens keinen sehr weitgehenden Einfluß aus (Fig. 97). Beim Säugling ist, wie bereits ausgeführt worden, die Nachschwankung anfänglich sehr klein, im Laufe der ersten Monate wird sie größer. Beim Erwachsenen ist sie unabhängig von der Körpergröße. Aber die muskelrüstigsten Personen haben eine *F* von besonders hoher Ordinate (vgl. oben S. 256). Im Greisenalter nimmt sie nach unseren Erfahrungen ab. Man hat dies „physiologisch" nennen wollen; aber was ist im Senium überhaupt physiologisch, und was speziell bezüglich des Herzens im vorgerückten Lebensalter physiologisch? (EINTHOVEN hat früher den Alterseinfluß in Abrede gestellt.) Nach Muskelarbeit nimmt die Höhe der Nachschwankung beim ausgeruht gewesenen Nüchternen zu (KRAUS-NICOLAI, NICOLAI-MÜLLER, vgl. oben S. 260). Die Altersveränderung bildet den Übergang zu dem, wos unter ausgesprochen pathologischen Bedingungen geschieht.

Zunächst in Fällen einer „gewissen Gruppe von Insufficientia cordis" (so haben wir es in unserer ersten Mitteilung ausgesprochen) fanden wir die Nachschwankung mehr oder weniger vollständig fehlend, bzw. negativ (Fig. 117). Unsere Angabe ist im allgemeinen bestätigt worden durch EINTHOVEN, STRUBELL u. A. Wir haben einiges unseren früheren einschlägigen Ausführungen (1907) hinzuzufügen, kaum etwas zurückzunehmen. Die Zahl unserer mit Krankheitsgeschichte belegten einschlägigen Beobachtungen beträgt weit mehr als hundert. Durchaus nicht für alle besitzen wir aber eine längere Beobachtung. Obduktionen von den Fällen haben wir in größerer Zahl, aber leider bisher keine mikroskopischen Untersuchungen des kranken Herzens (der Gegenstand wird soeben in Verbindung mit phathologischen Anatomen systematisch untersucht). Aber soviel können wir schon jetzt bestimmt sagen: eine ganz bestimmte strukturelle Ursache kann nicht als Charakteristikum der bezeichneten Gruppe angeführt werden. Am häufigsten sind es allerdings unzweifelhaft die (auch schon die subtilsten) Veränderungen des Herzens, welche die Arteriosklerose von deren ersten Anfängen an begleiten.

Durchaus nicht alles, aber, was in der Klinik gegenwärtig unter dem Namen „Insufficientia cordis“ geht, nicht jedes Versagen des Herzens bewirkt die in die Rede stehende Veränderung der

1)
2)
3)
4)
5)

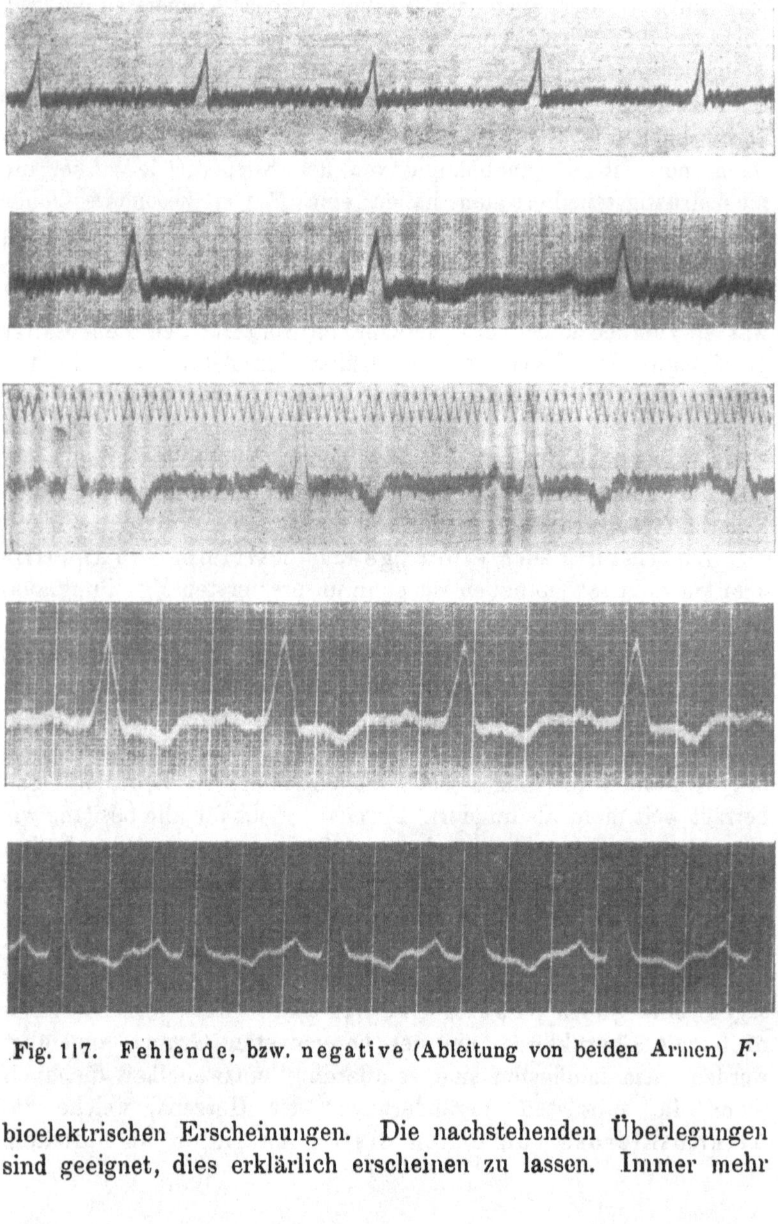

Fig. 117. Fehlende, bzw. negative (Ableitung von beiden Armen) *F.*

bioelektrischen Erscheinungen. Die nachstehenden Überlegungen sind geeignet, dies erklärlich erscheinen zu lassen. Immer mehr wird zunächst an die Stelle des alten klinischen Syndroms Herzschwäche der Begriff der Kreislaufinsuffizienz treten müssen. In vieler Beziehung bilden die meisten einschlägigen klinischen Fälle eine funktionelle zusammengehörige symptomatisch zum Teil einförmige, mindestens nicht immer präzis unterscheidbare Reihe. Herz und Gefäßkrankheiten werden dadurch zu einem zusammengehörigen Ganzen. Auch bei Erkrankungen der Herzklappen ist das Verhalten des Gesamtkreislaufs durch die Beschaffenheit des Herzmuskels mitbestimmt. Neben der Herzmuskelaffektion schädigt ferner auch Vasomotorenschwäche die Zirkulation, sie kann selbst das Ausschlaggebende sein, und die Schärfe der klinischen Spezialdiagnose, wenigstens mit den bisher üblichen Mitteln, erweist sich zur Unterscheidung oft ziemlich mangelhaft. Der Patient selbst pflegt alle (die meisten) körperlichen Gefühle, welche er überhaupt aus dem Kreislauf bezieht, dem Herzen zuzuschreiben. Noch weniger sicher läßt sich gegenwärtig von der Herzschwäche im allgemeinen die eigentliche Herzmuskelinsuffiziens in der Praxis abgrenzen. Vielfach als rein nervös gedeutete Störungen der Tätigkeit des Herzens sehen wir nicht selten zu relativer Zirkulationsschwäche führen. Selbst als Äquivalent psychischer Prozesse tritt nicht selten Insuffizienz des Kreislaufs in die Erscheinung. Bilden somit viele, ja die meisten klinischen Fälle von Kreislaufschwäche ein Ganzes, so wird die Zusammenschließung speziell der verschiedenen Herzmuskelaffektionen zu einer Gruppe, abgesehen von der besonders weitgehenden Gleichartigkeit der Symptome, uns geradezu aufgenötigt durch die täglich in der Praxis sich wiederholende Erfahrung, daß wir beinahe selten wirklich anatomisch und ätiologisch reinen einschlägigen Krankheitsbildern begegnen. Meist handelt es sich vielmehr um eine Kombination verschiedener morphologischer und funktioneller Schädlichkeiten und Schäden. Dazu kommt endlich gegenüber der früher üblichen einseitigen klinischen Einteilung der Myopathien des Herzens auf Grund einer — überdies unvollkommenen — anatomischen Denkweise in neuester Zeit die Erkenntnis von einem gewissen Mangel an Übereinstimmung zwischen pathologisch-histologischem und funktionellem Verhalten. Hervorragende Morphologen haben die Lehre vom Einfluß der anatomischen Veränderungen des Myokards auf die zunehmende mechanische Leistungsunfähigkeit speziell des hypertrophischen Herzens einer einschränkenden Revision unterzogen. Überhaupt kann, von gewissen Ausnahmen abgesehen, die Herzschwäche, als Schwäche der Kontraktilität, nicht durch Art und Umfang histioider Läsionen allein und einfach erklärt werden. Die pathologischen Anatomen selbst weisen in der Hauptsache auf den speziellen Ort des Schadens in den Systemen der Herzmuskulatur hin. So erscheint auch in der pathologischen Morphologie der aus den Papillarmuskeln und ihren trabekulären Verbindungen (Atrioventrikularsystem) bestehende Teil des Ventrikels ausgesprochen selbständig. Das Atrioventrikularsystem besitzt vor allem Beziehungen zur Koordination und Sukzession der Herzabteilungen. Veränderungen im Sinusgebiet (oberer Kavatrichter) haben bestimmte Typen der chronischen Arrhythmie zur Folge.

Aschoff trennt ferner das Papillarmuskelsystem als venöse Einflußbahn ab von der übrigen Kammerhöhle (arterielle Ausflußbahn), schlägt also direkt eine Zweiteilung nach der ursprünglichen Biegung des fötalen Herzschlauches vor. Nagayo konnte zeigen, daß in der venösen Einflußbahn der linken Kammer glatte Muskelfasern nicht vorkommen, während die der arteriellen Ausflußbahn zugekehrten Flächen der Papillarmuskeln und die vorwiegend vom Septum gebildete rechte Wand der arteriellen Ausflußbahn, besonders dicht konvergierend nach dem Aortenostium, reichlich von glatten Fasern bedeckt sind. Übrigens weist jeder Fall von Aorteninsuffizienz (Erweiterung der Aortenausflußbahn) auf eine solche Zweiteilung des Ventrikels hin. Endlich existiert (in jedem Einzelfall) auch ein individuelles Verhältnis der Arterien zu den funktionell differenten Herzabschnitten und eine verschiedene Ausbildung anastomotischer Verbindungen. Natürlich kann dann der anatomische und funktionelle Effekt von Zirkulationsstörungen in Karonarästen weit auseinander liegen. Eine derartige immer zunehmende Hervorkehrung des funktionellen Momentes bei den Anatomen bedeutet eine wichtige Einheitsbestrebung auf diesem Gebiete. Alltäglich lehrt uns endlich die klinische Erfahrung, daß Herzen, welche gestern leistungsfähig schienen, heute selbst ohne akzidentelle Ursache sinnenfällige, ja schwere Krankheitserscheinungen darbieten.

Aber es hieße das Kind mit dem Bade ausschütten, wenn man deshalb, weil nicht immer klinisch diagnostisch die allgemeine Frage beantwortet werden kann, ob vorhandene Leistungsstörungen des Herzens überhaupt morphologisch oder rein funktionell, wie sie eventuell geweblich bedingt sind, wo ihr Sitz gelegen ist, alle Myopathien des Herzens bloß als verschiedene Stadien und Intensitätsgrade einer nach derselben Richtung wirkenden Störung (etwa der Trophik, wie z. B. ROSENBACH meinte) auffassen wollte. Auch die vorhandenen histioiden Schädigungen sind gewiß nichts Irrelevantes, sie sind wesentlich mitentscheidend für die Prognosestellung. Und gerade das funktionelle Moment, welches maßgebend ist dafür, dieses Gebiet als ein zusammengehöriges Ganzes aufzufassen, liefert der praktisch-ärztlichen Betrachtung, mag diese auf Diagnosenstellung oder Therapie zielen, neue Grundlagen für zweckmäßige Unterscheidungen.

Wir haben bereits oben (S. 191) von den vier Teilvermögen der Reaktionsfähigkeit des Herzens, durch deren Zusammenwirken der Herzschlag entsteht, gesprochen: Reizerzeugung, Anspruchsfähigkeit, Reizleitungsvermögen, Kontraktilität. Für gewöhnlich faßt man mit der Bezeichnung Herzschwäche vor allem die mangelhafte mechanische Leistungsfähigkeit ins Auge. Jedenfalls zu trennen davon sind die Anomalien der Reizbildung hinsichtlich des Wo und Wie der Entstehung, sowie besonders der Sukzession und Koordination der einzelnen sich kontrahierenden Herzabteilungen. Auch diese letzteren können langsam oder plötzlich das ganze Funktionieren des Zirkulationsapparates schwer beeinträchtigen. Dagegen dürfte die spezielle Frage, wie unter pathologischen Bedingungen jedesmal die Nerven in die Herztätigkeit eingreifen, vielleicht einer zukünftigen Lösung vorbehalten bleiben. Die Leistung der nervösen Centra ist der klinischen Analyse allerdings schon jetzt teilweise zugänglich. Aber selbst physiologisch ist bisher die Herzmuskelfaser und das sie umspinnende Nervennetz ein für gewöhnlich untrennbares Ganze.

Es ist ebenfalls schon früher ausgeführt worden, daß neben anderen Untersuchungsbehelfen, gerade auch das Elektrokardiogramm mit eine wichtige Handhabe bietet, Schädigung der mechanischen Leistungsgröße (hypodynamische Zustände) des Herzens einer- und Anomalien der Erregbarkeit des Herzens und der Koordination (Sukzession) seiner Abteilungen: Allodromien, andererseits scharf auseinander zu halten. Aber eben daraus geht auch hervor, daß man von vornherein nicht in allen Fällen von „Herzschwäche“ etwa einen einzelnen Befund, wie Kleinheit oder Schwinden oder Negativwerden der Nachschwankung erwarten kann. Beim bestkompensierten Klappenfehler z. B. bleibt eine vielfach unterschätzte Insuffizienz des

Kreislaufes bestehen. Das Plus an Herz- (und Atem-)arbeit, welches in solchen Fällen geleistet wird, um den Ruhebedarf an O_2 zu decken, verringert die „Akkommodations“breite in allerdings sehr wechselndem Maße. Ganz ähnlich verhält es sich bei den Anämien. Aber es ist doch ganz natürlich, und wird durchaus durch unsere große einschlägige Erfahrung bestätigt, daß, wie schon EINTHOVEN angibt, bei gut kompensierten Klappenfehlern *F* positiv erscheint und oft ganz normal hoch ist. Hypertrophie (Erweiterung) an und für sich bewirkt also die in Rede stehende Anomalie durchaus nicht! Ebensowenig kann es wunder nehmen, wenn andere Fälle, auf welche die Bezeichnung Insufficientia cordis ganz allgemein in dem auseinandergesetzten verschiedenwertigen Sinne angewendet wird, ein in dieser Hinsicht ganz normales Elektrokardiogramm aufweisen.

Aber wir können selbst nichts einwenden gegen die Behauptung A. HOFFMANNS, daß es Fälle von Herzinsuffizienz im engeren Wortsinn einer Schädigung der mechanischen Leistungsgröße mit erhaltener Nachschwankung gibt. Wie häufig solche Fälle sind, muß die Zukunft lehren. Das Fehlen, bzw. das Negativwerden von *F* bedeutet eben eine Allodromie. Dies führt uns unmittelbar notwendig darauf, einiges zu sagen, über die prognostische Bedeutung des Null- oder Negativwerdens von *F*. Wir selbst sind schon jetzt überzeugt (aus dem vollständig beobachteten Verlauf von fünf Fällen), daß die Negativität die schlimmere Anomalie ist. Im allgemeinen jedoch sind wir leider noch nicht imstande, diesen prognostischen Wert schärfer zu präzisieren. Auf ein größeres Material gestützt, können wir sagen, daß das Kleinwerden, bzw. das Schwinden der Nachschwankung ein Frühsymptom ist. Nur selten, kaum in 3 von 100 Fällen, werden wir allerdings von ihrem Vorhandensein gewissermaßen völlig überrascht; meist finden sich auch mit den gewöhnlichen physikalischen Untersuchungsmitteln objektive Zeichen oder wenigstens subjektive Beschwerden. Aber wir erkannten den Wert dieser Anomalie gerade darin, daß wir damit in Fällen von „nervöser Erschöpfung“ im ersten Stadium der Arteriosklerose (Präsklerose), bei „Unfall“herzen, beim „Tropen“herz usw., in welchen Fragestellung und Entscheidung klinisch sonst manchmal recht schwierig lag, wenigstens einen Anhaltspunkt dafür hatten, daß das Myokard in einer Beziehung nicht normal ist. Andere Male wiederum, in Fällen von „Alkohol“-, „Tabak“herz selbst mit mäßiger Vergrößerung der Herzdämpfung und starken subjektiven Beschwerden, ja, wie wir jetzt hinzufügen können, gelegentlich auch bei unzweifelhaft objektiv verminderter mechanischer Leistung mußten wir konstatieren, daß der Herzmuskel sich in dieser immerhin mit aufs wesentliche seine Tätigkeit betreffenden Richtung nicht abnorm verhielt.

Oben ist auseinandergesetzt worden, warum wir annehmen, daß am Schlusse der Systole die Herzbasis nochmals negativ wird, indem die Erregung (Aktion) wiederum zu derselben aufgestiegen ist. Für unsere Hypothese, daß hier die Kontraktion vorwiegend der äußeren Muskelschicht (Kammerbasis) zugrunde liegt, vermögen wir aber bisher nicht so viele Tatsachen anzuführen, wie für die Kontraktion des Papillarsystems (im engeren Sinn) als Grundlage der *J*. Gerade das pathologische Verschwinden (Negativwerden) von *F* ist aber mit ein Argument dafür, daß diese Schwankung zu tun hat mit dem arteriellen Ausflußrohr der Kammern (Kammerbasis). Wir sind jetzt experimentell bemüht, weiteres Belegmaterial herbeizuschaffen durch Untersuchung des überlebenden Herzens und durch elektrokardiographische Analyse der Folgen des Verschlusses einzelner Koronaräste. Ist, wie es scheint, die Ursache der Verkleinerung und des Schwindens, wirklich ein Kompensationsvorgang im elektrophysiologischen Sinn, so beruht die Anomalie natürlich nicht auf einer ursprünglich anatomischen Struktureigentümlichkeit wie beim Treibwerk, sondern ist vermutlich im zeitlichen Verlauf des Aktionsstromes der einzelnen Herzmuskelzellterritorien des betreffenden Systems begründet, es handelt sich um veränderte Leitungsverhältnisse in den Fasern derselben. Auch mit einer solchen pathologischen Ungleichförmigkeit in der Fortpflanzungsgeschwindigkeit des Erregungsvorganges kommt es zu Superposition verschiedener Negativitätswellen, bzw. zur Aufhebung oder Negativität von *F*. Ebenso wie die Herzmuskelfasern einzeln sterben, erkranken offenbar auch die Zellterritorien gewissermaßen einzeln. Als ein wie grob Abnormes wir diese Anomalie der bioelektrischen Erscheinungen einzuschätzen haben, wissen wir nicht genau. Gleichwohl halten wir diese Beobachtung für eine unserer praktisch wichtigsten Feststellungen, um so mehr, als bereits einige Beobachtungen vorliegen, nach welchen durch Digitalistherapie die Nachschwankung zum Wiedererscheinen (Größerwerden) zu bringen ist!

Simons hat unter Nicolai gefunden, daß anscheinend allgemein und besonders herzgesunde Menschen auch ein Elektrokardiogramm mit fehlender Nachschwankung haben können. Nach dem Vorstehenden liegt wohl darin nichts Befremdliches. Die Zukunft wird zeigen, wie oft auch solche Beobachtungen gemacht werden; eine Entscheidung über ihren Wert kann ferner nur der kontrollierte weitere Verlauf solcher Fälle bringen. Es ist bekanntlich schwieriger, ganz im allgemeinen ein Gesundheitszeugnis, als ein Krankheitsattest auszustellen. Vor allem gilt dies aber für die ersten Anfänge z. B. der Koronarsklerose. Ein fehlendes Kniephänomen kann lange das „einzige" Zeichen einer Tabes sein usw. usw.

Die Konfiguration von *F* ist in der Norm eine ganz eigenartige. Sie steigt langsam an und fällt schärfer ab. Die Nachschwankung entfernt sich gewöhnlich nicht weit von *J*. Im Tierexperiment ist ein abnorm breiter Astand ein Symptom des absterbenden Herzens. Beim kranken Menschen kann es ebenfalls vorkommen, daß in einer Reihe von Herzschlägen dieser Abstand stärker wechselt (z. B. in Kurvenreihen von P. irregularis perpetuus).

Eine Erhebung *U* (nach *T*, wie Einthoven *F* nennt), haben wir auch schon gesehen. Hering glaubt ebenfalls diese Einthovensche Beobachtung bestätigen zu können.

§ 71. Pulsus alternans.

Nach Herings (soeben erst ausführlich mitgeteilten) Untersuchungen würde auch jene seltene Form der Herz„arrhythmie" (Rhythmusstörungen im engeren Sinne spielen dabei gewöhnlich gar keine Rolle), welche wir Herzalternans nennen, elektrokardiographisch auf einer normalen Ventrikelschwankung (im oben dargelegten Sinne) beruhen. Rein äußerlich wird zunächst der Pulsus alternans definiert als Abwechseln von großen und kleinen Pulsen. Extrasystolische Pulse, welche dem P. alternans ähnlich sind, heißen jetzt P. pseudo alternans (Hering). Sie unterscheiden sich jedoch klinisch und pathogenetisch. Der zweiten Pulswelle folgt beim Alternans keine kompensatorische Pause; im Gegenteil kann manchmal die zweite Welle des Alternans nachzügig erscheinen (langsamere Fortleitung, Extrapulsverspätung); dann erscheint die der kleineren

Pulswelle folgende Pause kürzer als nach der größeren Welle. Unter Herzalternans ist speziell das Abwechseln einer großen und einer kleinen Kontraktion zu verstehen. Kardiogramm und Arterienpuls stimmen insofern nicht immer überein, als der Herzalternans dem Pulsalternans entgegengesetzt erscheint: der großen Herzstoßkurve entspricht der kleine Puls und umgekehrt (Ursache vielleicht der Umstand, daß die das Blut austreibende und die den Spitzenstoß bewirkende Muskulatur zum Teil nicht dieselbe ist). Das Wesen des Herzalternans (bzw. eines bestimmten Typus desselben) sucht Hering auf Grund von Tierversuchen in einer partiellen Hypo- (oder *A*-) Systolie des betreffenden Herzabschnittes zur Zeit der kleineren Systole, nicht in einer schwächeren Kontraktion sämtlicher Fasern der Kammern (also nicht totale Hyposystolie). Hering führte seine Experimente mit Hilfe der Glyoxylsäure durch.

Was das Elektrokardiogramm (Hund, Katze, Kaninchen) betrifft, kann sich der Herzalternans nach Hering sowohl an der Zacke *R* (Initialschwankung), als auch an der Zacke *T* (Finalschwankung) ausprägen. Er zeigt sich gewöhnlich an beiden Schwankungen gleichzeitig, ist jedoch unter Umständen bloß an *T* zu sehen. Gewöhnlich kommt er an *T* stärker zum Ausdruck. Der Alternans im Elektrokardiogramm und in den mechanisch registrierten Kurven kann gegensinnig sein. Daraus würde zu schließen sein, daß nicht nur die kleine Systole, sondern unter Umständen auch die große auf partieller Asystolie beruhen kann. Im allgemeinen kommt der Alternans in den mechanisch registrierten Kurven stärker zum Ausdruck.

Aus den einschlägigen Demonstrationen Herings (Internistenkongreß 1909) konnte man vor allem entnehmen, daß alle Herzschläge der vergifteten Tiere (auch die hyposystolischen) dem Elektrokardiogramm nach als normale Systolen bezeichnet werden müßten, i. e. als solche, bei welchen die Erregung (Leitungsreiz) in der Gegend des Hisschen Bündels in die Kammern eintritt und von hier aus auf bestimmten Bahnen in bestimmter Reihenfolge die verschiedenen Fasergruppen des Myokards ergreift. Das Elektrokardiogramm sagt nun etwas aus über die Aktion des Papillarsystems, vermutlich ebenso der äußeren Muskelschicht (Herzbasis), nichts dagegen über das Treibwerk (vgl. S. 254). Eine partielle Asystolie gerade des letzterwähnten Herzabschnittes würde nach unserer Auffassung in der Tat am Typus des Elektrogramms wenig ändern. Umgekehrt erschiene eine nachgewiesene Hyposystolie des Treibwerks bei normalem Elektrogramm als Stütze unserer Darstellung. — Wir selbst möchten nur nochmals daran erinnern, daß ein Alternieren von *F* (*T* in der EINTHOVENschen Nomenklatur) möglich ist, ohne daß die mechanische Kurve (Suspension) etwas wie einen Alternans auch nur andeutungsweise zeichnet, obwohl auch in diesen Fällen eine Änderung des Erregungsablaufs in den beiden aufeinander folgenden Herzschlägen notwendig angenommen werden muß (Fig. 115).

Nach POHLS Publikation über den Herzalternans bei Glyoxylsäureintoxikation hatten auch wir einige Versuche an Hunden (mit einem von Herrn ABDERHALDEN freundlich zur Verfügung gestellten Präparat der Säure) gemacht. Wir sahen danach verschiedene Abweichungen des Elektrokardiogramms, darunter auch einen Wechsel von *J*; aber keine längeren solcher Reihen. Die Zahl unserer Versuche ist jedoch wohl zu klein.

§ 72. Herzschläge von der Übergangsstelle zwischen Atrium und Ventrikel. Frage des Pulsus irregularis perpetuus.

Auf Grund unserer experimentellen Untersuchungen (Reizung der Gegend des ASCHOFF-TAWARAschen Knotens (Fig. 118) ist

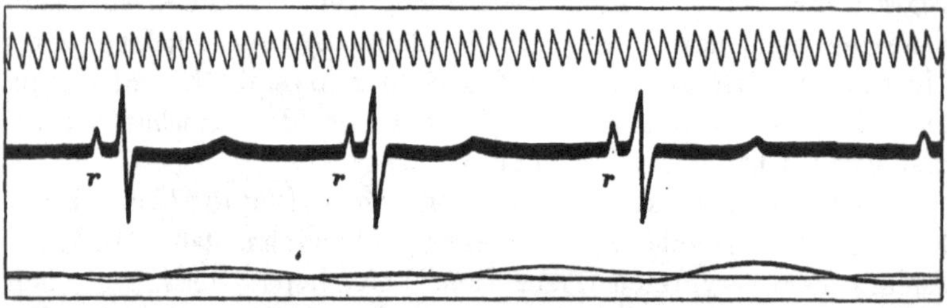

Fig. 118. Elektrogramm bei Reizung der Gegend des TAWARAschen Knotens (*r* Induktionsschlag).

oben (S. 255) auseinander gesetzt worden, daß, wenn Extrareize auf das Atrioventrikularsystem an der Übergangsstelle einwirken, bzw. wenn das subsidiäre Herzzentrum die Oberhand oder Selbständigkeit gewinnt (Heterotopie des physiologischen Ursprungsreizes), Ventrikelschläge resultieren, in deren Elektrogramm nur die Atriumzacke wirklich fehlt, während dasselbe eine Initial- und eine Finalschwankung besitzt.

Die atrioventrikulären (vom HISschen Bündel aus entstehenden) Extrasystolen sind immer noch häufiger als die aurikulären. Sie werden von einer kompensatorischen Pause gefolgt, wobei die Dauer der letzten normalen Systole und der Extrasystole mit ihrer Pause kleiner ist, als eine doppelte normale Pulsperiode. Bei den experimentellen atrioventrikulären Extrasystolen kann auch nach unseren eigenen Erfahrungen bei mechanischer Registrierung die Vorhofkontraktion gleichzeitig mit oder kurz vor oder kurz nach der Kammerzusammenziehung auftreten. Beim Menschen geht gewöhnlich die Atriumsystole etwas derjenigen der Kammern voraus, das Intervall $a - V$ ist kleiner als dasjenige der vorausgehenden Vorhof- und Ventrikelsystole (Unterschied von der aurikulären Extrasystole).

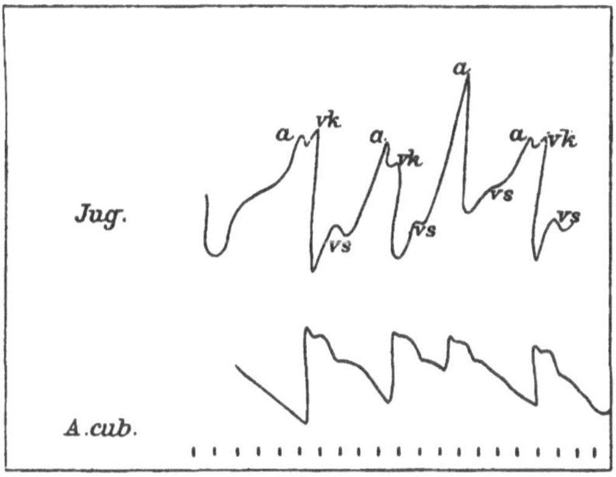

Fig. 119. Sphygmo-Phlebogramm der atrioventrikulären Extrasystole.

In Fig. 119 (Mensch, Sphygmo-Phlebogramm) sind, obwohl der Beginn der a-Welle nicht in gleichen Abständen erfolgt, Atriumextrasystolen sofort auszuschließen (der Abstand zwischen a und der sphygmischen Periode des arteriellen Pulses wechselt). Dagegen ist die Unterscheidung zwischen retrograder ventrikulärer und atrioventrikulärer Extrasystole nicht ganz einfach. Genaue Messungen sind zwar kurvenanalytisch möglich, aber bei der differenten Verspätung kaum absolut beweisend. Elektrokardiographisch ist diese Entscheidung sehr einfach.

Fig. 120. Spontane atrioventrikuläre Exstrasystolen am bloßgelegten Herzen eines narkotisierten Hundes. Blau: r. Ohr, rot:

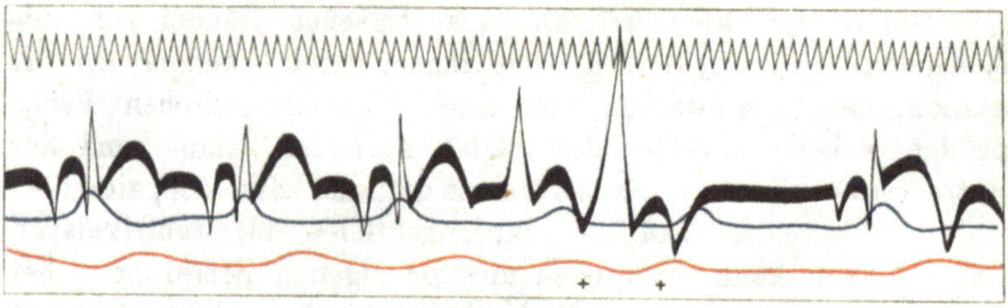

Fig. 120. Hund, spontane atrioventrikuläre Extrasystolen (+, +); bloßliegendes Herz; blau: r. Ohr, rot: Spitze (Susp.).

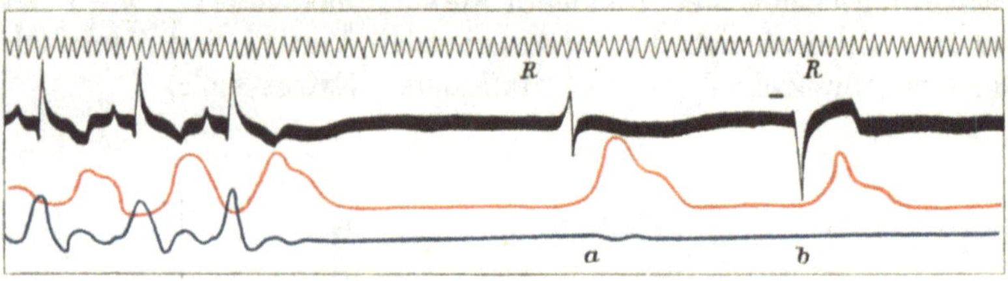

Fig. 121. Hund, Urethannarkose, Vagusstillstand. El. Reizung des linken Ventrikels, *a*: atrioventrikularer Schlag. Oben Zeitkurve, *R*: Reizmoment, Elektrokardiogramm, bei *b* ein abnormer Ventrikelschlag. Blau: Atrium, rot: Herzspitze.

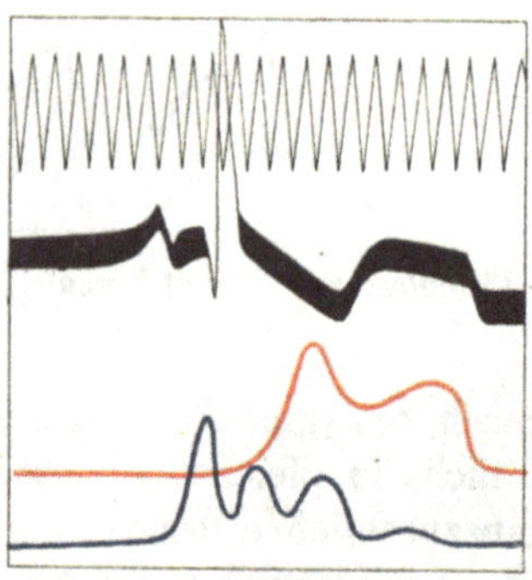

Fig. 122. Spontan einfallender vollständiger Herzschlag im Ablauf eines Vagusstillstandes.

Spitze (Suspension). Auffallend ist das Mißverhältnis in der Größe der mechanischen Leistung und des Aktionsstromes.

Fig. 121 zeigt, daß gelegentlich eine tatsächliche Reizung der Gegend des Aschoffschen Knotens auch bei beabsichtigter solcher der linken Kammer im Vagusstillstand zustande kommt

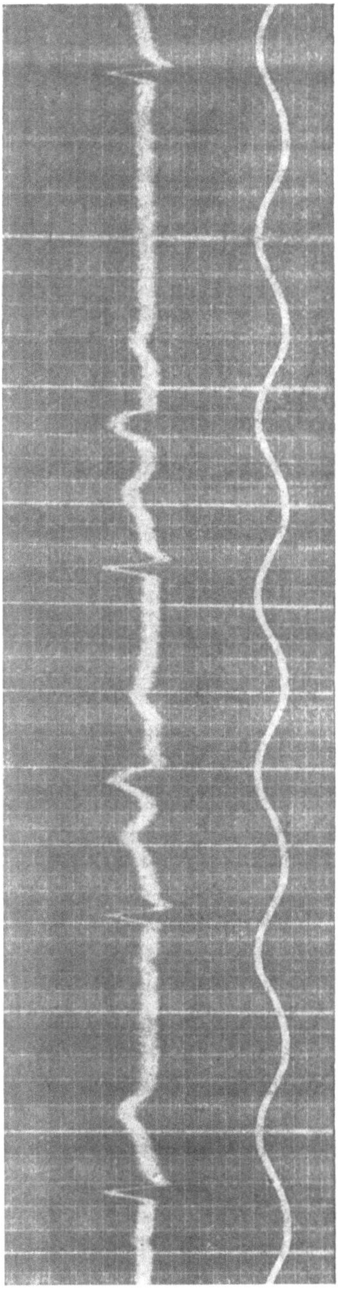

Fig. 123. Atrioventrikuläre Extrasystolen (+, +) beim (digitalisierten) Menschen. Abgesehen von den im Text erwähnten Einzelheiten ist zu beachten, daß in ganz vereinzelten Elektrokardiogrammen jede Andeutung einer Atriumschwankung fehlt, obwohl in der Reihe das betreffende Elektrokardiogramm einem ganzen normalen Herzschlag entsprechen würde. Es würde, falls nicht doch bloß ein Fehler der Registrierung vorläge, also eine Gruppe aus zwei atrioventrikulären Schlägen vorliegen (vgl. oben Fig. 69). Zeit 0·6 Sek.

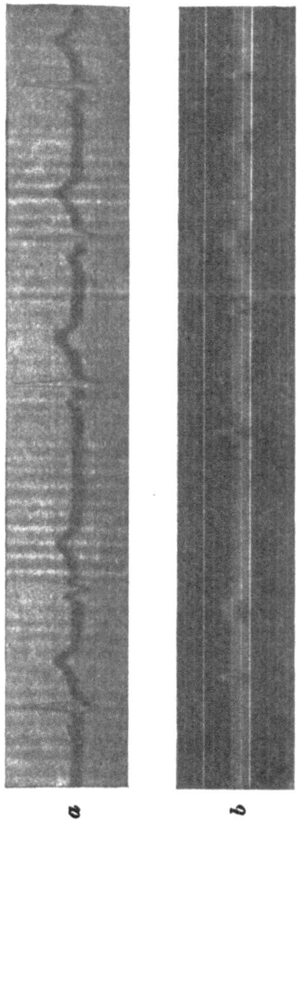

a *b*

Fig. 124. Atrioventrikuläre Extrasystolen (Mensch).

und daß in der mechanischen Kurve eines atrioventrikulären Herzschlags die Vorhofwelle auch fehlen kann.

Ein im (unvollständigen) Vagusstillstand spontan einfallender vollständiger Herzschlag sieht so aus (Fig. 122).

Klinische Beispiele von atrioventrikulären Extrasystolen geben Fig. 123 (Bigeminus continuus atrioventricularis) und Fig. 124*a* und *b*.

Das Aussehen des Elektrokardiogramms bei Überleitungsstörungen zwischen Atrium und Ventrikel ist bereits früher (S. 244) besprochen worden.

Hier zu besprechen ist endlich noch unter den (nicht immer) andauernd unregelmäßigen Pulsformen der Pulsus irregularis perpetuus (Arrhythmia perpetua). Das klinische Verhalten dieser besonderen chronischen Arrhythmie ist durch die Untersuchungen von Hering, Maixner, Mackenzie, Wenckebach, Gerhardt-Theopold, Hewlett u. A. abgegrenzt. Die leichteren Fälle ähneln zum Teil einer von der Atmung unabhängigen Form der „respiratorischen Arrhythmie". Häufig kommen eingestreute Extrasystolen vor. In diesem Sinne können Fälle von P. irregularis perpetuus als Sammlung verschiedener anderer Grundformen gelten (vgl. unten). Eine (fast) jedem P. irregularis perpetuus (Gerhardt und Hoffmann führen Fälle an, wo eine aurikuläre Form des Venenpulses vorlag) zukommende Eigenschaft ist das Vorhandensein eines positiven (Kammer-) Venenpulses (v_k oder v_p) und das Versagen der Atropinwirkung. v_p würde, zusammen mit vorhandenem Geräusch, starkem Venenpuls, der ein ausgesprochenes Plateau darbietet, für gleichzeitige Tricuspidalinsuffizienz sprechen. Sicher gibt es also (Gerhardt-Theopold) Arrhythmia perpetua ohne Tricuspidalinsuffizienz.

Der Kammervenenpuls bei P. irregularis perpetuus, das Verhalten der Vorhöfe (Fehlen der vorangehenden *a*-Welle im Phlebogramm, Fehlen der Vorhoftätigkeit im Ösophagogramm [Rautenberg]) und der Ausgangspunkt der Herzreize, bzw. der Charakter der ganzen Irregularität, hat bereits zu vielen Diskussionen Anlaß gegeben.

Es ist für diese Darstellung von besonderem Interesse, daß gerade die Elektrokardiographie mit dazu beigetragen hat, die letzterwähnte wesentliche Beziehung aufzuklären.

Als Hering gelegentlich der Kölner Naturforscherversammlung das Elektrokardigramm des P. irregularis perpetuus demonstrierte, waren auch wir bereits im Besitz gleicher Kurven und hatten uns auch bereits ähnliche Vorstellungen über den Gegenstand gebildet. Wir können also Herings Angaben bestätigen.

In langen Reihen von Elektrokardiogrammen typischer Fälle fehlt die Aktion der Vorhöfe, die *a*-Welle, ganz, wobei Superposition ganz ausgeschlossen ist; im übrigen handelt es sich um normale Ventrikelelektrogramme mit *J* und *F*. Die Periodendauer wechselt mehr oder weniger stark. Im Zusammenhang mit den Ergebnissen der klinischen Sphygmophlebographie (Ösophagographie) muß man schließen, daß die Vorhöfe in solchen Fällen von Arrhythmia perpetua meist nicht in Tätigkeit sind. Ob aber gerade das Elektrokardiogramm trotz des typischen Profils des Kammerteils sicher beweist, daß die betreffenden Herzschläge wegen Blockierung des normalen Ursprungsreizes von der Atrioventrikulargrenze selbst ausgehen, ist mit Rücksicht

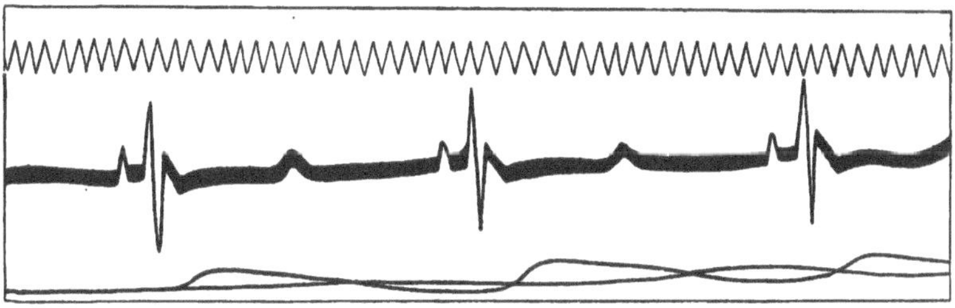

r J F r J F r J

Fig. 125. *r* entspricht einer Stromschleife bei der elektr. Reizung.

auf frühere (S. 210) und die vorstehenden Ausführungen doch wohl noch fraglich.

Zur Illustration müssen wir vor allem darauf hinweisen, daß in unseren Versuchen mit elektrischer Reizung in Gegend des Knotens von Aschoff-Tawara im Vagusstillstand in der gleichzeitig verzeichneten mechanischen Kurve allerdings ebenfalls jede Erhebung als Ausdruck der Vorhofkontraktion fehlen kann (Fig. 125).

Fig. 126 und 127 geben die Elektrokardiogramme zweier ganz typischen Fälle von Arrhythmia perpetua wieder. Fig. 127 *a* und *b* (Strecke aus einer langen Kurvenreihe des zweiten Falles) zeigt, daß doch auch Fälle existieren, in denen *a* nicht durchaus zu fehlen scheint! Leider besitzen wir kein zugehöriges Phlebogramm.

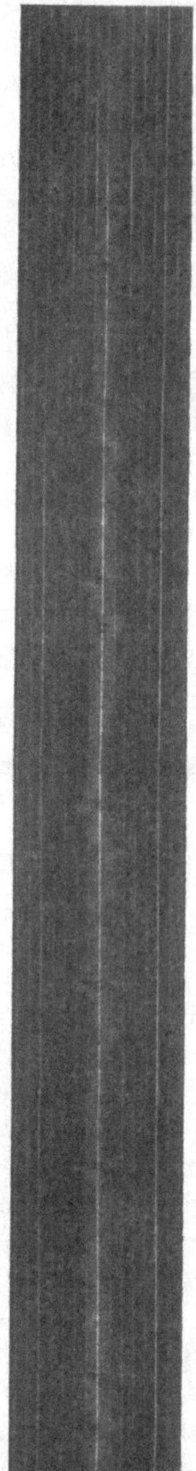

Fig. 126. Pulsus irregularis perpetuus.

a

b

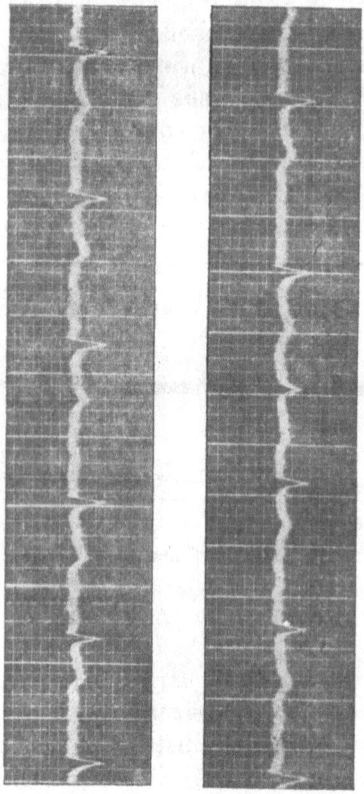

Fig. 127. Pulsus irregularis perpetuus.

Das Herz besitzt, wie wir seit dem klassischen Versuch von STANNIUS wissen, im Sinusgebiet ein führendes, in der Norm den Ausgangspunkt der Herzperistole bildendes automatisch rhythmisches Zentrum (das REMAK-Ganglion der niederen Vertebraten; Sinusknoten von KEITH); dieses ruft (Mensch) 60 Schläge pro Minute (körperliche Ruhe) hervor. Versagt dieses (vollständige Dissoziation zwischen Atrium und Kammer) springt ein sekundäres Zentrum ein, welches an der Atrioventrikulargrenze liegt (BIDDERsches Ganglion; Atrioventrikularknoten ASCHOFF, Atrioventrikularsystem in einem gewissen Umfang). Es bewirkt weit weniger (etwa 30) Kammerkontraktionen. Normalerweise braucht das zweite subsidiäre Zentrum nicht in Tätigkeit zu treten, selbst dann nicht, wenn das führende einfach abgetrennt ist (erste STANNIUS-Ligatur), geschieht dies; es bedarf hierzu erst einer, wenn auch nur einmaligen, Reizung. Schon TAWARA hat darauf aufmerksam gemacht, daß (wenigstens bei den Huftieren) am Anfang des Atrioventrikularsystems in der Nähe des Knotens reichlich Ganglienzellen vorhanden sind, welche der Ganglienzellengruppe der hinteren Koronarfurche angehörigen, und daß von diesen Ganglienzellen aus reichlich Nervenfasern entspringen, welche das ganze Reizleitungssystem in dichten Zügen umspinnen. Auch für den Menschen ist nachgewiesen, daß an der vorderen Umrandung der Koronarvenenmündung (also auch in der Nähe des Anfangsteils des Systems) Ganglienzellengruppen liegen, die wohl zu den größeren Gangliengruppen der hinteren Koronarfurche gehören. Die Nervenfaserbündel des Kammerabschnitts des Reizleitungssystems sind „frei“ von Ganglienzellen. Der muskulöse Knoten zwischen oberem Kavatrichter und Herzohr (Sinusknoten KEITHS) hat ebenfalls zu zahlreichen Nervenfasern Beziehung, welche aus Ganglienzellen der Grenzfurche zwischen Kavatrichter und Herzohr stammen. Dort, wo die geordnete Herzperistole normalerweise beginnt, und auch dort, wo sie (unter pathologischen Bedingungen) beginnen kann, sind Ganglienzellen gehäuft vorhanden; dieses gehört mit zu den Gründen, welche uns veranlassen, der Reizerzeugung und Erregungsleitung im Herzen (welch beiden die Koordination der Herzbewegung einfach zuzuordnen kommt) (in ganz bestimmt beschränktem Sinne) auch ein nervöses Substrat zu vindizieren (über die Erregungsleitung vgl. unten § 72). Die Überordnung des führenden Zentrums im Sinusgebiet erklärt es, wenn

z. B. Erwärmung der Veneneinmündungsstelle eine beschleunigte Kontraktion des ganzen Herzens bewirkt, während eine solche des Atriums oder der Kammer keine solche hervorruft. Der Vagus (als negativ chronotroper und dromotroper Nerv) wirkt zwar durchaus nicht ausschließlich aber vorwiegend auf die superventrikulären Herzabschnitte, vor allem auf das führende Herzzentrum. Die Beziehungen anatomischer Veränderungen des Sinusgebietes zu chronischer Arrhythmia suchte besonders SCHÖNBERG aufzudecken (vgl. auch ältere Angaben von RADASEWSKY u. a.): allerdings nicht ohne in bezug auf seine Ergebnisse und Schlüsse bei KOCH auf beachtenswerten Widerspruch zu stoßen.

Die vorhandenen *a*-Zacken in langen Kurvenreihen gewisser Fälle von Pulsus irregularis perpetuus sprechen gegen einen (dauernden) Block. *A*-*V*-Extrasystolen können allerdings annähernd im normalen Rhythmus erfolgen, aber bei Dissoziation zwischen Vorhof und Kammer schlagen doch fast immer die Kammern langsam (30 mal p. M.) und regelmäßig. Trägt man unbefangen der Anatomie Rechnung, so ist der geschädigte Teil in diesen Fällen das Sinusgebiet. Könnte nun dort nicht infolgedessen die Reizbildung irregulär geworden sein und die (überdehnte) Vorkammer zwar leiten aber nicht schlagen? Wer diese Erklärung nicht akzeptiert, müßte zum mindesten nachweisen, weshalb das subsidiäre Zentrum infolge des Fortfallens der normalen Ursprungsweise gerade hier eine erhöhte Reizempfänglichkeit mit abnorm hoher Reizfrequenz und Irregularität erwirbt.

Vierzehntes Kapitel.

Die abnormen Ventrikelschläge.

§ 73. Atypisches Elektrokardiogramm von Einthoven.

Bereits in unserer ersten Mitteilung (1907) haben wir, ausgehend vom Tierexperiment und von klinischen Untersuchungen, darauf hingewiesen, daß die meisten zu beobachtenden Fälle von künstlich ausgelöster abnormer Ventrikelschwankung trotz gewisser Formdifferenzen leicht auf zwei Grundtypen des Elektrogramms zurückgeführt werden können, die damals — beim kranken Menschen — auch schon von EINTHOVEN beobachtet waren: die abnorme Ventrikelkurve geht zuerst nach oben oder nach unten, wobei sie jedoch immer die Form einer diphasischen Schwankung aufweist. Schematisch ergibt sich folgendes Bild (Fig. 128):

Schon 1878 hatte ENGELMANN, welcher bei Ableitung der äußeren Kammeroberfläche des Froschherzens von zwei in der Ruhe unwirksamen, ungleichweit vom Reizort entfernten Stellen in Rheotomversuchen den Ventrikel direkt reizte, doppelsinnige Schwankungen festgestellt: die dem Reizort nächstgelegene Stelle wird in jedem Falle zuerst negativ und sie wird erst negativ, dann positiv gegen die entferntere. ENGELMANN folgerte daraus, daß jeder Teil des Kammermuskels während der Erregung vorübergehend negativ elektromotorisch wirksam wird und daß diese Negativität sich vom Ort der Reizung, gleichviel, wo dieser gelegen sei, nach allen Richtungen durch die Kammer fortpflanzt.

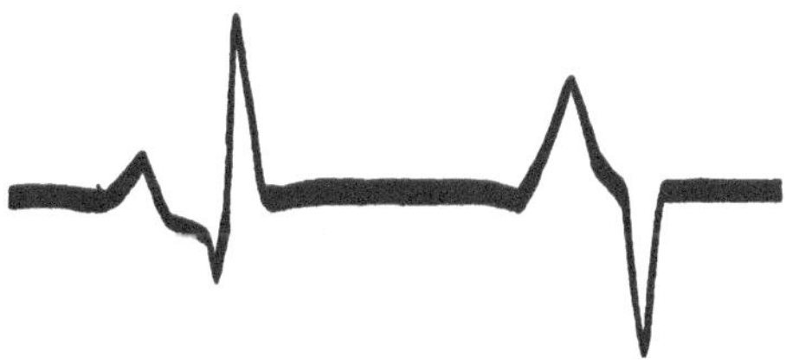

Fig. 128. Die zwei Grundtypen der abnormen Ventrikelschläge, schematisch.

Obwohl also derartig künstlich erzeugte Kammerkontraktion fürs bloße Auge und nach Maßgabe mechanischer Registrierungsmethoden (manometrische, Suspension usw.) den normalen Systolen durchaus kongruent scheinen (natürlich beeinflußt die Größe der jeweiligen Kammerfüllung die Zuckungsgröße, die Pulsgröße usw.), ergibt das Elektrokardiogramm doch einen grundsätzlichen Unterschied.

Wenn man das Hundeherz (unter den schon öfter erwähnten Versuchsbedingungen) im Vagusstillstand vorn rechts oben (rechte Kammer) reizt, geht (bei Ableitung vom rechten Vorhof und Spitze) ausnahmslos die erste Phase der abnormen Ventrikelschwankung nach oben, die zweite nach unten (Fig. 129), bei einer Reizung vorn links unten (linke Kammer) die Schwankung zuerst nach unten und dann nach oben (Fig. 130).

Damit sind, wie wir schon in unserer ersten Mitteilung

nachgewiesen haben und wie sich auch deduktiv (vgl. den theoretischen Teil § 49) ableiten läßt, die zwei Grundtypen des Elektrogramms der abnormen Ventrikelschläge auf topische Beziehungen, auf den Ausgangspunkt zurückgeführt.

Wenn man an Punkten reizt, welche mehr in der Mittellinie zwischen den genannten beiden Stellen liegen, werden, wie in einer genaueren einschlägigen Untersuchung Nicolai und Rehfisch festgestellt haben, die Schwankungen immer kleiner und unbestimmter (Fig. 131). Die Grenzlinie fällt nahe zusammen mit der Grenzlinie zwischen rechter und linker Kammer. Man kann also mit für die Praxis ausreichender Genauigkeit dem Elektrokardiogramm ohne weiteres

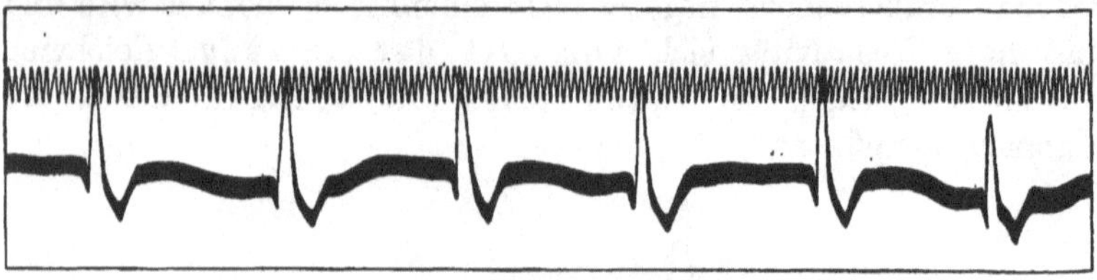

Fig. 129. Abnormer Ventrikelschlag bei Reizung der rechten Kammern (vorn rechts oben). Hundeherz, Vagusstillstand.

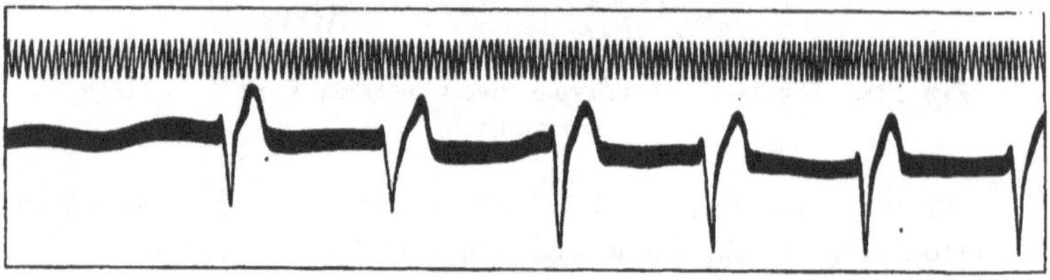

Fig. 130. Dasselbe bei Reizung der linken Kammer (vorn links unten).

entnehmen, ob der abnorme Ventrikelschlag von der rechten oder linken Kammer ausgegangen ist, bzw. wo der veranlassende Extrareiz angegriffen hat. Dies gilt naturgemäß auch für spontan beim Hund, unter pathologischen Bedingungen auftretende derartige Ventrikelkontraktionen (Vergiftungen, z. B. Adrenalin, El Tor, Glyoxylsäure usw., starke [künstliche] Vagusreizung, Kreislaufwiderstände, Absterben usw.). Im theoretischen Teil ist ferner auseinander gesetzt worden, daß die erwähnte, experimentell gewählte Ableitung beim Hund (rechter Vorhof-[bzw. Basis]-Spitze) jener Ableitung entspricht, welche wir auch am unversehrten menschlichen Körper (beide Arme, bzw.

Anus-Ösophagus) bevorzugt haben. Dieser Umstand und zweitens die Tatsache, daß die unter natürlichen pathologischen Bedingungen beim Menschen spontan auftretenden abnormen Ventrikelschläge sich ebenfalls auf die obigen beiden (bzw. drei) Grundtypen zurückführen lassen, gestatten denselben lokalisatorischen Schluß auf den Ausgangspunkt usw. auch beim Menschen. KAHN hat unsere Angaben im allgemeinen bestätigt.

Es sei nun zunächst eingegangen auf die allgemeinen klinisch-pathologischen und funktionell-diagnostischen Folgerungen aus den dargelegten Beobachtungstatsachen. Erstlich ist die normale natürliche Erregung nicht bloß ein Spezialfall der künstlichen Reizung, bzw. der spontan unter pathologischen Bedingungen beim Versuchstier und beim Menschen einfallenden Extrareizung; der Unterschied zwischen normaler Systole und abnormen Ventrikelschlägen liegt nicht bloß in der

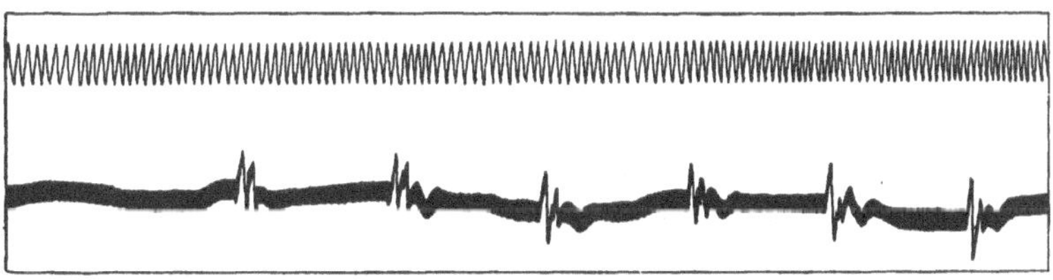

Fig. 131. Reizung in der Grenzlinie.

etwaigen Verschiedenheit der physiologischen und Extrareize und in dem Ausgangspunkt der Erregung an verschiedener Stelle.

Abnorme Ventrikelschläge lassen sich (ebenso wie die aurikulären Extrasystolen) außer durch unmittelbaren Reiz auf die betreffenden Herzabteilungen noch hervorrufen besonders durch Druckerhöhung im großen und kleinen Kreislauf, sowie (indirekt reflektorisch) von gewissen zentripetalen Nerven. Klinisch wird Analoges ebenfalls beobachtet. Akute (und vielleicht auch chronische) „Myocarditis“ kann wohl zu lokalen Reizungen führen. Die Herzunregelmäßigkeiten bei Druckerhöhung (schon von KNOLL studiert) hat LOMMEL als dynamische Arrhythmie bezeichnet. Zunächst kommt hier arterielle Drucksteigerung in Betracht. Der Arteriendruck muß aber nicht ausschlaggebend sein. PLETNEW konnte bei elektrischer Reizung des Vasomotorenzentrums (Hund) beobachten, daß manchmal bei Druckerhöhung um 30—50 mm Hg gegen die Norm Extrasystolen auftraten, während in anderen

Fällen die Herzaktion bei Druckerhöhung um 90—100 mm Hg die Herztätigkeit rhythmisch blieb. Auch die Geschwindigkeit, mit welcher die Drucksteigerung zustande kommt, scheint nicht das Entscheidende zu sein. Gewöhnlich wird deshalb angenommen, alles hänge hier vom individuellen Verhältnis von Herzkraft (Akkommodationsbreite) und Kreislaufswiderstand ab. Vielfach spielen doch nervöse Einflüsse direkter mit. So kennen wir derartige Herzunregelmäßigkeiten als Reflexerscheinung bei Anomalien verschiedener Organe, z. B. bei Zwerchfellhochstand infolge von Meteorismus usw. usw. Fassen wir diese so disparaten ätiologischen Momente (und das unmittelbar vorher Gesagte) zusammen, muß zugestanden werden, daß auf diese eventuelle Verschiedenheit physiologischer und Extrareize bisher nichts Wesentliches für eine Unterscheidung der normalen Systolen und der abnormen Ventrikelschläge sich begründen läßt. Wir können nicht einmal alle bekannten in letzteren gipfelnden Umstände mit dem Schlagwort mechanische Bedingungen oder Veränderung der Grundeigenschaften des Herzmuskels (direkte oder durch Nerveneinfluß hervorgerufene) zusammenfassen (vgl. jedoch darüber noch weiter unten).

Auch der Ausgangspunkt der Erregung, Sinus- und Atrioventrikularknoten als führendes und subsidiäres Herzzentrum, bestimmt allein diese wesentliche Differenz nicht; ebensowenig die Bedingungen, unter welchen letzteres die Oberhand gewinnt. Von den genannten Zentren aus breitet sich die normale Systole nach den früheren Darlegungen auf bestimmten Bahnen aus. Das Fibrillennetz umspinnt alle Muskelfasern des Herzens. Bei einem Herzen, dem des Limulus, ist bekanntlich für jeden Unbefangenen wenigstens in einem bestimmten Sinn der direkte Nachweis neurogener Leitung bereits erbracht (Carlson): das Limulussyncytium ist im ausgewachsenen Zustand als solches nicht ohne weiteres befähigt zur Reizleitung. Die groben Nervenstämme des Vertebratenherzens (N. septi arterior, posterior, Frosch), welche vom Remakschen Ganglion ausgehen und zur Atrioventrikulargrenze (Bidderschen Ganglion) verlaufen, von wo Nervenfäden zu den Ventrikeln gelangen (Vagusfasern?), leiten nach Maßgabe des Fickschen Zerschneidungs- und des Engelmannschen Zickzackversuchs die Erregung ebenfalls nicht. Übrigens haben unsere elektrokardiographischen Untersuchungen gezeigt, daß beim Zickzackversuch die Reizausbreitung auf nicht gebahnten

Wegen erfolgt. Die Frage, ob Durchschneidung bestimmter Herznerven, bzw. die Exstirpation angelagerter Ganglien, die Koordination der Herzabteilungen stören, können wir nicht für spruchreif halten. Somit bleibt nur als wesentliche Tatsache, daß die normale Erregung des Herzens in ganz bestimmten prädisponierten Bahnen verläuft, gleichgültig, ob diese — auch etwa nur zum Teil — makroskopisch erkennbare Nerven darstellen. Sicher konstatiert ist ein Zusammenhang der Reizleitung speziell mit dem Atrioventrikularsystem. Auf die — teilweise noch strittige — Verbindung zwischen Sinus- und Atrioventrikularknoten, sowie auf die Beziehung dieser Gebilde zu Ganglienzellen und Nervenfasern sind wir bereits zu sprechen gekommen (vgl. S. 299). „Brücken" stellt das leitende Fasersystem deshalb dar, weil der ursprüngliche Herzschlauch an gewissen Stellen (Atrium- Ventrikelgrenze) durch bindegewebige Septa unterbrochen wurde. Auch für eine nervöse Leitung bleibt deshalb zwischen Vorkammer und Kammer ein Weg bloß durch das Hissche Bündel (eventuell etwa noch durch die Atrioventrikularklappen). Das nervenreiche Atrioventrikularsystem ist im muskulären Teil eigenartig geweblich differenziert, eben weil es nicht zur Kontraktion, sondern zur Erregungsleitung funktionelle Beziehung gewonnen hat. Wo wir hier übrigens muskuläre Leitungsbahnen angelegt sehen, fehlen auch nervöse nicht!

Normale Systolen und abnorme Ventrikelschläge unterscheiden sich darnach nicht einfach deshalb voneinander, weil die letzteren überhaupt von anderen Punkten ausgehen und nicht von dem Leitungsreiz im Hisschen Bündel ausgelöst werden, sondern deshalb, weil es das Atrioventrikularsystem ist, an welches die gebahnte Reizausbreitung gebunden ist. Von jedem Punkt des kardialen Muskelmaschenwerks außerhalb dieses Reizleitungssystems breitet sich, wie bereits wiederholt betont, die Erregung gleichmäßig nach allen Seiten aus. Gleichmäßige Reizausbreitung gibt es unter normalen Verhältnissen nicht, trotz der noch allseits angenommenen gegenteiligen Ansicht. Ebensowenig wie die von Engelmann einst aufgestellte Analogie zwischen natürlicher und künstlicher Reizung existiert, ebensowenig besteht eine Analogie zwischen normaler Ventrikelsystole und „spontanen" abnormen Kammerschlägen, letztere sind etwas wesentlich anderes. Wir sind uns sehr wohl bewußt, daß dies gegen die momentan herrschende, vorwiegend myogen gerichtete physiologische Denkweise sich wendet; allseitige Ausbreitung der Erregung galt bisher ebenso wie Automatie, Refraktärphase, kompensatorische Pause und Alles- und Nichtsgesetz als ursprünglicher Besitz der normalen Herzmuskelsubstanz. Wir ziehen aber nur die Konsequenz aus elektrokardiographischen Tatsachen und übrigens auch aus neuesten sonstigen graphischen Feststellungen. Eine wesentliche Stütze für die ältere Analogisierung von natürlichem und künstlichem Reiz (im Sinne der myogenen Herztheorie) ist ferner die vermeintliche „reziproke" Leitung im Herzen gewesen (im Gegensatz zur normalen Herzkontraktion, welche als Peristole von dem Sinusgebiet ausgeht, lasse sich künstlich auch eine antiperistaltische Welle erregen, was sicher nur im Muskel der Fall sein könne, da die Übertragung von einem Neuron auf das andere nur in einer Richtung möglich ist). Tatsächlich ist diese „Antiperistaltik" etwas Abnormes (dem abnormen Ventrikelschlag Eigentümliches); unter physiologischen Bedingungen (normale Ventrikelsystole) kommt umgekehrter Erregungsablauf gar nicht vor. Herzschläge vom Atrioventrikularsystem, bei denen öfter die Kammern ein wenig früher klopfen, gehören nicht hierher. Sonst handelt es sich hier bloß um retrograde ventrikuläre Extrasystolen, somit um Kammerkontraktionen mit ungebahnter Reizausbreitung.

Aus dem Vorstehenden geht zur Genüge hervor, wie stark das Begriffliche des „Herzbigeminus" zusammengeschrumpft ist. Allenfalls paßt die Bezeichnung noch auf die aurikulären Extrasystolen. Was soll aber der ventrikuläre „Bigeminus", dieser Zwilling aus zwei wesentlich verschiedenen Kammerkontraktionen zusammengekoppelt? Bekanntlich hat man klinisch dem Herzalternans einen Pseudoalternans gegenübergestellt, deren Ursache Herzbigeminie ist („kontinuierliche" Herzbigeminie): letzterer ist durch vorzeitig einwirkende abnorme Reize ausgelöst, welche das Herz im Zustand normal verminderter Reaktionsfähigkeit treffen, der Herzalternans hingegen durch einen rechtzeitigen normalen Reiz, der jedoch das Herz in einem Zustand abnorm verminderter Reaktionsfähigkeit findet. Zunächst wird zuzugeben sein, daß zwischen den vorhandenen klinischen Begriffen Bigeminus und Alternans in Wirklichkeit scharf zu unterscheiden ist. Bestätigen sich aber Herings spezielle Angaben betreffend das annähernd normale Elektrokardiogramm des Alternans (vgl. oben S. 291), so verdiente mit Rücksicht auf sein Elektrogramm gerade der (ventrikuläre) Bigeminus viel eher die Bezeichnung „Herzalternans“, d. h. Wechsel von normalen Systolen und abnormen Ventrikelschlägen. Was aber den Zustand von normal verminderter Reaktionsfähigkeit betrifft, in welchem der abnorme Reiz das Herz beim (ventrikulären) Bigeminus trifft, so ist er (vgl. unten) jedenfalls nur in einem prägnanten Sinn zu verstehen. Selbst das Wort „Extrasystole“ bezeichnet nach dem Vorstehenden sehr verschiedene Dinge, je nachdem der Extrareiz aurikulär oder ventrikulär angreift. Stellt man für alle Herzunregelmäßigkeiten in den Mittelpunkt der Betrachtung die Abweichung in dem Erregungsablauf der ganzen Herzsystole (Sinus — Atrium — Ventrikelbasis — Spitze — Herzbasis) vom normalen Typus, welche sich im Elektrokardiogramm aussprechen muß (wie umgekehrt wiederum jede Formabweichung des Elektrogramms notwendig auf eine zugrunde liegende Abweichung von der normalen Systole hinweist), so haben wir es (gegenüber den aurikulären Extrasystolen, welche durch normalen oder pathologischen Reiz annähernd am richtigen Ort zu falscher Zeit hervorgerufen werden, und den atrioventrikulären Herzschlägen) bei den ventrikularen Extrasystolen zu tun mit — gewöhnlich außerdem vorzeitigen — Kammerkontraktionen infolge Angriffs (pathologischer) Reize am falschen Ort (Ventrikelwand außerhalb des Reizleitungssystems unterhalb des Aschoffschen Knotens). Da hier die normale Sukzession der Zusammenziehung der verschiedenen ventrikulären Muskelsysteme aufgehoben und die Reizausbreitung diffus erfolgt, erscheint das Elektrokardiogramm einmal hinsichtlich der Gestalt atypisch (als diphasischer Aktionsstrom), zum andern, wie hier noch besonders hervorgehoben sei, ist es auch hinsichtlich der Größe abnorm. Bei der normalen Ventrikelsystole sind, weil es hier zu einer Subtraktion verschiedener Partiarströme kommt (vgl. den theoretischen Teil § 43), die Ausschläge kleiner; die Elektrogramme der abnormen Kammerschläge sind größer (vgl. die bisherigen und alle folgenden Abbildungen), weil sich hier die Erregung gleichmäßig fortschreitend in der Masse des Myokards ausbreitet, so daß eine Summation der einzelnen Teilströme zustande kommt. Betreffs der speziellen Formverschiedenheiten, je nachdem der Reiz rechts oben, links unten, in der Mitte angreift, sei auf das frühere verwiesen. Die folgenden Abbildungen werden zeigen, daß (im Gegensatz zu den aurikulären Extrasystolen, vgl. oben § 64) die verkürzte Periode stets nach der Finalschwankung abschneidet. Die ventrikuläre Extrasystole läuft nicht rascher ab als die spontane, durch die vom Vorhof übergeleitete Erregung ausgelöste Kammerkontraktion. Über Vorhandensein und Fehlen des Vorhofsausschlags unter diesen Bedingungen siehe unten S. 317. Wir legen auch hier bei der Einteilung der Herzunregelmäßigkeiten so großes Gewicht auf die Ergebnisse der Elektrokardiographie, weil sich da wiederum zeigt, daß dieses Verfahren nicht bloß einfache diagnostische Analyse und Gruppierung der Arrhythmien aus wesentlichen Gesichtspunkten ermöglicht, sondern ihre Erkenntnis gleichzeitig pathologisch vertieft. Wiederum stellt sich die Herzunregelmäßigkeit ganz allgemein dar als Allodromie.

Erstens also das jedesmalige Ausgehen von einem Reizpunkt in der Kammerwand (außerhalb des Atrioventrikularsystems) und zweitens die (von der Reizausbreitung bei normaler Systole durchaus abweichende) Verbreitung der Erregung gleichmäßig im Herzen nach allen Richtungen hin, ist es, was die abnorme Kammerkontraktion allgemein charakterisiert.

Mit Bezug auf dieses Ausgehen vom jeweiligen Reizpunkt in der Kammerwand wäre zunächst die Frage der Möglichkeit von „tertiären" Zentren — neben Sinus- und Atrioventrikularknoten — aufzuwerfen. Nach den bisherigen Ausführungen sind Vorkammer und Ventrikel normalerweise abhängig pulsierende Herzabschnitte; selbständig schlägt nur das Sinusgebiet. Unter bestimmten pathologischen Verhältnissen erlangt auch der Atrioventrikularknoten eine solche Selbständigkeit. Wollte man für die Kammer bei Zufuhr künstlicher, oder beim Einfallen spontan abnormer Reize etwas Ähnliches in Anspruch nehmen, müßte man noch die Hilfshypothese hinzufügen, daß von ihnen aus die Reizleitung immer ungebahnt das Syncytium durchschreitet. Da Ketten hintereinander geschalteter Nervenzellen und auch die synaptisch hintereinander geschalteten Leitungsterritorien zusammen mit den angeschlossenen peripheren Erfolgszellen (Muskel, Drüse) gewöhnlich ein einsinniges Leitungsvermögen aufweisen und die Herzmuskulatur unter den in Rede stehenden Bedingungen sich wirklich mit einer einzigen Muskelfaser homologisieren läßt, wäre vielleicht auch daran zu denken, daß wenigstens die abnormen Ventrikelschläge tatsächlich myogene sind. Wir können uns gegenwärtig der Überzeugung nicht mehr verschließen, daß im ausgebildeten Herzen der Vertebraten die nervösen Elemente (neben regulatorischen Effekten) auch motorische Funktionen besitzen, mag nun im Laufe der Entwicklung eine Übertragung der Automatie und Erregungsleitung von der Muskulatur auf das intrakardiale Nervengewebe erfolgen (CARLSON) oder diese normal bloß in einem neurogen herbeigeführten (unterhaltenen) Zustand hervortreten (etwa „neurotonisch“ im Sinne von v. TSCHERMAK bedingt sein). Auch das Myokard des Limulusherzens, von welchem das Ganglion entfernt worden ist, wird durch isotonisches Chlornatrium derartig verändert, daß es nicht nur für sich automatisch tätig ist, sondern auch, daß sich die Kontraktionen von einem Punkt aus über das ganze Herz durch Leitung über die Muskelsubstanz verbreiten (CARLSON). Diese Kontraktionswellen können postero-arterior und arterio-posterior gehen. Während einer langen latenten Periode nach Einbringen in die Lösung wird die Erregbarkeit des Limulusherzmuskels allmählich gesteigert bis dem Punkt des Einsetzens des Chlornatriumrhythmus. Hier ist die einfachste Annahme, auch die Leitung als Resultat der gesteigerten Muskelerregbarkeit anzusehen, so daß etwa der Aktionsstrom des einen Muskelfadens imstande wäre, den Nachbar zu erregen. Bespülung mit physiologischer Kochsalzlösung steigert erfahrungsgemäß die Erregbarkeit der ganglienarmen Herzspitze des Frosches, im ersten Stadium von Vergiftung mit CO_2 wächst die Erregbarkeit des Froschherzens usw. Wir selbst glauben nun nicht, daß die Frage neurogen oder myogen bei den abnormen Ventrikelschlägen sich etwa völlig bestimmt beantworten läßt. Schon deshalb nicht, weil gegenüber der einsinnigen alterativen Reizung das tonisch-trophische Abhängigkeitsverhältnis zwischen den Gliedern einer Leitungskette immerhin auch in der entgegengesetzten Richtung bestehen kann (Atrophie der Vorzelle bei langdauernder Ausschaltung der Folgezelle u. dergl.). Mag also der abnorme Ventrikelschlag als eine Art von „Krampf“ oder als myogener Vorgang sich erweisen (letzteres ist uns allerdings beinahe wahrscheinlicher), deutet doch alles darauf hin, daß die spontanen abnormen Ventrikelschläge in einem Zustand abnormer Reizbarkeit des Myokards erfolgen. Schon unter normalen Bedingungen besitzt die Anspruchsfähigkeit des Herzens ein inkonstantes Niveau. Zunächst ändert sich bekanntlich beim schlagenden Herzen die Reizbarkeit beständig während einer Herzperiode, und zwar erreicht das frequenter klopfende Herz zu einem, vom Beginn der Systole gerechneten bestimmten Zeitpunkt eine größere Reizbarkeit als das langsamer schlagende: in diesem Sinne ist seine Anspruchsfähigkeit also größer. Eine Reihe experimenteller Tatsachen, wie z. B. die mögliche Unterdrückung der spontanen Reizerzeugung bei gesteigerter Reizbarkeit der reizerzeugenden Partien des Herzens, sowie die Unabhängigkeit der Veränderung der Muskelerregbarkeit von einer etwaigen Beeinflussung von Kontraktion oder Kontraktionsstärke. hat aber noch zur Annahme von Einflüssen auf die Reizschwelle geführt, welche unabhängig von der eben ablaufenden Systole und der Zahl der vorausgegangenen Kontraktionen die Anspruchsfähigkeit des Herzens verändern. Dabei wird nicht speziell Rücksicht genommen auf den Zeitabschnitt der Herzperiode, während welcher der Reiz wirkt, sondern als Maß eben der reziproke Wert der Reizschwelle (d. i. des schwächsten wirksamen Reizes) zugrunde gelegt. Einwirkungen auf die Reizbarkeit, und zwar primäre und sekundäre, positive und negative, heißen nach Engelmann bathmotrope, von *βαϑμος*, Reizschwelle. In der Krankheitslehre nannte und nennt man gewöhnlich ein rascher schlagendes Herz auch im allgemeinen ein leicht erregbares. Wenigstens früher wurde ferner die Reizbarkeit sehr vorwiegend nach der durch das mögliche Maximum des Reizerfolges gemessenen mechanischen Leistungsfähigkeit beurteilt. Bei allen von der normalen Stelle der Reizerzeugung ausgehenden Frequenzsteigerungen des Herzschlages ergibt sich in der Tat immer der Zweifel, ob eine Abweichung der Reizproduktion oder der Anspruchsfähigkeit vorliegt. Aber sowohl experimentell als auch klinisch steht wenigstens fest, daß nicht einfach jedes aus beliebigem Grunde überfrequent klopfende Herz stärker empfänglich ist speziell für abnorme Reize; die Häufigkeit des Auftretens z. B. von Extrasystolen geht nichts weniger als parallel mit der erhöhten Schlagfrequenz, eher ist das Gegenteil der Fall. Auch beim eventuellen Vorhandensein von bathmotropen Wirkungen neben gleichzeitigen Effekten auf die Stärke der Kontraktion ist die spezielle Entscheidung, welche von beiden Störungen die primäre ist, schwer möglich. Daß die letzteren (sog. inotropen) Wirkungen sekundär immer noch bathmotrope zur Folge haben, ist allerdings nicht unwahrscheinlich. Für pathologische Verhältnisse ist aber von besonderer Wichtigkeit die Tatsache, daß Anspruchsfähigkeit und mechanische Leistungsgröße sich unabhängig voneinander, sogar gleichzeitig im entgegengesetzten Sinn ändern können. In den verschiedensten erregbaren Gebilden beobachten wir positiv-bathmotrope ohne nennenswerte inotrope Effekte, ja, neben positivbathmotropen zugleich selbst negativ-inotrope Beeinflussungen. Es ist angegeben worden, daß während einer Vaguswirkung, welche die Systolen eben noch vorhanden läßt, die Reizschwelle am Vorhof des Säugetierherzens steigt. Im Ventrikel scheint bei maximaler Abschwächung der Kontraktionen eine Zunahme der Reizbarkeit einzutreten. Völlig spruchreif ist die Sache nicht. Jedenfalls aber finden wir extrasystolische Unregelmäßigkeiten sowohl im Experiment als beim kranken Menschen als Begleiterscheinung von Reflexen auf den Vagus (besonders vom Darm und Peritoneum aus). Ebenso ist es eine Erfahrungstatsache, daß das Hundeherz im (inkompleten) Vagusstillstand besonders häufig abnorme Ventrikelkontraktionen aufweist. Eine ähnliche „Hyperästhesie" des Herzmuskels als wahrscheinliche Ursache von extrasystolischen Unregelmäßigkeiten findet sich in einem gewissen (frühen) Wirkungsstadium von Herzgiften (z. B. Yohimbin u. a., Bakterientoxine), sowie beim Absterben des Herzens. Speziell das Yohimbin hat einen negativ-chronotropen Effekt, eine negativ-dromotrope Wirkung (am intensivsten zwischen Atrium und Ventrikel), negativ-inotropen Einfluß; dabei ist die Anspruchsfähigkeit, und zwar wohl nicht bloß sekundär, zunächst erhöht. Es ist bemerkenswert, daß, wie schon allgemein erwähnt, die Kardinalfunktionen des Herzmuskels voneinander unabhängig und verschieden (teilweise entgegengesetzt) beeinflußbar sind. Da die Reizschwelle und deren Influenzierbarkeit, soweit sie unabhängig vom Zeitabschnitt der Herzperiode und der Zahl der vorausgegangenen Kontraktionen ist, völlig für sich am Herzen mit klinischen Methoden sonst kaum zum Gegenstand messender funktionell diagnostischer Versuche gemacht werden kann, beanspruchen die abnormen Ventrikelschläge, als Hinweis auf bestehende Hyperästhesia cordis von allerdings vielleicht recht disparater prognostischer Bedeutung, ein besonderes Interesse. Fraglich ist allerdings, ob die besprochene Beziehung auch eindeutig ist.

§ 74. Frage etwaiger Zweckmäßigkeit der ventrikulären Extrasystolen.

An die auch im allgemeinen wenig aufgeklärte prognostische Bedeutung der abnormen Ventrikelschläge im obigen Sinn möchten wir die weitere spezielle Frage knüpfen, ob das Auftreten solcher Schläge unter allen Umständen etwas Unzweckmäßiges sei, wie ganz gewöhnlich angenommen wird, oder ob denselben nicht, wenigstens unter bestimmten Voraussetzungen, eine gewisse Zweckmäßigkeit nicht abgesprochen werden kann?

Wenn wir in gewissen vorgeschrittenen Stadien der Wirkung von starken Herzgiften in längeren Pausen auftretende abnorme Ventrikelschläge finden (z. B. El Tor, Fig. 132), so liegt darin, auch wenn dadurch ein schwacher Kreislauf eben erhalten wird, kein ausschlaggebender Beweis. Viel auffallender ist schon das in

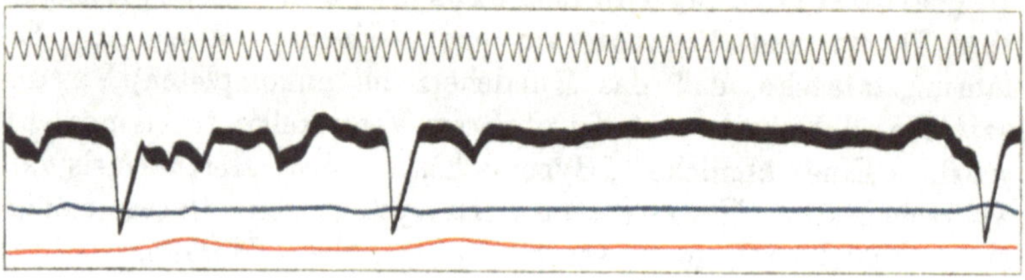

Fig. 132. Abnorme Ventrikelschläge im vorgeschrittenen Stadium der El-Torvergiftung (Hund).

a

b

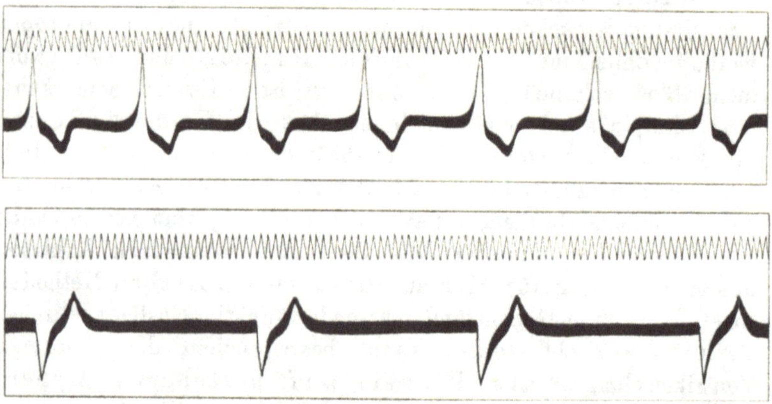

Fig. 133. Hund mit Glyoxylsäure vergiftet. Scheinbar regelmäßiger Herz-(kammer-)Schlag: ausschließlich abnorme Ventrikelschläge.

Fig. 133*a* u. *b* dargestellte Verhalten des mit Glyoxylsäure vergifteten Herzens (Hund). Hier finden sich in sozusagen rhythmischen Intervallen während längerer Versuchsperioden ausschließlich von rechts oben und links unten ausgehende abnorme Ventrikelschläge. Die Herzaktion besitzt hier sicher eine gewisse mittlere mechanische Leistungsfähigkeit. Noch beweisender scheinen uns bestimmte Fälle von atrioventrikulärer Dissoziation. Weiter oben (S. 247) ist bereits bei Besprechung eines solchen Einzelfalles angeführt worden, daß das Herz des betreffenden Patienten, wenn bei Muskelarbeit stärkere Anforderungen an es herantreten, geradezu mit ventrikulären Extrasystolen (abnormen Ventrikelschlägen) sich „aushalf". Bei Muskelarbeit steigt unter normalen Verhältnissen entweder die Schlagfrequenz oder das Schlagvolum, bzw. beides. Bei bestehender Dissoziation zwischen Vorhof und Kammer beträgt erfahrungsgemäß die Puls-(Ventrikel-)Frequenz etwa 30. Es ist wohl sehr plausibel, anzunehmen, daß eine Verdoppelung dieser Frequenz, auch wenn die Hälfte der Kammerschläge abnorme sind, die Muskelarbeit erleichtert, ja ermöglicht (Fig. 91). Wir sind uns natürlich auch klar darüber, daß damit über den Wert z. B. von singulären ventrikulärer Extrasystolen noch nichts entschieden ist. Aber die Frage verdient eine Berücksichtigung, und auch sonst ist ja im Lebendigen bei vielen absteigenden Vorgängen eine größere Anspruchsfähigkeit im Spiele.

§ 75. Frage der absoluten funktionellen Solidarität der beiden Kammern.

Mit der Tatsache, daß jede abnorme Kammerkontraktion vom jeweiligen Reizpunkt in der Kammerwand ausgeht und die Verbreitung der Erregung gleichmäßig nach allen Richtungen hin im Herzen erfolgt, ist verknüpft die viel diskutierte Frage der funktionellen Solidarität der beiden Ventrikel (phasische und mechanische Asynergie). Es sei diesbezüglich auf einen Vortrag des einen von uns (Kr.) verwiesen, welcher (im Gegensatz vielleicht zu unserer ersten Mitteilung) zu Mißverständnissen nicht Anlaß gibt. Gegenüber der Lehre vom absoluten Synchronismus der beiden Herzkammern (Marey), müssen wir auf Grund der Arbeiten von Frédéricq, Schmidt-Nielsen, Fauconnier und Stassen eine gesetzmäßige Aufeinanderfolge der Kontraktion verschiedener Herzkammern annehmen; es ist sogar der zeitliche Unterschied in der Aufeinanderfolge der betreffenden Kontraktionen bestimmt. In der Norm erfolgt zunächst die Zusammenziehung des linken Ventrikels; der Beginn der Kontraktion des rechten folgt 0,03—0,04 Sekunden nach. Geht also z. B. ein abnormer Kammerschlag vom rechten Ventrikel (rechts oben) aus, so bedeutet dies zunächst eine phasische Asynergie. Aber die vom Extrareiz nicht direkt (nicht zuerst) ergriffene Kammer zeigt nach Maßgabe graphischer Registrierung sowohl der Kontraktionskurve (des Myokardiogramms: die Wände der Herzkammern [rechts Basis, links Spitze] werden mit Klemmen gefaßt und durch direkte Verbindung mit Schreibhebeln die Kurven verzeichnet), als des Endokardiogramms (entsprechend geformte Glasröhrchen werden durch die V. jugularis in den rechten Ventrikel, durch den linken Vorhof in die linke Kammer eingeführt, die Glasröhren sind durch Kautschukschläuche mit dem manometrischen Registrierapparat verbunden) — das Herz im Vagusstillstand rechts und links elektrisch gereizt — durchaus nicht etwa regelmäßig, aber auch nicht ganz selten verschiedene Grade von Defekten der mechanischen Synergie. Wir legen natürlich (entgegen der Gepflogenheit vieler anderer Autoren) auf die Vergleichung des

a

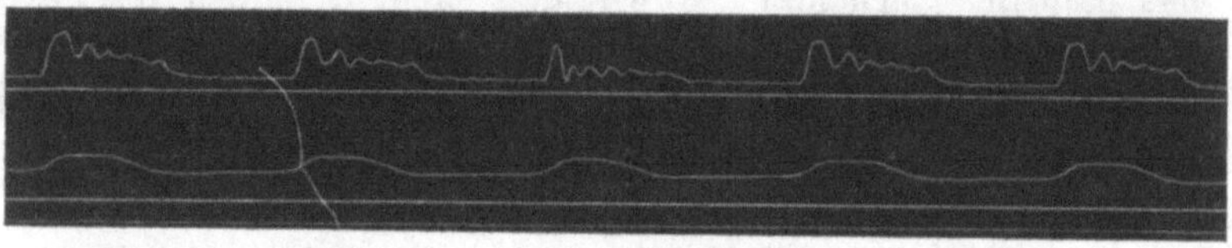

b

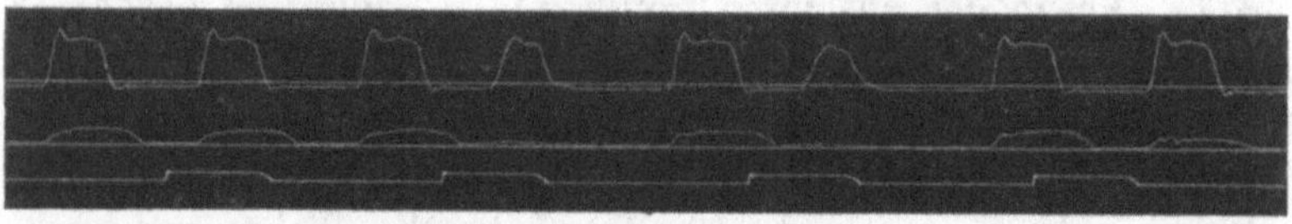

c

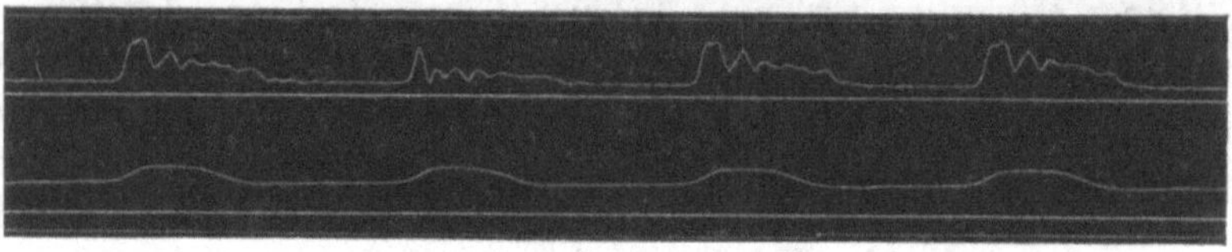

Fig. 134. Endokardiogramme; Hundeherz im Vagusstillstand elektrisch gereizt. Oben linker, unten rechter Ventrikel. *a* Reizung rechts, *b* Reizung links, *c* Reizung rechts.

Druckablaufs weit größeres Gewicht (Fig. 134 *a*, *b*, *c*). Bei Reizung rechts scheinen die Störungen der funktionellen Solidarität häufiger zu sein. Mit der gleichmäßigen Verbreitung der Erregung nach allen Richtungen sind solche mechanische Asynergien natürlich vollkommen verträglich. Für den Kreislauf ist ihre Bedeutung gering, denn (besonders bei Reizung links) in langen Kurvenreihen erweist sich der Druckablauf beider Kammern konform. Die Tatsache verdient bloß Erwähnung, weil Riegel, wie es ja auch selbstverständlich wäre, für die Herzbigeminie eine absolut gleiche Beteiligung beider Herzhälften ausdrücklich als maßgebend bezeichnet hat. Die Literatur der Diskordanzen der Tätigkeit beider

Ventrikel ist übrigens eine große (Bezold, Hofmokl, S. Mayer, Knoll, François-Franck, Pletnew). Daß die (mehr gelegentliche) Asynergie der Herzkammern bei abnormen Ventrikelschlägen direkt nichts zu tun hat mit der klinischen Lehre von der „Hemisystolie" (Pressat 1857, Charcelay 1838, v. Leyden) und der Einthovenschen Annahme ganz verschiedener Elektrogramme des linken und des rechten Ventrikels, welche erst durch Superposition das typische Elektrokardiogramm ergeben würden, haben wir sehr bald erkannt und auch wiederholt ausdrücklich betont und durch Andere betonen lassen.

§ 76. Elektrographische Analyse der ventrikulären Extrasystolen. Das Elektrogramm in Beziehung zu anderen einschlägigen Registriermethoden.

Wir wollen nunmehr daran gehen zu zeigen, wie man elektrokardiographisch die ventrikulären Extrasystolie untersuchen kann. Wir führen hier zunächst experimentelle Ergebnisse an. Die Vergleichspunkte mit anderen Registriermethoden werden sich dabei wohl von selbst ergeben.

Fig. 135*a* und *b* stellt künstliche Extrasystolen, eingeschaltet in die spontane Schlagfolge durch elektrische Reizung, rechts oben (rechte Kammer) dar.

In Fig. 136 sieht man das Bild einer künstlichen „kontinuierlichen" Herzbigeminie. Die Vorzeitigkeit der Extrasystole manifestiert sich unmittelbar. Ebenso in die Augen springend ist der Unterschied zwischen dieser Form und derjenigen der kontinuierlichen atrioventrikulären Bigeminie, z. B. infolge von Digitaliswirkung (Fig. 123).

Die beiden Kurven Fig. 137*a* und *b* geben das Bild von ventrikulären Extrasystolen wieder, welche durch Reizung links unten (linke Kammer) in die natürliche Schlagfolge eingeschoben sind. Das etwas von denjenigen der vorstehenden Bilder verschiedene Profil der Elektrogramme erklärt sich der Art der Ableitung vom bloßgelegten Herzen (Pfotenableitung, Anus-Ösophagus).

Fig. 138*a* und *b* enthalten je eine kurze Reihe von abnormen Ventrikelschlägen. In beiden finden sich (z. B. *b*+) Extrasystolen ohne kompensatorische Pause. Man muß hier annehmen, daß der unmittelbar vorangehende, vom Vorhof kommende Leitungsreiz die Kammer noch refraktär fand, während die Ventrikelextrasystole unmittelbar danach so vorzeitig einfiel, daß bei der bestehenden

Pulsfrequenz die folgende normale Vorhofsystole eine Ventrikelkontraktion auslösen konnte. Dasselbe Verhalten zeigen bekannter die spontanen „interpolierten“ (Ventrikel-) Extrasystolen (vgl. unten).

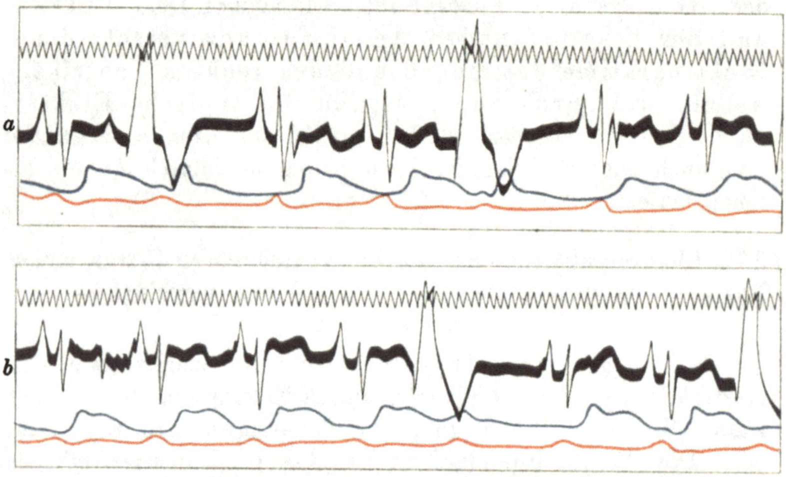

Fig. 135. Ventrikuläre Extrasystolen in die natürliche Schlagfolge eingeschaltet. Ausgangspunkt: r. Kammer. Blau: mechanische (Suspensions-) Kurven der Ventrikel (Spitze, linke Kammer), rot: rechter Vorhof. Herz (Hund) in der öfter geschilderten Weise bloßgelegt, Ableitung r. Ohr (Spitze). Man sieht (zum Unterschied von aurikulären Extrasystolen), daß die (vorzeitig) am falschen Ort hervorgerufene Ventrikelkontraktion viel größer aussieht als die normalen Herzkurven, daß die verkürzte Periode immer erst nach Ablauf der Finalschwankung abgeschnitten wird, daß die mechanisch vorhandene Atriumschwankung kaum hervortritt. In *a* ist (mechanische Kurve) der Vorhofrhythmus kaum gestört, ebenso in *b*. Vorhof- und Kammerschlag fallen zeitlich eng zusammen. Über den Typus dieser Elektrogramme vgl. oben im Text.

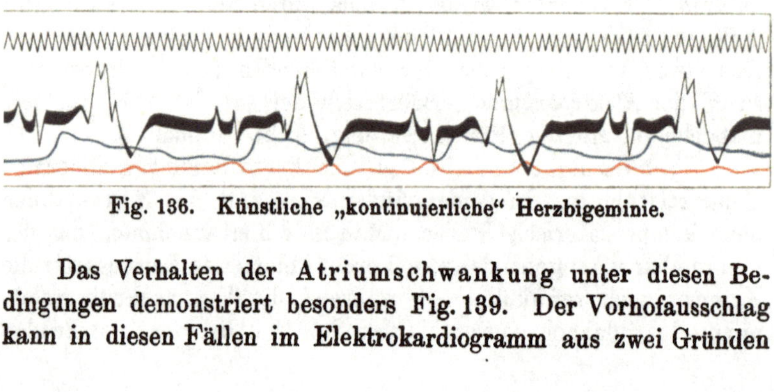

Fig. 136. Künstliche „kontinuierliche“ Herzbigeminie.

Das Verhalten der Atriumschwankung unter diesen Bedingungen demonstriert besonders Fig. 139. Der Vorhofausschlag kann in diesen Fällen im Elektrokardiogramm aus zwei Gründen fehlen: erstlich dann, wenn wirklich eine Kontraktion des Atriums ausgeblieben ist. Zweitens immer dann, wo, auch nach Maßgabe der mechanischen Kurven, die Kontraktion von Atrium und Kammer zu eng zusammengerückt sind. Man sieht dann

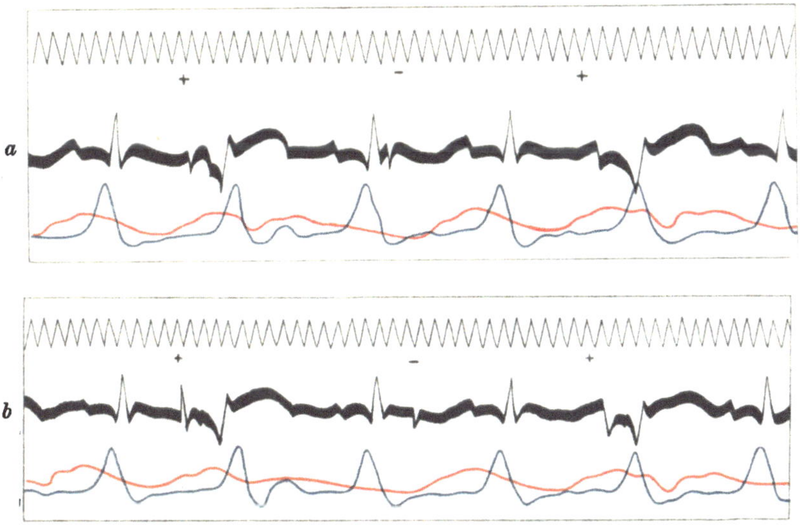

Fig. 137. Künstliche ventrikuläre Extrasystolen, durch elektr. Reizung der linken Kammer (li. u.) in die natürliche Schlagfolge eingeschaltet (Hund, Pfotenableitung).

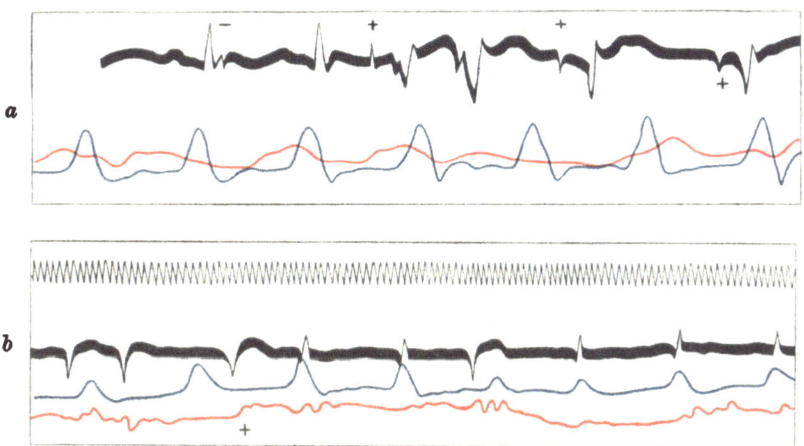

Fig. 138. Kurze Reihen abnormer Ventrikelschläge mit (einzelnen) Extrasystolen ohne kompensatorischer Pause.

in den elektrischen Kurven die Atriumzacke höchstens irgendwo supponiert, während die mechanische Kurve (Suspension, beim lebenden Menschen das Phlebogramm) eine vorhandene Vorhofkontraktion nicht bloß noch überhaupt erkennen läßt, sondern auch wichtige phasische Momente, z. B. die retrograde Vorhofsystole nachweist. Dieser technische Nachteil des Elektrokardiogramms gegenüber dem Suspensionsverfahren, bzw. auch der Sphygmo-Phlebographie ist aber in pathologischer Beziehung wenig belangvoll, da es doch hauptsächlich darauf

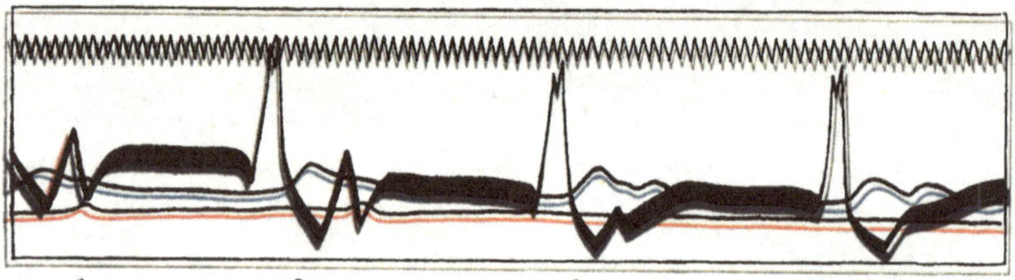

1 2 3 4

Fig. 139. Extrasystolen (r. Kammer, bzw. r. o. el. ausgelöst im Vagusstillstand). Blau: Kammer (Spitze), rot: Atrium (r. Ohr). Man sieht bei 1 und 2 (retrograd) die Atriumschwankung in der elektrischen, wie die mechanische Zuckung in der Suspensionskurve. Der zeitliche Abstand des Beginns der beiden Kurven ist eben dafür ausreichend groß.

Fig. 140. Ventrikuläre Extrasystole des Menschen von der li. Kammer aus.

ankommt, das Vorhandensein eines abnormen Ventrikelschlags und dessen Ausgangspunkt festzustellen.

Vom Menschen bilden wir ab: ventrikuläre Extrasystolen von der linken Kammer (Spitze) her (Fig. 140), solche vom rechten Ventrikel (r. v. o.) aus (Fig. 141*a* u. *b*). Die „rechtsseitigen" abnormen Ventrikelschläge sind nach unseren bisherigen Erfahrungen entschieden die häufigeren. Endlich stellen wir noch hierher das Bild von interpolierten Extrasystolen beim kranken Menschen (Fig. 142). Wir verdanken die Kurve Prof. Staehelin, der darüber noch eine besondere Mitteilung er-

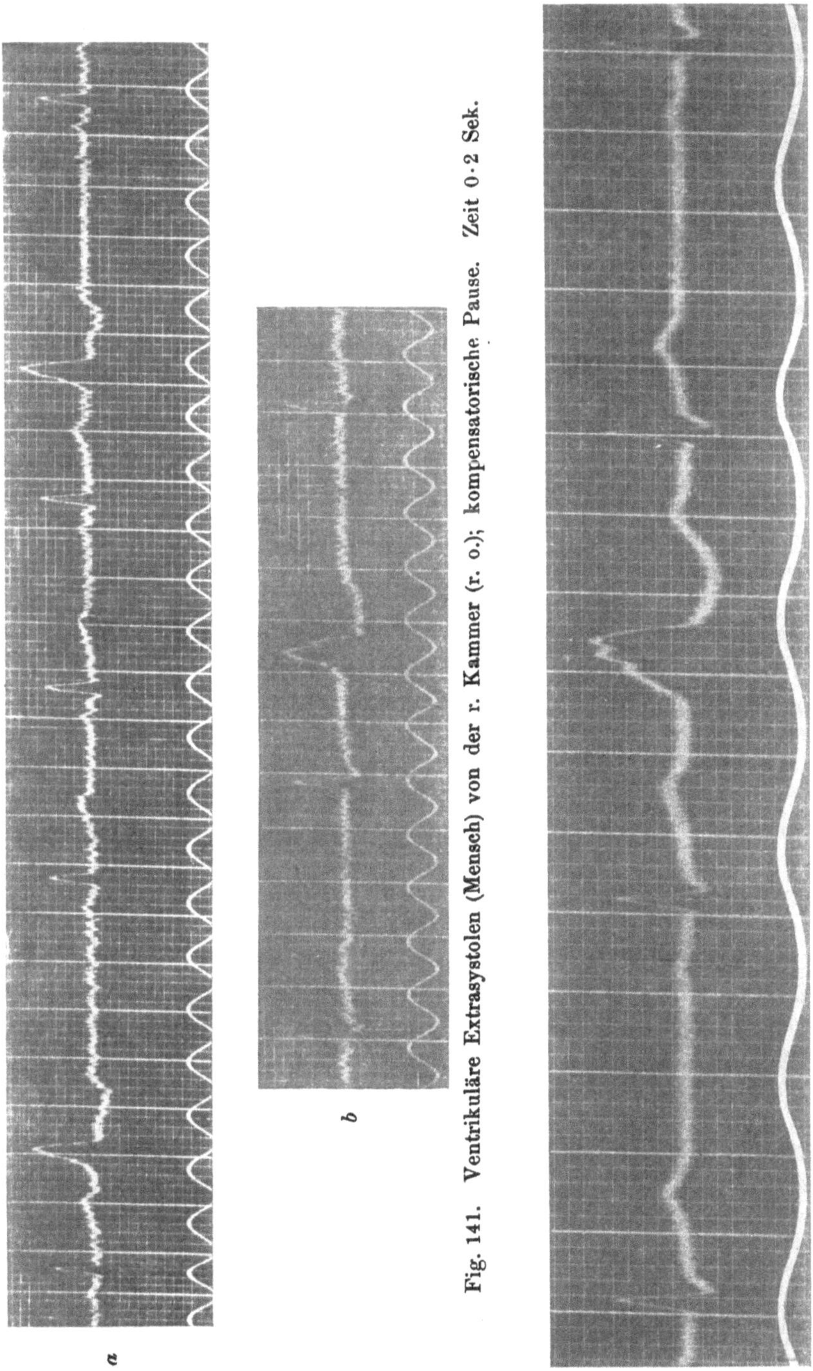

a b

Fig. 141. Ventrikuläre Extrasystolen (Mensch) von der r. Kammer (r. o.); kompensatorische Pause. Zeit 0·2 Sek.

scheinen lassen wird. Einer Arbeit von STRUBELL entnehmen wir eine Extrasystole von der Mittellinie (Fig. 143).

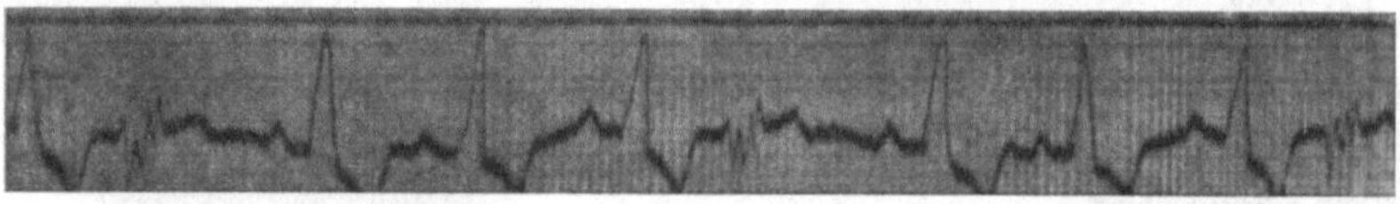

+ +

Fig. 143. Extrasystolen von der Mittellinie (+, +); Mensch.

§ 77. Schlußsätze.

1. Die elektrokardiographische Methode bietet die Möglichkeit wenigstens einer phasischen Trennung von Leitung der Aktionsnegativität einer- und Fortpflanzung der Kontraktilität anderseits. Sieht man die Kontraktion nur als eine Teilerscheinung des Gesamtkomplexes von chemischen, physikalischen und morphologischen Vorgängen, deren Summe erst die ganze Muskelaktion darstellt, so gewährt, da die negative Schwankung (als unmittelbare Begleiterscheinung des chemischen Prozesses der Erregung) zeitlich immer voraneilt, das Elektrogramm ein den Gesamtablauf vom ersten Anfang an mit umfassendes Bild der Herzaktion unter normalen und pathologischen Bedingungen, also etwas Vollständigeres, als jede andere Untersuchungsmethode.

2. Nur in beschränkter Weise sagt das Elektrokardiogramm etwas aus über die Kontraktionsgröße des Herzens und seiner einzelnen Abschnitte, bzw. über pathologische hypodynamische Zustände. Viel weitgehender belehrt es uns über den Ablauf der normalen Systole in allen Teilen des Herzens, ganz speziell auch in den Kammern (in welch letzterer Beziehung die Elektrokardiographie überhaupt ohne Konkurrenzverfahren dasteht), und über dessen krankhafte Störungen (die „Allodromien", worunter fast jede Herzirregularität sich ungezwungen einreihen läßt). Neben Schädigung der elektrographischen Äquivalente durch im Herzen selbst gelegene Ursachen kommen hierbei (jedoch viel weniger maßgebend) noch korrelative Wachstumsanomalien des Thorax und des Herzens, Lageanomalien des Herzens u. a. in Betracht.

3. Da die Atriumschwankung einen diphasischen Aktionsstrom darstellt, muß ein größerer Ausschlag derselben auch auf eine kräftige Aktion überhaupt, bzw. auf mechanisch stärkere

Vorhofkontraktion hinweisen. Damit stimmen experimentelle und klinische Erfahrungen überein. Wir verweisen diesbezüglich insbesondere auf den hypertrophischen Vorhof und auf die Erlahmung desselben in Fällen von Stenosis ostii venosi sinistri, auf die Fälle von beginnender Ermattung (z. B. auf Grund von Coronaritis) der linken Kammer.

4. Wir haben im Vorhergehenden jene Ableitungsformen bei Gewinnung des Elektrokardiogramms vom Menschen bevorzugt, welche es erlauben, die Ergebnisse unter klinische Gesichtspunkte zu bringen. Vergleichbare Resultate suchten wir zu erzielen durch Aufnahme der Patienten bei immer gleicher Körperhaltung (symmetrische Rückenlage), durch gleiche Art der Ableitung, durch eine Ableitungsform, welche annehmen läßt, daß alle Herzteile zwischen den „Elektroden" liegen, durch immer sorgfältigere Technik. Daß die prinzipiell bevorzugte Einseitigkeit berechtigt ist, sei hier nur nochmals dadurch begründet, daß jede **wirkliche** Änderung des Erregungsablaufs im Herzen bei allen Ableitungsformen zutage treten muß. Es genügt also eine praktisch geeignete, d. h. eine solche, welche uns pathologisch und klinisch-diagnostisch vorwärts bringt. Auch das Experiment können wir ins Feld führen (§ 70, Fig. 115). Nur so konnten wir die J_p, die negative F, die muskulären Folgen der Klappenfehler abschließend beschreiben. Bei aller Anerkennung der Bestrebungen Hoffmanns und seiner Schüler, die Beziehungen der Herzlage usw. zur Form des Elektrokardiogramms ins rechte Licht zu setzen, können wir von unserm Standpunkt nicht abgehen.

5. Herzunregelmäßigkeiten kann man mit Hilfe des Elektrokardiogramms (in Konkurrenz mit anderen einschlägigen Registriermethoden) nicht bloß untersuchen und gruppieren, sondern es ergeben sich aus demselben z. T. auch prinzipiell neue, selbst für die Herzphysiologie wichtige Gesichtspunkte. In den Mittelpunkt dieser Betrachtung muß man ebenfalls die Abweichung vom normalen Ablauf der Systole stellen, und zwar der Reizausbreitung über alle Abteilungen des ganzen Herzens. Die Irregularitäten erscheinen dann vor allem als Allodromien der Zeit und dem Orte nach. Im vorstehenden Text, aus dem sich auch eine Einteilung der Herzunregelmäßigkeiten entnehmen läßt, konnte speziell nachgewiesen werden, daß zunächst die Sinus- und die aurikulären

„Extrasystolen“ als sporadische Formen, als Allorrhythmien und als Tachycardien mittels des elektrokardiographischen Verfahrens gut analysierbar sind. Dasselbe kann man sagen von der Arrhythmia vera und der „respiratorischen“ Arrhythmie. Ferner demonstriert und charakterisiert das Elektrokardiogramm sehr scharf alle Überleitungsstörungen. Das Gleiche gilt von den atrioventrikulären Herzschlägen, dem Herzalternans, dem P. irregularis perpetuus: zu deren Kennzeichnung hat das Elektrokardiogramm ganz besonders und wesentlich beigetragen.

Als sehr wichtig darf wohl hier endlich noch der gerade durch die elektrokardiographische Methode erbrachte Nachweis bezeichnet werden, daß es im normalen Herzen eine normale retrograde Leitung nicht gibt, sowie die Feststellung der prinzipiell von der typischen Kammersystole abweichenden Eigentümlichkeiten der abnormen Ventrikelschläge (nach landläufiger Terminologie der ventrikulären Extrasystolen) als solcher und der Lokalisierung ihres Ausgangspunktes von rechts oben, links Spitze und „Mittel“linie (Typus *a*, *b*, *c*). Diese Charakteristik erleidet wohl dadurch kaum einen Eintrag, daß wir in betreff der prognostischen Bedeutung dieser Dinge bisher nur sehr wenig wissen.

6. Einen gewissen Nutzen wird die Elektrokardiographie u. a. gewiß auch bringen bei der Lösung mannigfacher, speziell funktionell-diagnostischer Aufgaben; diesbezüglich wurde in unserer vorliegenden Arbeit bloß kurz hingewiesen auf eine Bestimmung der Systolendauer, der Dauer der refraktären Phase und einiges andere. Es ist aber wohl kaum zu bezweifeln, daß hier noch Verschiedenes hinzukommen wird.

7. Das Elektrokardiogramm, dessen sachliche und technische Schwierigkeiten und Mängel hier ebenfalls eine objektive Darstellung gefunden haben, erscheint sonach berufen, andere hierhergehörige Registriermethoden zu ergänzen. Wir sehen, daß es vorhandenen erprobten Untersuchungsmitteln in mancher Richtung nachsteht, daß es dieselben in vieler Beziehung aber auch überflügelt.

FSC
www.fsc.org
MIX
Papier | Fördert
gute Waldnutzung
FSC® C083411

Zeitfracht Medien GmbH
Ferdinand-Jühlke-Straße 7
99095 Erfurt, Deutschland
produktsicherheit@kolibri360.de